科学出版社“十四五”普通高等教育研究生规划教材

本草基因组学

第2版

主　编　陈士林　徐　江

科学出版社

北　京

内 容 简 介

《本草基因组学》教材第1版于2018年出版，受到学术界和大专院校的广泛关注。本书在对第1版进行修订的基础上对本草基因组学近年研究进行了跟进和总结，加强了概念性和理论性的介绍，并对未来的研究思路和方向进行了思考和探讨。本书第一章至第九章为前半部分，第十章至第十八章为后半部分。前半部分包括绪论、结构基因组学、功能基因组学、表观基因组学和宏基因组学等，论述了本草基因组学的核心研究内容。后半部分包括药用模式生物、中药合成生物学、基因组辅助育种、DNA鉴定、中药体内过程组学研究、关键实验技术、生物信息学及数据库等内容，重点论述本草基因组学的主要应用，并引入了药用植物系统基因组、表型组、人工智能等前沿内容。

本书适于高等院校中医药相关专业本科和研究生课程使用，也可作为教师的教学参考书。

图书在版编目（CIP）数据

本草基因组学 / 陈士林，徐江主编. — 2版. 北京 : 科学出版社，2025. 6. —（科学出版社“十四五”普通高等教育研究生规划教材）. — ISBN 978-7-03-082197-3

Ⅰ. R284

中国国家版本馆CIP数据核字第2025TN1692号

责任编辑：刘　亚 / 责任校对：刘　芳
责任印制：徐晓晨 / 封面设计：陈　敬

科学出版社 出版
北京东黄城根北街16号
邮政编码：100717
http://www.sciencep.com
北京中科印刷有限公司印刷
科学出版社发行　各地新华书店经销
*
2018年8月第　一　版　开本：787×1092　1/16
2025年6月第　二　版　印张：24
2025年6月第六次印刷　字数：658 000

定价：195.00元
（如有印装质量问题，我社负责调换）

《本草基因组学》编委会

主　编　陈士林　成都中医药大学
徐　江　中国中医科学院中药研究所

副主编　孙　超　北京协和医学院
宋经元　北京协和医学院
冷　梁　成都中医药大学
胡灏禹　中国中医科学院中药研究所
丛朝彤　成都中医药大学

编　委（以姓氏拼音为序）
陈　伟　成都中医药大学
陈军峰　中国人民解放军海军军医大学
陈万生　中国人民解放军海军军医大学
代云桃　中国中医科学院中药研究所
董林林　中国中医科学院中药研究所
段宝忠　大理大学
段礼新　广州中医药大学
何　柳　北京协和医学院药用植物研究所
胡良海　吉林大学
胡志刚　湖北中医药大学
黄志海　广东省中医院
开国银　浙江中医药大学
乐　亮　中国农业科学院生物技术研究所
李　滢　北京协和医学院药用植物研究所
李西文　北京协和医学院药用植物研究所
李香艳　长春中医药大学
廖保生　广东省中医院
刘　霞　武汉理工大学

刘冠泽　云南农业大学
刘义飞　湖北中医药大学
卢善发　北京协和医学院药用植物研究所
罗红梅　北京协和医学院药用植物研究所
倪梁红　上海中医药大学
宋　驰　成都中医药大学
谭何新　中国人民解放军海军军医大学
王　灿　成都中医药大学
王彩霞　中国中医科学院中药研究所
王宏斌　广州中医药大学
王丽芝　天津中医药大学
王镇南　中国中医科学院中药研究所
向　丽　中国中医科学院中药研究所
肖水明　中国中医科学院中药研究所
徐　燃　武汉轻工大学
徐宏喜　上海中医药大学
徐志超　东北林业大学
杨生超　红河学院
姚　辉　北京协和医学院药用植物研究所
尹显梅　成都中医药大学
余　岩　四川大学
余志银　成都中医药大学
张　栋　华南农业大学
张　伟　中南大学
张三印　成都中医药大学
郑夏生　广州中医药大学
朱玲平　成都中医药大学

编　者　高继海　韩建萍　胡莺雷　李　轩　漆小泉
宋振巧　师玉华　谭红胜　熊　超　吴　斌
吴问广　赵明明

前　言

中医药学不仅是中华民族优秀传统文化的重要组成部分和杰出代表，也凝聚着中华文明深邃的哲学智慧，反映了中华民族几千年的健康理念及实践经验，是中国人民与疾病长期斗争过程中积累的宝贵财富，为中华民族的繁衍生息和人类生命健康做出了不可磨灭的巨大贡献。

进入21世纪以来，医药工业面临着资源浪费与枯竭、环境污染与破坏等世界性难题。如何实现中药可持续性开发和利用成为中药现代化发展的首要问题。生命科学领域涌现出的前沿技术和创新性研究策略为古老的中药学注入了新鲜的血液，大量新概念、新思路、新问题的提出和探索也使中药研究焕发了新的活力，为推动中医药学实现跨越式发展提供新动能。基因和基因组是现代生命科学研究的中枢，2015年作者在*Science*增刊发表文章《本草基因组学解读传统药物的生物学机制》，首次提出在获取基因组和基因遗传信息的基础上，通过对基因功能的研究和开发来解决中药研究中面临的一系列难题。其中包括建立用于次生代谢产物生物合成及其调控研究的药用模式生物体系，通过合成生物学生产重要的天然药物或新药原料，利用基因组辅助育种培育中草药优良品种，开发用于鉴别中药材混伪品的分子标记，揭示药材道地性的生物学本质，建立本草数据库保护珍贵的药用植物基因资源，以及研究人类基因组遗传多态性和肠道微生物的多样性对中药体内代谢和药效的影响等。近年来，随着对疾病、药物相互作用的进一步认知以及结构生物学、人工智能等技术的快速发展，如全基因组GPCR等基于全基因组的中药/疾病靶标研究陆续开展，为中医药的研究和新药研发开辟新的纪元。

《本草基因组学》教材第一版于2018年出版，受到相关学术界和大专院校的广泛关注。目前“本草基因组学”已被中国中医科学院、中国医学科学院·北京协和医学院、成都中医药大学、湖北中医药大学、吉林农业大学、武汉理工大学、云南中医药大学等一批大专院校列为中医药专业研究生或本科生专业课程。为深入学习贯彻党的二十大和二十届二中、三中全会精神，全面贯彻落实习近平总书记关于中医药工作的重要论述及党中央国务院关于中医药传承创新发展的决策部署，作者在广泛听取专家和读者的建议和意见的基础上，对第一版进行了修订并按教材进行了修改。新版对近期发表的研究案例和前沿动态进行了跟进，在原有基础上加强了概念性和理论性的介绍，以求更全面、完整地阐释本草基因组学的产生、发展和前景，同时为读者搭建更扎实的理论基础和知识体系。

感谢科学出版社在本书出版过程中付出的辛苦努力。感谢全体编委付出的艰辛和汗水。本书在出版过程中得到中国医学科学院戴均贵教授，辽宁中医药大学窦德强教授、许亮教授，北京中医药大学史社坡教授，陕西中医药大学张岗教授，成都中医药大学蒋桂华教授、张定堃教授等专家学者的指导和建议，在此一并致谢。由于篇幅限制，书中图片内容无法列出全部引文，如有意见，请联系编者。限于我们的经验和能力，书中难免存在错误和不足之处，敬请广大读者提出批评和建议，以利再版时改进。

编　者

2024年10月

目　　录

第一章　绪　论

"本草"是中草药的简称，也常用来指代中草药学。它以中医理论为指导，研究中草药的采集、炮制、性能、功效、应用等方面的知识，在中华民族抗击疾病的历史上发挥了不可替代的作用。基因组学与基因编辑技术等是各生命科学分支中最前沿且进展最迅速的学科，是分子生物学于20世纪中期出现后整个生命科学领域飞速进步的标志。在中医药学和生命科学研究策略重大变革的双重驱动下，本草基因组学这门学科应运而生。从狭义上讲，本草基因组学是利用组学技术研究中药基原物种的遗传信息及其调控网络的一门学科。从广义上讲，本草基因组学是从基因组水平研究中药及其与人体的相互作用，进而阐明中药防治人类疾病分子机制的一门前沿学科。广义的本草基因组学研究范围从药用生物本身延伸到中药治疗疾病过程中的体内变化，广泛扩展了多组学技术在中医药研究中的应用范畴。

本草基因组学研究策略以全基因组序列解析为基础，结合转录组、蛋白质组、代谢组等多组学技术及比较基因组学、群体基因组学等手段，极大提升了人们对天然产物的生物合成和调控、药用植物的生理和发育特征以及物种形成和进化历史的认识。作为本草基因组学的基础，药用物种基因组信息的解析包括样品采集、基因组调查、基因组测序与组装、注释和质量控制，以及构建本草基因组数据库等。本草基因组学的下游是与生产的结合，如新品种选育及合成生物学等。合成生物学为利用药用植物基因组信息进行药物改进和创新提供了工具，包括了从异源底盘中生物活性化合物的生物合成、药用植物代谢工程以及提高药用植物品质性状的合成生物学方法等各方面。本草基因组学的建立和发展为传统医学的创新开辟了新途径，为药材深入开发提供了新思路。

本草基因组学研究已引起国内外的广泛关注，《今日美国》（*USA TODAY*）以"揭秘中国'仙草'基因组"为题，对灵芝基因组研究进行了报道；《每日科学》（*Science Daily*）和美国国家科学基金会等以"栀子DNA显示植物是神奇的化学家"为题，报道了西红花苷生物合成途径被解析的过程；欧洲研究者在学术论文标题中直接使用了"Herbgenomics"这一专有名词；人民日报、光明日报和人民网等多家媒体也对"千种本草基因组计划"进行了广泛报道（图1-1）。本草基因组学在传统中医药与现代生命科学之间架起一座沟通的桥梁，将前沿组学技术引入中药研究，大大加速了中药现代化进程。

第一节　本草基因组学的产生和发展

本草基因组学是中药学与基因组学相结合的交叉学科，经过十余年的快速发展，通过不断夯实研究基础，持续吸收和丰富研究内容，目前已成为涵盖药用生物多组学研究和中药与人体相互作用多组学研究的综合性学科，并广泛应用于中药合成生物学、中药分子鉴定和药用植物分子育种等领域，取得了令人瞩目的研究成果。

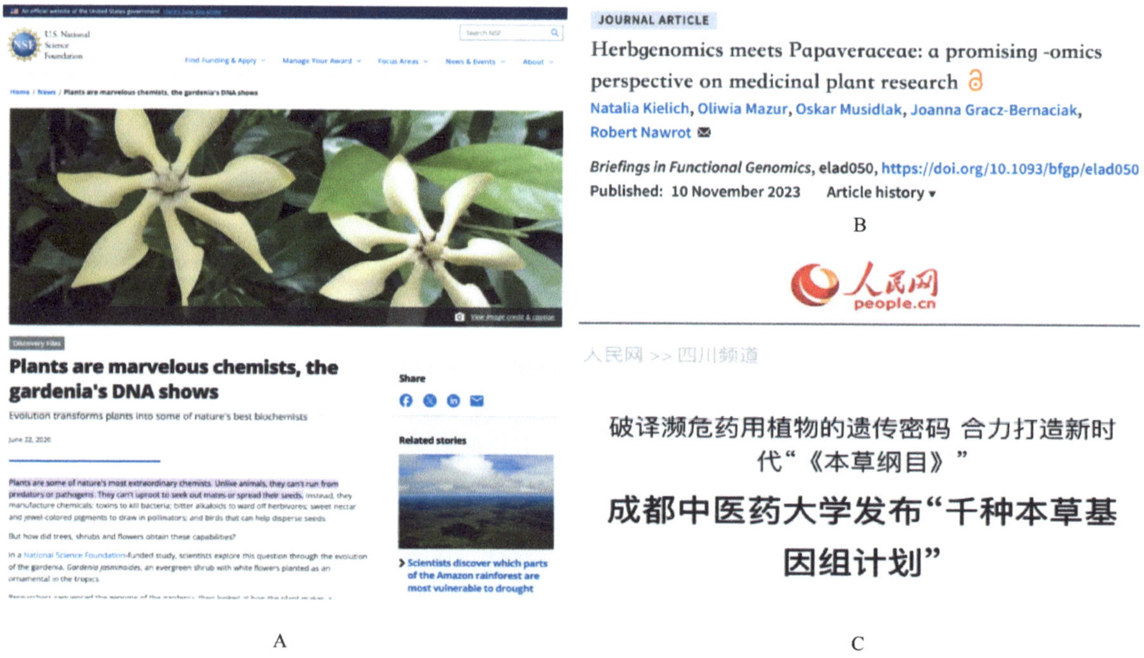

图1-1 本草基因组学研究获得国内外广泛关注

A. 美国国家科学基金会对栀子基因组研究成果的报道；B.“Herbgenomics”作为专业名词在学术论文标题中使用；C. 人民网报道“千种本草基因组计划”

一、本草基因组学的产生

植物被用作药物的历史贯穿人类繁衍生息的每一个时期。早期的药学工作主要基于自然物种，特别是药用植物。古罗马时期的著名希腊医生迪奥斯科里德斯在公元50至70年间完成了西方世界的第一部系统的药理学著作*De Materia Medica*，其中记载了约500种药用植物、800种植物药以及100种动物或矿物药，并为其中的部分药物绘制了插图，使得后人可以从中考证记载的物种特征。该书作为药学知识的综合汇编和药学的重要工作，被人们使用了约1500年。在同一时期，中国药学著作是《神农本草经》。该书是对秦汉时期药学知识的总结，成书于东汉时期，是东方世界现存最早的药学专著，其中记载了365种药物（刻意选取以合一年天数，实际当时药物数量不止于此），包括252种药用植物。

然而，基于博物学的药物研究离现代医学的核心研究领域还有相当的距离。中世纪之后，欧洲进入了自然科学快速发展的文艺复兴时期。随着化学、物理和生物学的快速发展，以及解剖学和生理学的深入研究，在现代工业化进程的推动下，西医逐渐偏离了基于整体观点和思辨推理的传统医学，而转向利用以实验为主导的经验方法和各种自然科学提供的技术手段。这种转变培养了医学专业人员的科学意识，赋予医学领域自然科学的属性。由此，现代西医在思想基础上与传统医学开始分歧。对药用植物等传统药材的研究被统归为生药学。进入近代以来，发展中国家的传统药物研究在很大程度上遵循了西方医学模式，减少了以基原物种为核心方法的研究。

随着技术的进步，特别是以基因组学为代表的组学技术的进步，这一趋势发生了变化。2009年中国研究者提出本草基因组计划，即针对具有重大经济价值和典型次生代谢途径的药用植物进行结构基因组学和功能基因组学研究。该计划的结构基因组研究策略包括测序物种筛选、待测物种基因组预分析、测序平台选择、遗传图谱和物理图谱绘制、全基因组组装及生物信息学分析；功能基因组研究策略包括模式药用植物突变体库建立及其基因功能研究、药用植物有效成分合成及其调控研究、药用植物抗病抗逆等优良性状的遗传机制研究及优良品种选育。该计划中提到的研究方向和研究策略构成了狭义本草基因组学的主体内容。广义本草基因组学研究包括了更加丰富和深入的研究内容，如陈士林院士研究团队基于人类全基因组受体基因构建的细胞株系资源库及其相关的药理药效评价和药物筛选平台，从而结合多组学研究系统分析中药天然产物在人体内发挥作用的全过程。

本草基因组学领域的研究基础包括药用植物的基因组序列及其遗传背景的解析。在此基础上，本草基因组学整合了转录组学、蛋白质组学、代谢组学和群体遗传学等方法，以确定药材的关键品质性状，探索植物药物化合物合成和调控的关键基因，并通过正向或反向遗传学操作验证基因功能。这些研究对药材的准确鉴定、安全使用、品种选育、环境相互作用、栽培管理和质量控制，以及确保药材的高质量和可持续供应做出了重大贡献。基于基因组数据，以药用植物为重点的多个数据库已经建立，应用于这些数据的软件和算法也在不断优化创新。依托这些数据库为核心形成的大数据体系，中药产业第一个全产业链大模型“本草智库”已经发布。“本草智库”大模型集中药知识获取、管理与服务于一体，创建覆盖中药全产业链的知识系统，是全球首个中药全产业链大模型（图1-2）。随着机器学习和人工智能的进步，这些数据的应用已经扩展到发现新化合物和鉴定药用植物的未知疾病靶点，为发现新药提供了可能。在药用植物基因组学的支持和合成生物学、药物靶点筛选等技术的蓬勃发展下，传统药用植物研究正在进入以新药开发为目标的时代（图1-3）。

2012年，本草基因组学研究团队应用光学图谱和新一代测序技术，完成了染色体水平的灵芝基因组精细图绘制，研究以“Featured image”形式发表在*Nature Communications*，这是本草基因组计划提出以来取得的第一个重大研究进展。灵芝基因组大小约43.3 Mb，由13条染色体组成，预测编码16 113个基因（图1-4）。灵芝基因组精细图的公布为进一步开展灵芝功能基因组学研究奠定了基础，并推动灵芝成为研究三萜合成与调控的模式真菌。

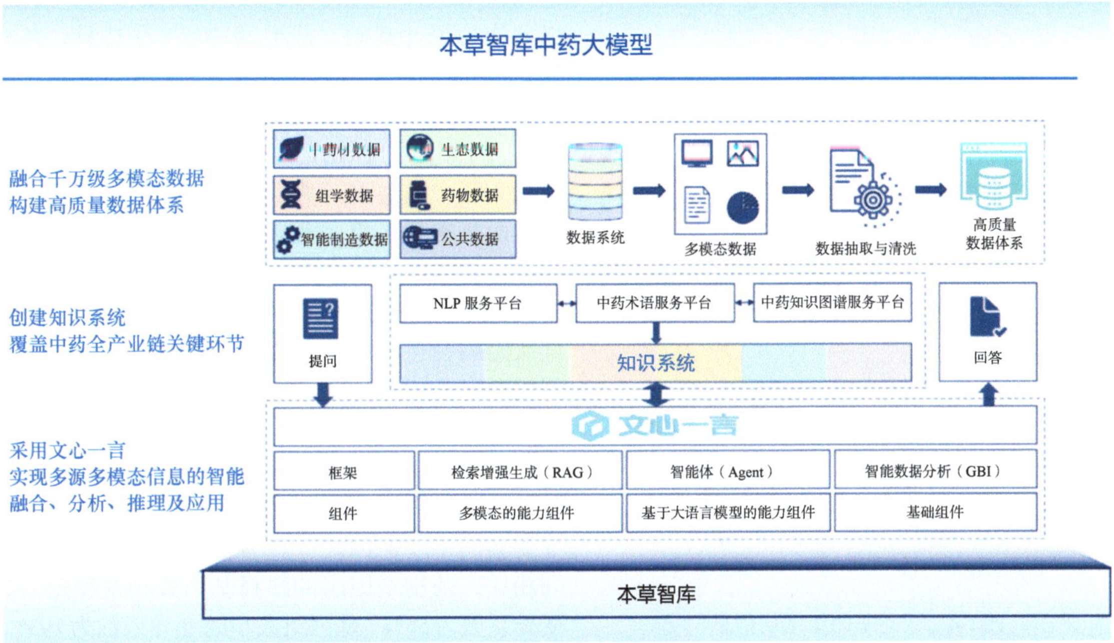

图1-2　本草智库中药大模型

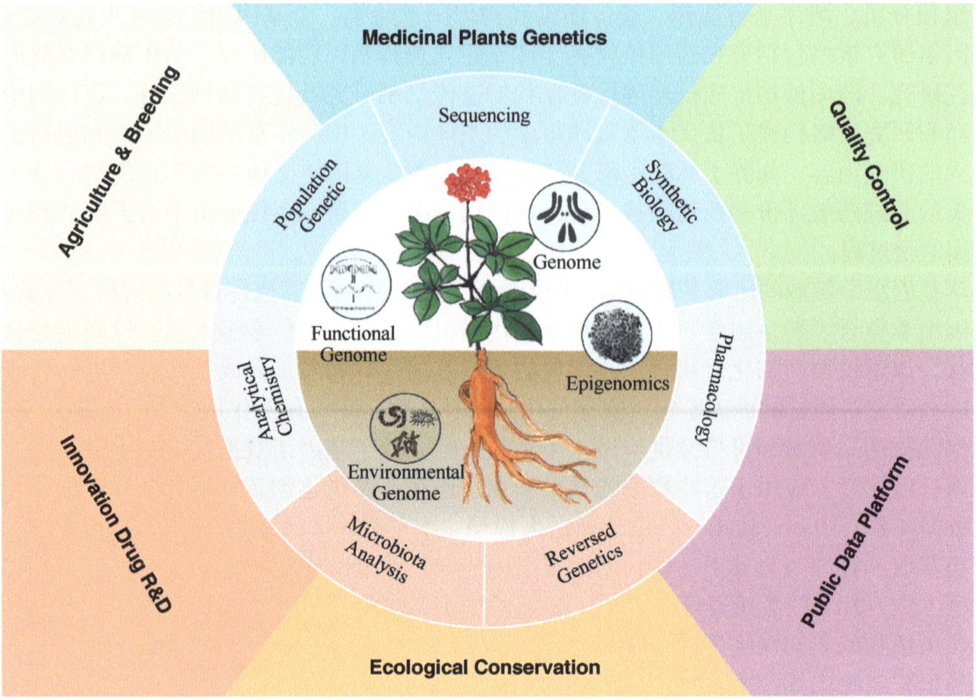

图1-3 本草基因组学研究版图

二、本草基因组学的发展

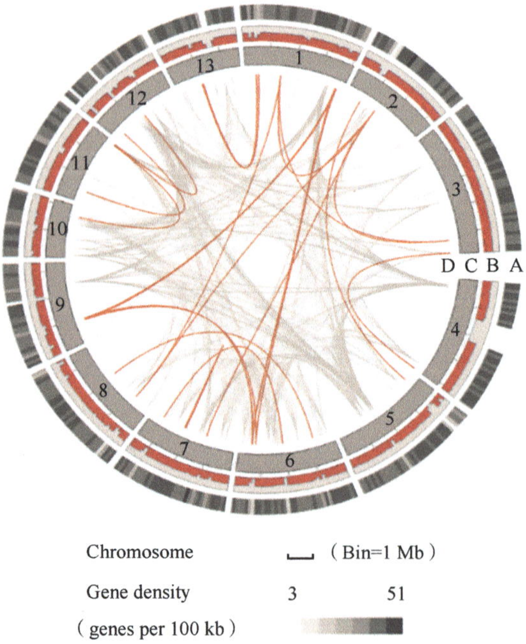

图1-4 灵芝基因组结构信息

A. 灵芝的GC含量；B. 灵芝的基因密度；C. 灵芝的染色体组成；D. 灵芝的基因组重复区域（Chen et al.，Nature Communications，2012）

中国、美国、巴西、埃及、欧洲、印度、日本和韩国药典中共收录了910种药用植物和真菌；以此作为统计基础，截至2023年8月15日，共有202个物种测序完成并公开发表。其中，以《中国药典》测序物种最多，达到152种，其中专有物种73种。国际公认的药用物种受到了更多的关注，被列入三个或更多药典的物种中超过40%已经测序，而只被列入单一药典的物种中只有20%已经测序。被测序的物种来自83科，其中11科有不少于5种被测序的物种。豆科的数量最多，有11种，其次是蔷薇科、兰科和菊科，各有10种。测序基因组的长度从美国药典收载的药用菌（*Antrodia camphorate*）的33 Mb到中国药典收载的油松（*Pinus tabuliformis*）的25.4 Gb，平均长度为1.51 Gb，中位数为0.74 Gb。重复序列的组成是造成基因组长度变异的主要原因之一。与基因组大小和重复序列相比，药物基因组的注释基因数相对稳定，其变异系数为55%（基因组大小的变异系数为193%，而重复序列组成的变异系数为1109%）。值得注意的是，被注释的重复序列和蛋白质编码基因的数量受到组装质量、注释工具和基因组倍性的影响。菊花（*Chrysanthemum morifolium*）基因组中138 749个蛋白质编码基因代表了其三倍体基因组，而对于柿（*Diospyros kaki*），超过150 000个蛋白质编码基因代表了其整个六倍体基因组。

最初的基因组研究主要使用Sanger测序，这一时期测序的物种是药典中列出的少数几个经典作物。第二代测序技术和相应算法的出现显著降低了测序成本和组装门槛，推动了第一批药用植物基因组研究。大麻基因组是药用植物基因组学的第一个典型研究案例，使用罗氏454和Illumina平台完成。该研究从基因组学和转录组学的角度证实了花腺毛是大麻素合成的主要位点，提出了四氢大麻酚（THCA）/大麻二酚（CBDA）的合成/缺失决定了大麻素的组成。作者进一步尝试分析高THCA和高CBDA菌株在基因组水平上的差异，然而结论性的结果受到不确定的装配结果等技术限制的阻碍。基于二代测序的基因组学研究有助于研究人员探索药用植物的各个方面，例如基因组特征、次生代谢物（secondary metabolites/SMs）的合成和调控、生态习性、生理性状、适应进化和驯化以及性别决定等。然而相对来说，这一阶段基因组的组装质量相对较低（如平均contig N50小于100 kb），这在一定程度上限制了药用植物基因组研究的推进。2015年，Pandleton等人将长读测序技术成功应用于人类基因组的组装，显著影响了基因组组装的连续性，极大提升了人类基因组图谱的质量。向日葵（*Helianthus annuus*）、牵牛（*Ipomoea nil*）、木棉（*Gossampinus malabarica*）、罂粟（*Papaver somniferum*）、南方菟丝子（*Cuscuta australis*）等物种率先采用第三代基因组测序技术进行成功组装，开启了药用植物基因组研究的新时代并获得了一系列有意义的结果。菟丝子是一种常用的中草药，也是一种著名的寄生植物。研究发现，菟丝子与自养植物相比缺失了11.7%的共有保守同源基因家族，这些基因包括与根系发育、养分吸收、防御和开花调控相关的基因；与寄生吸器发育有关的基因是从与根、花和其他组织有关的基因进化演化而来的；基因复制和随后的新功能化驱动了菟丝子独特表型的获得。

随着测序技术的发展，许多具有重要药用价值的物种已被多次测序以取得更好的组装结果，例如，人参已有三个版本的基因组、三七有五个版本、丹参有五个版本、黄花蒿有两个版本的基因组组装。这些不断更新的基因组组装策略显著提升了本草基因组学的研究水平。以罂粟基因组为例，2012年，Ian A . Graham团队通过正向遗传和BAC测序，确定了罂粟生物合成邻苯二甲酰异喹啉生物碱诺斯卡品的10个基因簇。2018年，叶凯研究组发布了高连续性的罂粟（*P. somniferum*）基因组，并在此基础上发现前面提到的诺斯卡品合成基因簇位于STORR基因和其他四个参与吗啡合成的基因附近。2020年，李秋实等人利用Hi-C将叶凯研究组的组装结果提升到更完整的染色体水平。2021年，叶凯研究组报告了罂粟（*P. somniferum*）、渥美罂粟（*P. setigerum*）和虞美人（*P. rhoeas*）三个物种的染色体水平基因组。根据这三个基因组的比较，他们更新了对STORR融合事件的理解，包括缺失以及可能的“融合，易位”（Fusion/Translocation，FT）事件。2023年，张仁纲等人使用等位基因感知方法重新分析了叶凯研究组的数据。他们提出了网状异源多倍体化，包括4个古老的二倍体基因组（A，B，C，D）和2个四倍体基因组（AC和BD），提出了罂粟进化的新模型。这些工作表明，十多年来基因组质量的提升不断促进人们对罂粟生物碱合成的认识。

高质量的长读测序技术和组装算法促进了药用植物基因组组装过程的标准化。植物样本可以从实验室、种质苗圃、种植基地、植物园或野外获得；来自野外的样本需严谨地进行物种鉴定并妥善保存。流式细胞术和短读长测序可用于初步评估目标基因组的大小、杂合度、倍性、重复序列含量和纯度，这部分工作称为基因组组装前评估（survey）。随后，利用以Pacbio和Nanopore为代表的三代长读长测序技术，基于Canu、wtdbg、Nextdenovo等主流三代测序结果组装软件生成该药用植物基因组的contigs。生成的contigs可选择二代数据及三代数据进行过滤校正，以提高组装准确度。此外，亦可视情况选择Nanopore Ultralong reads、Bionano光学图谱、10X Genomics link-reads技术等，根据contig的相对顺序和方向将其连接在一起，构建scaffold。高通量染色体构象捕获技术（high-throughput chromosome conformation capture，Hi-C）或基因图谱用于将contig或

scaffold连接到染色体水平，即染色体水平基因组组装的构建。以Hifiasm为代表的部分最新软件可以同时分析HiFi（high-fidelity）reads、Ultralong reads和Hi-C数据，一站式生成染色体水平的单倍体基因组组装，甚至实现端粒到端粒（Telomere-to-Telomere，T2T）水平的单倍体基因组组装。该工作流程已在许多高杂合度或多倍体等复杂基因组的组装中得到验证。获得的序列需要经过功能基因和重复序列等注释过程，将单纯的碱基对线性排列信息转换为可读的结构或功能信息。注释可以拓展到多个额外的项目，如非编码RNA，顺式调控元件等。对于关键基因，计算机组装结果还需要进行人工校正。

基因组组装和注释的质量可以从序列的连续性、完整性和准确性等方面进行评价。N50是最常用的连续性指标，其定义为将所有组装出的contig/scaffold按照长度逆序排列，如总长为N个碱基对，则在长度为N/2处的contig/scaffold值即为N50值；长度大于和等于N50的contig/scaffold至少覆盖整个组装的50%。然而，对于接近完整的基因组，特别是用于跨物种比较时，N50不能客观地反映基因组组装质量。K-mer计算和比较可用于基础水平的正确性评估。基准通用单拷贝直系同源基因（benchmarking universal single-copy orthologs，BUSCO）检测被广泛用于评估基因组组装完整性。BUSCO评估依赖于预定义的保守同源基因，对于不同类群的物种，应该使用不同的BUSCO数据库。冗余是与完整性相对出现的缺陷；完整性很好的组装有可能存在相当程度的冗余部分。BUSCO的“完整且重复”（complete and duplicated BUSCOs）结果反映了组装的冗余性。Ou等人提出了长末端重复序列（long-terminal-repeat，LTR）组装指数（LTR assembly index，LAI），其评估依赖于组装中LTR的完整性。该指数不仅提供了跨物种基因组邻近性评估的通用标准，而且验证了局部组装的准确性。表达序列标签（EST）以及全长转录本等基于转录本的评估手段是评估装配/注释完整性的重要方式。长读长、Hi-C染色质相互作用信息、光学定位或光学物理图谱可用于检测假复制、倒置、易位和嵌合组装等结构组装错误。合格的基因组数据将保证下游基因组、进化和分子分析的可靠性。

药用植物基因组数据的存储、可视化和对比分析是揭示药用植物价值的基础。此外，建立药用植物的组学信息和药用成分的综合数据库有助于研究人员深入研究其有效成分，并确定合成代谢途径。在过去的几十年里研究人员已经建立了数十个以药用植物为重点的数据库并积累了大量有关其药用特性的知识，如TCMPG（http：//cbcb.cdutcm.edu.cn/TCMPG/）、HMOD（http：//herbalplant.ynau.edu.cn/）和1K-MPG（http：//www.herbgenome.com/）等。利用这些资源中的数据，一些先进的计算模型及算法已被开发并用于阐明与药用植物相关的疾病治疗机制，从而增强对药用植物及其有效成分在医学和药物发现中潜在应用的理解。

三、学科内涵与外延

随着组学技术的快速发展和本草基因组学研究的深入，本草基因组学概念的内涵也经历了一个逐步完善丰富的过程。本草基因组学创立之初，其主要研究内容是通过对中药基原物种的转录组和基因组测序，发掘和研究与中药有效成分合成相关的基因。近年来随着多种组学技术在中药基原物种研究中的应用，本草基因组学研究范围扩展为对所有中药基原物种的多组学研究，这便是狭义本草基因组学的研究内容。当研究范围进一步扩展到包含中药与人体相互作用的组学研究时，被称为广义的本草基因组学。广义本草基因组学涵盖了中药相关领域的所有组学研究。为了行文的方便，如无特殊说明，本草基因组学一词在此后章节中都指代狭义的本草基因组学。本草基因组学按照研究对象的不同可分为药用植物基因组学、药用动物基因组学和药用真菌基因组学。按照研究技术和领域的不同，本草基因组学又可分为结构基因组学、功能基因组学、表观基因组学和宏基因组学等不同分支。

本草基因组学的核心研究内容主要在本书的第一至九章进行了论述，第十至十八章介绍本草基因组学的主要应用，以及常用实验技术和生物信息学分析方法等。为了全书的结构更为均衡合理，前半部分是针对中药基原物种本身的组学研究，而广义本草基因组学的重要研究内容——中药与人体相互作用的组学研究，作为狭义本草基因组学的一个扩展应用，被放入了本书的后半部分。本草基因组学的其他应用还包括药用模式生物、中药合成生物学、药用植物分子育种和中药分子鉴定等内容。

第二节 本草基因组学研究内容

本草基因组学以基因组序列结构信息为基础，综合运用多种组学技术研究药用生物基因功能和中药与人体的相互作用，并对基因资源进行开发和利用，其研究范围涵盖结构基因组学、功能基因组学、表观基因组学和宏基因组学等领域。

一、结构基因组学研究

本书中提到的结构基因组学是指以全基因组测序和结构分析为目标的一个基因组学分支，通常包括基因组测序、组装和注释等研究内容。在现代生命科学中，结构基因组学是功能基因组学和其他生命科学分支的重要基础和研究起点，因此备受各国科学家重视。近二十年来测序技术、计算机硬件和生物信息学软件等领域的飞速发展使结构基因组学研究进入黄金时代，完成基因组测序的物种数量呈指数级递增。我国学者相继完成灵芝、丹参、人参、三七、卷柏、菊花、水蛭、黄花蒿、雷公藤、紫苏、黄连、千金藤等药用生物的基因组测序和分析（表1-1），其中灵芝基因组研究被Nature China网站评为中国最佳研究，紫苏、黄连、大青叶相关工作被科技部列为亮点报道（图1-5），表明我国药用生物的结构基因组学研究已在国内外引起广泛关注，走在了世界前列。中国科研人员充分利用PacBio单分子测序技术、纳米孔（Nanopore）测序技术和Hi-C物理图谱构建技术等，突破多倍体、高杂合度和高重复序列基因组测序组装方法，目前已经获得一批染色体水平的复杂基因组精细图，且黄花蒿、薄荷等数个物种已达到单倍型基因组（haplotype-resolved genome）水平。“破译雷公藤复杂基因组并解析其活性成分生物合成关键途径”与“青蒿原植物黄花蒿首个染色体级别基因组图谱破解”分别入选2020和2022年度中医药十大学术进展。近期发表的大量高质量药用生物基因组图谱多为中国科研人员完成，显示我国在此领域起到相应的引领作用。以下两方面是今后结构基因组学研究的主要方向：一是筛选具有成为药用植物模式生物潜力，特别是基因组小、结构简单的药用生物，进行高质量基因组测序和泛基因组等研究，建立针对不同代谢途径的药用植物模式生物研究体系；二是以“千种本草基因组计划”为契机开展所有重要药用生物的结构基因组学研究，为药用植物新品种选育、合成生物学以及濒危药用植物就地保护及迁地保护的发展提供基础的数据支撑。

表1-1 部分已完成基因组测序的药用生物列表

中文名	拉丁名	科名	基因组大小
蓖麻	*Ricinus communis*	Euphorbiaceae 大戟科	350.6 Mb
大麻	*Cannabis sativa*	Moraceae 桑科	534 Mb
赤芝	*Ganoderma lucidum*	Ganodermataceae 多孔菌科	43.3 Mb
川桑	*Morus notabilis*	Moraceae 桑科	357.4 Mb
莲	*Nelumbo nucifera*	Nymphaeaceae 睡莲科	929 Mb 792 Mb

续表

中文名	拉丁名	科名	基因组大小
桃	*Prunus persica*	Rosaceae 蔷薇科	224.6 Mb
萝卜	*Raphanus sativus*	Brassicaceae 十字花科	402 Mb
亚麻	*Linum usitatissimum*	Linaceae 亚麻科	302 Mb
芝麻	*Sesamum indicum*	Pedaliaceae 胡麻科	274 Mb
枣	*Ziziphus jujuba*	Rhamnaceae 鼠李科	437.65 Mb
长春花	*Catharanthus roseus*	Apocynaceae 夹竹桃科	523 Mb
赤豆	*Vigna angularis*	Fabaceae 豆科	466.7 Mb
紫芝	*Ganoderma sinensis*	Ganodermataceae 多孔菌科	48.96 Mb
海带	*Laminaria japonica*	Laminariaceae 昆布科	537 Mb
铁皮石斛	*Dendrobium officinale*	Orchidaceae 兰科	1.35 Gb
印加萝卜	*Lepidium meyenii*	Brassicaceae 十字花科	743 Mb
牵牛	*I. nil*	Convolvulaceae 旋花科	734.8 Mb
银杏	*Ginkgo biloba*	Ginkgoaceae 银杏科	10.61 Gb
广藿香	*Pogostemon cablin*	Labiatae 唇形科	1.15 Gb
丹参	*Salvia miltiorrhiza*	Labiatae 唇形科	538 Mb
人参	*Panax ginseng*	Araliaceae 五加科	3.43 Gb 3.00 Gb
三七	*Panax notoginseng*	Araliaceae 五加科	1.85 Gb 2.39 Gb
短莛飞蓬	*Erigeron breviscapus*	Asteraceae 菊科	1.20 Gb
大花红景天	*Rhodiola crenulata*	Crassulaceae 景天科	344.5 Mb
苦瓜	*Momordica charantia*	Cucurbitaceae 葫芦科	339 Mb
乌拉尔甘草	*Glycyrrhiza uralensis*	Fabaceae 豆科	379 Mb

续表

中文名	拉丁名	科名	基因组大小
欧薄荷	*Mentha longifolia*	Labiatae 唇形科	353 Mb
喜树	*Camptotheca acuminata*	Nyssaceae 蓝果树科	384.5 Mb
博落回	*Macleaya cordata*	Papaveraceae 罂粟科	378 Mb
石榴	*Punica granatum*	Punicaceae 石榴科	328.38 Mb
茶	*Camellia sinensis*	Theaceae 山茶科	3.02 Gb
黄花蒿	*Artemisia annua*	Asteraceae 菊科	1.78 Gb
野菊	*Chrysanthemum nankingense*	Asteraceae 菊科	2.53 Gb
天麻	*Gastrodia elata*	Orchidaceae 兰科	1.06 Gb
罂粟	*P. somniferum*	Papaveraceae 罂粟科	2.72 Gb 2.71 Gb
月季	*Rosa chinensis*	Rosaceae 蔷薇科	503 Mb
卷柏	*Selaginella tamariscina*	Selaginellaceae 卷柏科	301 Mb
君迁子	*Diospyros lotus*	Diospyros 柿树科	877.7 Mb
短莛飞蓬	*E. breviscapus*	Asteraceae 菊科	1.2 Gb
牛樟	*Cinnamomum kanehirae*	Lauraceae 樟科	730.7 Mb
构树	*Broussonetia papyrifera*	Moraceae 桑科	383 Mb
穿心莲	*Andrographis paniculata*	Acanthaceae 爵床科	269 Mb
芫荽	*Coriandrum sativum*	Apiaceae 伞形科	2147.13 Mb
阿月浑子	*Pistacia vera*	Anacardiaceae 漆树科	569.12 Mb
胡椒	*Piper nigrum*	Piperaceae 胡椒科	761.2 Mb
金银花	*Lonicera japonica*	Caprifoliaceae 忍冬科	843.2 Mb
芡实	*Euryale ferox*	Nymphaeaceae 睡莲科	725.2 Mb

续表

中文名	拉丁名	科名	基因组大小
蓝星睡莲	*Nymphaea colorata*	Nymphaeaceae 睡莲科	409 Mb
旱芹	*Apium graveolens*	Apiaceae 伞形科	2.21 Gb
雷公藤	*Tripterygium wilfordii*	Celastraceae 卫矛科	315.08 Mb
薏苡	*Coix lacryma-jobi*	Gramineae 禾本科	1.66 Gb
紫苏	*Perilla frutescens*	Labiatae 唇形科	1.24 Gb 676.9 Mb
黄连	*Coptis chinensis*	Ranunculaceae 毛茛科	1.02 Gb
千金藤	*Stephania japonica*	Ranunculaceae 毛茛科	643.4 Mb

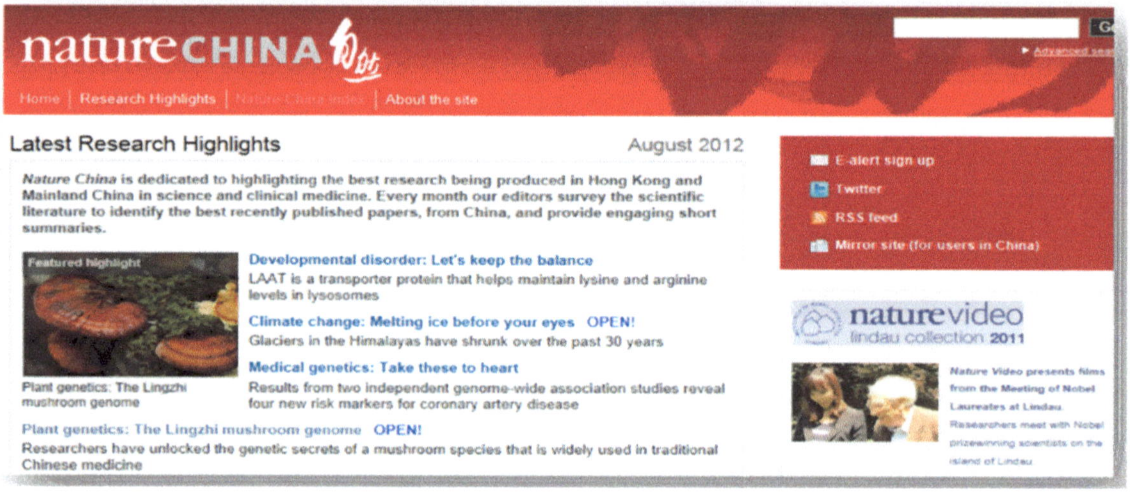

A

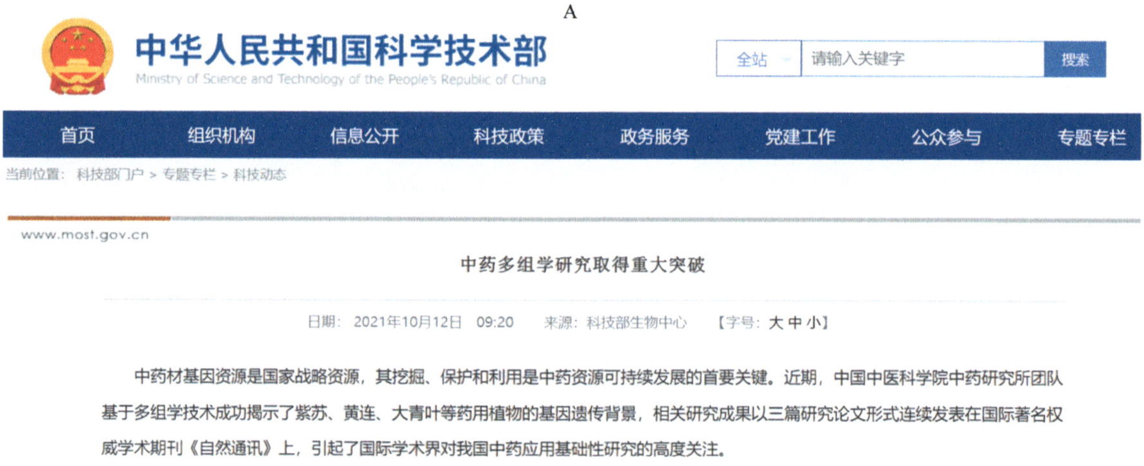

B

图1-5 中国药用植物结构基因组研究具有较高水平

A. 灵芝基因组论文被Nature China网站选为中国最佳研究；B. 紫苏、黄连、大青叶相关工作被科技部列为亮点报道

二、功能基因组学研究

功能基因组学是在结构基因组研究基础上，充分利用转录组、蛋白质组和代谢组等多种组学技术，与各种功能实验结果相结合系统研究基因功能的一个基因组学分支。根据药用生物的特点，药用生物功能基因组学研究主要集中在次生代谢产物合成和调控机制的解析及抗病抗逆等优良性状的遗传机制研究等方面。

转录组是功能基因组学的重要研究内容。高通量测序技术的应用使得转录组测序成为在整体水平上研究药用生物某一生长阶段特定组织或细胞中全部转录本的种类、结构和功能的主要手段，尤其以对全部mRNA的测序为重点；一般提及的转录组测序（RNA-seq）即为对mRNA的建库和测序。在无基因组序列的非模式物种中，转录组测序是大规模获取基因序列和分析基因表达水平的一种经济快捷的方法。基于PacBio和Nanopore单分子测序技术的全长转录组研究极大地提高了全长基因的获取能力，以及对于可变剪切进行整体性系统研究的能力。单细胞转录组以及空间或时空转录组等技术将药用植物有效成分生物合成研究从一维线性空间拓展到三维空间，从组织水平深入到单细胞水平，以前所未有的分辨率探讨了天然产物代谢过程中的区室化等科学问题，为药用植物转录组研究开拓了新的纬度。

蛋白质组学是目前功能基因组学研究的热点领域之一。在药用生物方面，蛋白质组学主要通过研究药用生物不同生长发育阶段及不同组织器官蛋白质组的差异，评价这种蛋白质组差异与药用生物活性成分的相关性，阐明中药活性成分合成的分子机制。此外，科学家也利用蛋白质组学技术开展环境因子调控药用生物活性成分的分子机制研究。随着蛋白质组学技术的发展，蛋白质相互作用网络及蛋白质的翻译后修饰和调控等研究将会成为药用生物蛋白质组学研究的新热点。

代谢组学是研究生物体、组织或细胞内全部代谢过程中的初级和次级代谢产物小分子成分组成及其动态变化的一门学科。由于药用生物有效成分多为小分子次级代谢产物，代谢组学在药用生物领域有着广阔的应用场景，是现代药用生物研究领域的核心研究手段之一。目前，质谱、色谱、气质联用色谱等多种代谢组研究技术已帮助科学家在药用植物的鉴别和质量评价、次生代谢途径解析等方面取得了显著的研究进展。随着细胞膜色谱、亲和质谱等技术手段在药用生物研究中的深入应用以及针对多肽、多糖类等以前研究不够深入的天然产物的研究迅速发展，代谢组学将持续的在功能基因组学研究中占据核心地位。

三、药用植物基因组比较基因组学及进化研究

随着药用植物基因组测序的广泛开展和已测序物种的逐渐积累，利用多个物种的基因组数据从进化的角度对相关药用物种进行比较基因组研究成为常用范式。药用植物比较基因组学研究涉及多个方面，包括但不限于物种形成时间与进化历程、代谢途径相关酶家族的扩展与收缩、途径分析与调控、不同物种中相同化合物合成的平行进化等。药用植物基因组研究的中心话题是药用活性成分即次级代谢产物的合成，而次级代谢产物的合成依赖于其合成途径及关键酶的演化。比较基因组学研究手段揭示了次级代谢产物合成途径关键酶基因演化并产生不同代谢物的历程，包括新功能化（neofunctionalization）、亚功能化（subfunctionalization）等。全基因组复制（whole-genome duplication，WGD）和以串联复制（tandem duplication）为代表的小范围复制（small-scale duplication，SSD）等复制事件和基因丢失事件在不同的药用植物中独立发生，塑造了同一合成途径在不同物种间的差异，是物种积累特有代谢物（specialized metabolites）的关键，而特有代谢物的产生和积累则进一步决定了某种药用植物独特的药效。随着测序技术和组装技术的进步，药用

植物基因组组装已进入单倍型解析和端粒到端粒（T2T）时代。多个物种的高质量基因组组装和注释将为药用植物基因组的比较基因组学与进化研究带来前所未有的机遇，如同时研究整条合成通路在不同物种中的演化历程等。

四、重测序和遗传变异

比较基因组学研究可以回答物种间差异相关的问题，而物种内部的差异需要通过重测序等研究方法对同一物种内部的遗传差异进行解析。以药材的道地性为例，道地药材的形成可以部分归因于特定药效物质在某产地范围内特定的大量积累（相对于其他产地而言）。这种差异可能来源于道地产地的环境因素或者道地产地品种的遗传因素，而遗传因素的差异则需要通过对同一物种不同产地的遗传背景解析来获得。参考基因组提供了对特定基因组序列的研究基础，但其探究物种内广泛存在的遗传变异方面存在不足，而遗传变异对于阐明药物效应物质含量差异是至关重要的。重测序和泛基因组研究对于揭示群体和个体水平上的这些遗传差异至关重要，为基因组研究提供了多种应用，例如破译物种内部的群体结构（population structure）、评估遗传差异与药材质量之间的关联、鉴定与特定性状相关的功能基因等。

重测序的主要研究手段是通过对同一物种不同品种或品系的二代测序（next generation sequencing，NGS）获取单核苷酸多态性（single nucleotide polymorphism，SNP）及其小片段插入/缺失（insertion/deletion，Indel）等遗传变异，而泛基因组则通过对同一物种不同品种或品系的基因组组装，获得该物种除参考基因组外更多遗传背景的组装和基因注释，并从群体水平区分核心基因组（core genome）和可变基因组（dispensable genome）等。泛基因组极大地提高了识别结构变异和稀有基因的能力，超越了传统的重测序方法。测序技术的不断进步，加上分析算法的改进，正在为大规模和高精度测序在群体和个体水平研究中的更广泛应用铺平道路。这一进展将彻底改变人们对遗传信息的理解和操作，为基因组研究及其在药用植物基因组各个领域的应用开辟新的途径。

五、药用植物特异性代谢的基因组分析

阐明药用植物活性成分的生物合成途径需要多方面的方法和策略，其一般步骤包括合成途径预测、候选基因筛选和候选基因的功能验证等。合成通路的解析是基于现有知识，利用化学反应原理和中间体的化学结构对推定的代谢途径进行初步推测。代谢组学和同位素标记是途径推断步骤的常用策略。植物中存在的代谢物可以使用质谱、核磁共振（NMR）和其他分析技术来进行定性和定量分析。此外，将同位素标记的前体加入植物中并追踪它们与特定代谢物的结合有助于生物合成中间体的识别。

过去的20年中测序技术的进步推动了多组学技术的迅速发展，为阐明与生物合成途径有关的候选基因提供了革命性的推动力，从而提高了代谢途径研究工作的准确性和效率。研究者采用基因组学、转录组学、蛋白质组学和代谢组学等多组学技术积累了大量生物学数据后，实施了各种策略来筛选候选基因。①同源性搜索：通过同源基因信息检测候选生物合成基因。该策略在其他物种中寻找已知的具有催化生物合成途径关键步骤能力的同源基因，以帮助鉴定目标植物中的候选基因；②共表达分析：用于鉴定在不同环境条件下或不同植物组织间具有相关表达模式的候选基因。差异表达基因（differentially expressed genes，DEGs）分析、自组织图（self-organizing map，SOM）和加权基因共表达网络分析（weighted gene co-expression network analysis，WGCNA）等是通过识别相关表达模式筛选候选基因的代表性工具。③生物合成基因簇（gene cluster）的基因组挖掘已成为天然产物发现的重要组成部分。生物合成基因簇是一组紧密相连的非同源基因，它们参

与同一个代谢途径中的不同步骤。这些基因在基因组位置上相互靠近，且其表达通常是被共同调节的。基因簇在微生物代谢途径中非常普遍，在一些植物的代谢途径中也不断被发现。④全基因组关联分析（genome-wide association studies，GWAS）和数量性状位点分析：利用不断增长的基因组群体多态数据揭示遗传多样性与植物特异性代谢性状变异之间的关系，从而发现与特定代谢物含量相关的代谢基因以及等位基因。针对代谢物含量进行的mGWAS分析是这种筛选策略的代表。

通过分子生物学和分析化学实验确定候选基因是阐明生物合成途径的必要步骤。由于酶的结构和性质的差异，即使是来自同一基因家族的酶，其稳定性和代谢活性也往往存在显著差异。因此，首先需要对候选基因进行生物信息学分析，包括基本的理化性质、亚细胞定位、疏水性信号肽、跨膜区域、相似三维结构的鉴定等。候选基因的功能鉴定策略主要包括外源表达和酶活性检测、基因表达抑制和基因过表达。通过将候选基因在外源表达体系中进行表达，候选基因编码的酶可催化内源或外源底物产生目标产物并通过HPLC、LC/MS或GC/MS等分析手段进行鉴定，从而表征酶的催化活性。用于候选基因功能验证的常见异源表达系统包括细菌、酵母和烟草等。对于具有成熟遗传转化体系的植物，基因敲除或基因表达抑制是一种干扰原生植物酶功能的有效方法。本草基因组学研究中常用的技术是基于CRISPR-Cas基因编辑系统、RNA干扰（RNA interference，RNAi）和病毒诱导的基因沉默（virus-induced gene silencing，VIGS）进行目标基因的敲除或敲低。基因过表达策略也用于候选基因功能鉴定，一般可以通过增加基因拷贝数或在原生植物中使用强启动子来实现。基因过表达通常与基因表达抑制实验相结合，从正反两方面验证关键酶基因的催化活性。

六、药用植物次级代谢的合成代谢工程

次级代谢产物（secondary metabolisms，SMs）在植物生理中起着至关重要的作用，在医学、农业和工业中有着广泛的应用，同时也是药用植物疗效的物质基础。然而，次级代谢产物往往只在特定组织和发育阶段产生，且部分具有药用价值的次级代谢产物在植物中丰度较低，这给基于次级代谢产物的药物发现和临床治疗带来了重大挑战。合成生物学（synthetic biology）通过设计和组装酶、遗传途径和细胞等新的生物实体以及对现有生物系统的再造来解决目标次级代谢产物的生产问题。合成生物学通过以“设计-构建-测试-学习”为核心的迭代周期不断改进和优化目标化合物的合成代谢途径，最终制造出具有所需功能的合成生物并生产大量的目标化合物。近年来，药用植物次级代谢产物的合成代谢工程领域取得了长足的进展，例如异源基质中次级代谢产物的生物合成，药用植物代谢工程，以及提高药用植物性状或质量的合成生物学方法等。

在异源生物合成方面，研究人员通过将关键酶或整个生物合成途径引入细菌、酵母或模式植物等具有良好特征的生物中来实现更有效和可控的复杂次级代谢产物合成，并在大规模高效生产短肽等方面取得重要进展。优化异种生物合成的有效策略包括以下几种：提高前体可利用性、增强生物合成基因的功能表达、采用高通量筛选技术、消除反馈调节、过度表达激活剂、增强辅酶供应、消除竞争反应、采用发散和趋同的构建方法调节细胞内环境等。通过这些策略，研究人员已经成功完成萜类、生物碱和苯丙类等多种次级代谢产物的异源生物合成。

大肠杆菌等细菌具有遗传工程技术丰富和增殖速度快等特点，因此成为微生物生产活性代谢产物的一种流行的异源底盘。大肠杆菌易于遗传操作，适合生产分子量较小且无毒的次级代谢产物。经过遗传工程改造的大肠杆菌细胞已经成功用于生产紫穗槐二烯等多种次级代谢产物，其生产的萜类化合物中含量最高的已达30 g/L。相关领域最新的进展主要集中在构建电子通道系统，基因组规模修饰靶向宿主，以及基于生物传感器的筛选策略等方面。

酿酒酵母（*Saccharomyces cerevisiae*）是另一种常用的生产次级代谢产物的宿主，它的启动子和增强子特性良好，从而使针对其进行的代谢途径工程更具操作性。基因工程工具的可用性、丰富的内膜系统、与大规模发酵的兼容性等特征使得酿酒酵母成为有良好前进的构建植物天然产物的“细胞工厂”。基于酿酒酵母的合成生物学已经成功地生产了多种植物源化合物，如阿片类药物、诺斯卡品、大麻素、灯盏花素和长春花碱等。然而，在酵母中表达植物蛋白时，低表达水平、对代谢物的耐受性差、多余的翻译后修饰、最终产物的低产量等问题仍然存在，成为利用酿酒酵母生产植物次级代谢产物的限制因素。此外，部分结构复杂的次级代谢产物的生产过程中通常需要大型生物合成基因簇的组装，这对酿酒酵母等异种底盘中的操作是很大的技术挑战。

尽管利用细菌和酵母等异源底盘合成次级代谢产物取得了重大进展，但涉及多个P450反应或尚未阐明完整途径等复杂合成途径的构建仍然是一个艰巨的挑战。近年来，在基因组测序、生物信息学分析和基因工程技术进步的推动下，基于植物的系统已成为次级代谢产物生产的有效方法。植物底盘可以在不同的水平上进行工程设计，包括细胞（悬浮细胞培养）、组织（毛状根培养）、器官（分泌腺毛）或整个植物水平。目前，植物途径工程中常用的策略包括增强关键酶的表达或活性、抑制竞争代谢途径、减弱代谢物的反馈抑制、促进代谢产物的跨膜运输、次级代谢产物的区隔化、调节调控因子的表达等。这些不同的方法使植物的基因操作和工程产生所需的化合物，在植物生物技术领域提供灵活性和多功能性。以本氏烟草（*Nicotiana benthamiana*）为例，烟草细胞不仅具有必要的代谢前体和辅酶，而且还拥有次级代谢产物代谢过程所需的细胞机制、调控网络，并支持正确的mRNA和蛋白质加工以及蛋白质折叠、分选、剪接和定位。本氏烟草可以很容易地通过农杆菌等进行渗透转化或瞬时表达，从而在不需要复杂载体的条件下实现多个基因的共表达以及所需化合物的快速生产。研究者基于植物细胞对目标次级代谢产物代谢途径进行解析及构建，并可通过联合基因组学、转录组学和代谢组学分析对候选基因进行直接的功能验证，这种方法在揭示各种代谢物的途径方面取得了重大进展，包括柠檬酮、皂苷佐剂、秋水仙碱和士的宁的生物合成等，并且极大地提高了研究者对天然产物生物合成途径的理解。此外，模式植物拟南芥（*Arabidopsis thaliana*）和最小的单子叶植物无根浮萍（*Wolffia australiana*）也被认为是潜在的代谢工程的可用底盘，这方面的研究正在揭示异源植物代谢系统在代谢工程和生产特定天然产物化合物方面的潜力。

悬浮细胞培养逐渐成为生产有价值次级代谢产物的一种可靠策略。悬浮细胞培养系统具有几个优点，包括可扩展性、可重复性和保持受控条件的能力等。引入异源启动子可以诱导生物合成基因的表达，从而提高次级代谢产物的产量。悬浮细胞培养技术的应用代表了次级代谢产物可持续和高效生产的重大进步，为其工业应用开辟了新契机。毛状根培养在次级代谢产物的生产中也显示出了一定的技术优势。在毛状根体系中促进产物积累的策略包括过表达参与目标生物合成途径的基因或阻断不需要的代谢途径。部分毛状根培养物表现出快速生长和高代谢水平，既可以作为基因和转录因子研究的模型系统，又使其成为途径工程的理想选择。基因工程和基因组编辑等基因改造技术使毛状根代谢产物的产生可以精准控制。分泌腺毛（glandular secretory trichomes，GSTs）是研究植物生物合成途径的良好平台，亦有潜力实现次级代谢产物高效生产。

近年来以CRISPR-Cas 9为代表的各种革命性的基因组编辑技术不断涌现，通过对基因组特定区域的靶向修饰，在药用植物的代谢工程中发挥了重要作用。这些生物技术为下一代改良的药用植物以及次级代谢产物生产铺平了道路。尽管与模式植物和作物相比，药用植物的基因组编辑仍处于早期阶段，但CRISPR-Cas 9等基因组编辑方法在罂粟、铁皮石斛和大麻等多种药用植物的代谢途径解析中都帮助研究者取得了显著进展，并有望进一步为次级代谢产物的生物合成提供帮助。

植物产生的大量次级代谢产物通过各种转运基因家族编码的蛋白在植物体内进行转运，但植物代谢物的细胞内和细胞间运输的细节仍有待进一步研究。转运蛋白，如ATP结合盒（ATP binding cassette，ABC）式转运蛋白、多药及毒性化合物外排转运体（multidrug and toxic compound extrusion，MATE）和嘌呤渗透酶（purine permease，PUP）家族，在生物合成后的不同组织或细胞器中长距离运输次级代谢产物中起着至关重要的作用。近年来基因组学和多组学分析的进展已经帮助研究人员在不同的药用植物物种中注释出各种与膜定位转运等相关的基因，并据此展开后继功能研究。这些进展为探索次级代谢产物的生物合成和调控开辟了新途径，最终将有助于具有重要治疗和商业价值的新化合物的发现和生产。

拓展阅读

本草基因组学团队在《本草基因组解读传统药物的生物学机制》一文中提出本草基因组学可为药用模式生物、道地药材研究、基因组辅助育种、中药合成生物学、DNA鉴定、基因数据库构建等提供理论基础和技术支撑（*Science*增刊，2015）。第三代单分子测序、单细胞测序等测序新技术的出现使得组学技术在中药研究中得到日益广泛的应用。为了顺应中药组学研究的发展趋势，2016年科学出版社发行了本草基因组学团队编著的《本草基因组学》（中药组学的发展与未来）；《中国科学：生命科学》杂志2018年组织“本草基因组学”专题，集中展示了本草基因组学研究的最新进展。2022年“千种本草基因组计划”研究联盟成立，该联盟汇集了全国67家高校和科研院所的103个专家团队，推动本草基因组学研究继续保持快速发展。

丹参、人参、三七、铁皮石斛等重要药用植物基因组相继发表，并为关键药用次级代谢产物的合成通路解析和生物合成等奠定基础。例如，2017年基因组领域主流网站GenomeWeb对中国学者发布的人参基因组研究进行了报道。该研究利用二代测序技术对人参全基因组进行测序，组装得到3.43 Gb的人参基因组图谱。人参基因组含有62%以上的重复序列，编码42 006个基因。基于人参基因组以及注释，研究者进一步使用DESI-MS等技术手段获得了人参根部横切面人参皂苷的空间分布图像，表明人参根部人参皂苷分布不均一，推测次生代谢物不均匀分布与植物的防御机制及人参皂苷生物合成基因的表达差异有关（图1-6）。

2015年，抗癌药物鬼臼毒素的生物合成研究取得重大进展。Lau等在受伤的桃儿七中发现一些基因能催化产生鬼臼毒素的前体——去氧鬼臼毒素。该团队将待选的29种基因转入本氏烟草（*N. benthamiana*）进行筛选，发现其中的两个酶能将去氧鬼臼毒素转化成依托泊苷苷元。该苷元与依托泊苷相比仅少1个糖基，是更好的依托泊苷前体，与鬼臼毒素相比需要更少的步骤就可以半合成得到依托泊苷。加上之前已知的4种酶，研究人员构建了完整的依托泊苷苷元生物合成途径，并得到了可以生成依托泊苷苷元的本氏烟草植株（图1-7）。

2016年，Amamoto等将质谱成像技术和单细胞质谱代谢组学技术应用于长春花的萜类吲哚生物碱合成研究。通过质谱成像技术发现单萜成分主要定位在表皮细胞中，而多种萜类生物碱主要定位在异型细胞和乳管细胞中（图1-8）。研究者还通过单细胞质谱分析对4种组织细胞中萜类生物碱的含量和分布进行了定量比较，分析结果显示，异型细胞中积累的次生代谢产物与乳管细胞中的情况相似，而与表皮细胞和薄壁细胞中的积累情况则有所不同。

Zhao等研究了3种不同的药食同源高膳食纤维配方对2型糖尿病的治疗效果，发现膳食纤维可被肠道中部分有益菌利用，促进其生长并释放短链脂肪酸，后者可以驱动胃肠道激素和胰岛素对血糖的调节，改善2型糖尿病症状。该研究为以肠道菌群为靶点干预其他疾病的研究提供了重要参考（图1-9）。

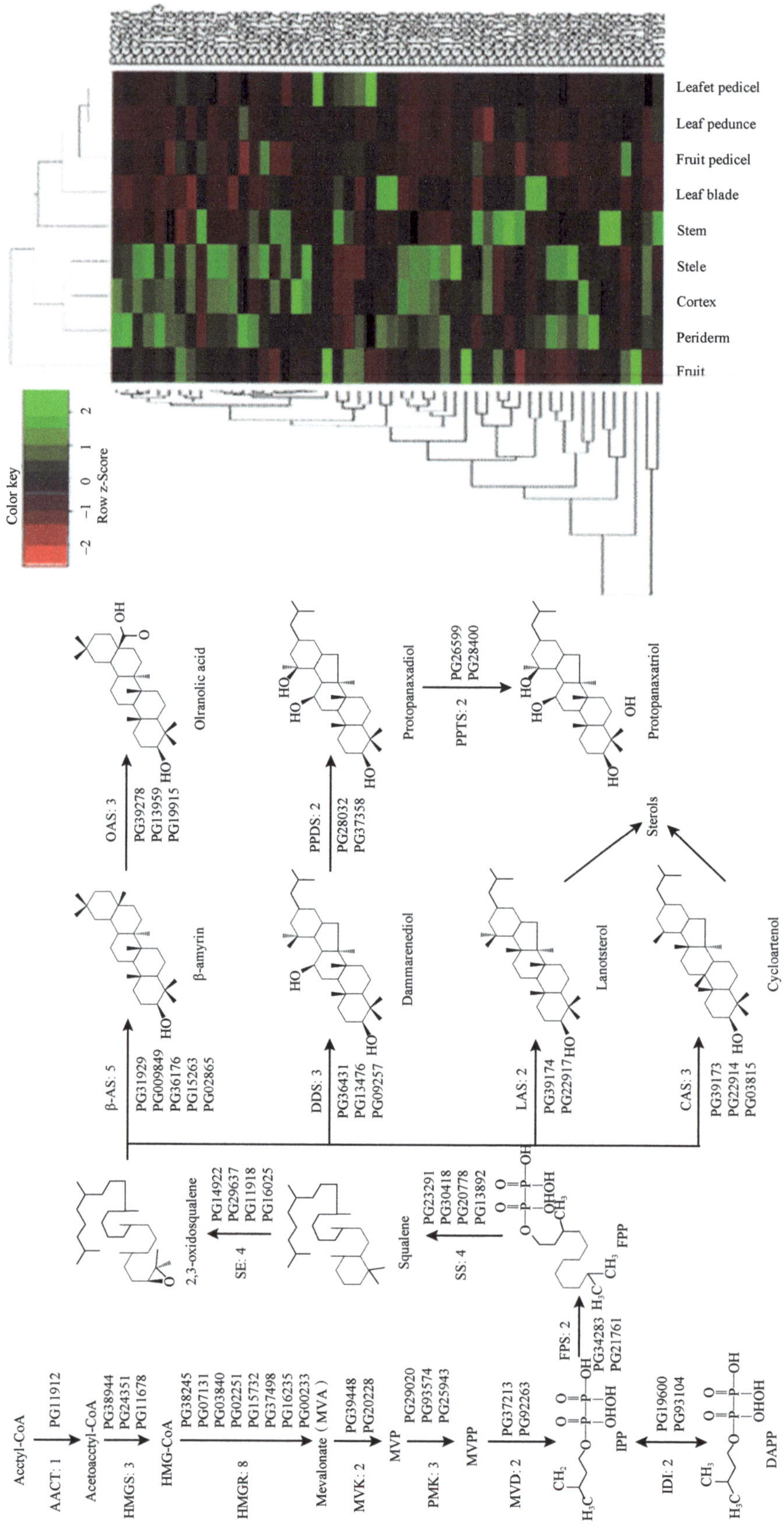

图1-6 人参基因组为揭示人参皂苷的生物合成机制奠定基础

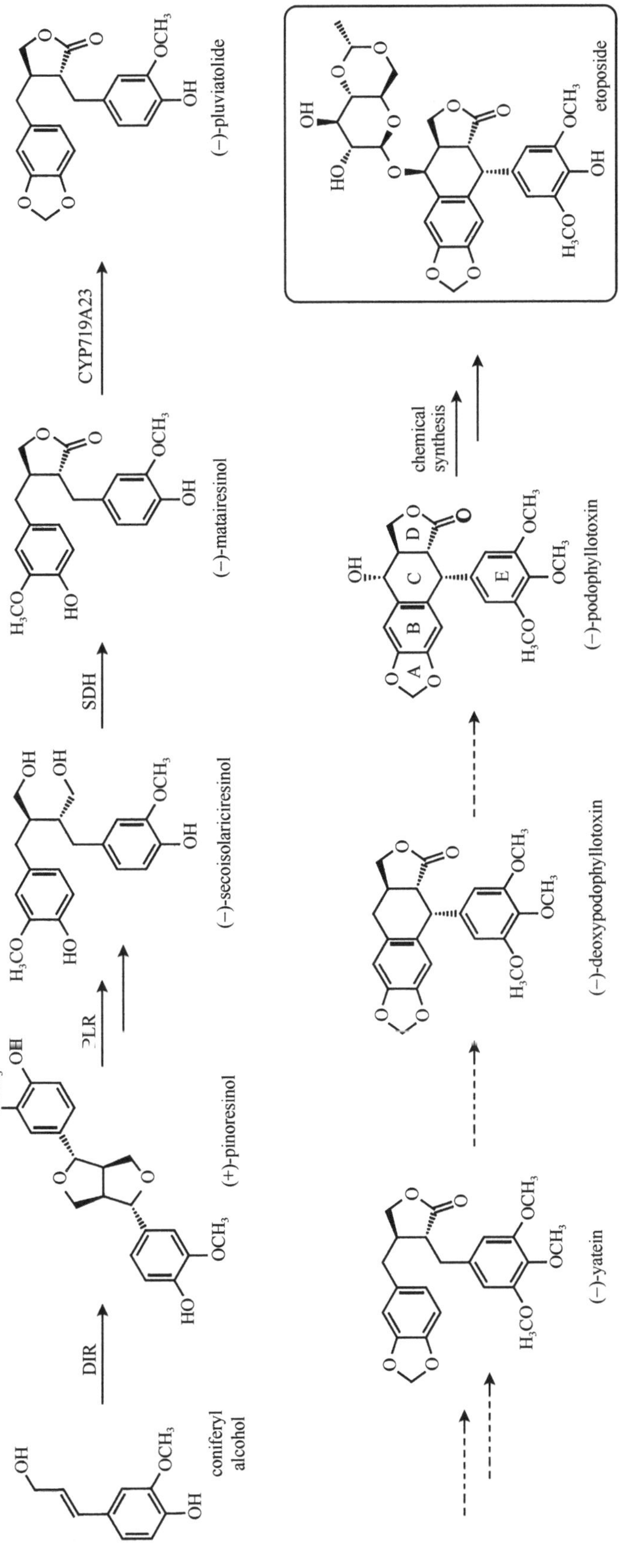

图1-7 鬼臼毒素的合成生物学研究（Lau et al，Science，2015）

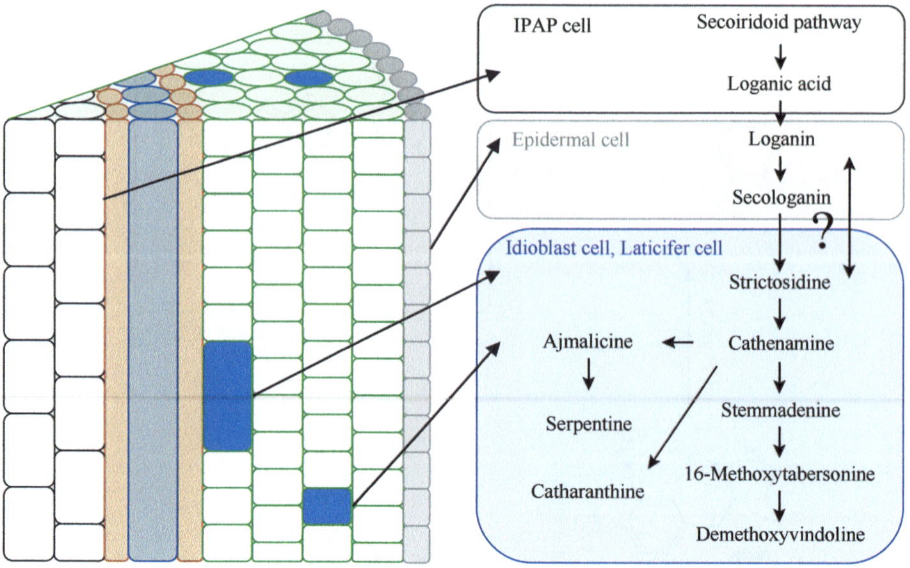

图1-8 质谱成像与单细胞质谱分析揭示萜类吲哚生物碱在长春花叶中的合成部位（Amamoto et al.，PNAS，2016）

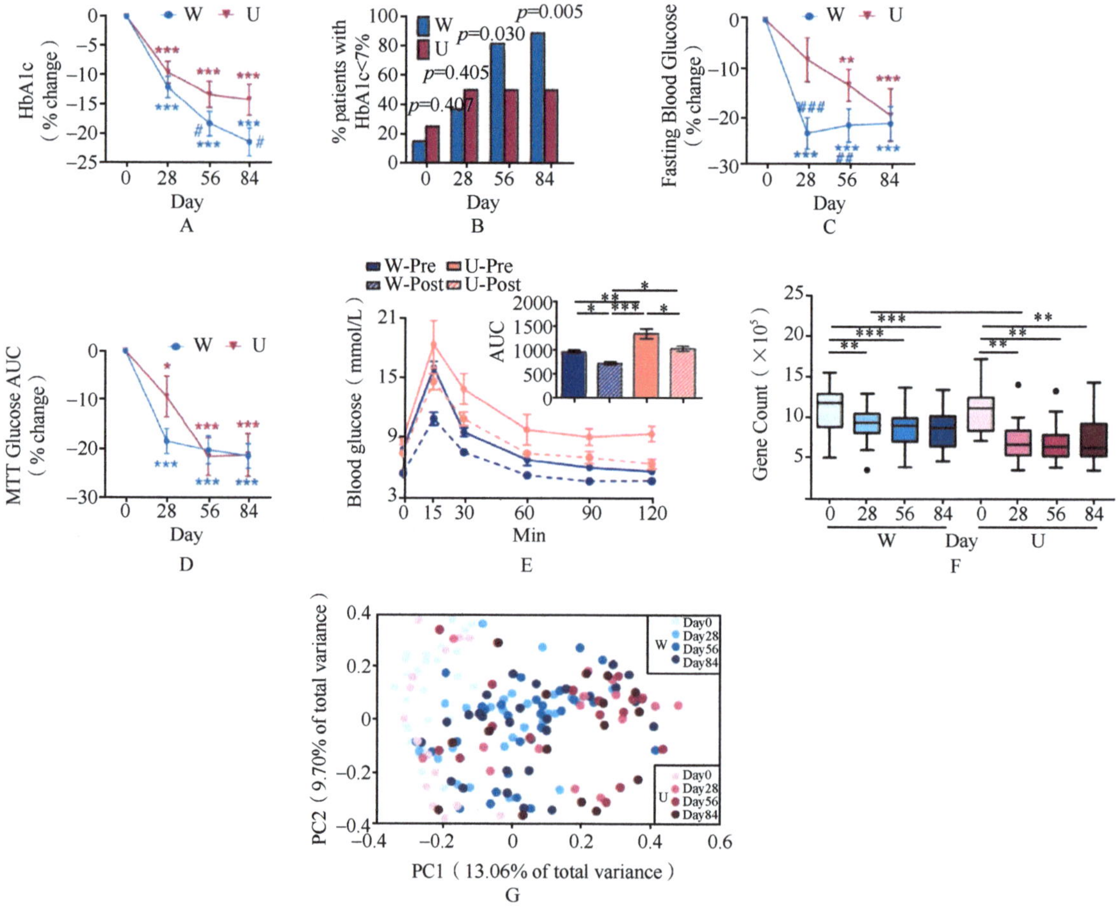

图1-9 膳食纤维干预改变2型糖尿病病人肠道菌群结构并改善糖代谢（Zhao et al.，Science，2018）

在分子育种领域，Graham等通过对黄花蒿转录组进行深度测序，发掘可用于快速育种的分子标记，构建高密度遗传图谱。结合14个影响青蒿素含量的表型数据，发现4个与青蒿素含量相关的QTL，该研究对于通过分子育种快速获得高青蒿素含量的黄花蒿具有重要意义（图1-10）。中国学者（Molecular Plant，2022）发表了黄花蒿染色体级分型基因组揭示ADS基因扩张与青蒿素含量相关性的研究论文。研究人员采用PacBio HiFi、Bionano光学图谱、Hi-C等多种测序技术，有效弥合了重叠群和染色体之间的尺度差异，最后成功获得黄花蒿染色体级单倍型基因组，为青蒿素生物合成和调控的机制解析及分子辅助育种奠定基础。该研究同时发现关键限速酶紫穗槐二烯合酶编码基因ADS数量与青蒿素含量高度相关，这些发现已应用于高青蒿素含量黄花蒿新品种的选育并取得突出成效。

中国中医科学院中药研究所、贵州农科院油菜所、英国Sanger研究院等单位的研究人员团队在药用植物紫苏的基因组组装的基础上，通过对国内外收集的近两百份紫苏种质资源进行全基因组重测序（Zhang et al，NC，2021）。该工作对紫苏的叶色和脂肪酸含量等重要农艺和药学性状进行了全面深入的遗传学解析。研究人员结合药用成分定量评价，把叶形、产量、颜色等性状与基因组序列进行关联，挖掘分子标记来辅助药用紫苏新品种的选育。目前已有4个新品种在北京、湖北等地获得审定，其中一个品种产量提高了2倍，一个品种紫苏油含量提高了30%。

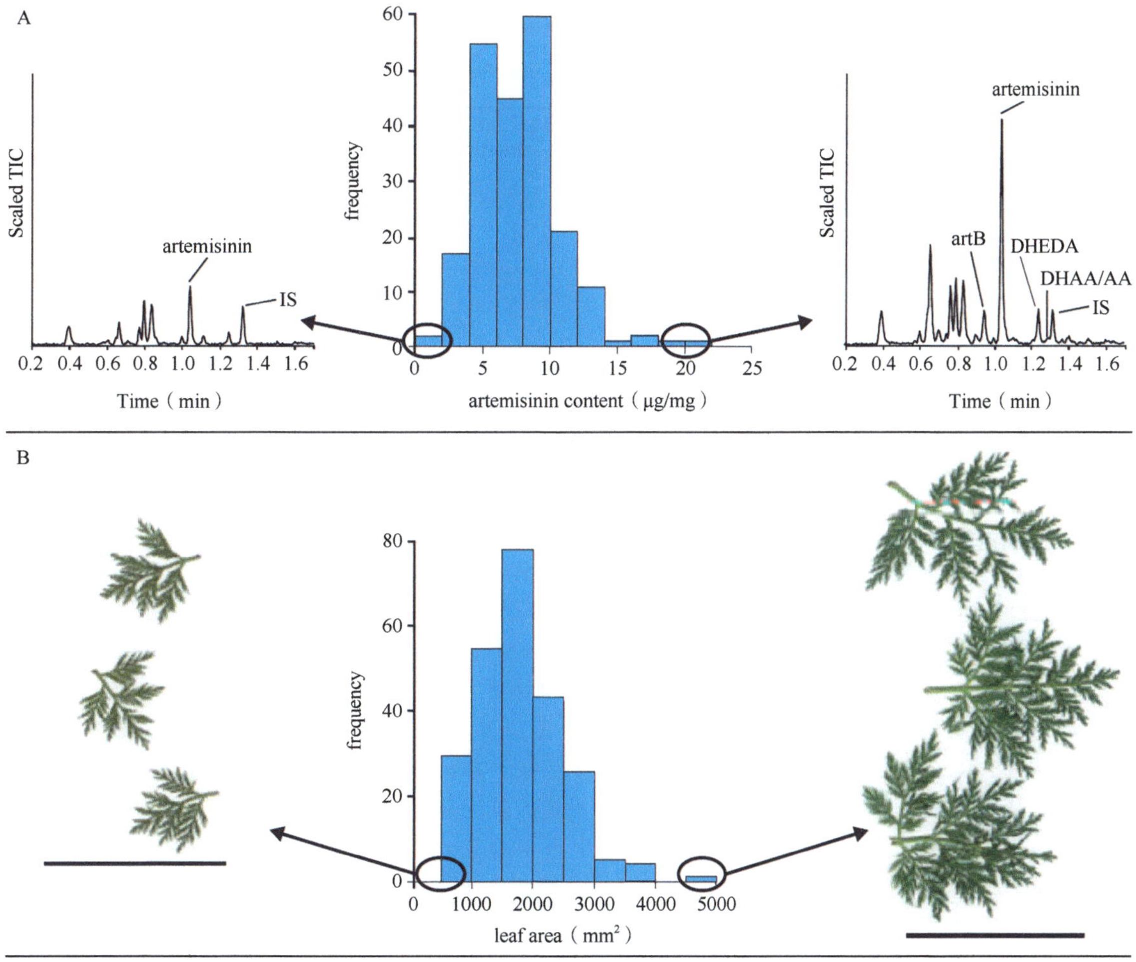

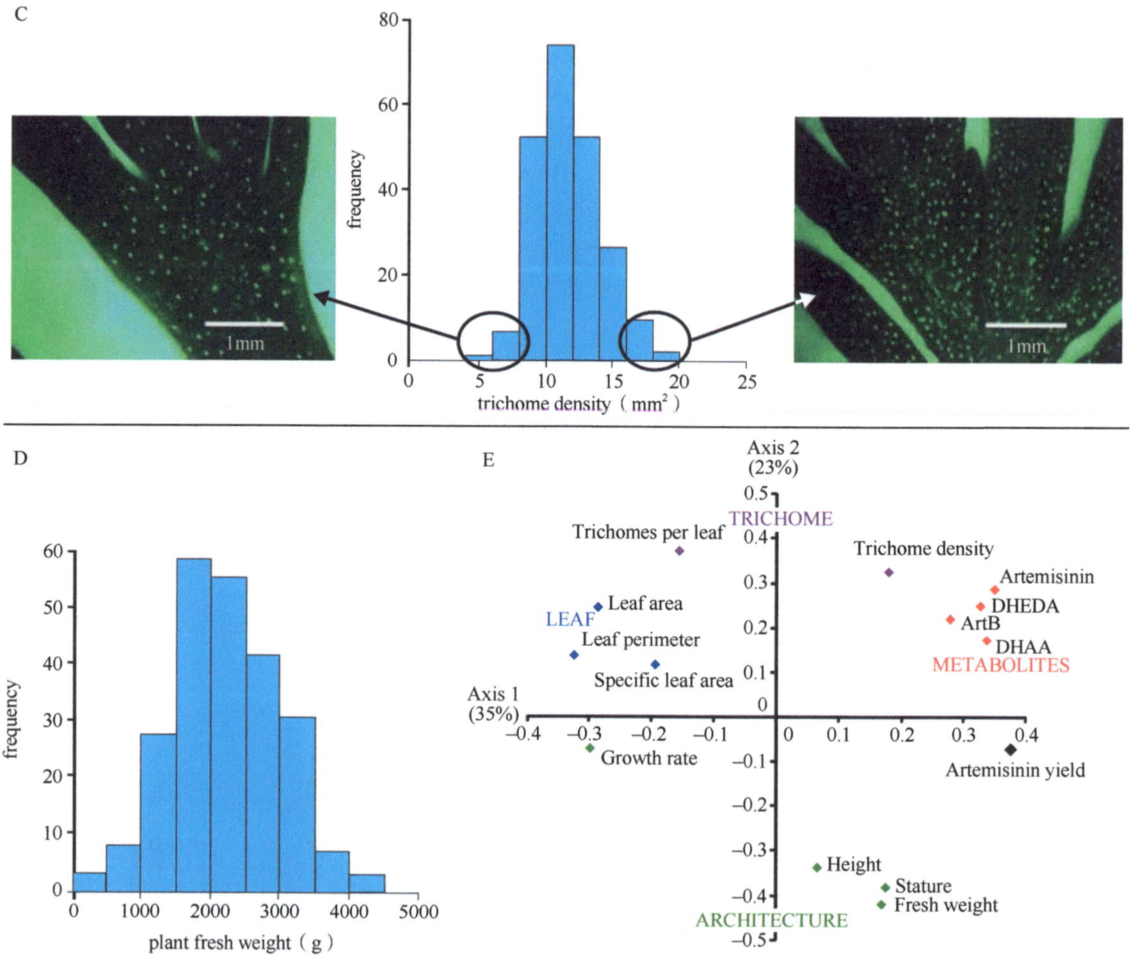

图1-10 黄花蒿表型的变异（Graham et al.，Science，2010）

次生代谢途径的解析与合成生物学研究领域也取得了重大研究进展。丹参既是重要的大宗药材也是多种中成药的主要组分，对心血管疾病具有良好治疗效果，丹参酮是其主要有效成分之一。自从丹参酮的骨架合成酶——柯巴基焦磷酸合酶（CPS）被鉴定以来，多个参与丹参酮骨架修饰的细胞色素P450以及别的关键酶基因被相继鉴定并推动了合成生物学方面的发展。例如，Zhou等通过对酿酒酵母中MVA途径的改造和导入CPS和贝壳杉烯合酶（KS）的融合蛋白，成功地在酿酒酵母中合成出高达488 mg/L的次丹参酮二烯。Guo等报道了参与丹参酮合成的细胞色素P450羟化酶CYP76AH1。研究者通过比较转录组分析找到14个可能参与丹参酮合成的候选细胞色素P450，然后通过在酿酒酵母中进行异源表达和酶活性检测，发现CYP76AH1能够催化次丹参酮二烯转化为铁锈醇。Keasling研究团队在青蒿素的合成生物学方面进行了一系列开创性的工作，将青蒿素生物合成途径引入酿酒酵母，并通过对底盘系统的基因组进行改造，使代谢流最大限度地流向外源青蒿素合成途径，使其产量最大化。经过十余年的努力，该团队可以在酿酒酵母中合成产量高达25 g/L的青蒿素前体——青蒿酸（图1-11）。该工作被认为是利用合成生物学生产植物来源天然产物研究领域的里程碑，相关公司已启动青蒿素生物合成的工业化生产。

2022年，中国医学科学院药用植物研究所联合中国中医科学院中药研究所、成都中医药大学和法国图尔大学组成的研究团队成功将单细胞转录组测序技术应用于药用植物研究中，通过首个药用植物单细胞转录组图谱揭示了长春碱的区室化生物合成（图1-12）。该研究成功获得首个药用植物单细胞转录组图谱——长春花叶片的单细胞转录组图谱，揭示了长春碱生物合成途径在叶片中的空间分布规律，为研究植物药和中药有效成分的生物合成、转运和储存机制开辟了新途径。该研究进一步推动了本草基因组学的发展，提升了研究者对有效成分合成、转运和储存机制的研究能力，将为药用植物分子育种和合成生物学研究提供更多的潜在靶点。

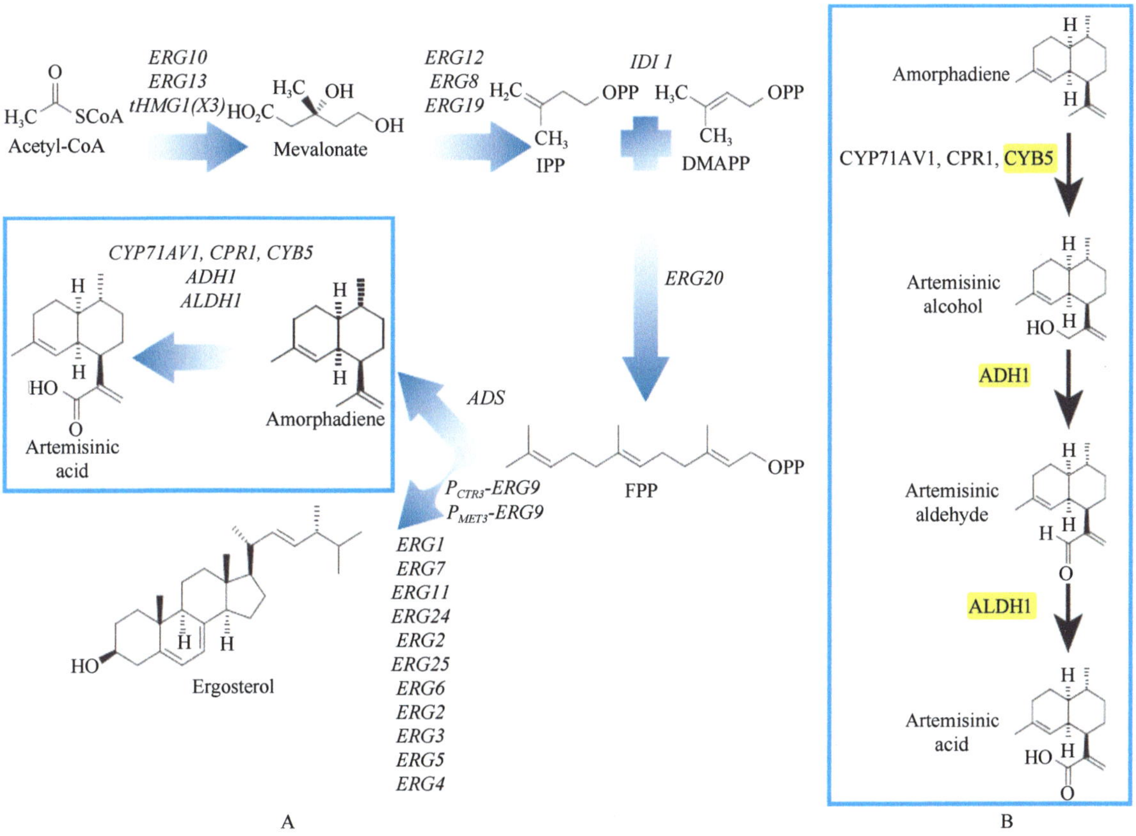

图 1-11　酵母菌株产青蒿酸的示意图（Paddon C. J et al.，Nature，2013）

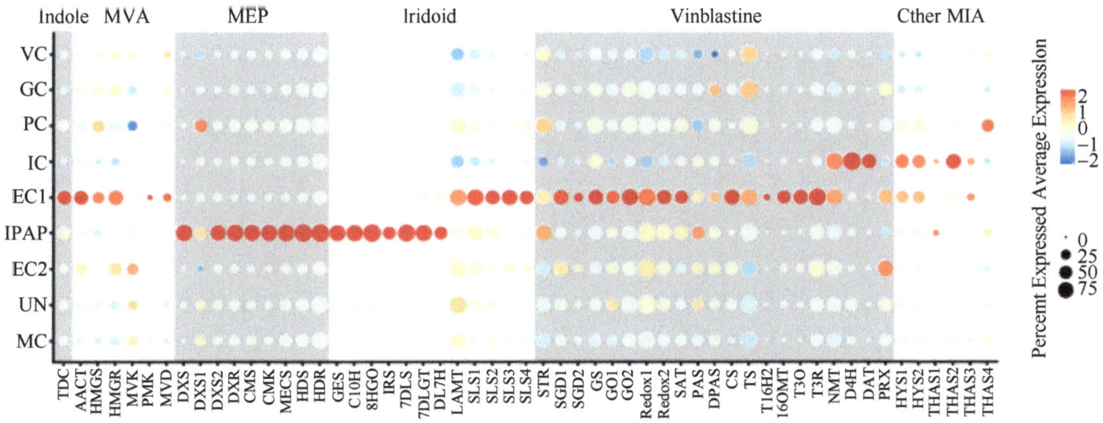

A

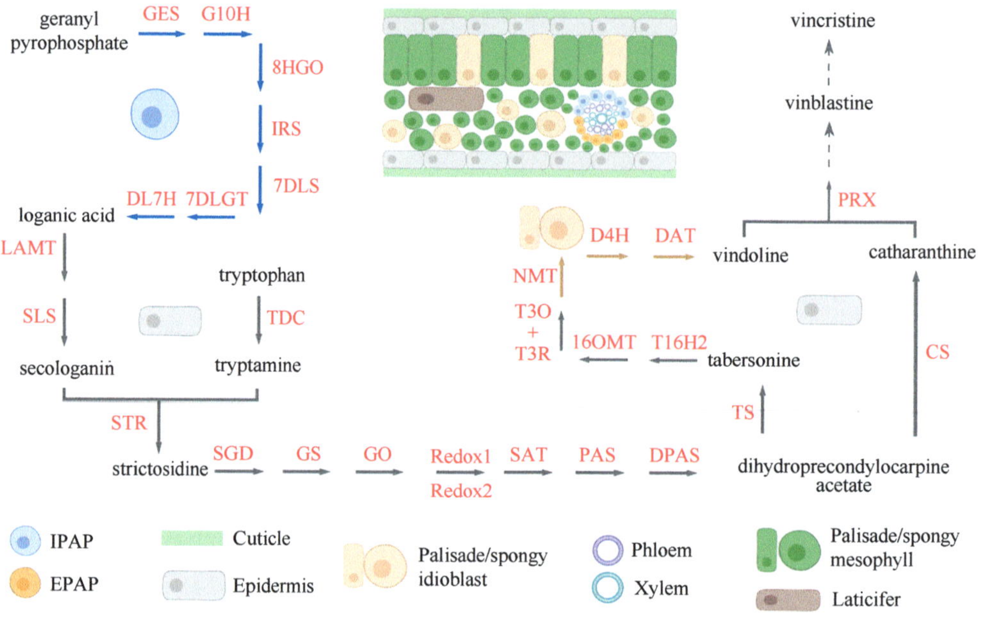

图1-12 药用植物单细胞转录组图谱揭示了长春碱的区室化生物合成（Nature Plants，2022）

2024年，成都中医药大学、北京化工大学、东北林业大学等多家合作，通过对千金藤属三种植物的基因组高质量组装、千金藤属植物中苄基异喹啉生物碱的生物合成途径推测、千金藤素等苄基异喹啉生物碱的广谱抗冠状病毒活性解析，系统研究了千金藤素天然生物合成途径中系列代谢产物的广谱抗冠状病毒活性，在广谱抗冠状病毒药物研究领域取得新进展（图1-13）。该研究挑选了千金藤（*S. japonica*）、云南地不容（*S. yunnanensis*）及金线吊乌龟（*S. cepharantha*）三个物种进行了全基因组测序及组装，其中*S. japonica*的组装结果中所有的端粒（telomere）均被解析，且全基因组只剩一个空缺（gap），非常接近完整的端到端组装（T2T）结果。该研究中获得的千金藤属植物高质量基因组及代谢组亦为千金藤素等苄基异喹啉生物碱今后的生物智造提供了科学基础，为冠状病毒提供了潜在的治疗药物。

2020年以来，由于三代测序和Hi-C等技术的广泛应用，药用植物大基因组、高杂合度、高重复序列等难点问题得到很好解决，艾、黄花蒿、黄连、黄芩、金银花、喜马拉雅红豆杉、栀子、紫苏、银环蛇、千金藤等多种药用动植物染色体水平基因组相继发表，极大提高了药用植物基因组组装质量，将为后基因组时代提供高质量的基因组资源。虽然本草基因组学研究已进入快速发展时期，但依然面临着一些困难和挑战：①亟须开展药用生物基因组的深入开发和利用，除黄花蒿、栀子、紫苏等少数基因组用于分子辅助育种之外，多数基因组资源仍限于理论研究，应加强对其进行更精细的分析，更好推动在药用模式生物、合成生物学、中药鉴定、中药栽培、中药体内过程组学的应用；②缺乏简单快捷的高通量筛选和鉴定方法是有效成分相关酶类鉴定的最大困扰；③中药有效成分在人体内“多靶点、多途径”起作用的科学内涵还有待诠释。最近20年三个科学领域取得了技术上的巨大进展，即以人工智能等为代表的计算科学领域，以基因编辑等为代表的生命科学领域，以纳米技术等为代表的材料科学领域。随着这些领域新技术的突破以及在中医药现代化研究中的应用，本草基因组学将迎来新一轮的研究热潮。

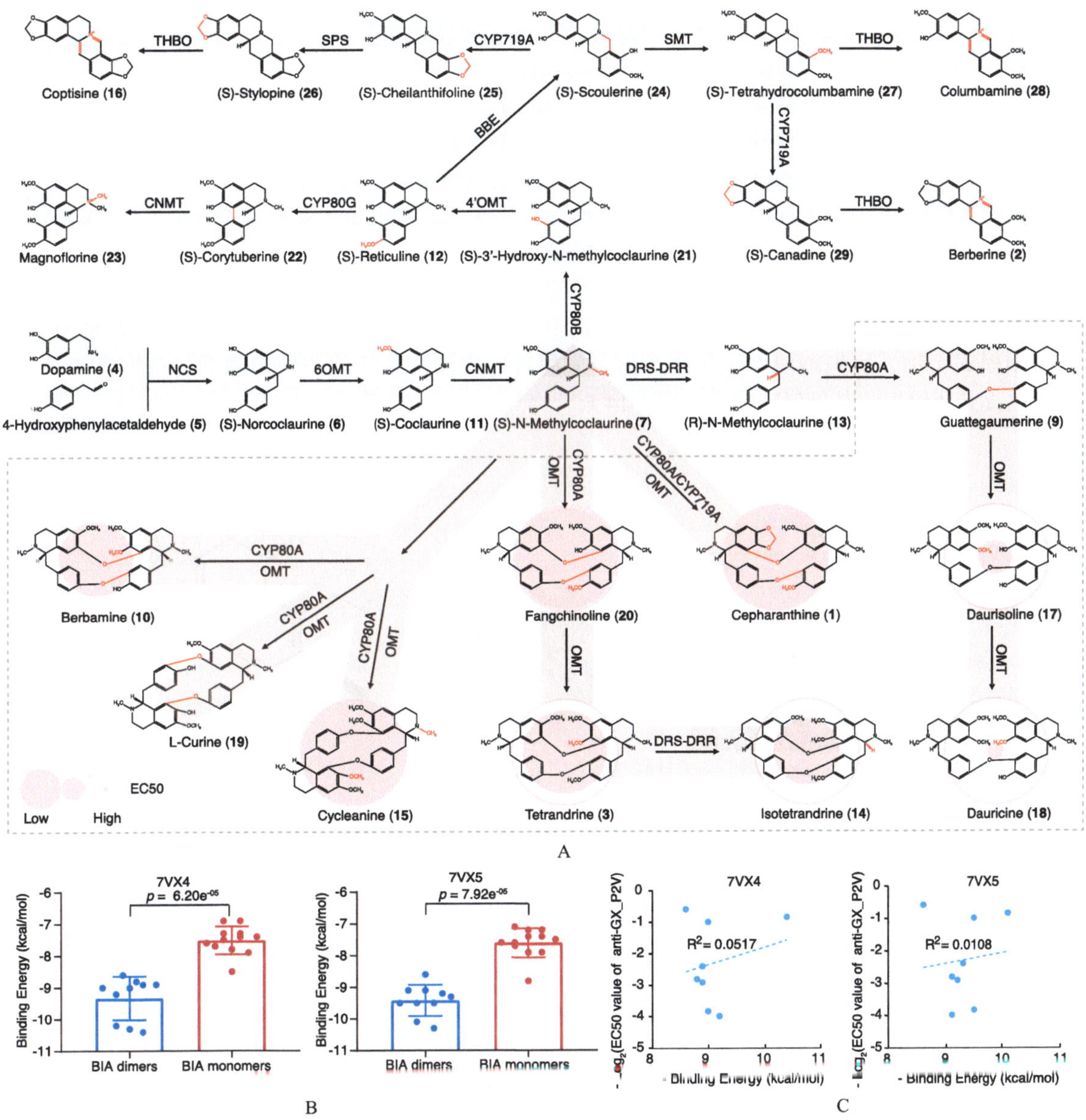

图 1-13 系列千金藤素结构类似物的抗新冠病毒活性

第三节 本草基因组学的应用

本草基因组学不仅对药用生物基础研究产生了巨大推动作用，而且被广泛应用于药用模式生物、中药合成生物学、药用植物分子育种、中药分子鉴定、药物体内过程组学研究等多个中药学相关领域。此外，本草基因组学也在中药道地性和药性研究等更多领域展现出良好的应用前景。

一、药用模式生物研究

模式生物在当今生命科学和医学研究中发挥着重要作用，缺少成熟的模式生物研究体系是药用生物研究与其他生物学领域相比还相对落后的一个重要原因。次生代谢产物是药用生物的主要有效成分，次生代谢产物的合成与调控机理的阐释是药用生物研究的核心问题。因此，那些具有典型的次生代谢途径，并且世代周期短、子代多、易于进行遗传转化的生物成为潜在的药用模式生物。除解析次生代谢途径外，药用模式生物的建立和深入研究还能极大地推动药用植物的生长发育、生理生化、抗病抗逆和分子育种等领域的发展（Chen et al. 2015）。在本草基因组学研究的推动下，灵芝、丹参和长春花等一批药用模式生物研究体系正在建立之中。将科研力量集中于少数药用模式生物，优先阐明次生代谢产物合成的普遍规律，在其他药用生物中进行推广和验证，可有效提升药用生物基础研究水平（图1-14）。

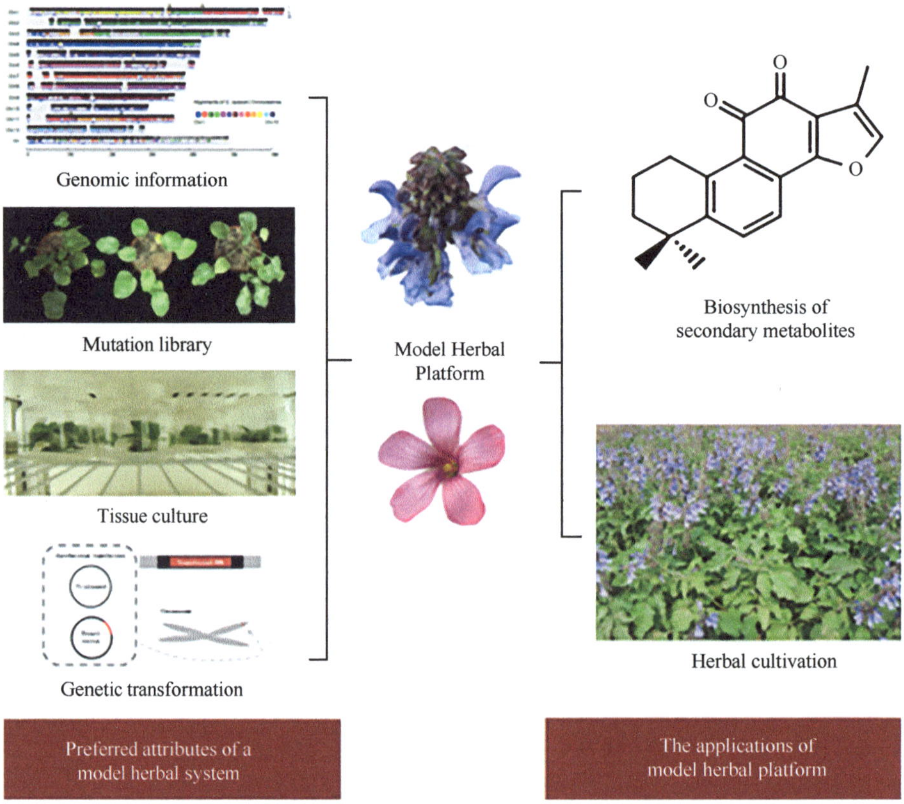

图1-14 药用模式生物研究策略和应用（Chen et al.，2015）

二、关键活性物质的体外合成

如果把基因组比作是一部无字“天书”，那么基因组学就是用来解读“天书”的利器，而合成生物学则是根据人类意愿修改“天书”或书写“新天书”的工具。现阶段中药合成生物学研究的主要目标是在本草基因组学研究基础上，通过在底盘细胞中设计和重构目标化合物的高效生物合成途径，并改造底盘细胞增加与外源途径的适配性，实现代谢流的再分配，通过发酵生产目标化合物，从而有效地弥补化学提取与合成在复杂天然药物生产方面的不足，为来源稀缺的复杂天然药物的发现和开发提供持续、稳定、经济的原料供给。随着人们对天然产物的生物合成途径和底盘系统代谢调控知识的积累，中药合成生物学的最终目标为：根据目标化合物的结构，在工程学思想的指导下，根据生物和化学原理，通过设计并构建全新的生物元件和设备，进而从头设计并构建新的生物合成途径和系统，根据需求从头设计和构建完全适配的底盘系统，实现单一目标化合物的生物全合成。

三、药用植物品种选育

分子育种是在经典遗传学和分子生物学等理论指导下，将现代化生物技术手段整合到传统育种方法中，实现表型和基因型选择的有机结合，培育优良新品种的育种方法。通过高通量测序技术获得基因组或转录组的序列信息，开发出海量的简单重复序列（SSR）和单核苷酸多态性（SNP）等分子标记，构建出高密度的遗传图谱或物理图谱，加速了分子标记与优良性状之间的连锁研究，以提高选择效率，加快育种进程，促进新品种的培育。该方法结合基因型数据和表型数据，同时对多个性状进行选择和有效设计，实现分子标记辅助育种。

四、中药质量控制

本草基因组学研究为中药真伪优劣的判断提供工具。以DNA条形码鉴定体系为例，其已被广泛应用于中药材、中药材种子种苗、中药超微破壁饮片和中成药的鉴定，被世界中医药学会联合会（WFCMS）等誉为标志着“中药进入标准化的基因鉴定时代”。中药材DNA条形码分子鉴定指导原则已被纳入《中华人民共和国药典》（2015年版，2020年版），多部中药DNA条形码专著如《中国药典中药材DNA条形码标准序列》和《中药DNA条形码分子鉴定》已经出版发行。

五、药物体内过程研究

药物体内过程组学研究以解析中药在人体内的变化规律及其药效形成的分子机制为主要目标，研究内容涵盖药物基因组学、蛋白质组学、代谢组学和肠道宏基因组学等领域。

药物基因组学通过研究人类基因组信息与药物反应之间的关系，以及基因变异所致的不同病人对药物的不同反应，来提高药物疗效及安全性，并指导新药开发，最终实现个体化用药的目标。中药的药物基因组学研究将中药的药性、功能及主治与其在人体内代谢/疾病相关基因表达调控相关联，在分子水平研究中药的代谢转化、作用靶点、毒副反应、药效机制和中药整体化作用的规律。

肠道微生物组被称为人的“第二个基因组”（our other genome），通过肠道宏基因组学研究可以揭示肠道菌群的组成和数量。肠道菌群一方面直接参与了中药的体内代谢，影响中药的药效和毒副作用，另一方面肠道菌群紊乱与多种疾病的发生发展密切相关，因此肠道菌群也可作为中药治疗的靶点。

在中药与人体的相互作用研究中，蛋白质组学技术常用于研究疾病状态下及药物处理后蛋白质组的变化。由于蛋白质组学研究的整体性和复杂性与中药的多组分、多靶点、整体调节和协同作用的特征相吻合，蛋白质组学被认为是发现中药作用靶点，揭示中药作用机理的理想工具。与之相似，代谢组学表征生物体整体功能状态的特征，使其在中药体内过程研究中发挥重要作用。利用代谢组学方法，一方面可以追踪体内中药自身化学成分的组成变化，另一方面可研究中药对生物体代谢组的扰动作用，揭示中药药效的物质基础和可能的作用机制。

思考题

1. 什么是本草基因组学？简述其主要内容和研究意义。
2. 结合自身专业，谈谈本草基因组学的具体指导作用。

第二章 药用生物结构基因组

基因组（genome）是指某生物体内包含的所有遗传信息。传统意义上的全基因组序列是指该生物的一套单倍体包含的基因组序列信息。真核生物基因组包括核基因组（nuclear genome）和细胞器基因组（organelle genome）。结构基因组学（structural genomics）是以全基因组序列测定为途径，确定基因组的基因组成、基因结构及基因定位。结构基因组学系统研究基因组的基因数量、每个基因在染色体上的线性分布位置及距离，以及基因编码区和基因间隔区的核酸序列结构。结构基因组研究结果可以以遗传图谱、物理图谱和序列图谱等形式展现。

结构基因组序列包含物种起源、进化、生长发育、重要农艺性状及活性化学成分合成代谢的遗传信息。药用生物结构基因组学研究通过对具有典型次生代谢途径的药用生物进行全基因组测序和结构基因组学分析，不仅有助于推动这些物种成为药用模式物种，同时将现代生命科学的先进技术和理念引入药用生物研究中，推动中药研究走向生命科学前沿。

第一节 药用生物核基因组概述

一、药用生物核基因组概念及组成

药用生物包括药用植物、药用动物、药用真菌，主要属于真核生物，真核生物细胞核内整套染色体含有的全部DNA序列称为核基因组。与原核生物基因组相比，真核生物基因组具有以下特点：基因组较大，已测定的植物基因组大小范围从100 Mb到150 Gb不等，差异明显；基因组内部基因间隔序列和重复序列占比较大，已知的植物基因组重复序列占比为60%以上，如枸杞基因组重复序列占比超过80%；真核基因组的基因编码序列不连续，编码的外显子被非编码的内含子序列分割开；真核生物功能相关基因分散在基因组的各染色体中。广义的基因主要包括以下几个部分。

（1）蛋白质编码基因 即狭义的、通常意义的基因。编码蛋白质的基因转录成信使RNA（mRNA），通过核糖体将成熟的mRNA翻译成为多肽链。真核生物编码蛋白质的基因具有非连续性的结构特点。真核基因常由多个内含子（intron）（非编码区）和外显子（exon）（编码区及UTR）间隔排列而成，这使得真核基因在表达过程中伴随着RNA剪接过程（splicing），即从mRNA前体分子中切除内含子，再将外显子拼接形成成熟mRNA。同一基因转录产物由于不同剪接方式而形成不同的mRNA，这种现象被称为可变剪接或选择性剪接（alternative splicing）。可变剪接被认为是导致蛋白质功能多样性的重要原因之一，它使一个基因可编码多个不同转录产物和蛋白质产物。生物的表现型在本质上是由基因型决定的；而生物的基因型又取决于基因的数目、结构和组成等。因此，研究真核生物编码蛋白质的基因是解析生物多样性的基础。

（2）非蛋白质编码基因 该区域只进行RNA的转录，并可以形成三级结构（如发卡结构）

以行使功能，或通过互补配对影响其他基因表达，但不能翻译成肽链。这些区域包括但不限于：①转运RNA（tRNA），作为蛋白质合成模板（mRNA）与氨基酸之间的关键接合体，tRNA负责准确无误地将所需的氨基酸运送至核糖体上；②核糖体RNA（rRNA），既是核糖体的重要结构成分，同时又是核糖体发挥生物功能的重要元件。核糖体RNA在蛋白质合成方面发挥重要作用，可为tRNA和多种蛋白质合成因子提供结合位点，参与蛋白质合成起始时与mRNA选择性的结合及在肽链的延伸中与mRNA结合等过程；③微小RNA（miRNA），长度为20～24个核苷酸，在细胞内具有多种重要调节作用。一个miRNA可调控多个靶基因，几个miRNA也可调控同一个基因；④长链非编码RNA（lncRNA），lncRNA在剂量补偿效应、表观遗传调控、细胞周期调控和细胞分化调控等生命过程中发挥重要作用；⑤其他小分子RNA，如引发基因沉默、阻止翻译和染色质重塑等的小干扰RNA（siRNA），以及抑制内源逆转座子表达、保持基因组稳定性的piRNA等。

（3）顺式作用元件　顺式作用元件是指存在于基因旁侧序列中能影响基因表达的序列，包括启动子、增强子和沉默子等。顺式作用元件是反式作用因子的结合位点，它们通过与转录因子结合而调控基因转录的精确起始和转录效率。反式作用因子是指能特异性结合靶基因的顺式元件并对真核生物基因的转录起促进或阻遏作用的一类蛋白质调节因子，包括转录激活因子、转录遏制因子和共调节因子等。

（4）重复序列　真核生物的基因组序列复杂，其中包含大量重复序列，其在植物基因组内占据着极大的比例。重复序列主要包括高度重复序列和中度重复序列。高度重复序列的重复单位长度在数个碱基至数千个碱基之间，拷贝数在几百到上百万之间。卫星DNA是指以相对恒定的短序列为重复单位，首尾相接，串联连接形成的重复序列。根据其重复单位的长度，又可细分为卫星DNA、小卫星DNA和微卫星DNA。中度重复序列往往分散在基因组的非重复序列中，包括短散在元件和长散在元件等。除此以外，基因家族作为真核生物基因组的一个特征，也是构成基因组中重复序列的因素之一。基因家族是指起源于同一共同祖先，在生命进化过程中由于基因加倍和趋异而形成的DNA序列组成基本一致但略有不同的基因。这些同一家族的基因成员有时紧密地成簇排列在同一染色体上，被称为串联基因家族；但大部分情况下，它们是分散在同一染色体不同的部位，甚至分散在不同染色体上，被称为分散基因家族。转座子是另外一类重复序列，它们影响基因组扩张、基因功能改变、基因组重排、表观遗传重构等。

在本章基因组研究之前，我们理解药用生物的功能基因及品质形成多通过同源基因克隆等方法来研究，效率低、可行性低。测序技术的划时代发展为药用生物参考基因组的获取及功能基因研究奠定了重要基础。药用生物结构基因组的破译，也就是参考基因组的构建，对于药用生物基因组结构特征的理解、基因功能的筛选及鉴定、物种进化、群体遗传、表观遗传等研究具有重要的变革性意义。本章对药用生物结构基因组的测序、组装等技术方法进行了系统的总结。

二、药用生物比较基因组学

很多药用生物来源于相同科属，通过比较研究这些近缘物种的基因组有助于深入了解它们之间的进化关系。比较基因组学（comparative genomics）是基于基因组图谱，对不同物种的基因和基因组结构进行比较，研究相关物种间基因组的相似性和差异性，以了解基因功能和物种进化信息的学科。在亲缘物种之间，除了基因组成存在一定的相似性，基因的排列顺序也存在一致性，即基因组的共线性（synteny）。两个物种基因组的共线性程度是衡量它们之间的物种进化距离的标尺。基因组的共线性程度在高度保守区域和高度变异区域间存在较大差异。同时，基因组中也存在影响共线性的因素，如基因转座、插入缺失、染色体重排和区段加倍等。

基因家族是比较基因组学研究的主要内容之一。具有相同起源的基因家族也具有类似的序列结构，因此不同的基因之间由于相似的序列结构可能具有相似的生物学功能。基因家族的分类主要依赖于序列之间的比较。在过去20年里，已经建立一些基于序列进行基因家族分类的方法，如使用系统进化树进行基因家族分析，或根据已知的序列特征，如序列基序或结构域等进行基因家族分类。

三、药用生物基因的进化

生命活动都有其分子基础，生物进化同样以遗传物质分子的进化为基础，进化的生物学意义在生物的不同层面体现出来，如表型性状、化学型性状等。基因的进化可分为三步：首先是通过重组和突变等产生各种遗传变异；然后在种群中该突变频率增加；从而才通过遗传漂变和自然选择等过程在种群中固定该变异，使其世代相传下去。生物在进化进程中产生的在DNA水平上可遗传的永久性变化被称为突变（mutation）。其中，发生在编码区但不导致编码氨基酸改变的核苷酸变异被称为同义替代（synonymous substitution），也被称为同义突变（synonymous mutation）或沉默突变（silent mutation）；反之则为非同义替代（nonsynonymous substitution），或称为非同义突变。一般认为，大多数分子水平的突变是中性或近中性的。突变在一代又一代的随机漂变中保存或消失，积累形成进化性变化或种内变异。在环境压力下，某一群体个体间不同基因型的比例或频率发生变化，被称为自然选择（natural selection）。在适应性进化中，选择作用有利于突变位点方向性进化，被称为正选择或方向性选择（positive selection or directional selection）。相关等位基因频率被选低或淘汰的过程被称为负选择或净化选择（negative selection or purifying selection）。在分子水平上，非同义突变速率（*K*a）与同义突变速率（*K*s）的比值大于1时，则认为有正选择效应；小于1时，则认为有净化选择效应；等于1时，则认为是中性选择。药用生物的进化部分是由DNA水平的遗传变异驱动的，推动药用生物及其基因组进化的主要因素包括：全基因组复制事件、基因串联复制、转座子介导的基因复制等。这些由复制事件产生的基因拷贝数的增加、基因剂量效应、新基因功能的出现等提高了药用生物的环境适应性，且与药用生物品质形成密切相关。

（1）全基因组复制事件 高通量测序技术的不断革新使测序读长更长、更准确，加快了植物参考基因组序列的组装进程，为全基因组复制等方面的研究提供了大批量可靠的现存物种的基因组序列资源。基于基因组旁系同源基因的同义替换速率及基因组内部共线性分析，研究人员可以推断物种在进化过程中经历的全基因组复制事件（whole-genome duplication，WGD），也称为古多倍化。全基因组复制使植物基因组快速重组，丢失大量基因，增加结构变异，对于植物进化极其重要。不同证据表明，全基因组复制事件发生于植物演化的不同时期，有大量的重复事件发生于白垩纪-第三纪（cretaceous-paleogene，K-Pg）大灭绝事件，暗示全基因组复制事件在物种适应恶劣环境的过程中发挥重要作用。此外，植物在经历该大灭绝事件和全基因组复制事件后，保留下来的复制基因均与相关的环境胁迫一致，共表达网络与共线性研究也支持这些古多倍化事件参与到植物抵抗各种环境胁迫的进程中。例如，通过基因组进化及比较基因组分析揭示了金银花基因组与菊目植物分化后发生一次特有的全基因组复制事件。研究发现金银花类胡萝卜素合成及代谢相关基因如编码八氢番茄红素合成酶（PSY）、类胡萝卜素裂解双加氧酶（CCD）等的进化与该WGD事件相关。

次生代谢产物的生物合成及其调控是药用生物结构基因组学关注的重要内容之一。一个值得注意的现象是真核生物中许多功能相近或相关的基因在进化过程中形成了基因簇（gene cluster），部分基因簇对次生代谢产物的合成都有重要的调控作用。基因簇中的核心基因负责编码合成次生代谢物的骨架的酶，这种酶被称为“信号”酶（signature enzymes）。其他基因编码的酶称为“剪裁”酶（tailoring enzymes），用于对上述骨架化合物进行修饰，催化得到最终产物。“信号”基因通过在周围集合“剪裁”基因来形成一个代谢基因簇。例如，近期发现在长春花*ORCA3*基因周围还有两个相似基因*ORCA4*和*ORCA5*，形成了一个大小约40 kb的基因簇，共同调控长春花生物碱的合成。基因形成基因簇的优势主要包括：促进基因功能的改善和并帮助基因相关的有益性状的稳定遗传；编码蛋白质复合体的基因形成基因簇后可以完善蛋白质复合体中各组分的化学计量比例，使复合体更好地发挥功能；通过不同调控因子和染色质重塑等调节作用，实现基因簇中各基因的共表达和共调控，从而使代谢途径的调控具有更好的协同性。

生物进化不仅是生物个体适应地理环境和气候环境的过程，还受到个体和种系间的相互影响，如种系内个体成员之间的竞争及种系间的攻击和防御。多数药用生物，尤其是药用真菌和药用植物在发育世代内是固着静生的，因而这种攻击和防御具有多样性。例如，研究人员在紫芝基因组中鉴定了DNA甲基化、重复序列诱导的点突变（RIP）及小RNA可能参与基因组防御的信息。紫芝中有1.8%的胞嘧啶发生了DNA甲基化，且多发生于基因组的重复序列区域；通过基因表达分析，发现在这些被甲基化的区域内基因表达受到了抑制；还发现DNA甲基化可作用于CYP、转录因子、转运子等多个基因家族的基因，并抑制部分基因的表达。

（2）基因串联复制 在植物进化过程中，相比较于全基因组复制事件，基因组内部的基因发生串联复制的概率比较高，是植物基因组的基因拷贝数增加以及影响等位基因变异的主要因素。串联复制形成的基因家族成员通常紧密排列在同一条染色体上，形成一个序列相似、功能相近的基因簇。物种分化后，植物通过特异的串联复制进化出的基因在植物演化过程中会进一步发生功能分化，在植物环境适应及趋异进化中发挥重要作用。例如，通过共线性分析茜草科植物栀子（*Gardenia jasminoides*）、中粒咖啡（*Coffea canephora*）及钩吻科植物常绿钩吻藤（*Gelsemium sempervirens*）的基因组表明茜草科植物在与钩吻科植物分化后，进化出咖啡因生物合成相关的氮甲基转移酶（NMT）祖先基因*NMT4a*和*NMT4b*，而咖啡进一步通过串联复制进化出咖啡因合成的*N*-甲基转移酶基因簇CcMTL-CcNMT-CcXMT，揭示了咖啡因在茜草科植物咖啡中特异形成的基因组学基础。同时，在栀子基因组中发现西红花苷合成关键酶基因类胡萝卜素裂解双加氧酶（*CCD4*）基因的串联复制基因簇GjCCD4a-4b-4c-4d，而咖啡基因组仅含有一个*CcCCD4*基因，证明与咖啡物种分化后，栀子通过串联复制进化出西红花苷合成关键酶CCD基因。该结果揭示了在茜草科植物咖啡和栀子进化过程中，基因组基因串联复制导致的咖啡因与西红花苷生物合成的趋异进化机理，为基因串联复制在植物特定代谢进化中的作用提供重要参考。

四、结构基因组研究策略

我国药用生物资源丰富，种类繁多。用生物全基因组计划测序，在物种的选择上应该综合考虑物种的经济价值和科学意义，并按照基因组从小到大、从简单到复杂的顺序进行测序研究。在测序平台的选择上，应选择第三代测序等更新、效果更好的测序平台。

测序物种筛选的基本原则：①名贵大宗中药材的基原物种或重要化学药物的来源物种；②药效成分比较清晰，具有典型次生代谢途径的代表物种；③含药用植物较多的植物分类单元中的代表植物，如豆科的甘草和茄科的枸杞；④具有成为模式物种的潜质，且具有较好的生物学研究基础；⑤优先选择遗传背景清晰、基因组较小且结构相对简单的二倍体生物。

由于多数药用生物都缺乏系统的分子遗传学研究基础，所以在开展全基因组测序之前进行基因组预分析尤为必要。基因组预分析主要内容包括：①利用条形码等技术对满足筛选原则的待测物种进行鉴定；②通过观察有丝分裂中期染色体确定待测物种的染色体倍性和条数；③采用流式细胞术或脉冲场电泳技术估测物种基因组大小，为测序平台的选择提供参考。

随着测序技术的发展，继Sanger双脱氧终止法的第一代测序技术后，以罗氏（Roche）公司的454测序仪（Roche GS FLX sequencer）、Illumina公司的Solexa基因组分析仪（Illumina genome analyzer）和ABI公司的SOLiD测序仪（ABI SOLOID sequencer）为代表的第二代测序技术（second-generation sequencing technology）相继问世并投入使用，推动了全基因组测序研究（表2-1）。以Pacific Bioscience（PacBio）和Oxford Nanopore为代表的第三代测序仪，兼顾读长和通量优势，是药用生物测序的强大工具。虽然这几个测序平台的测序原理不尽相同，但与Sanger法测序相比，均具有测序通量高、成本低的特点。药用生物全基因组测序需要综合考虑测序平台的序列读长、准确性及测序通量、序列拼接与组装、测序费用等因素。

表2-1 主流测序平台比较

平台	读长/bp	每循环产出量/Gb	每循环耗时/天
ABI3730	1000	5.6×10^{-5}	—
Illumina HiSeq X Ten	2×150	1800	3
PacBio Sequel II	＞50 000	100	1
Oxford Nanopore	＞50 000	15 000	2

遗传图谱和物理图谱在复杂基因组的组装中具有重要作用。借助遗传图谱或物理图谱中的分子标记，可以将测序拼接产生的scaffolds按顺序定位到染色体上。遗传图谱又称为连锁图谱，可显示基因或DNA标记在染色体上的相对位置和遗传距离。由于遗传图谱的构建需要遗传关系明确的亲本和子代株系，所以其应用在大多数药用生物中受到了很大限制。物理图谱描绘了DNA上可以识别的标记位置和相互之间的距离。遗传图谱、物理图谱和高通量染色体构象捕获（Hi-C）等技术的应用极大地提高了染色体级基因组图谱构建的效率，使其在基因组组装中发挥了越来越重要的作用。

第二节 药用植物基因组

一、黄花蒿染色体级分型基因组

黄花蒿是全球青蒿素的主要生物来源。然而，黄花蒿的青蒿素含量具有高度变异性，通常介于0.01%和1%之间。缺乏完整准确的基因组结构，阻碍了黄花蒿优良品种的分子辅助育种和青蒿素代谢工程的推进。青蒿素主要在叶片表面的腺体分泌型表皮毛（GSTs）中合成和储存。除了内过氧化物桥的最后一次脱氢，青蒿素的生物合成途径（ABP）已被很好地阐明，即由异戊烯基焦磷酸经法尼基焦磷酸（FPP）合成，在紫穗槐-4, 11-二烯合酶（ADS）的作用下转化为紫穗槐-4, 11-二烯。这被视为ABP的第一步。接下来的反应是在细胞色素P450单加氧酶（CYP71AV1基因）的催化作用下，紫穗槐-4, 11-二烯经三步氧化为青蒿酸、青蒿醇和青蒿醛。青蒿醛又被双键还原酶2（DBR2）还原为双氢青蒿醛。该途径后期由乙醛脱氢酶1（ALDH1）介导，催化青蒿醛和双氢青蒿醛的氧化分别生成青蒿酸和双氢青蒿酸。青蒿素生产的最后阶段被认为是光诱导的非酶光化学氧化反应。

研究人员对两个黄花蒿品系HAN1（高青蒿素品系）和LQ-9（低青蒿素品系）使用PacBio Hi-Fi reads、Bionano光学图谱和Hi-C数据，获得接近完整的染色体水平的染色体级分型基因组（图2-1）。基于此，研究人员进一步对36个个体的群体进行了测序，发现黄花蒿具有丰富的遗传多样性，且*ADS*拷贝数与青蒿素含量呈正相关。因此，高质量的黄花蒿基因组信息为青蒿素的生物合成及其调控提供了新的见解，为黄花蒿分子育种奠定了基础。

黄花蒿4个单倍型基因组的平均大小约为1.50 Gb，平均估计杂合度约为2.10%。对于LQ-9基因组组装，其二倍体基因组总共组装了3.08 Gb的Contigs，使用光学图谱可锚定92%以上的Contigs。应用Hi-C数据构建9条染色体。当使用单一单倍型作为参考时，观察到显著高于使用两个单倍型作为参考时的SNP密度，表明在组装体的局部区域具有较高的分型准确性。

在单倍型图谱中共检测到0.9～1.129 Gb的重复序列，占组装单倍型基因组的67.10%～74.94%。在LQ-9单倍型0中，长末端重复序列（LTR）反转录转座子约占46.47%，其中*Gypsy*和*Copia*超家族分别占18.39%和27.53%。LTR-RT的平均长度为9.28 kb。预测LTR的平均插入时间为0.28 Mya，大部分LTR插入（95%）发生在0.95 Mya以内。在0.34 Mya和0.38 Mya分别发现了明显的*Gypsy*和*Copia*反转录转座子插入暴发。这些结果表明转座子暴发是黄花蒿基因组近期迁移性和进化活动的结果。

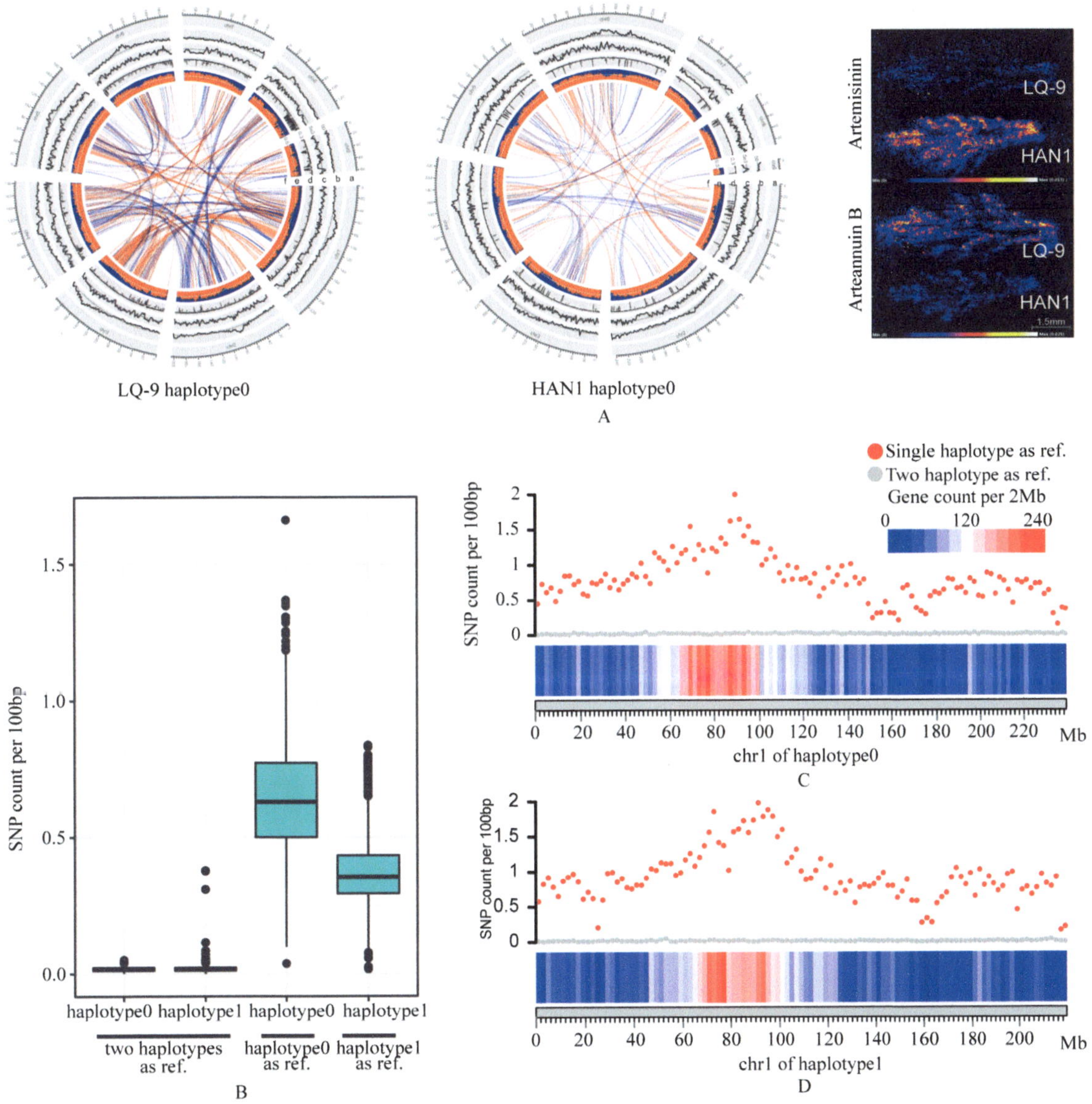

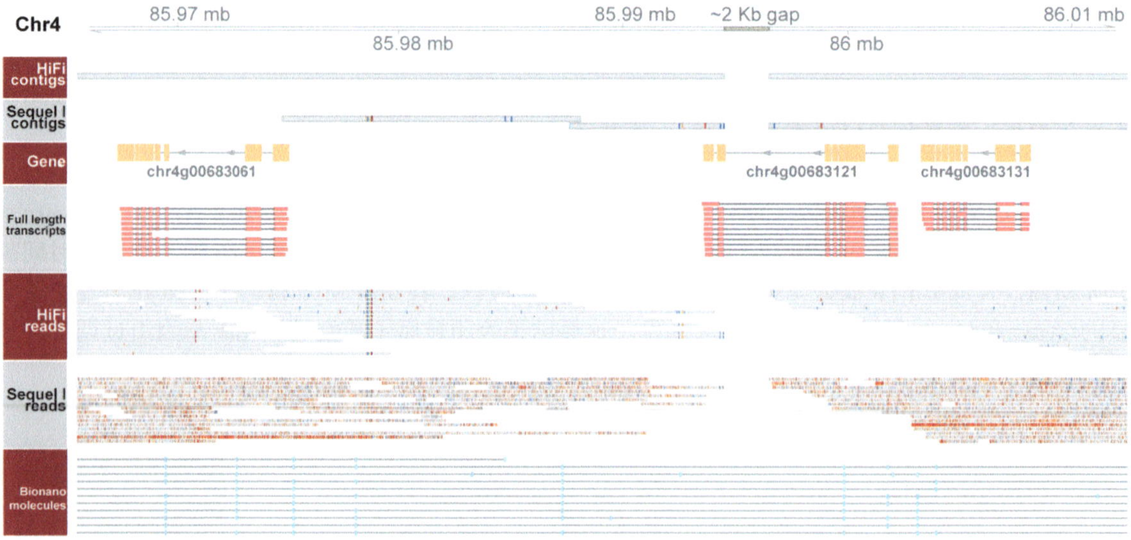

E

图2-1　黄花蒿样本测序和基因组组装结果

（A）：从左至右：LQ-9和HAN1基因组组装的Circos图，以及显示LQ-9和HAN1的青蒿素前体（*m/z* 283.1537）和青蒿素B前体（*m/z* 249.1484）响应分布的DESI-MS图像。Circos图内轨迹从外到内依次为（A）染色体表意图，（B）基因密度，（C）两个单倍型之间的SNP密度，（D）GC含量，（E）重复序列含量。在DESI-MS图像中，颜色越亮，说明叶片中化合物的含量可能越高。（B）：从左到右，前两个框图表示当使用两个单倍型作为参考时单倍型0和单倍型1上的SNP密度（在2 Mb窗口中），第三和第四个框图表示当使用单一单倍型作为参考时单倍型0和单倍型1上的SNP密度。当使用单一单倍型作为参照时，由于reads被映射到其等位区域，杂合位点被鉴定为SNP，SNP密度远高于基于双单倍型参照。（C）和（D）两种单倍型在1号染色体上的SNP密度。（E）一个以光学图谱为骨架的中断基因的例子：chr4g00683121，一个假定的受体丝氨酸/苏氨酸激酶，有7个外显子，并由全长转录本支持。基因结构在contig（HiFi contigs和Sequel I contigs）水平上被破坏，但后来被光学图谱（由跨越相邻contigs两侧的长分子支持）所构建，并且在利用Hi-C数据构建假染色体时没有被破坏

对于4个单倍型图谱，总共预测了44 457～54 347个高置信度蛋白质编码基因模型（表2-2）。在LQ-9单倍型0中，有46 542个基因（85.64%）得到了转录组数据的支持，且其表达量（TPM）值大于5，表明该基因预测具有较高的准确性。基于转录本比对，超过一半的预测蛋白编码基因模型包含5′（62%）和3′（69%）非翻译区（UTR），且5′和3′-UTR的中位长度分别为168 bp和283 bp。超过85%的基因可以通过NR、UniProt、InterProScan、Pfam和EggNog等数据库进行注释。

表2-2　黄花蒿基因组组装和注释的统计数据

	LQ-9 haplotype0	LQ-9 haplotype1	HAN1 haplotype0	HAN1 haplotype1
Genome size（Mb）	1549.45	1474.33	1590.26	1383.77
Number of scaffoldds	44	126	68	105
Scaffold N50（Mb）	70.99	39.03	44.16	20.61
Number of chromosomes	9	9	9	9
Longest chromosome length（Mb）	239.0	219.52	282.49	211.14
GC content	32.58%	32.87%	34.73%	34.52%
Average LAI	12.81	13.13	12.17	10.67
Number of protein-coding genes	47，581+6，766[a]	44，457	45，285	51，821
Average gene density（gene number per 100 kb）	2.85	3.02	2.85	3.74
Repetitive elements shared in the genome	74.94%	73.51%	67.10%	68.23%

利用21个共有单拷贝基因构建系统发育树发现黄花蒿和菊花的分歧时间为11.43 Mya，而黄花蒿和向日葵的分歧时间为37.96 Mya（图2-2）。在黄花蒿基因组中共鉴定出26 438个候选基因家族，其中3125个为黄花蒿特有，3776个为所有13个物种共有。黄花蒿特异基因家族中的基因在RNA-DNA杂交核糖核酸酶活性（GO：0004523，$p=4.64e^{-97}$）和DNA生物合成（GO：0071897，$p=6.04e^{-74}$）过程中功能富集，表明它们在维持基因组稳定性中的作用。黄花蒿中共有1073个基因家族扩张，包括R-芳樟醇合成酶活性（GO：0034008，enrichment $p=1.5e^{-14}$）和香叶基二磷酸代谢过程（GO：0033383，enrichment $p=5.78e^{-14}$）。

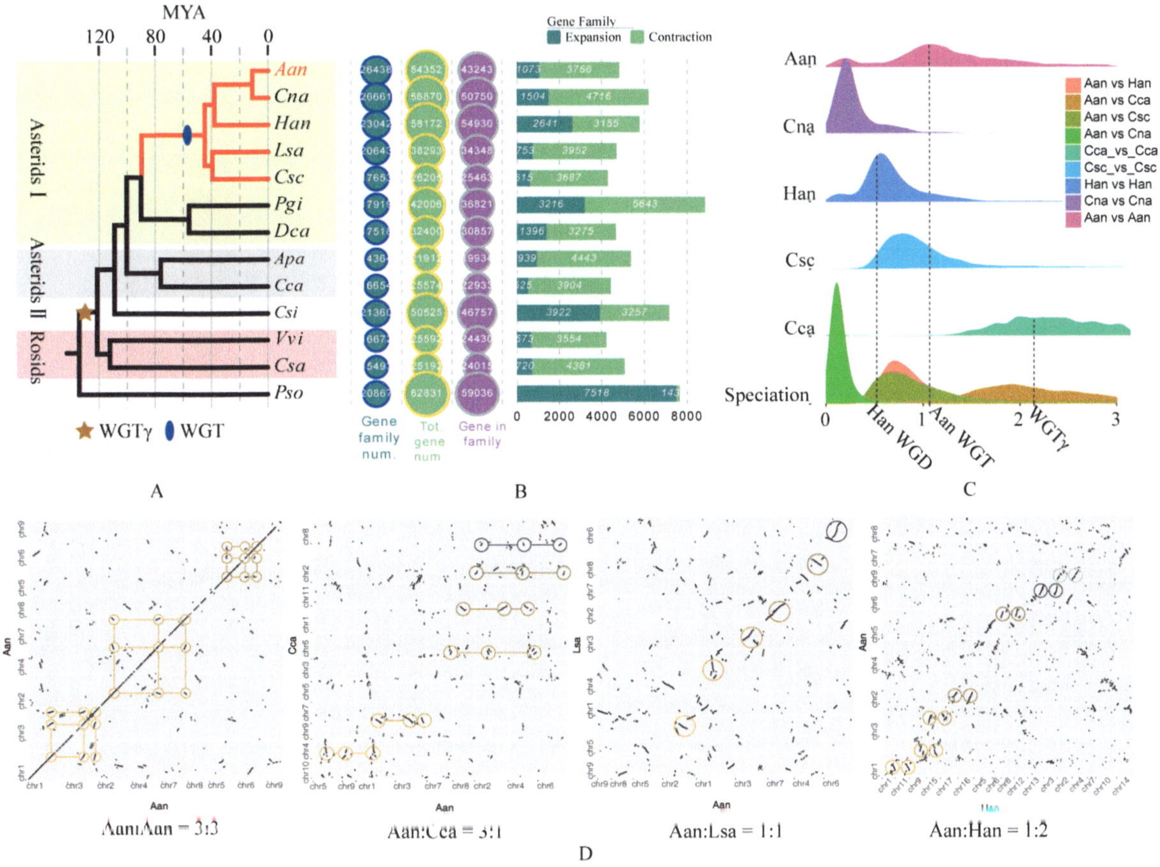

图2-2 WGD事件的系统发育分析和鉴定

（A）根据21个单拷贝基因和另外12个物种构建了系统发育树：Aan 黄花蒿、Can 菊花、Han 向日葵、Lsa 莴苣、Csc 洋蓟、Pgi 人参、Dca 胡萝卜、Apa 穿心莲、Cca 中粒种咖啡、Csi 茶树、Vvi 葡萄、Csa 大麻、Pso 罂粟。（B）OrthoFinder确定的基因家族数和CAFE5计算的13个物种之间的扩展或收缩基因家族数。（C）基因组内和基因组间同义替换率（*Ks*）和基因组内*Ks*峰（Aan、Han和Cca）的密度分布表明发生了全基因组多倍化事件。（D）黄花蒿基因组共线区段点图，黄花蒿与中粒种咖啡基因组、黄花蒿与莴苣基因组、黄花蒿与向日葵基因组的比较

通过基因组内比对，在黄花蒿LQ-9单倍型0基因组中共发现418个共线区段，包括2596个旁系同源基因对，占基因总数的9.55%。共线旁系同源基因与共线区间中现有的3× 区域，以及咖啡、莴苣和向日葵基因组之间的共线区间之间的每个基因的同义替换率（*Ks*）的正态密度分布表明，除了与咖啡、葡萄等共享的全基因组三倍化（WGT）-γ外，在58.12 Mya（平均*Ks* 1.07）时黄花蒿祖先进化过程中还发生了一个WGT事件。然而，没有证据表明最近发生了类似向日葵的谱系特异性全基因组复制。高精度的阶段划分减少了旁系同源检测中的假阳性结果，并首次推测了黄

花蒿的全基因组复制。此外，得益于基因组组装的高度连续性和准确性，在LQ-9单倍型中鉴定到大量串联基因复制位点（包括8532个基因）。串联簇长度为1.10 kb～1.81 Mb，基因拷贝数为2～17个。在这些串联位点中，功能注释为在花粉识别（GO：0048544，p=2.05 e^{-52}）中起作用的基因具有较高的代表性。进一步分析表明，WGT后基因保留（涉及403个基因）和串联重复（涉及723个基因）占扩展基因家族（共1058个基因）的46.4%，表明这些现象在基因家族扩张中起主要作用。

在单倍型的两两比对中鉴定到3 240 381～5 193 414个变异体。合并所有变异集后，共鉴定出13 470 197个变异，其中11 381 548个是SNPs，1 926 392个是小插入/缺失（＜50 bp），162 257个是结构变异（SVs，≥50 bp）。SNPs平均密度为0.73个/100 bp。大多数SVs的长度在2 kb以内，大约68%的SVs与重复序列重叠。然而，SVs倾向于在基因组中均匀分布，与基因密度或重复密度没有显著关系（图2-3）。

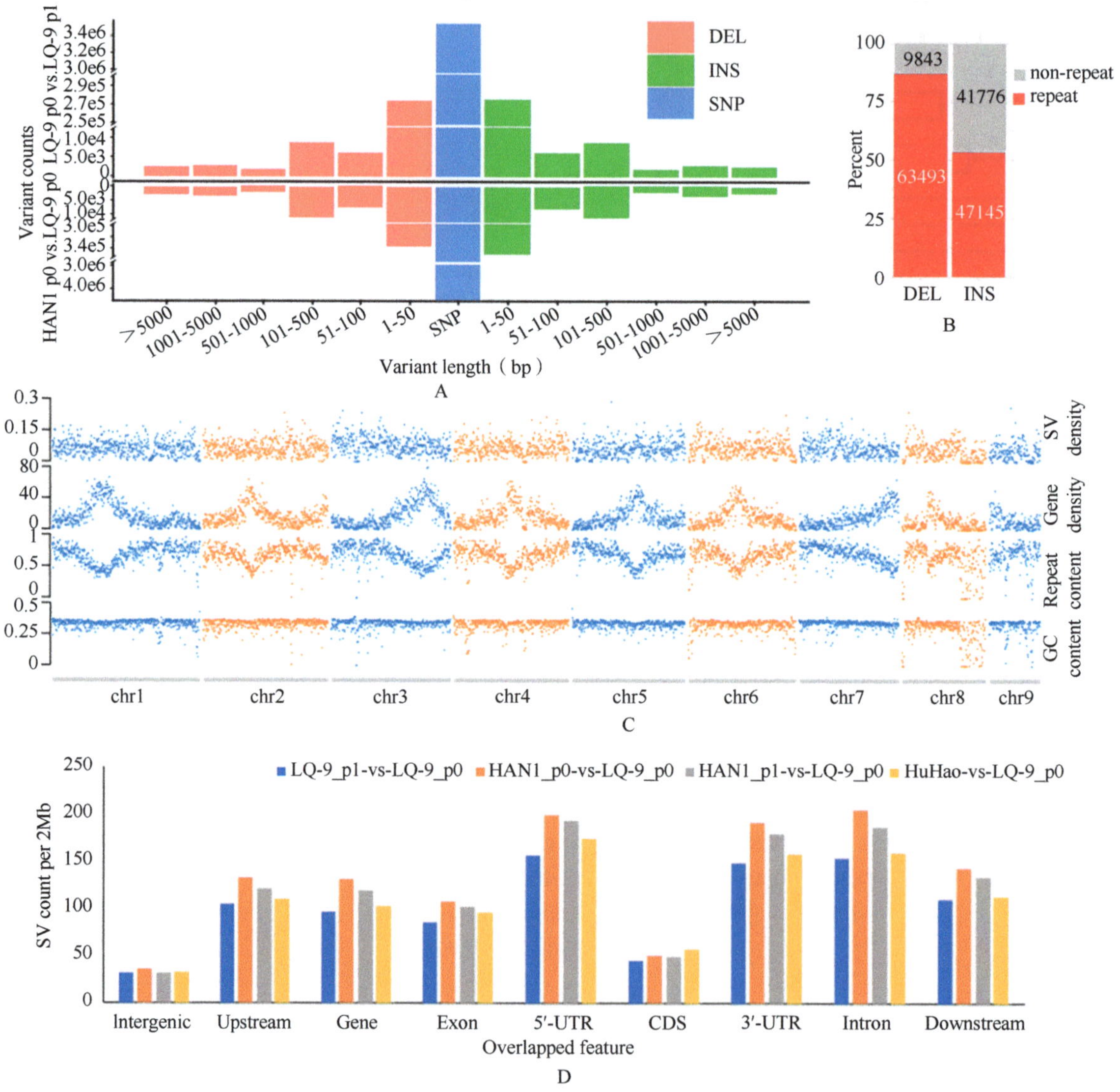

图2-3　黄花蒿的结构变异

（A）LQ-9单倍型1对LQ-9单倍型0和HAN1单倍型0对LQ-9单倍型0的长度变异分布。（B）与重复区域重叠的SV百分比。（C）SVs（每2 Mb窗口受SV影响的基线速率）在染色体上的分布与基因、重复序列和GC含量的分布比较。（D）SV密度（平均每2 Mb窗口的SV数目）与基因组特征重叠。CDS区的SV密度远低于内含子、非翻译区或上下游区域遗传变异可以通过改变基因的序列或拷贝数，或通过改变顺式调控序列的组成或位置来影响邻近或重叠基因的表达。共有34 134个基因（62.81%）含有SNP，其中1125个基因的SNP密度大于5个/100 bp。侧翼调控序列显示SNP密度为0.96个/100 bp。超过50%（87 902）的SVS与基因和/或侧翼调控序列重叠。在54 347个带注释的基因中，65.50%的基因在±5 kb的上下游或基因区域（SV相关）至少有一个SV，其中大部分出现在顺式调控区域。约5.7%（3107）的基因在编码区与SVs重叠。约66%（9977/14 967）的不同组织或不同品系之间的差异表达基因（DEGs）是SV相关基因，表明基因组的三维结构可能影响基因表达。

青蒿素高产品系（HAP）和低产品系（LAP）之间的代谢物谱存在显著差异。值得注意的是，HAP和LAP保持着各种单萜和倍半萜的特定积累模式。*TPS*基因家族编码单萜和倍半萜生物合成的关键酶，在基因数量、结构和单倍型或品系之间的表达谱上也表现出多样性。总共在LQ-9和HAN1基因组中分别鉴定了134个和136个*TPS*s，并进行了手动校正。所有单倍型共检测到56个等位基因座，其中至少2个单倍型有49个等位基因座，所有单倍型共有38个等位基因座。串联复制事件在黄花蒿*TPS*家族中普遍存在。在LQ-9和HAN1的15个和17个等位基因座上分别观察到串联的*TPS*簇（距离＜500 kb的两个或多个*TPS*基因，编码序列一致性＞90%）。在串联的*TPS*簇中，有15个位点的拷贝数在单倍型或品系间存在差异。一个推测的R-芳樟醇合成酶串联簇在4种单倍型中具有不同的拷贝数。品系间也观察到了保守的*TPS*s。例如，芝麻烯A合成酶是菊科植物中常见的倍半萜——芝麻烯A生物合成的关键基因，它在每个单倍型中都只有一个拷贝，并且其蛋白质序列是保守的（只发现了4个氨基酸替换，序列同源性高于99.28%）。

通过对来自中国南方到北方地理分布的36个不同个体进行了全基因组重测序，并以LQ-9单倍型0为参考基因组挖掘其SNP分布，总共发现了36 104 389个SNPs，种群多样性（π）为10.17。超过90%的基因（49 676/54 347）与这些SNP重叠，其中2539个基因的SNP密度大于15/100 bp。从36个个体中鉴定到的SNP累计数量来看，还有很多SNP有待发现，表明黄花蒿群体内具有较高的遗传多样性。

解吸电喷雾电离质谱仪（DESI-MS）显示的信号响应表明，青蒿素在HNA1叶片中的原位积累高于LQ-9。相反，青蒿素B在HAN1叶片中的原位积累低于LQ-9叶片。用UPLC-ESI-QQQ-MS对分离的GST中青蒿素类化合物的含量进行了验证。GST中FPP的含量在两个品系之间没有显著差异，表明不同的机制负责ABP基因的表达和转录调控。

利用来自HAN1和LQ-9四个组织（根、茎、叶和花）的24个RNA测序数据集和31个公开可用的数据集，对ABP的表达和转录调控进行了研究。总共发现14 827个基因在两个品系的四个组织中差异表达（$|\log_2[\text{fold change}]| \geqslant 2$且adjusted $P < 0.05$），其中6820个基因表现出高度组织特异性表达。大多数GST相关基因在叶和花中的表达水平较高。大多数ABP基因在花或叶片中高表达，而不同拷贝的*CYP71AV1*和*DBR2*的表达模式不同。*CYP71AV1*基因的一个拷贝在叶和花中高表达，另一个拷贝在根和茎中高表达；*DBR2.1*在所有组织中表达，*DBR2.2*在叶和花中高表达（图2-4）。

在叶片中，LQ-9和HAN1之间共检测到3542个差异表达基因（DEGs）。在这些差异表达基因中，*ADS*和*ADH1*的所有拷贝、*DBR2*的1个拷贝和*CYP71AV1*基因的1个拷贝均差异表达，表明这些位点可能在青蒿素积累中起关键作用。值得注意的是，所有ABP基因至少有一个拷贝在花中高表达，这与先前研究报道的花中GST的表达模式一致。

基于55个转录组数据集进行加权基因共表达网络分析（WGCNA），总共构建了包含46 541个基因的66个模块。所有已知的ABP基因至少有一个拷贝聚集在同一个模块中，该模块包含1744个其他基因，与青蒿素含量呈正相关。

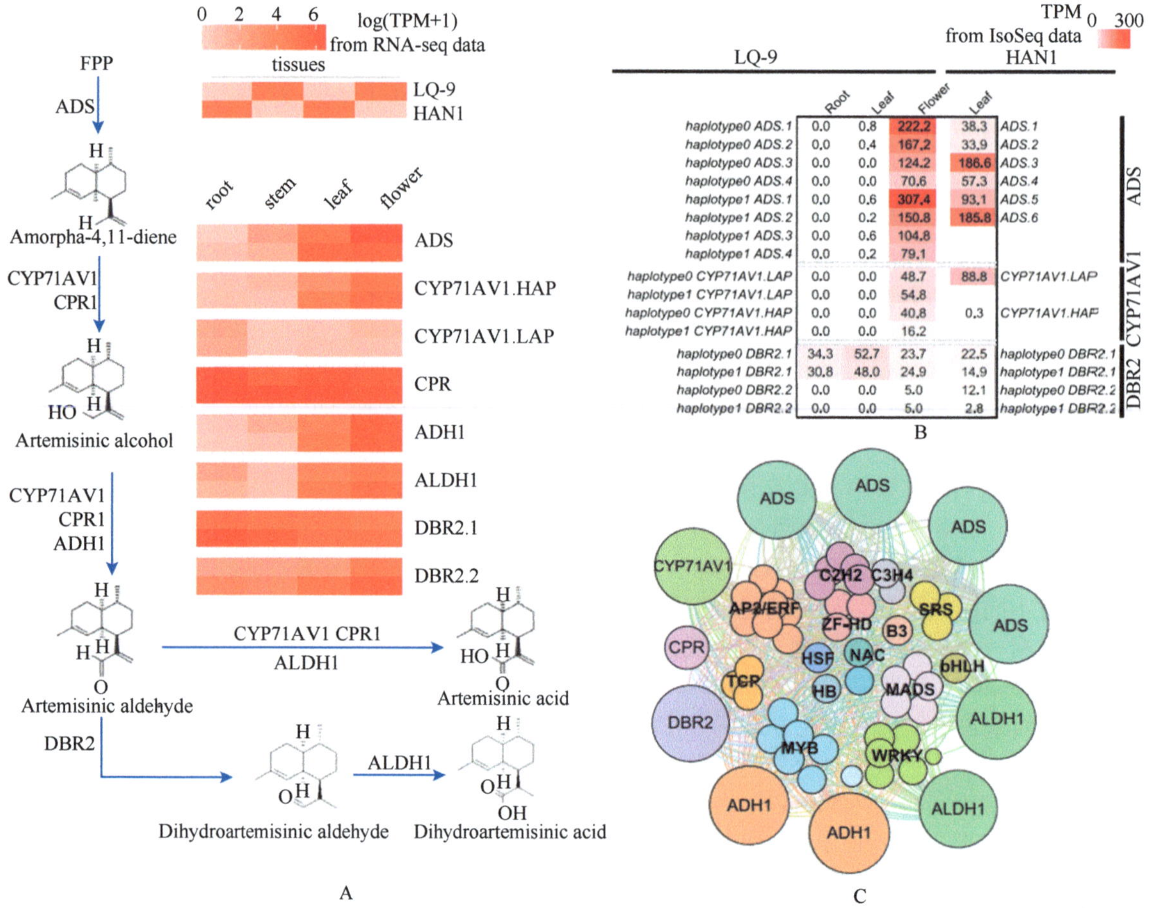

图2-4　黄花蒿的转录组分析

（A）两个品系四个组织RNA-seq数据中已知ABP基因的表达模式。除*CYP71AV1*基因和*DBR2*外，表达值（TPM）为各基因所有拷贝数之和。（B）在Iso-seq数据中检测到*ADS*、*CYP71AV1*和*DBR2*的不同拷贝的表达。*ADS*、*CYP71AV1*和*DBR2*的每个拷贝都可以通过Iso-seq数据的全长转录本来区分和量化。（C）ABP基因与63个转录因子的共表达网络

ABP基因表现出丰富的多样性和显著的表达差异。基因复制是ABP基因中常见的进化事件，因为在四个单倍型图谱中，所有ABP基因至少检测到一个相邻或分散的拷贝。这些基因的拷贝数在2到6之间，串联基因簇的长度在9.45 kb到121.49 kb之间（表2-3）。各基因拷贝间具有较高的序列

表2-3　ABP基因的拷贝数和序列同一性

Gene	LQ-9（low artemisinin content）			HAN1（high artemisinin content）		
	Copy number[a]	Tandem cluster length（kb）	Average identity（CDS，protein）（%）	Copy number[a]	Tandem cluster length（kb）	Average identity（CDS，protein）（%）
ADS	4/4（tandem）	43.36/50.20	99.72，99.43	5/6（tandem）	80.47/88.75	99.97，99.52
CYP71AV1	2/2（dispersed）	-	97.72，96.62	2/2（dispersed）	-	97.04，95.72
CPR	2/2（dispersed）	-	91.23，90.68	2/2（dispersed）	-	86.75，87.69
ADH1	2/2（dispersed）	-	99.52，99.47	2/2（dispersed）	-	99.31，98.99
ALDH1	2/2（tandem）	18.08/23.70	100，100	2/2（tandem）	9.45/21.42	99.22，98.60
DBR1	4/5（tandem）	99.43/121.49	88.34，87.02	4/5（tandem）	59.00/102.96	87.71，85.66
DBR2	2/2（tandem）	17.10/21.59	98.10，97.16	2/2（tandem）	17.82/21.42	97.70，96.71

[a]斜杠符号“/”前后的数字分别是单倍型0和单倍型1中的拷贝数；“串联”表示串联复制的基因，而“分散”表示分散在基因组不同区域的基因

同源性（85.66%～100%），表明它们复制后的分歧时间很短。ABP中的第一个关键基因*ADS*显示出不同拷贝数的完整基因结构，从LQ-9单倍型0中的4个到HAN1单倍型1中的6个，与Bionano分子的检测结果一致（图2-5）。*ADS*拷贝间的编码序列（CDSs）同源性为99.3%～100%，蛋白质序列同源性为99%～100%。*ADS*拷贝的分化时间为（0.35±0.26）Mya，远远晚于黄花蒿和菊花之间的物种形成时间。

结合RNA-seq和Isoseq数据，*ADS*在HAN1中的表达高于在LQ-9叶片中的表达。由于LQ-9和HAN1的GSTs的FPP含量没有发现显著差异，*ADS*的差异表达可能导致紫穗槐二烯含量的差异，从而影响两个品系从FPP到青蒿素生物合成的代谢通量。

在所有*ADS*拷贝的CDSs中总共发现了23个SNPs。根据SNP位点将所有*ADS*拷贝分为14种类型。在Iso-seq数据集中发现所有单独的*ADS*拷贝均被转录，并具有催化FPP生成AD的酶活性，表明扩增的*ADS*拷贝增强了其转录。HAN1中*ADS*的转录水平较高可能与其较高的基因拷贝数有关。对不同青蒿素含量的重新测序样品进行了相对深度分析（图2-5）。在36个个体中，青蒿素含量与*ADS*拷贝数之间存在较强的线性正相关（artemisinin content=*ADS* copy number×0.13+0.02；Pearson correlation 0.75；R^2=0.57；p=1.08e^{-7}）。*ADS*的拷贝数可能是区分高、低青蒿素化学型的关键特征，这将使*ADS*成为黄花蒿遗传育种的可靠标记。

ABP的另一个关键基因*DBR2*在每个单倍型中都有两个拷贝（*DBR2.1*和*DBR2.2*）。*DBR2.1*和*DBR2.2*的CDSs分别在单倍型之间保守。这两个拷贝的蛋白质序列不同，因为在C端缺失了一个7个氨基酸的延伸。*DBR2*（*DBR2.2*）的碱基缺失型的功能已有报道。两个拷贝的*DBR2*的表达谱不同。在Iso-seq数据集中，*DBR2.2*的最高转录水平在HAN1的叶中，在LQ-9叶数据集中没有检测到*DBR2.2*的转录本（图2-4）。

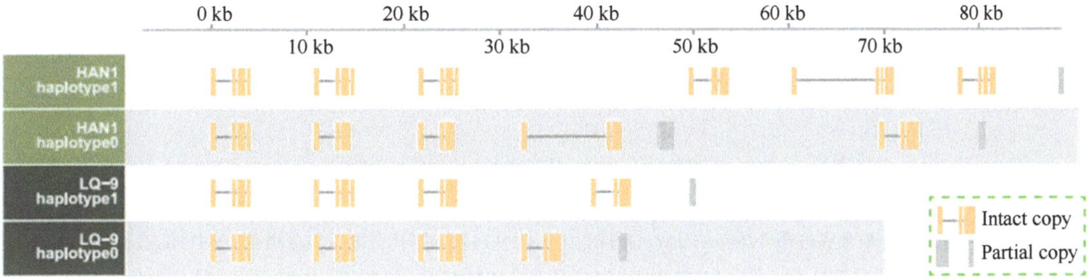

A

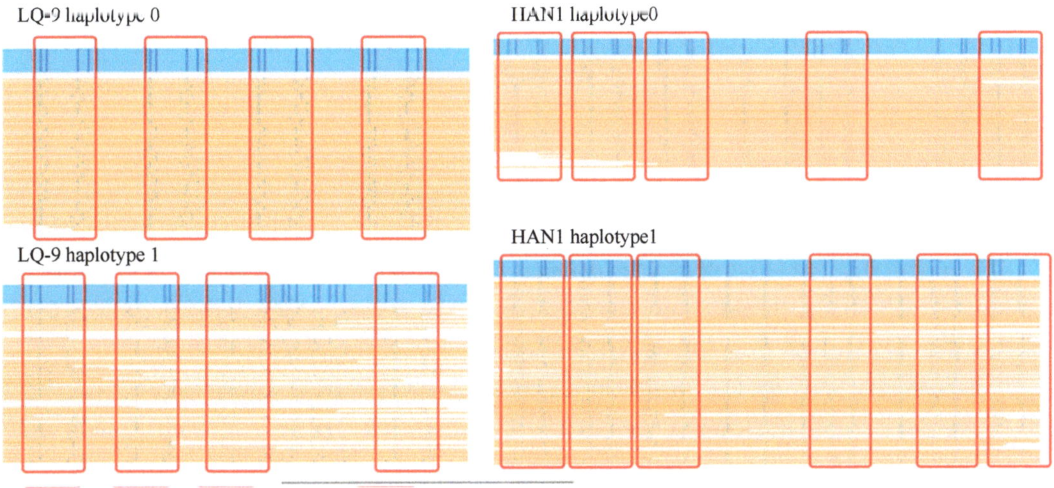

B

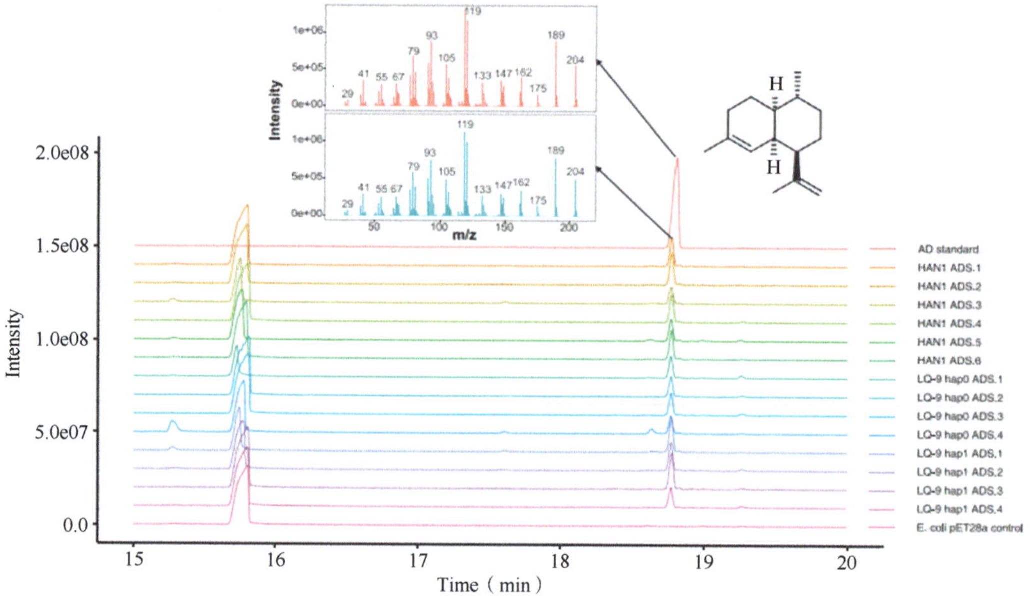

C

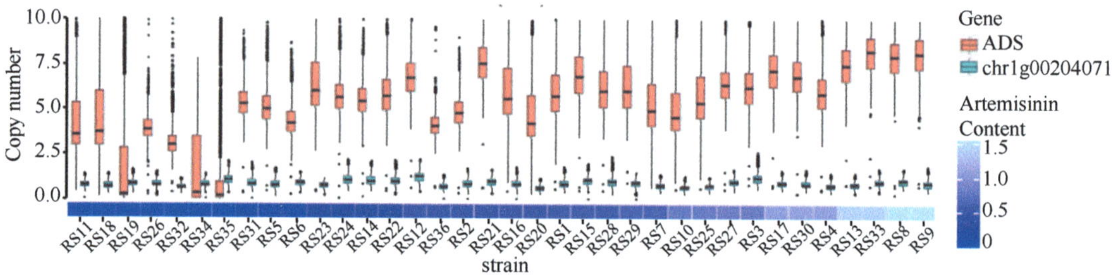

D

图2-5 *ADS*基因的结构和拷贝数

（A）两个品系单倍型上*ADS*串联区域的结构。（B）每个*ADS*拷贝在光学图谱上有四个标记，*ADS*串联区域的拷贝数和结构由光学图谱构建。（C）固相微萃取大肠杆菌（*Escherichia coli*）BL21样品中14种*ADS*拷贝的重组蛋白和空pET28a载体的GC-MS结果。所有含有重组ADS蛋白的样品都显示了产生AD的活性。（D）36个个体的*ADS*拷贝数和一个单拷贝基因（*chr1g00204071*，一个可能的DNA/RNA解旋酶基因，它是从基因家族分析中检测到的单拷贝基因中挑选出来的）和青蒿素含量。拷贝数是一个基因的测序深度与每个样本的平均全局测序深度的比值。在所有样品中，*ADS*的拷贝数都随着青蒿素含量的增加而增加。以单拷贝基因为对照，所有样本的拷贝数均接近1

二、金银花基因组

金银花来源于忍冬科植物忍冬（*L. japonica*）的干燥花蕾或带初开的花，具有清热解毒、疏散风热的功效，属于传统中药材之一。金银花花蕾初开时为白色，后转为黄色，在园艺观赏上也具有很大价值。金银花白黄花色交替变化主要受类胡萝卜素类化合物含量变化的调控。

金银花基因组大小为843.2 Mb（N50～84.4 Mb），共注释到33 939个编码基因。基因家族扩张收缩分析发现，金银花的次生代谢相关基因可能存在扩张的现象。作为双子叶植物菊亚纲的一科，忍冬科与菊科关系较近。基因组系统学证据也支持这一划分。金银花与菊花和莴苣的分化时间大约在8700万年前，在物种形成之后，金银花基因组又经历了全基因组复制事件及染色体重排（图2-6）。

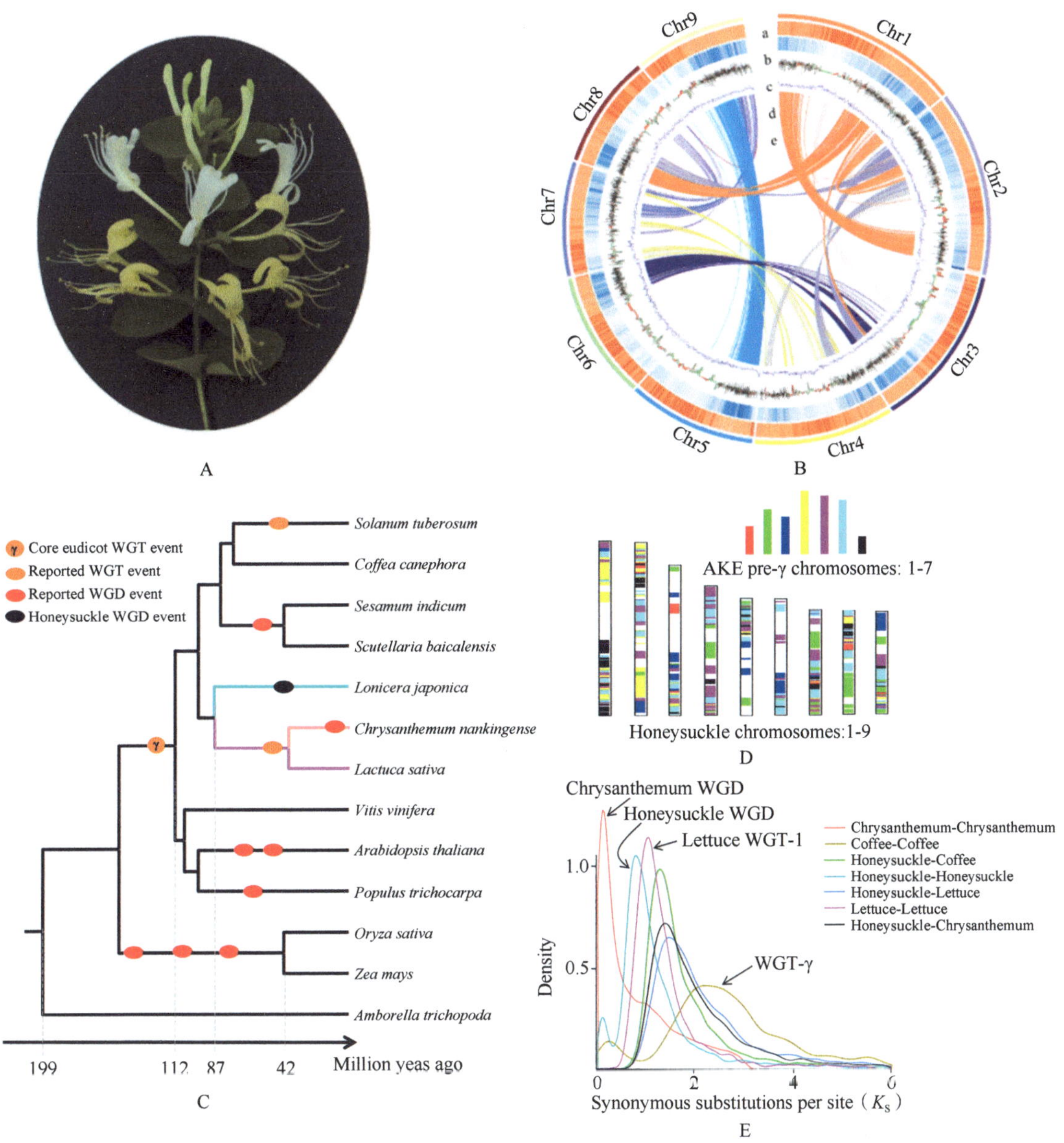

图2-6　金银花基因组生物信息学分析

根据金银花花器官的形态及颜色，可将其分为6个发育阶段，分别为幼蕾期、绿蕾期、大白期、银花期、金花期、枯萎期，对其转录组和类胡萝卜素类化合物含量进行分析。紫外分光光度法分析不同金银花花器官的总类胡萝卜素类化合物含量结果显示：从幼蕾期至大白期总类胡萝卜素类化合物含量持续减少；大白期至银花期，总类胡萝卜素类化合物含量略微上升；银花期至金花期，总类胡萝卜素类化合物含量急剧上升；金花期至枯萎期，总类胡萝卜素类化合物含量下降。这一系列变化皆表明金银花花色变化与其中所含的总类胡萝卜素类化合物含量变化密切相关。此外，进一步的超高效液相分析结果显示叶黄素与β-胡萝卜素为其中的主要类胡萝卜素类化合物（图2-7）。

结合金银花不同发育时期花器官的转录组学研究结果，对金银花中类胡萝卜素类化合物代谢途径进行研究，包括八氢番茄红素合成酶基因（*PSY*）、八氢番茄红素脱氢酶基因（*PDS*）、番茄红素β-环化酶基因（*LCYB*）、番茄红素ε-环化酶基因（*LCYE*）和9-顺式-环氧类胡萝卜素双加氧酶基因（*NCED*）。在金银花基因组中共发现5个*PSY*基因，其中只有*LjPSY1*表达，且其在黄花期的表

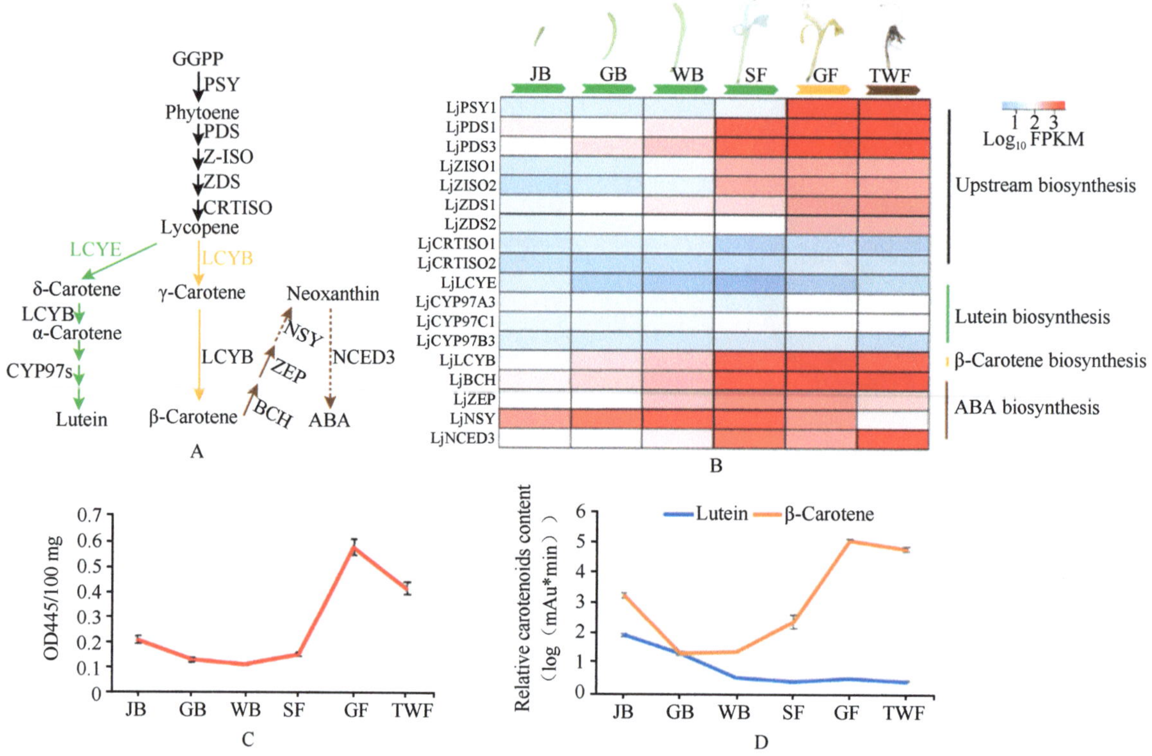

图2-7 类胡萝卜素类化合物代谢途径相关基因表达及其含量变化分析

达量是幼蕾至白花期表达量的100多倍，对类胡萝卜素类化合物上游产物的积累具有至关重要的作用。基因组共线性分析结果表明*LjPSY1*和*LjPSY3*复制事件可能是由于金银花全基因组复制事件产生的，进一步揭示了金银花全基因组复制事件对类胡萝卜素类化合物生物合成的潜在影响。*PDS*是类胡萝卜素类化合物生物合成过程中催化无色的八氢番茄红素形成红色的番茄红素的关键基因，其表达模式与*PSY*相似。*LCYE*与*LCYB*分别为催化叶黄素与β-胡萝卜素形成的关键酶基因，其表达模式与类胡萝卜素类化合物在金银花不同发育时期花器官含量变化一致，这些结果对于了解类胡萝卜素类化合物的积累及花的着色具有重要意义。*NCED3*为脱落酸（ABA）合成途径中的关键酶基因，在黄花期至枯萎期，其表达量急剧上升，因此，推测其与金银花枯萎具有紧密联系（图2-8）。

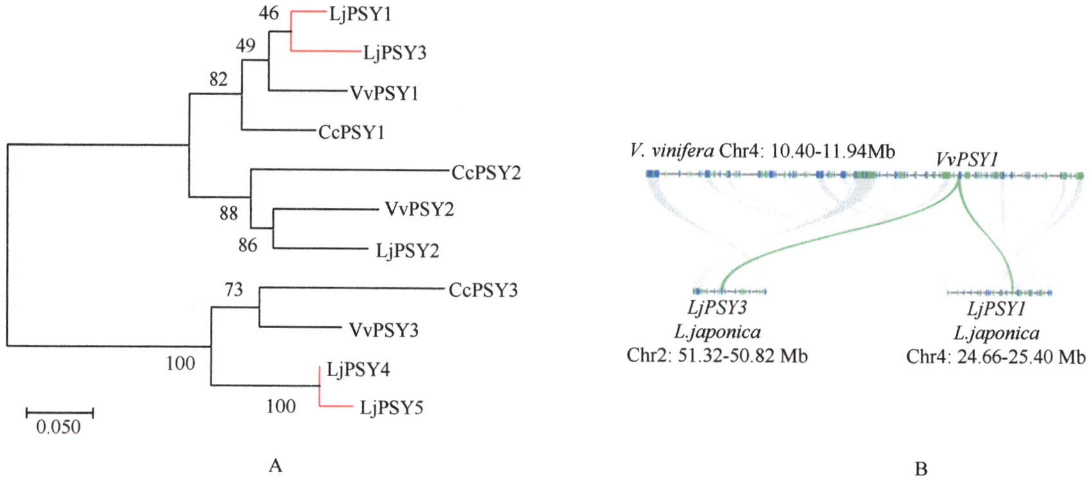

图2-8 PSY基因的共线性分析

类胡萝卜素裂解双加氧酶（CCDs）参与类胡萝卜素类化合物的降解，进而影响植物色泽。基于金银花基因组，共鉴定到7个*CCDs*基因（2个*CCD1*、1个*CCD4*、1个*CCD7*和2个*CCD8*）。结合转录组发现只有*CCD1b*与*CCD4*表达，其中*CCD1b*在整个花期稳定表达，*CCD4*的表达模式与类胡萝卜素类化合物的积累降解模式一致。通过原核表达体系，体外比较酶功能验证发现：CCD1b具有裂解叶黄素与β-胡萝卜素9, 10（9′, 10′）碳碳双键的功能；CCD4具有裂解叶黄素与β-胡萝卜素9, 10（或9′, 10′）碳碳双键的功能，从而产生颜色较浅的C_{27}-脱辅基类胡萝卜素，C_{14}-二醛及挥发性的C13-脱辅基类胡萝卜素（图2-9）。

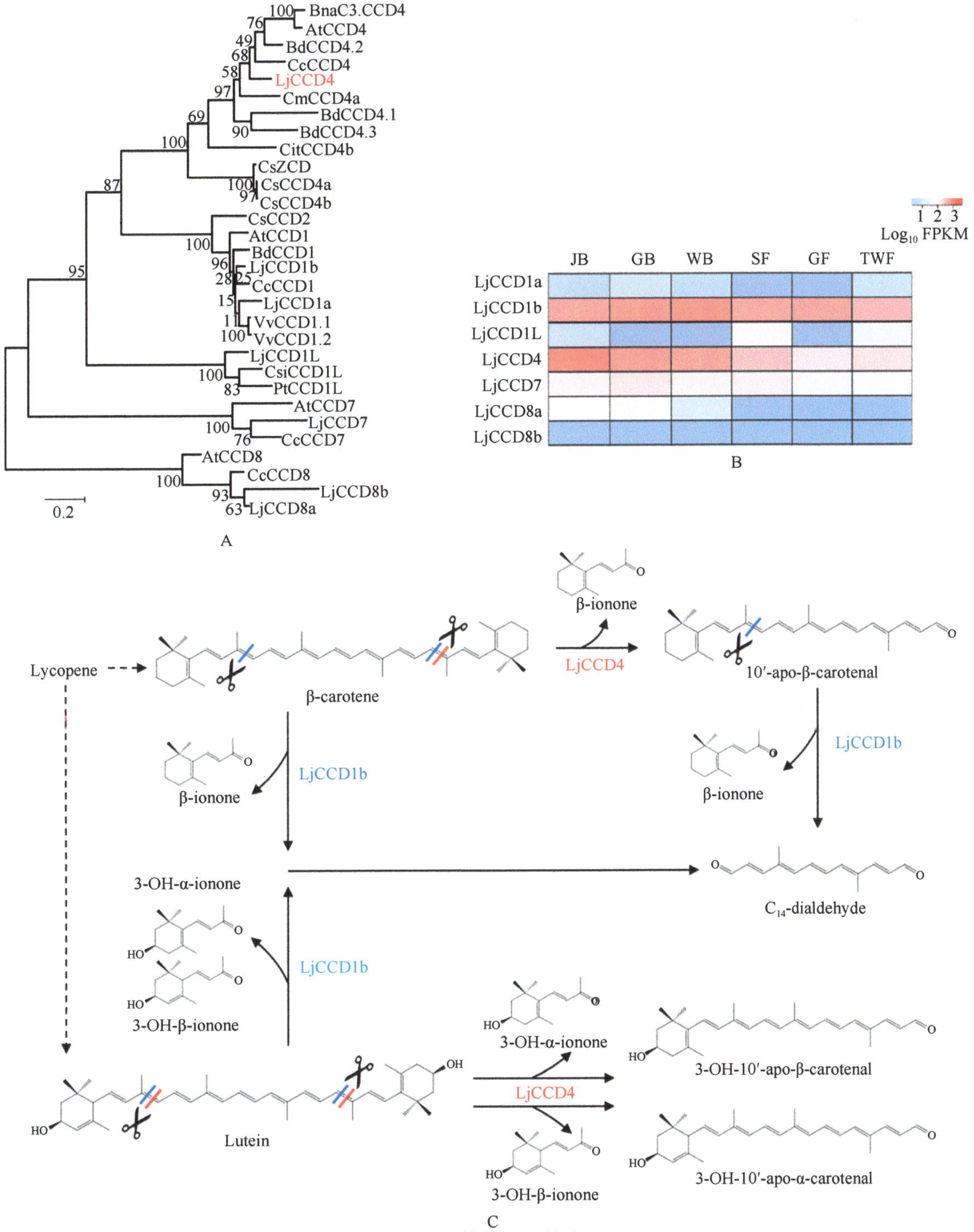

图2-9　CCDs的挖掘及其功能验证

三、人参基因组

人参（*P. ginseng*）是五加科人参属多年生草本植物，以干燥根及根茎入药，是传统名贵药材。人参的主要活性物质是人参皂苷。人参全基因组的解析有助于系统发掘人参皂苷合成相关基因，同时也有助于发现优良农艺性状的相关基因，为人参的品种改良和基因资源保护奠定基础（图2-10）。人参基因组草图约3.43 Gb，其Contig N50为21.98 kb，Scaffold N50为108.71 kb。序列预测分析表明，超过62%的人参基因组为重复序列，其中约83.5%被注释为长末端重复序列（LTR）。Ty3/Gypsy是最丰富的逆转录因子超家族，约占总基因组序列的42.8%，高于先前韩国课题组基于BAC文库预测的报道。此外Ty1/Copia的含量约占全基因组的8.3%，同样超过了先前的预测。对于DNA类转座子，CMC是最丰富的重复序列类型，共计43 Mb序列，约为全基因组的1.3%。

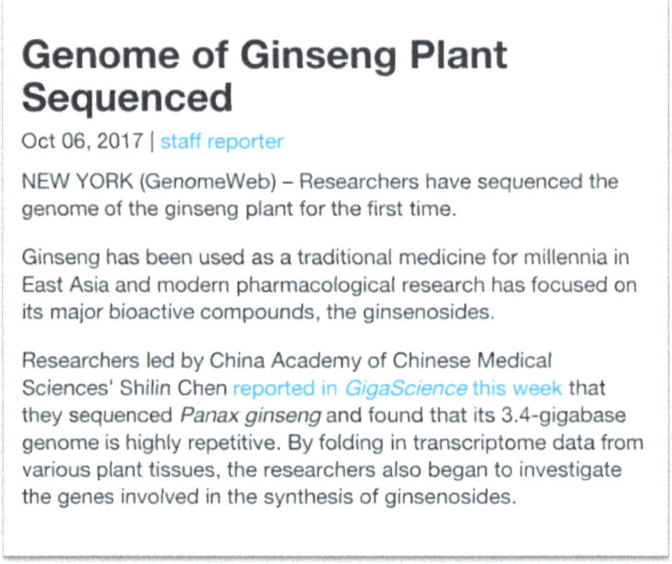

Genome of Ginseng Plant Sequenced

Oct 06, 2017 | staff reporter

NEW YORK (GenomeWeb) – Researchers have sequenced the genome of the ginseng plant for the first time.

Ginseng has been used as a traditional medicine for millennia in East Asia and modern pharmacological research has focused on its major bioactive compounds, the ginsenosides.

Researchers led by China Academy of Chinese Medical Sciences' Shilin Chen reported in *GigaScience* this week that they sequenced *Panax ginseng* and found that its 3.4-gigabase genome is highly repetitive. By folding in transcriptome data from various plant tissues, the researchers also began to investigate the genes involved in the synthesis of ginsenosides.

图2-10 美国基因组网站报道人参（*P. ginseng*）基因组完成测序

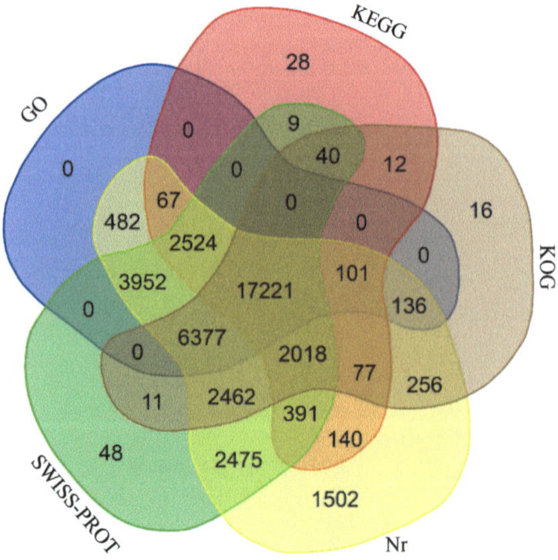

图2-11 基于搜索Nr，GO，KEGG，KOG和SWISS-PROT数据库的功能注释基因分布的维恩图

预测得到42 006个蛋白质编码基因模型。RNA-seq数据表明，这些模型中的88%均可得到转录组数据支持。基因模型中95.6%以上可由GenBank非冗余数据库中注释得到（E-value = $1e^{-5}$）。约73.47%的注释可以分配到各Gene Ontology（GO）类群，68.39%可以在Kyoto Encyclopedia of Genes and Genomes（KEGG）得到注释（图2-11）。这些注释中包括了可能与次生代谢相关的重要基因，如488个细胞色素P450基因，包括PPD-人参皂苷合酶（PPDS）*CYP716A47*，PPT-人参皂苷合酶（PPTS）*CYP716A53*，以及齐墩果酸合酶*CYP716A52*；另外，还包括2556个转录因子和3745个转运蛋白。比较分析发现人参中超过75%的基因模型被分类为12 231个基因家族，其中包含1648个独特的基因家族（图2-12）。人参每个基

因家族的平均基因数为2.59，是14个比较植物中最高的。这一发现暗示在人参进化过程中发生过基因组重复事件。选取直系同源分析鉴定的383个单拷贝基因，使用最大似然法构建了系统发育树，结果表明在所有比较物种中与人参最接近的为胡萝卜，其分化时间大约在66 Mya（图2-12），进一步支持种子植物系统发育的普遍假设。

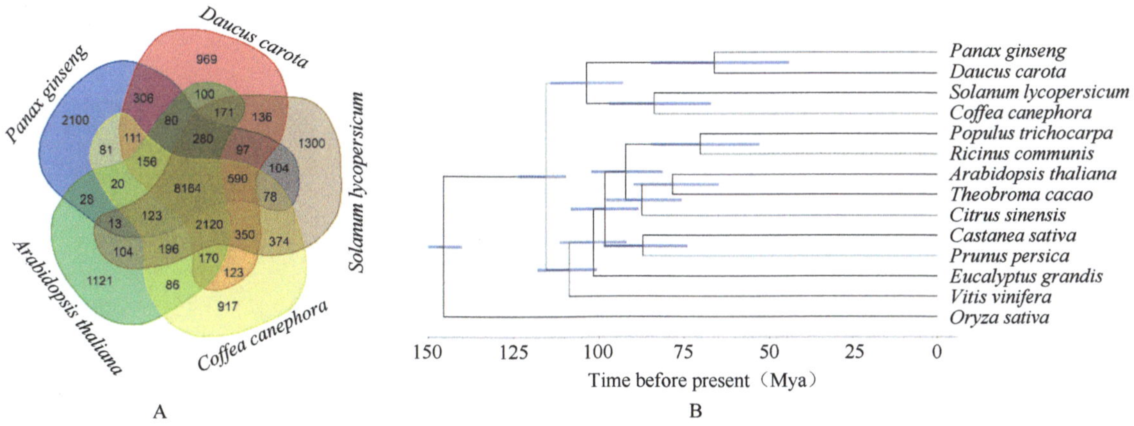

图2-12　人参基因组装配和功能基因注释

A. 人参中的直系同源基因家族和四种测序物种的分布：野胡萝卜（*Daucus carota*），中粒咖啡（*C. canephora*），拟南芥（*A. thaliana*）和番茄（*Solanum lycopersicum*）；B. 基于每种物种基因组序列注释的383个单拷贝基因的蛋白质，包括人参在内的14种物种的系统发生树和分布数据

第三节　药用动物与药用真菌基因组

一、灵芝基因组

灵芝在中国已有2000多年的药用历史，被历代医药家视为滋补强壮、扶正固本的珍品。中药灵芝为赤芝（*Ganoderma lucidum*）或紫芝（*G. sinense*）的干燥子实体。现代药理和临床研究表明，灵芝在抗肿瘤、抗病毒、调节血糖、增强免疫力等方面均具有显著的作用。灵芝的主要活性成分是三萜和多糖。灵芝次生代谢产物的种类和含量与灵芝生长发育密切相关，因而作为药用真菌代表物种的灵芝也被看作是研究真菌次生代谢产物与发育调控的模式生物。与酵母等低等真菌相比，灵芝发育过程中经历了显著的形态变化（菌丝、原基和子实体），使其更适合作为真菌发育和次生代谢的相关性研究的模式生物。

（一）赤芝基因组

灵芝基因组（本部分特指赤芝*G. lucidum*）约43 Mb，Contig N50为649 kb，79个Contig即编码90%的总Contig序列，说明灵芝基因组测序完整度较高。灵芝基因组拼接结果与光学图谱的一致性达86%，可定位到13条染色体上。Fosmid克隆B22A2和B22J20被用来验证测序结果。BLASTN结果显示，B22A2位于Scaffold7，B22J20位于Scaffold43，正确率分别为99.98%和99.96%。

预测结果表明灵芝基因组共有16 113个基因，平均基因长度1556 bp，这一结果与其他真菌基因组预测结果大致相当。平均每个基因含有4.7个外显子，85.4%的基因含有内含子。平均转录本长度1250 bp，平均内含子长度65 bp，与已报道的其他担子菌结果大致相同。通过同源比对和结构域搜索，约70%的基因模型都已被注释。重复序列约占整个基因组的8.15%，转座子（TE）中最主要的类型为LTR，约占整个基因组的5.42%；其次为DNA转座子，约占整个基因组的1.67%；还包括简单重复序列（约占整个基因组的0.17%）及低重复序列（约占整个基因组的0.21%）。

对灵芝的三个发育时期，包括菌丝、原基和子实体的RNA-seq分析结果显示，灵芝的三个时期共有12 646个基因表达，约占灵芝预测基因的85%。从原基到子实体（T2），灵芝基因表达水平的变化范围较大，4668个基因在不同时期表达水平显著上调或下降（图2-13）。在T1转变时期（从菌丝到原基）表达量变化显著的基因多与生物学过程相关。

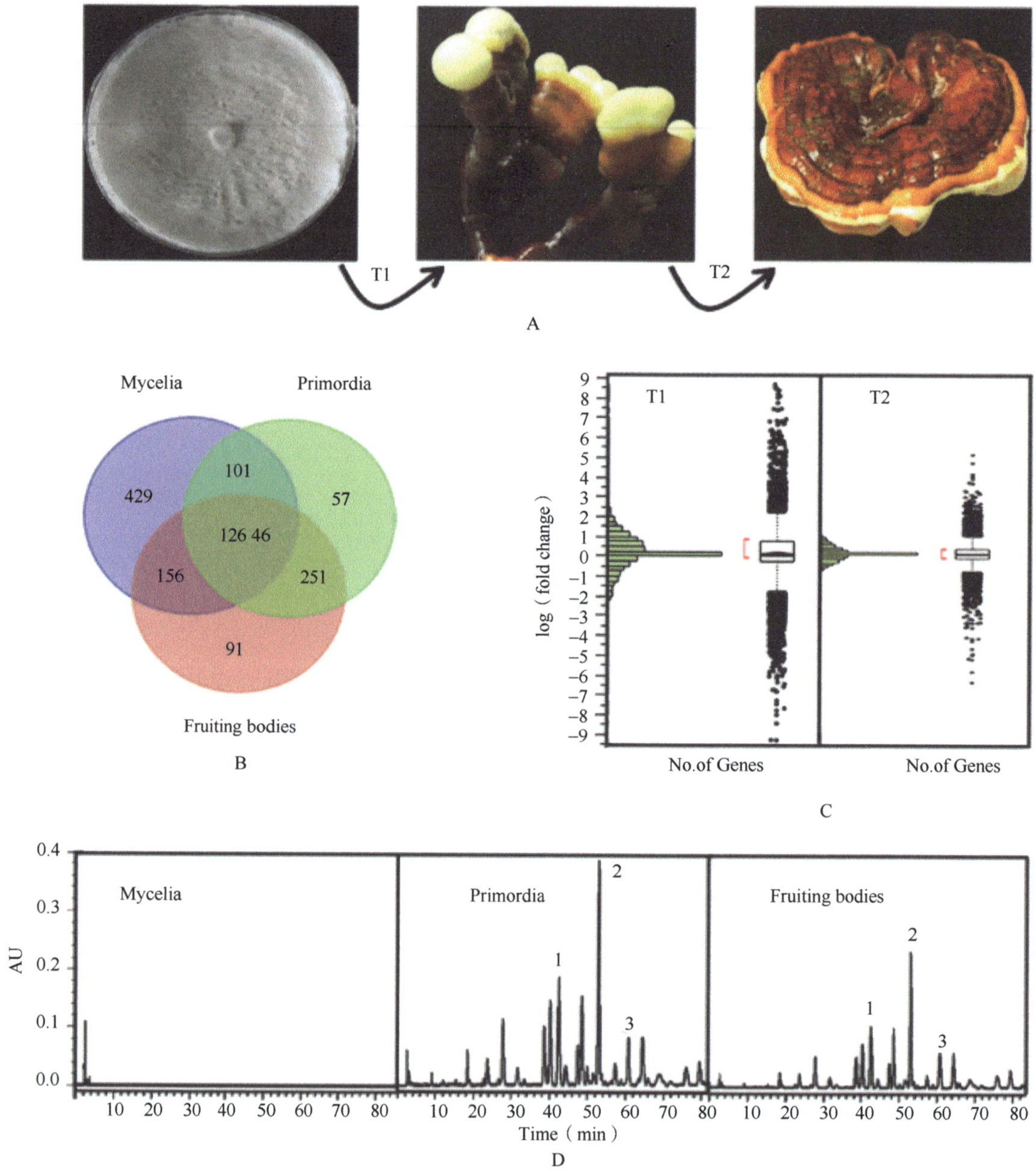

图2-13 灵芝发育过程中基因表达和三萜含量的变化

A. 灵芝转录组取样的3个时期；B. 灵芝不同时期的基因表达数量；C. 灵芝基因在不同时期转化中的表达差异；D. 灵芝不同时期三萜含量的表达

在灵芝基因组中注释得到超过600个转录调控蛋白基因，其中249个调控蛋白与黄孢原毛平革菌（*Phanerochaete chrysosporium*）或裂褶菌（*Schizophyllum commune*）的调控蛋白具有共线性，暗示了灵芝的部分基因调控网络具有一定的保守性。这些调控蛋白是否参与真菌次生代谢调控仍需要实验验证。灵芝基因组中也注释得到含Velvet结构域蛋白（调控蛋白家族）。在曲霉中，VelA和VelB蛋白与含甲基转移酶结构域的LaeA蛋白相互作用调控次生代谢和发育。研究人员依据这些结果推测了灵芝次生代谢和发育调控网络（图2-14）。

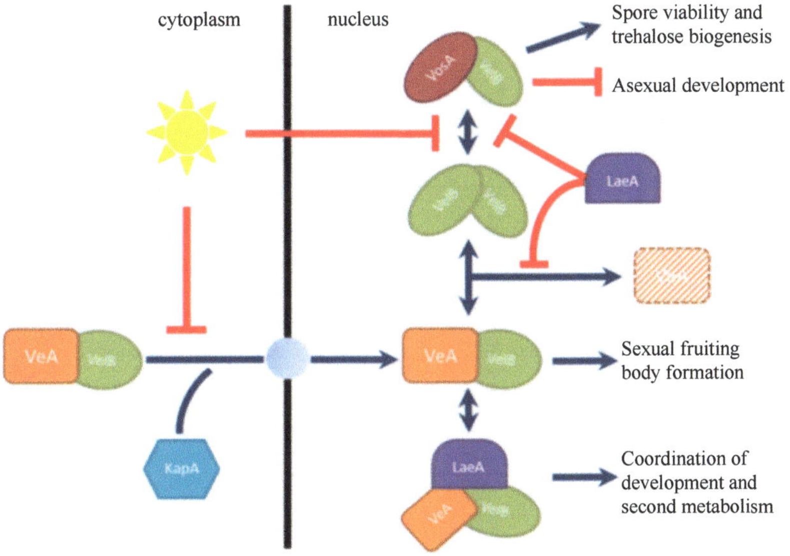

图2-14　推测的灵芝中的Velvet家族与次生代谢及发育协调调控网络

从灵芝基因组中注释得到134个家族总计1063个转运蛋白。其中次级转运蛋白（321个）最多，有170个属于MFS家族。分析结果表明，许多MFS转运蛋白基因位于CYP基因簇或其他基因簇中，表明这些转运蛋白与灵芝的次生代谢物生物合成密切相关。萜类合酶家族是一个与单萜、倍半萜和二萜等萜类合成相关的基因家族，灵芝基因组中共注释到13个萜类合酶。

根据CAZy数据库（www.cazy.org）分析，总计417个灵芝基因属于碳水化合物活性酶家族（CAZymes），这使得灵芝成为截至目前检测出的含CAZymes最丰富的担子菌。木质素降解首要的是暴露植物细胞壁的结构多糖。灵芝中注释了36个木质素降解的氧化还原酶的编码基因。作为一种典型的白腐菌，灵芝在参与木纤维降解方面拥有能够编码整个木质结构降解过程中所有酶的独特基因家族。

从灵芝基因组中共注释到219个CYP序列，并且根据标准的CYP命名法将它们分为42个家族。不考虑假基因和等位基因突变等因素，灵芝在所有已测序真菌中*CYP*基因数目最多。采用实时定量PCR（qRT-PCR）分析了其中197个*CYP*基因的表达，发现在T1转变时有78个*CYP*基因上调表达，这些基因的表达模式与*LSS*的表达高度相关（相关系数$r>0.9$）。此外，这些*CYP*基因表达模式与三萜化合物的含量正相关，表明这78个*CYP*基因可能与三萜化合物生物合成有关。在丝状真菌中，基因簇与特殊的次生代谢产物的生物合成有关，进一步研究发现在灵芝基因组中有24个基因簇含至少3个*CYP*基因。

比对分析揭示灵芝中4872个基因可能发生基因复制事件。其中，17.2%的复制基因可能参与次生代谢，8.6%的基因为转运蛋白，3%的基因参与基因表达调控。107个基因属于*CYP450*超家族，27个基因属于Cazy蛋白家族成员，33个基因属于Foly蛋白家族成员。

用OrthoMCL对灵芝和14种其他真菌进行聚类分析，共得到20 059个直系同源聚类组

（OCGs）。其中，5714个OCGs为灵芝特异的聚类组，5383个灵芝蛋白至少含有1个旁系同源基因。灵芝中预测蛋白的4.5%在与之比较的物种中有直系同源基因，43.8%为特有基因，这些特有基因约35.3%至少有1个旁系同源基因。为了证明灵芝的进化历史，对15种真菌的296个单拷贝的保守直系同源基因构建系统发育树，其拓扑结构与这些物种的系统分类一致（图2-15）。

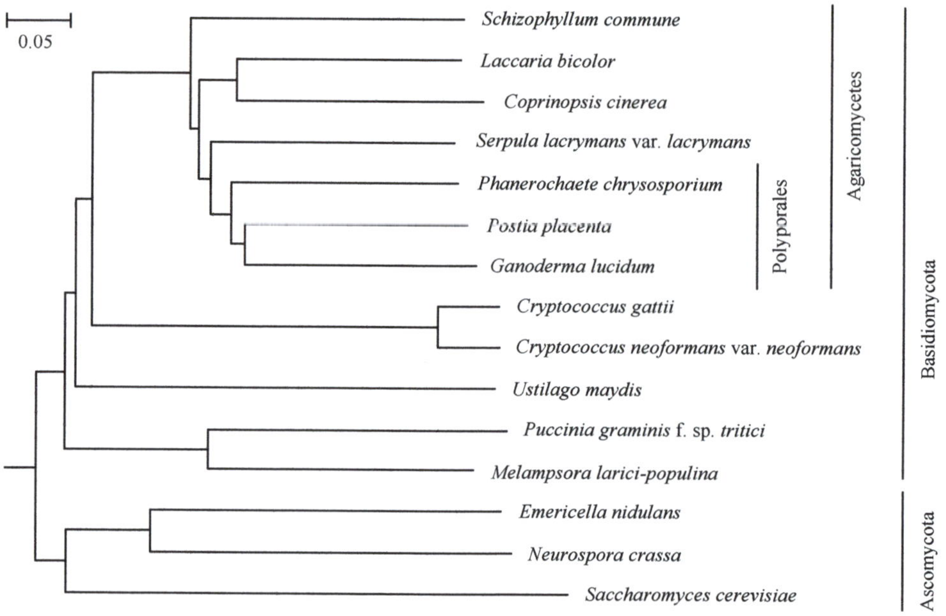

图2-15 灵芝和其他14种真菌直系同源基因进化树

（二）紫芝基因组

紫芝基因组大小约48.96 Mb，通过光学图谱定位可将94%的拼接序列定位到12条染色体上，表明紫芝基因组组装质量较高。预测显示，紫芝包含约16 000个编码基因。此外，基因组预测了202个tRNA基因，转座子（包括逆转录转座子和DNA转座子）约占紫芝基因组的12.2%。长末端重复序列（LTR）的逆转录转座子是最多的一类，其中Gypsy和Copia是最大的子类。在紫芝中，长散在重复序列比其他两个真菌更丰富。DNA转座子占紫芝基因组的2.2%（图2-16）。

研究者对三种测序灵芝物种和22种来自担子菌门、子囊菌门和壶菌门的其他真菌测序数据进行同源性分析。在总共9336个直系同源组中可囊括约3/4的紫芝基因。在紫芝基因组中发现含有比其他两种灵芝物种更多的同源基因家族，占紫芝基因组的19.9%，这表明紫芝旁系同源基因主要来自古老的基因复制。同源分析中鉴别的59个单拷贝基因被用于系统发育分析，系统发育树的拓扑结构与之前的分析一致。基于三个节点的化石校准表明灵芝属的分化时间约为3800万年前，紫芝出现在大约1800万年前。应用MUMmer比较紫芝和赤芝染色体结构发现，两个物种约有80%的结构相似性，同时，在紫芝和赤芝之间也发现了5个断点，暗示着这两个物种在进化过程中经历了重排事件（图2-16）。

作为重要的药用真菌，紫芝含有大量的次生代谢产物，如甾体、生物碱、萜类等，其中一些物质在紫芝的生长发育中起到防御外源生物入侵的作用，被认为是一类化学防御物质。在真菌中许多次生代谢产物合成相关的基因成簇存在。使用antiSMASH和/或SMURF软件预测了紫芝中1个非核糖体肽合成（NRPS）基因簇，6个聚酮合酶（PKSs）基因簇和20个萜类合成酶基因簇。

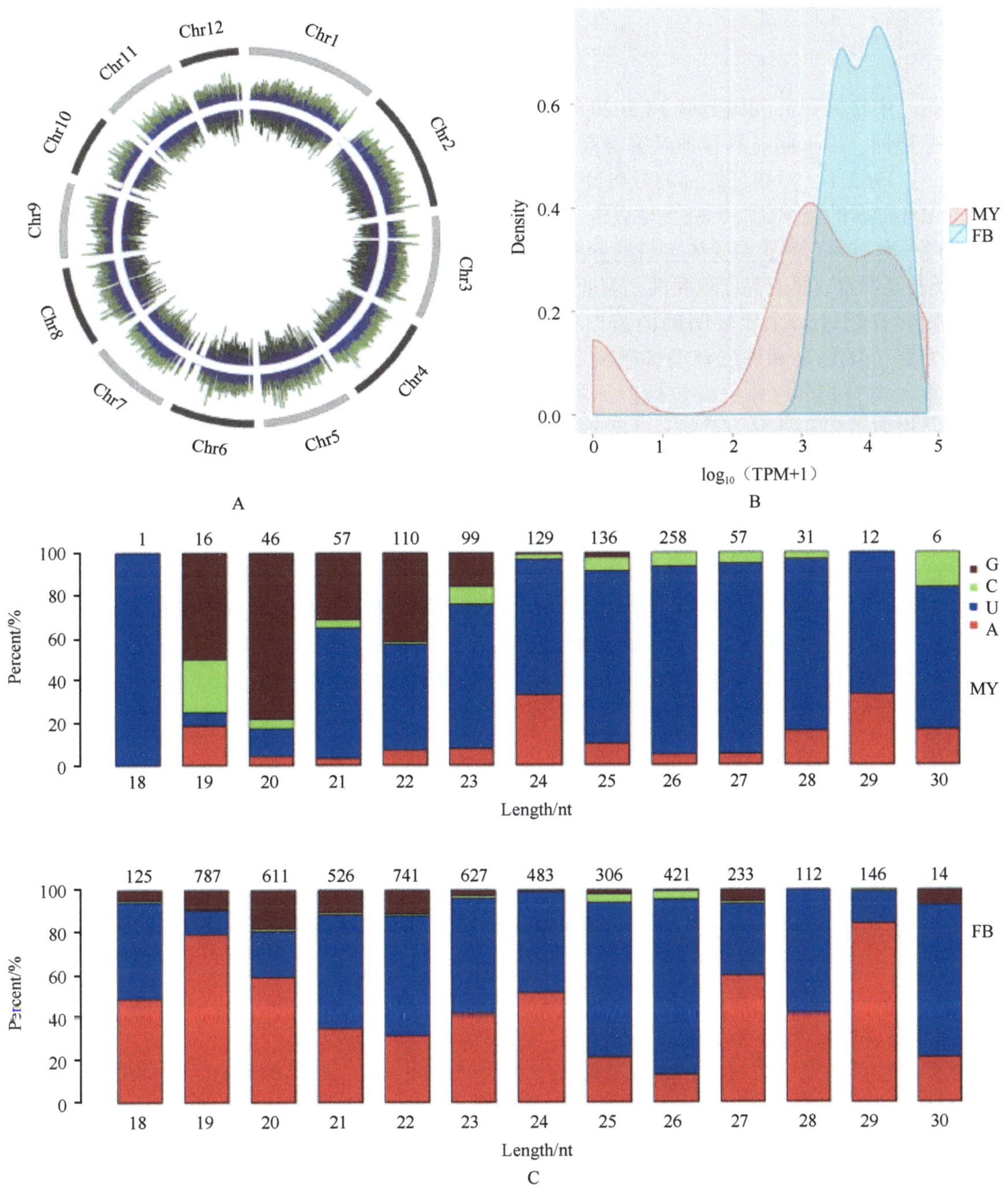

图2-16　紫芝（*G. sinensis*）基因组结构和小RNA特征

A. 紫芝基因组小RNA分布；B. 紫芝菌丝和子实体小RNA分布TPM值；C. 紫芝菌丝和子实体小RNA 5′端碱基偏好

萜类化合物是紫芝的主要活性成分，其中羊毛甾醇衍生的三萜类化合物尤为重要。现已研究鉴定了紫芝羊毛甾醇合成途径上的11个相关酶。CYP通过一系列氧化反应催化产生了三萜化合物的多样性。共注释出紫芝中237个CYP，其中有44个CYP位于含有次生代谢产物生物合成基因的基因簇中，这些位于基因簇内的CYP的进化来源值得进一步研究。

二、银环蛇基因组

依据《中华人民共和国药典》(2020年版),银环蛇(*Bungarus multicinctus*)是中药金钱白花蛇的基原物种。由于同时具有神经突触前毒性和神经突触后毒性,银环蛇是世界上致死性最高的蛇类之一。1963年,对银环蛇毒的分离鉴定确立了动物神经毒蛋白的归类。在之后的几十年里,通过对α-银环毒素的持续研究,极大地促进了乙酰胆碱受体途径的研究。20世纪后20年到21世纪初,α-毒蛋白一度作为乙酰胆碱受体定量的标准工具。β-银环毒素是目前所知的唯一的共价结合异源二聚体β类神经毒素,具有高度致死性。因此,银环蛇是一个理想的蛇类神经毒蛋白模式生物。

蛇毒含有超过20个比较明确的蛋白质家族,包括磷脂酶A2(PLA2)、锌依赖金属蛋白酶、三指毒家族(3FTx)和库尼兹型抑制剂。一般认为,有毒蛇类在进化的不同阶段募集了不同的蛇毒家族。现有蛇毒进化假说包括但不限于:①基因复制后的新功能化;②正向选择和加速进化;③结构域重组和外显子重排;④死或生模型;⑤暴露残基突变的快速积累;⑥捕食者与猎物之间的竞争;⑦蛇自身的防御驱动。

银环蛇基因组大小约1.58 Gb,18条染色体,其中,11条为大染色体(> 50 Mb),7条为微染色体(< 50 Mb)。拼接连续重叠群N50为7.53 Mb,Scaffold N50为149.80 Mb。BUSCO评价显示高完整度(C:94.6%[S:93.4%,D:1.2%],F:1.4%,M:4.0%,n = 3354)。共注释得到20 246个蛋白质编码基因,包括来自于34个家族的270个毒蛋白编码基因。约791 Mb序列被认定为重复序列,长散在重复元件(LINE)约占总基因组的37.3%。CR1是LINE中最多的类型,参与了银环蛇微卫星扩张。通过387个单拷贝基因构建系统发生树显示,蛇所属的鳞龙型下纲与主龙型下纲在28 000万年前分化,银环蛇与眼镜王蛇在2000万年前分化。共线性分析显示银环蛇基因组经历了大规模重排。

成簇性分析显示,以100 kb为单元,超过50%的毒蛋白编码基因都在基因组上坐落成簇。在20 kb到50 kb单元之间,成簇性基因增加最为明显,说明毒蛋白基因坐落在相对紧凑的区域内。多数基因簇为串联重复基因簇。仍以100 kb单元计算,只有一个多基因毒蛋白编码基因基因簇存在。

银环蛇心、肾、肺、肝、肌肉和毒腺被用来进行组织层面表达分析,共检测到13 499个基因表达。通过 τ 指数显示,4273个基因具有组织特异性表达。毒腺特异性表达基因除毒蛋白编码基因外,主要富集在蛋白质转运、蛋白质糖基化、蛋白质折叠等相关家族,涉及蛋白质合成、分选、二硫键形成、翻译后修饰等途径。

蛇胆是传统名贵中药材,胆汁酸是蛇胆中重要的活性成分。胆汁酸来自于胆固醇合成途径并经过一系列下游修饰。这一途径中包括大量细胞色素P450超家族成员。在银环蛇基因组中,共鉴定到94个CYP编码基因,分布在16个家族中。对比人、小鼠、鸡和眼镜蛇,*CYP2*、*CYP3*和*CYP4*家族显著扩增或收缩。鉴定得到2个可能参与胆汁酸合成的CYP7编码基因、3个CYP8编码基因和3个CYP27编码基因。在这8个基因中,5个基因在肝中特异表达。这些基因的结构与人、小鼠和鸡保守,更进一步的催化能力仍有待验证。

蛇蜕也是一味常用药材。蛇蜕来自于蛇脱落的上表皮,主要由角质蛋白组成。在银环蛇中,鉴定得到23个α角蛋白编码基因,包括13个Ⅰ型和10个Ⅱ型,这些基因位于1号染色体、3号染色体和4号染色体。不同于哺乳动物只存在α角蛋白,蛇类角质层还存在β角蛋白。银环蛇18号染色体上鉴定得到8个β角蛋白,显示出它们起源的独一性。这些研究工作有助于蛇蜕药材的质量控制。

在银环蛇中共鉴定得到33个蛇毒超家族成员(Pfam:CL0117),包括7个假基因。毒腺中12个基因的FPKM值大于100,10个基因可以在蛋白质组中找到。最大的一个基因簇位于7号染色体,包含16个家族基因,跨度1.1 Mb,与人8号染色体区段和鸡2号染色体区段高度共线,这两个区段与早期原位基因复制有关。系统发生学显示，眼镜蛇中三指毒家族形成一个支持度高的单系，因而认为三指毒蛋白是由LY6E-like蛋白复制和分化而来，属于LY6E的旁系同源。一个典型的*CL0117*超家族基因包括三个部分：N端信号肽，保守的Ly-6 antigen/uPAE结构域（空间上通过二硫键形成三指结构）和一个C端的GPI膜锚定结构域。值得注意的是，在毒液蛋白质组中能够发现的三指蛋白均不具有GPI尾部。通过基因组检测仍然可以在毒蛋白编码基因终止密码子之后发现GPI残基，可以认为三指蛋白被尾部的无义突变截短。这个尾部的残基不仅可以在三指毒蛋白的基因组结构中找到，也可以在全长转录本中间被发现，这意味着三指蛋白编码序列丢失了GPI尾部从而导致膜结合能力丧失，因而可在毒液中溶解和分泌。

表达的三指毒蛋白，如γ-银环毒素和κ-银环毒素共享一个保守的GPI锚定结构域残基，这意味着所有的三指毒蛋白来自于一个相同的祖先。即使是α-银环毒素，它的长度和3′端序列等与其他蛋白质都不相同。仔细比对后可以看出是由于在CCXXXXCN基序后4～23位碱基发生了一个插入突变。这个插入突变改变了α-银环毒素终止密码子位置。突变后的序列在旁系同源基因间是保守的，通过这些序列相似性可以推测这些序列产生的先后。在游蛇科、眼镜蛇科和蝰蛇科基因组和转录组中都可以观测到这个基因和残基组合的，意味着可溶性三指毒蛋白至少出现在4500万年前。以系统树作为基础，通过残基序列比对，可以推断在截短事件发生后至少还存在多轮基因复制和功能分化。应用Nei-Gojobori模型，三指毒蛋白基因对之间的dN/dS大于1，特别是在κ-银环毒素蛋白对*BM19132/BM19133*比例位8/0，*BM20233/BM19128*位11.53，γ-银环毒素蛋白对*BM02013/BM02014*之间位2.6。这些结果显示了基因复制后三指毒蛋白强的分化。外显子变异显著大于内含子区域，显示三指家族的加速进化。为了进一步研究三指家族的加速进化，对7号染色体94～96 Mb区域进行了再组装和单倍体分型。每个单体型包括15个*CL0117*超家族编码基因。在这15对等位基因中，有5对基因具有变异，其中只有一对不是非同义突变。所有的非同义突变均属于无GPI家族。进一步检测全基因组范围内*CL0117*超家族的SNP信息，结果显示没有GPI基因的平均变异显著高于有GPI的基因（1.923 *vs* 0.154，$P<0.05$），表明3FTxs面临强的选择压。

无GPI结构域的三指毒蛋白表达量非常高，平均FPKM大于30 000。另有一些GPI保留的基因，如*BM02015*，*BM19125*和*BM20242*，也在毒腺中有表达。依照Ensembl公布的数据，*LY6E*基因在人类唾腺中是有表达的。这意味着*LY6E*的祖先基因就可能在毒腺中表达，而一些特定的基因被明显募集，显示出三指毒蛋白在进化过程中表达量的提高。三指基因表达量和三指基因长度呈对数负相关（R^2=0.49）特别是第一个内含子（R^2=0.74）。TE插入是第一个内含子变化的最主要因素。对应地，可以看到保留GPI结构域的三指家族信号肽差别显著大于那些三指毒基因。提取CL0117超家族基因上游3 kb序列进行最大似然树构建，可溶性3FTxs组成一个聚类。模式识别包括CREB3L4、FOXC1、PRDM1、ZBTB7B、ELF1、XBP1、NR1I3、SOX9和IRF1的结合位点。相一致地，可检测到XBP1，FOXC1和SOX9转录因子的高表达。筛查到的转录因子基因位点中97%都与TE相嵌合，显示出TE扩张对三指毒蛋白调控网络塑造的巨大贡献。

PLA2毒蛋白被认为执行突触前神经毒性或者说β-神经毒性。在银环蛇中鉴定得到9个Asp49型PLA2编码基因，包括4个I型眼镜蛇型PLA2在2号染色体和2个蝰蛇型PLA2在17号染色体上。银环蛇基因组中GI型和GII型PLA2的同时存在意味着蝰蛇和眼镜蛇PLA2毒素的起源和分化是由于古PLA2基因的不同复制和分化。系统学显示GI-PLA2中的BM19392独立于其他三个旁系同源蛋白，与人胰腺型PLA2聚集。另一个簇仅包含眼镜蛇基因，其结构特点是缺乏胰环编码序列，属于GIA-PLA2。银环蛇中，只有GIA-PLA2基因在毒腺蛋白组中出现。这三个基因如前所述，同属于一个HiC环，并且高度共表达。也说明表观遗传调控在PLA2表达中的关键作用。银环蛇中GI-PLA2基因的平均dN/dS约为3.38，显示位强的正向选择作用。其中GIA-PLA2的进化更加快速，dN/dS高达5.18。BM19395包括14个半胱氨酸残基，包括Cys11和Cys70形成一个GIA-PLA2家族保守的二硫键桥。BM19393和BM09280缺乏这个保守的Cys11-Cys70对，这是由于Cys11发生一个TGT到TAT的突变，从而变成一个Tyr，Cys70发生一个GT颠换从而变成Leu。在第15位，发生一个GGC-TGC的变化，形成一个新的半胱氨酸。这个新形成的Cys15可与β-银环毒素B链的Cys55发生共价结合，形成β-银环毒素。

β-银环毒素的B链属于*Kunitz*基因家族，具有一个标志性的C端Cys55。在5号染色体发现一个包括4个B链型*kunitz*基因的超大*Kunitz*基因簇。这个基因簇中的大部分成员都可以在眼镜蛇基因组中找到对应成员，除了B链家族基因。B链家族基因的dN/dS大于1，受到强的选择压筛选。*Cys55*就是一个典型的非同义突变结果，这个非同义突变是碱基层面的C→T，从而发生了氨基酸层面的精氨酸到半胱氨酸。表面等离子共振实验确认了这个半胱氨酸对β-银环毒素的必要性。系统树显示B链型Kunitz并不是单独在银环蛇中出现的，在金环蛇（*Bungarus fasciatus*）和马来环蛇（*B. candidus*）中也能够找到。说明在眼镜蛇和银环蛇分化之后B链就存在了。红头环蛇（*B. flaviceps*）中有这样一个GIA型PLA2，它同时包含Cys11-Cys70对和Cys15，但是缺乏A链结合环中的关键碱性氨基酸。这个蛋白质可以被认为是A链进化过程中的过渡型。因此可以认为A链成熟在环蛇属内种间分化时候，要晚于B链形成。还需要注意的是，有报道PLA2可以加强三指毒蛋白的细胞毒性。通过免疫共沉淀和表面等离子共振实验检测到大量的三指毒蛋白和PLA2s互作。

三、其他药用动物基因组

（一）东亚钳蝎基因组

东亚钳蝎是中药全蝎的基原物种之一，用于治疗类风湿关节炎、中风、癫痫和慢性疼痛等疾病。武汉大学、中国科学院上海生命科学研究院等（2013）对东亚钳蝎（*Buthus martensii*）进行了基因组测序，弥补了蝎子全基因组测序的空白，揭示了一种独特的节肢动物适应模式。测序得到约248×覆盖度的原始数据，拼接得到Scaffold N50长度为223.6 kb，Contig N50长度为43.1 kb，总基因组大小为1128.5 Mb的基因组草图。为了完善东亚钳蝎基因组注释，对混合组织和毒液组织样品进行转录组分析，分别获得5.53 Gb和4.52 Gb的RNA-seq数据。东亚钳蝎基因组中预测得到30 216个蛋白质编码基因。东亚钳蝎编码区（占全基因组的29.6%）中GC含量为42.7%。东亚钳蝎的ORF加内含子的大小约为6.7 kb、平均每个基因含有3.9个外显子、内含子平均大小为2.12 kb。另外，发现东亚钳蝎有6139（19.2%）个蛋白质编码基因具有交替剪接形式。可变剪接和较多的基因数量说明东亚钳蝎具有较为复杂和动态调控的功能基因组。

对来自17个物种的220个直系同源核心基因，以两个脊椎动物作为外类群构建系统发育树。结果表明二斑叶螨和东亚钳蝎聚类较近，构成蛛形纲进化分支。基因数量比较显示，东亚钳蝎与二斑叶螨共有3338（56.1%）个基因家族，与溞共有3717（62.5%）个基因家族，与黑腹果蝇共有3512（59.1%）个基因家族。但东亚钳蝎与二斑叶螨较之与溞的亲缘关系更近，可能是由于二斑叶螨比溞丢失了更多的常见基因。对系统发育树中代表性物种进行基因获得-损失分析，东亚钳蝎有1407个获得基因家族和1302个损失基因家族。

东亚钳蝎基因组的分子进化基础是富集在基本代谢途径、信号传导和应激反应途径、神经毒素和细胞色素*CYP450*家族酶的基因家族扩张，以及共有和特异性基因家族之间不同的扩张动态。基因组及转录组分析进一步证实了这些重要的遗传特征与东亚钳蝎的捕食、夜间行为、进食与解毒作用相关。这些重要的遗传特征也包括神经毒素及其受体基因的多样性、蝎尾感光的光信号转导基因的表达，以及参与解毒和激素生物合成的P450家族的扩张。

综上所述，蝎子基因组分析揭示了与其他已测序节肢动物不同的独特适应模式，为节肢动物的进化提供了新的遗传信息。同时，蝎系特定基因家族加速扩张的原因和非视觉光传感器在节肢动物进化中所起的通用作用等问题仍有待进一步研究。

（二）五步蛇基因组

蛇作为爬行纲的典型代表，具有躯干、器官细长，体表覆盖鳞片，四肢退化等不同于四足动物的特征。目前公布的蛇类基因组主要来源于蚺科、蟒蛇科、游蛇科和眼镜蛇科，缺乏蝰蛇科的物种。尖吻蝮蛇（*Deinagkistrodon acutus*）作为蝰蛇科的代表物种，相对于其他蛇科物种，进化出了热感应器官、特殊的溶血性毒液系统和高度分化的异型性染色体。通过对五步蛇的基因组和不同组织转录组进行深度测序，研究人员成功绘制出了高质量的五步蛇基因组图谱。

Yin等（2016）对五步蛇进行了高覆盖度测序，根据*K*-mers分布频率预测基因组大小约1.43 Gb，并预测到21 194个蛋白质编码基因；其中80.84%的基因在至少一个组织中稳定表达，该数据在眼镜王蛇中为70.77%。系统发育树预测到高级蛇在大约66.9 Mya从蚺和缅甸蟒中进化而来，而五步蛇和眼镜王蛇在大约44.9 Mya出现分化。转座子序列（TEs）在五步蛇基因组中占47.47%，高于其他蛇中的TEs含量。五步蛇基因组中的TEs主要是长散布的元件（13.84%）和DNA转座子（7.96%）。CR1和hAT元件仅在五步蛇基因组中由过度的低分支（低于10%的发散水平）衍生的插入，导致五步蛇和多数基础分支蛇（如蚺和缅甸蟒）之间的CR1和hAT含量至少有3倍差异。

细长的身体在蛇的进化和其他四足动物（如蜥蜴和蚓螈）的进化中也存在，在这个进化过程中肢体的减少/丢失一直伴随着身体延伸。例如，在选择性约束放松下识别出的一些仿肢体*Hox*基因（*Hoxc10*，*Hoxd13*），已有研究发现该基因在蛇体轴上一个表达域发生变化。另一个在放松选择性约束下的基因*Hoxa5*，参与了前肢模式和肺形态的形成。进化过程中，*Hoxa5*可能参与了一个蛇肺消除的过程。因此，该研究中新发现的贯穿整个蛇系发展史的正向选择或选择性约束放松的基因，为后续实验工作提供了有益线索，为蛇作为一个新兴的演化发育生物学的模型在阐释器官发生、发育的调节机制及这些调节机制之间的相互关系奠定基础。与其他爬行动物一样，蛇的祖先可能通过温度来决定性别，并且缺少性染色体。现存的物种蚺偶尔还能发生孤雌生殖，并能够产生活的WW型后代，这与迄今为止所报道的大多数原始脊椎动物性染色体相一致。在高级蛇类的祖先中，Z和W染色体之间可能至少发生了三次重组事件。

（三）穿山甲基因组

穿山甲的鳞片是一种传统中药材。中华穿山甲和马来穿山甲属于亚洲的穿山甲亚科，在中国和东南亚地区，长期以来一直被用作传统动物药。它们的栖息地由于偷猎和森林砍伐遭到严重破坏，导致这两个物种濒临灭绝。

光学图谱是染色体水平的限制性作图的分子工具，可以辅助基因组组装。此外，光学图谱为大区域比较分析序列变异提供了一种补充方法，并为进化或特征功能提供独特分析。Huang等（2016）使用光学图谱构建了中华穿山甲和马来穿山甲的限制性图谱，用于穿山甲物种基因组组装和分析。首先分别从中华穿山甲和马来穿山甲血样分离出高相对分子质量的DNA，然后进行DNA分子标记，将准备好的样品装上Irys芯片，然后应用于芯片纳米通道，信号通过机载电子显微镜电荷耦合器件照相机捕获信号，使用AutoDetect软件将获取的图像转换为数字数据。最终生成中华穿山甲517.874 Gb和马来穿山甲504.743 Gb的数据，相对预测的基因组分别为178×和177×的覆盖率。过滤后中华穿山甲分子的数量约为1 360 730，N50长度为275.5 kb，马来穿山甲分子的数量约为1 254 380，N50长度为281.1 kb。

合格的分子通过从头组装程序嵌入IrysView管道中，最终得到两幅大小分别为2.91 Gb和2.85 Gb的图谱。图谱的N50大小分别为1.88 Mb和1.97 Mb。其中最大的中华穿山甲片段大小约为14.21

Mb，有1354个标记位点；最大的马来穿山甲片段约为10.39 Mb，有1004个标记位点。对两个物种的全基因组进行比较，发现2196张覆盖中华穿山甲2.96 Gb大小的基因组图谱，2088张覆盖马来穿山甲2.78 Gb大小的基因组图谱能相互被映射，图谱映射率分别为97.544%和98.282%。总共产生了23 631个对齐块。但是，几个反向对齐的发现表明在这两个物种的分歧和进化过程中发生过一系列基因组重排事件。

光学映射揭示了大规模结构信息，这对于缺乏参考基因组的非模式物种十分重要。该方法有可能指导下一代测序技术进行基因组测序的基因组从头组装。两个物种的限制性图谱的比较显示中华穿山甲和马来穿山甲之间的异同，并显示在穿山甲科的进化期间发生了潜在的基因组重排事件。

思考题

1. 简述结构基因组的组成及其功能。
2. 简述结构基因组学在药用生物中的应用。

第三章 药用生物细胞器基因组

细胞器（organelle）一般认为是散布在细胞质内具有一定形态和功能的微结构或微器官。细胞中的细胞器主要有线粒体、内质网、中心体、叶绿体，高尔基体、核糖体等。它们组成了细胞的基本结构，使细胞能正常地工作、运转。细胞器基因组一般指真核细胞线粒体、叶绿体等细胞器所包含的全部DNA分子。叶绿体和线粒体是真核细胞中不可或缺的重要细胞器，被称为真核生物的第二套遗传信息系统，与核染色体不同，它是存在于细胞质中，具有单系遗传特征的独立的遗传元件。叶绿体和线粒体能够自身编码功能相关的主要基因，但是并不完整，因此需要借助核基因组上的某些基因协助完整功能的发挥。因此，叶绿体和线粒体也被称为半自主细胞器。目前的很多研究中发现，叶绿体和线粒体与核染色体之间在基因层面上的交流，对于研究真核生物的进化关系具有重要作用。

第一节 药用植物叶绿体基因组

叶绿体（chloroplast）是真核自养生物细胞中专业化亚单元的细胞器，是光合作用的主要场所，主要存在于绿色植物和藻类中。除光合作用外，叶绿体还是多种氨基酸、脂肪酸、植物次生代谢产物的合成场所，并被发现与植物免疫反应相关。叶绿体含有高浓度的叶绿素，其在细胞中的状态行为受环境影响。一般认为，真核生物的叶绿体通过内共生事件获得，且发生在线粒体获得之后。

叶绿体作为植物细胞中一个独立的细胞器，拥有自己的一套完整的基因组。常见的植物叶绿体基因组大小一般在120～217 kb左右，藻类略小，在80～100 kb左右。叶绿体基因显现出单性遗传的特性，在裸子植物中一般为父系遗传，而在被子植物中多为母系遗传。双亲遗传的现象较为罕见。叶绿体基因组的突变可导致植物单性不育，在植物品种选育中有重要意义。植叶绿体DNA提取分离相对容易，且具有基因组小，携带遗传信息较多，在分子水平上差异大等特点，被广泛应用于植物的物种鉴定、遗传多样性分析、系统发育学分析等方面的研究。

绝大多数植物叶绿体DNA是环形双链结构，极少数为线型或多聚体。叶绿体基因组的大小差别也比较大，大多数被子植物的叶绿体长度在120～160 kb之间。叶绿体基因组一般呈四联体结构，由1个长为80～90 kb的大单拷贝区（large single copy region，LSC）和1个长为16～27 kb的小单拷贝区（small single copy region，SSC）以及1对长为20～28 kb的反向重复序列（inverted repeat region，IR）构成。2个IR区域的序列相同，但方向相反，叶绿体基因组的大小变化主要是由IR区的扩张和收缩引起的。一般来说IR区是叶绿体基因组最保守的区域，SSC的进化速率最快。

叶绿体上的基因依据基因的功能，可分为与光合作用相关的基因、与转录和翻译相关的基因及与氨基酸、脂肪酸等物质的生物合成相关的基因3种类型。在LSC和SSC分布的主要是与光系统Ⅰ（*psa*）、光系统Ⅱ（*psb*）有关的基因，此外还包括ATP合成酶基因（*atp*）、NADH质体醌氧化还原酶基因（*ndh*）、编码Rubisco大亚基（*rbcL*）和小亚基（*rbcS*）的基因、RNA聚合酶基因（*rpo*）及转运RNA基因（*trn*）等。在IR区分布着核糖体RNA（*rrn*）基因、编码rRNA的基因（*rps*）、转运RNA基因（*trn*）。叶绿体上的基因种类、基因顺序以及基因数量在不同植物中存在明显的差异，这些差异对区分特定植物类群有一定帮助。

一、黄花蒿叶绿体基因组

（一）黄花蒿叶绿体基因组结构

叶绿体对青蒿素的合成与调控有重要意义，黄花蒿（*A. annua*）叶绿体中释放的单线态氧既可以上调青蒿素生物合成途径中相关基因的表达，也可以催化二氢青蒿酸转化为青蒿素。黄花蒿叶绿体基因组的长度范围为150 953 bp（LQ-9）至150 974 bp（RS16），GC含量范围为37.47%～37.48%。基因注释显示，所有cp基因组都包含131个基因，包括87个蛋白质编码基因、36个tRNA基因和8个核糖体RNA（rRNA）基因。基因组结构的比较表明，黄花蒿叶绿体基因组高度保守，未观察到明显的基因重排（图3-1）。在黄花蒿叶绿体基因组中检测到15个正向和17个反向重复序

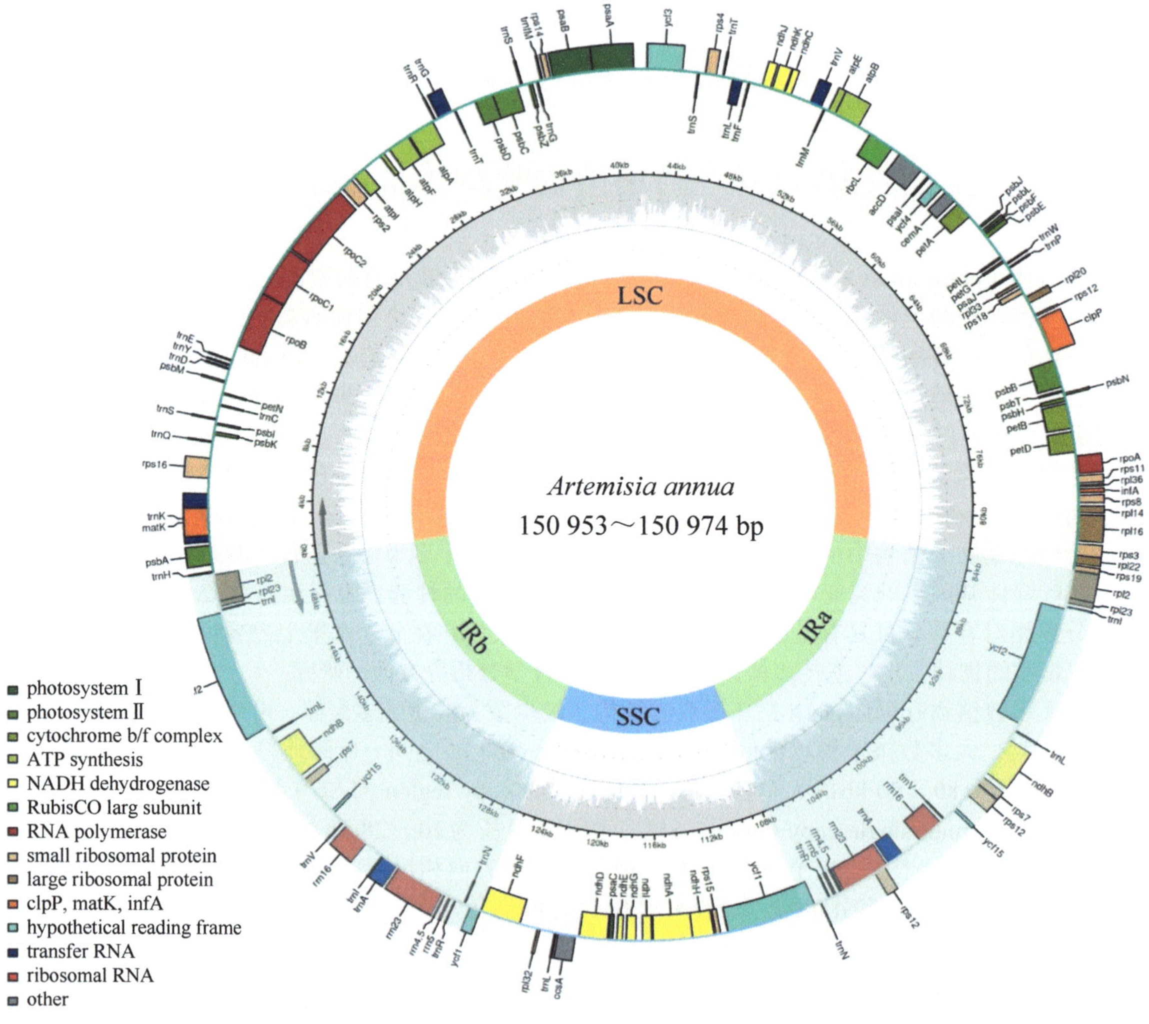

图3-1 黄花蒿叶绿体基因组图谱

列。这些重复序列长度大多在30～39 bp之间，其中ycf2基因具有两个最长的反向重复序列，长度为60 bp。通过分析黄花蒿叶绿体基因组的SSR分布，确定了35个SSR，其中大部分分布在LSC区；包括31个单核苷酸SSR（88.57%），2个二核苷酸SSR（5.71%）和2个三核苷酸SSR（5.71%）。黄花蒿叶绿体基因组中SSRs结果可为黄花蒿品种选育提供标记，也可用于黄花蒿及其近缘物种遗传多样性的研究。

（二）黄花蒿叶绿体系统发育分析

基因38个黄花蒿株系的完整叶绿体（cp）基因组组装及蒿属物种进行系统发育分析表明，黄花蒿株系中发生了明显的种内分化。总共38个黄花蒿株系被划分为两个不同的谱系，一个谱系包含广泛分地理分的株系，另一个谱系仅包含来自中国北方的株系（图3-2）。

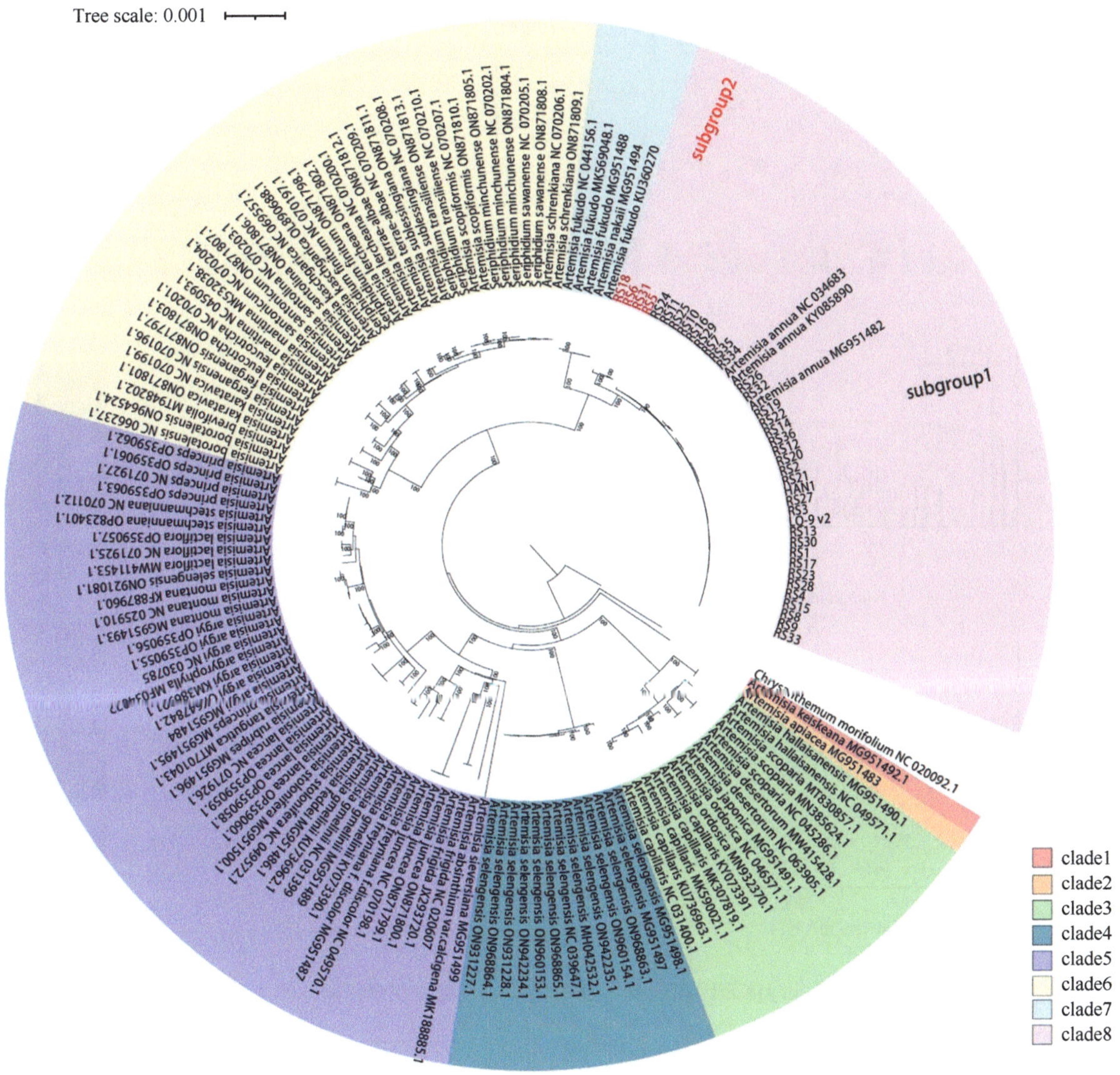

图3-2　38种蒿属植物的156个完整叶绿体基因组构建的系统发育树

（三）黄花蒿叶绿体群体多态性分析

以LQ-9为参考基因组在个体间水平上评估了黄花蒿叶绿体基因组的种内多态性。通过对38个黄花蒿株系的完整叶绿体基因组进行比对，总共鉴定出60个多态性位点，其中48个SNP在LSC中鉴定，11个在SSC中，1个在IR区域（图3-3A）。发现SSC区域具有最高的多态性，SNP位点密度为8.8/10 kb，其次是LSC区域（5.3/10 kb），IRs区域的SNP密度仅为0.4/10 kb，表明IR区域比单拷贝区域更保守，这与蒿属物种整个叶绿体基因组的比较分析一致。此外，在黄花蒿叶绿体基因组中发现pSNP（partial single nucleotide polymorphism）位点，且通过一代测序，也观察到了同个位置明显的套峰存在，表明黄花蒿叶绿体基因组个体内存在异质性，这也为黄花蒿品系的准确鉴定和进化分析提供了重要的遗传基础。

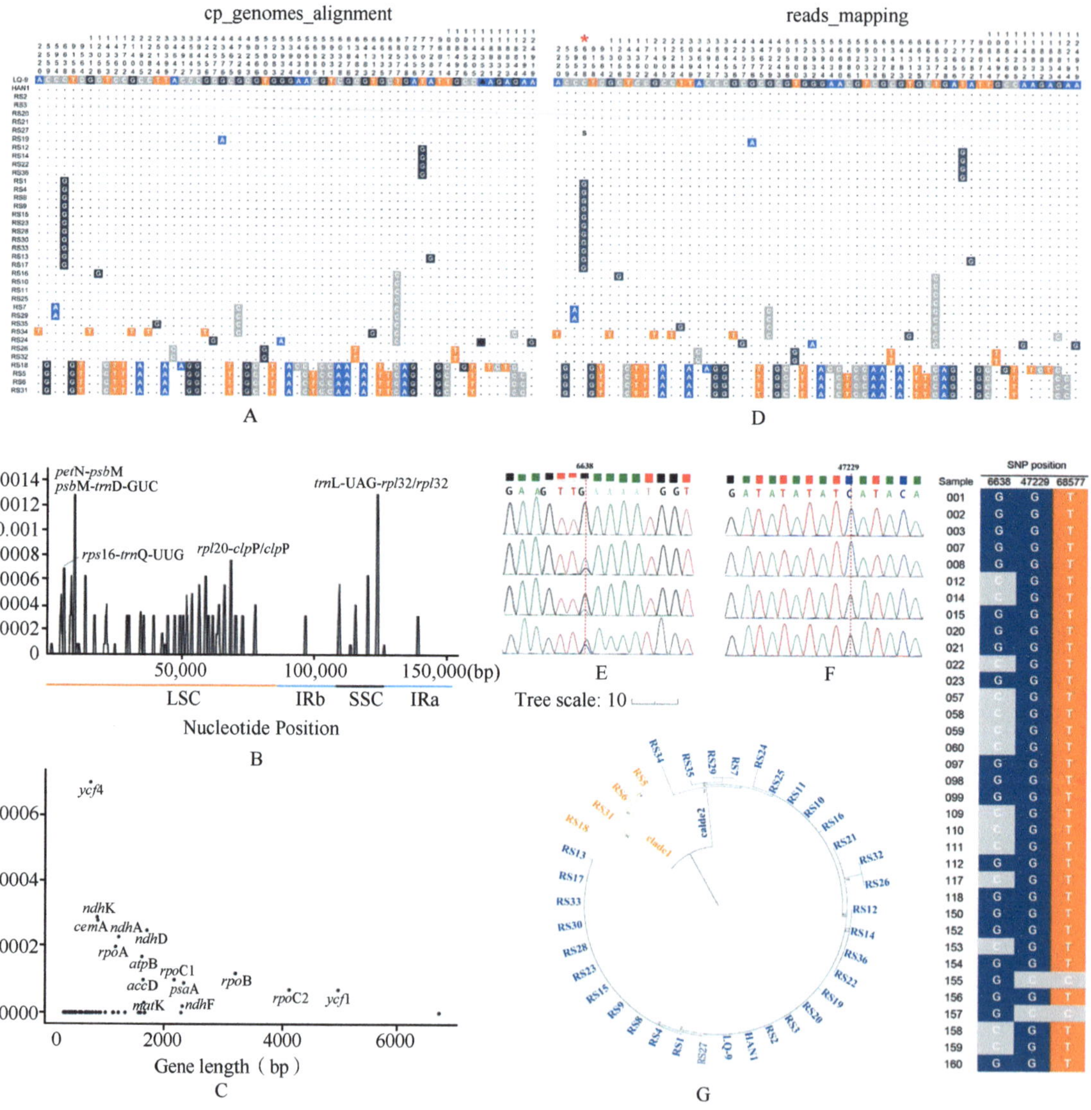

图3-3 黄花蒿叶绿体基因组的变异分析揭示了该物种在个体间水平上的多态性

二、鼠尾草属叶绿体基因组

鼠尾草属（*Salvia* L.）隶属唇形科（Labiateae），全球共1000余个物种，包含丹参（*S. miltiorrhiza*）等40余种重要的药用植物。其中，甘西鼠尾草（*S. przewalskii*）习称“高原丹参”或“红秦艽”，广泛分布于中国西南地区，在当地少数民族医药中作为丹参代用品已有数百年历史。戟叶鼠尾草（*S. bulleyana*）习称“紫丹参”，在云南部分地区亦常作为丹参代用品。大量研究表明，甘西鼠尾草含有大量与丹参相似的化学成分，特别是根部脂溶性成分含量是丹参的数倍之多，显示出良好的应用潜力。

研究人员比较研究了丹参和常见代用品鼠尾草（*S. japonica*）、甘西鼠尾草、戟叶鼠尾草的叶绿体全基因组进行了测序和分析，并对基因组结构、基因数量、类型和重复序列等方面进行了比较（图3-4～图3-7）。组装结果显示，甘西鼠尾草叶绿体基因组总长151 319 bp，LSC长度8372 bp，SRC长度17 605 bp，IR区长度50 982 bp；戟叶鼠尾草叶绿体基因组总长151 547 bp，LSC长度82 853 bp，SRC长度17 596 bp，IR区长度51 098 bp（表3-1）。注释结果显示，甘西鼠尾草、戟叶鼠尾草共包含114个特有基因，其中80个为蛋白质编码基因，30个tRNA和4个rRNA。重复序列分析显示，鼠尾草叶绿体基因组中分别有21个直接重复序列和22个回文重复序列，而普氏鼠尾草和大黄鼠尾草分别有17个和21个串联重复序列。鼠尾草叶绿体基因组的同源性比较显示，编码

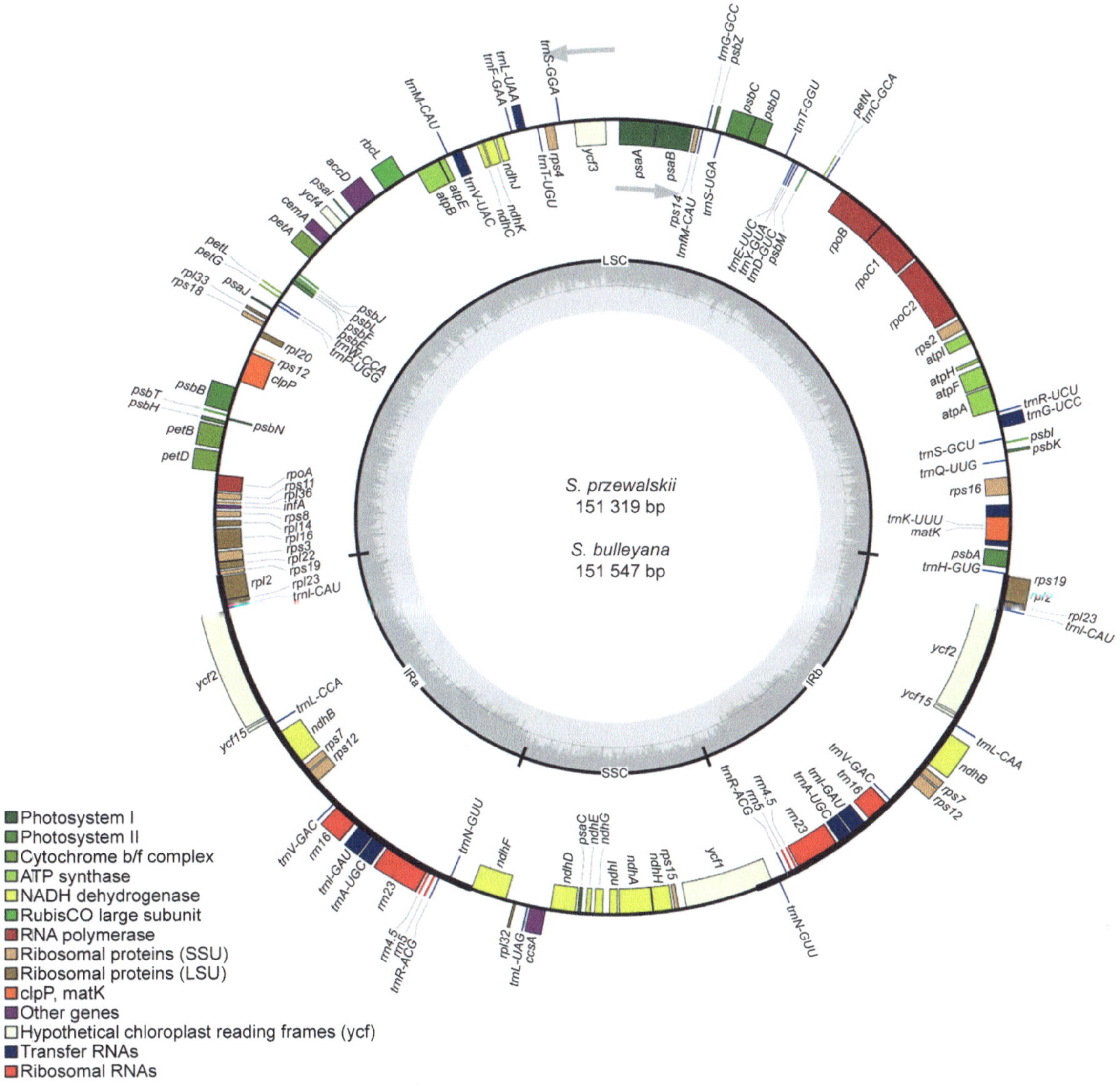

图3-4　甘西鼠尾草、戟叶鼠尾草叶绿体基因组图谱

区序列高度相似，基因间间隔区差异较大。配对比对和单核苷酸多态性（SNP）分析发现了鼠尾草*trnV-ndhC*、*trnQ-rps16*、*atpI-atpH*、*psbA-ycf3*、*ycf1*、*rpoC2*、*ndhF*、*matK*、*rpoB*、*rpoA*、*accD*和*rps12*基因的基因间区。重复序列和SNP位点、IR区边界和系统发育分析结果表明（图3-5、图3-7），甘西鼠尾草和戟叶鼠尾草具有较进的亲缘关系。该项研究报道的两种鼠尾草cp基因组序列将为鼠尾草药用植物的选育、物种鉴定、系统发育进化、叶绿体基因工程研究奠定基础。

表3-1　鼠尾草属4个物种叶绿体基因组参数

物种	甘西鼠尾草	戟叶鼠尾草	丹参	鼠尾草
叶绿体基因组总长（bp）	151 319	151 547	151 328	153 995
大单拷贝区（LSC）长度（bp）	82 732	82 853	82 695	84 573
反向重复区（IR）长度（bp）	50 982	51 098	51 078	51 832
小单拷贝区（SSC）长度（bp）	17 605	17 596	17 555	17 590
GC 含量/%	37.96	37.99	38.12	38.00
LSC/%	36.08	36.12	36.20	36.24
IR/%	43.11	43.12	43.10	43.03
SSC/%	31.88	31.89	32.00	31.67

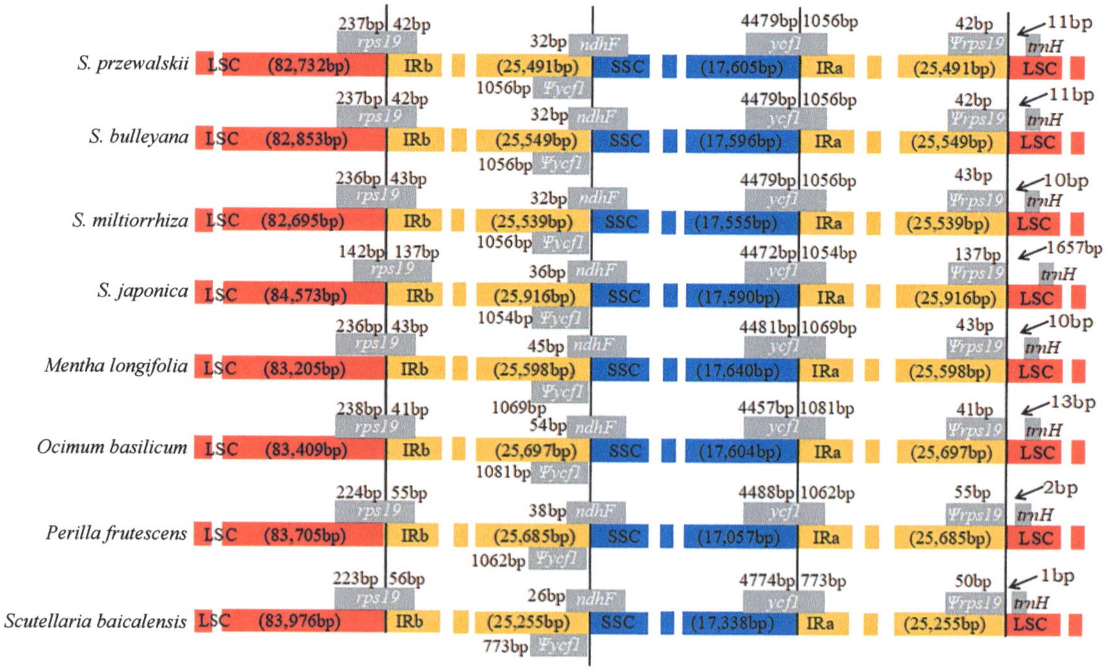

图3-5　8个物种LSC、SSC和IR区边界对比（Ψ：假基因）

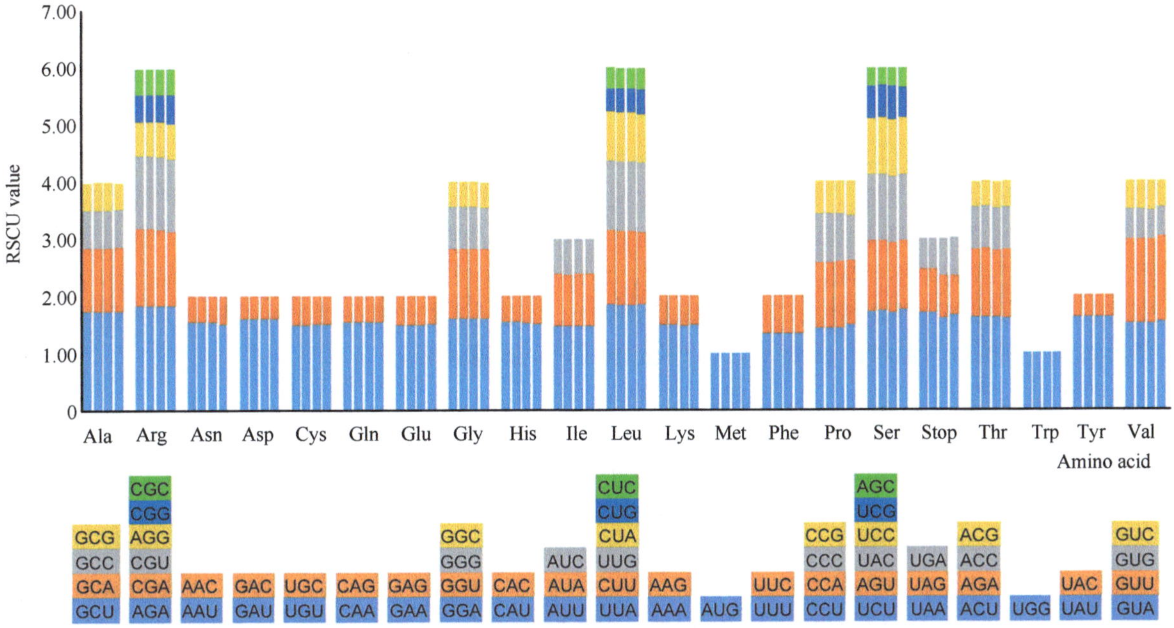

图3-6　4个鼠尾草叶绿体基因组87个蛋白质编码基因中20个氨基酸密码子含量和终止密码子含量对比（竖线从左至右分别为甘西鼠尾草、戟叶鼠尾草、丹参、鼠尾草）

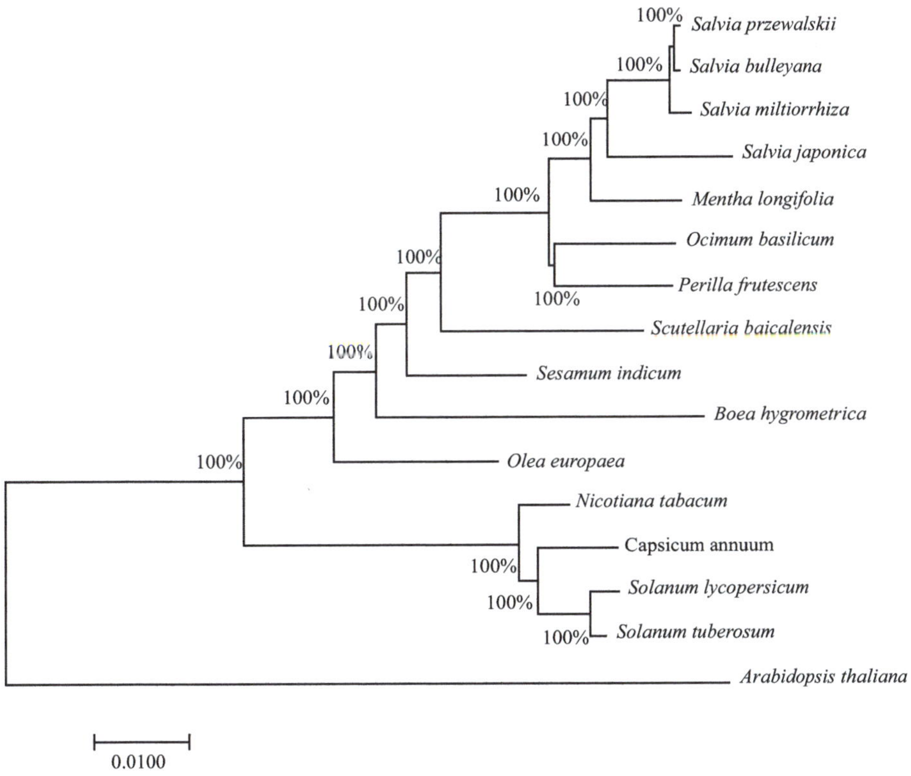

图3-7　16个相关物种叶绿体基因组的最大似然法（ML）系统发育树（拟南芥为外类群）

三、牡丹叶绿体基因组

牡丹（*Paeonia suffruticosa*）芍药科（Paeoniaceae）芍药属（*Paeonia*）牡丹组（Sect. *Mouton*）多年生落叶亚灌木，是原产于中国的传统名花，并且是中国十大名花之一，一直被称为“花中之王”，也是重要的药用植物与油料作物。目前，中国牡丹品种大多为野生种与栽培种之间反复杂交形成，因此亲缘关系不明确，遗传背景相似，最终导致牡丹的育种工作受到极大限制。由于牡丹本身的特征（牡丹为异花授粉，因此种间易杂交），再经过人工长期的引种和选择后，人们单从外部形态很难判断牡丹品种的名称、来源以及品种之间的亲缘关系。

（一）牡丹叶绿体基因组特征分析

牡丹叶绿体基因组大小在152 519～154 405 bp，GC含量约38.3%～38.4%。其中紫牡丹（*Paeonia delavayi*）叶绿体基因组最大为154 405 bp，海黄牡丹（*P. suffruticosa* cv. *'High Noon'*）叶绿体基因组最小为152 519 bp。牡丹叶绿体基因组具有典型的四分体结构，两个反向重复区将叶绿体基因组分成两个单拷贝区，即大单拷贝区（LSC）与小单拷贝区（SSC）。牡丹叶绿体基因组的LSC区长度为84 213～86 057 bp，LSC区GC含量为36.6%～36.7%。牡丹叶绿体基因组SSC区长度分布为16 983～17 077 bp，SSC区GC含量为32.6%～32.8%。IR区GC含量均为43.1%，长度分别为25 521～25 649 bp。牡丹叶绿体的IR区具有比LSC区和SSC区更高的GC含量，主要原因是IR区包含四个高GC含量的rRNA基因所致。

（二）牡丹叶绿体基因组注释结果分析

牡丹叶绿体基因组共注释到116个基因，包括82个蛋白编码基因，30个tRNA基因，4个rRNA基因。有内含子的基因共17个，包括tRNA基因5个，功能基因12个。有3个基因含有两个内含子（*rps12*，*ycf3*，*clpP*），其他基因均只含有一个内含子，*trnH-UUU*内含子最大（2442～2455 bp），且此内含子将matK整个基因包含其中。牡丹叶绿体基因组CDS长度为77 104～78 579 bp，占总叶绿体基因组长度的一半左右。其密码子个数大约在25 701～26 193之间。牡丹叶绿体中编码率最高的三个氨基酸分别是亮氨酸（Lue）、谷氨酸（Glu）、异亮氨酸（Ile）。编码率最低的氨基酸是半胱氨酸（Cys），仅有291～395个密码子编码（图3-8）。

（三）牡丹比较叶绿体基因组

除凤丹（*P. ostii* cv.*'Fengdan'*）外，其他14个牡丹叶绿体基因组的LSC/IRa边界区的基因是*rps19*（图3-9），此基因横跨LSC区与IRa区，基因大部分位于LSC区，位于IRa区长度为2～8 bp。凤丹叶绿体基因组的*rps19*基因全部在LSC区，末端距LSC/IRa边界124 bp。凤丹*rpsl2*基因横跨LSC/IRa的边界区，大部分位于IRa区，在LSC区的长度为60 bp。这可能是凤丹叶绿体基因组IR区的收缩导致的。牡丹叶绿体基因组IR区的变异程度均明显的低于LSC区与SSC区。另外，牡丹叶绿体大多数的蛋白质编码基因（除*ndhA*、*ycf1*、*petB*和*ycf2*）是高度保守的。牡丹叶绿体基因组序列中分化程度较高的区域一般处于基因间隔区，比如：*trnS-GCU*与*trnG-GCC*间隔区等。

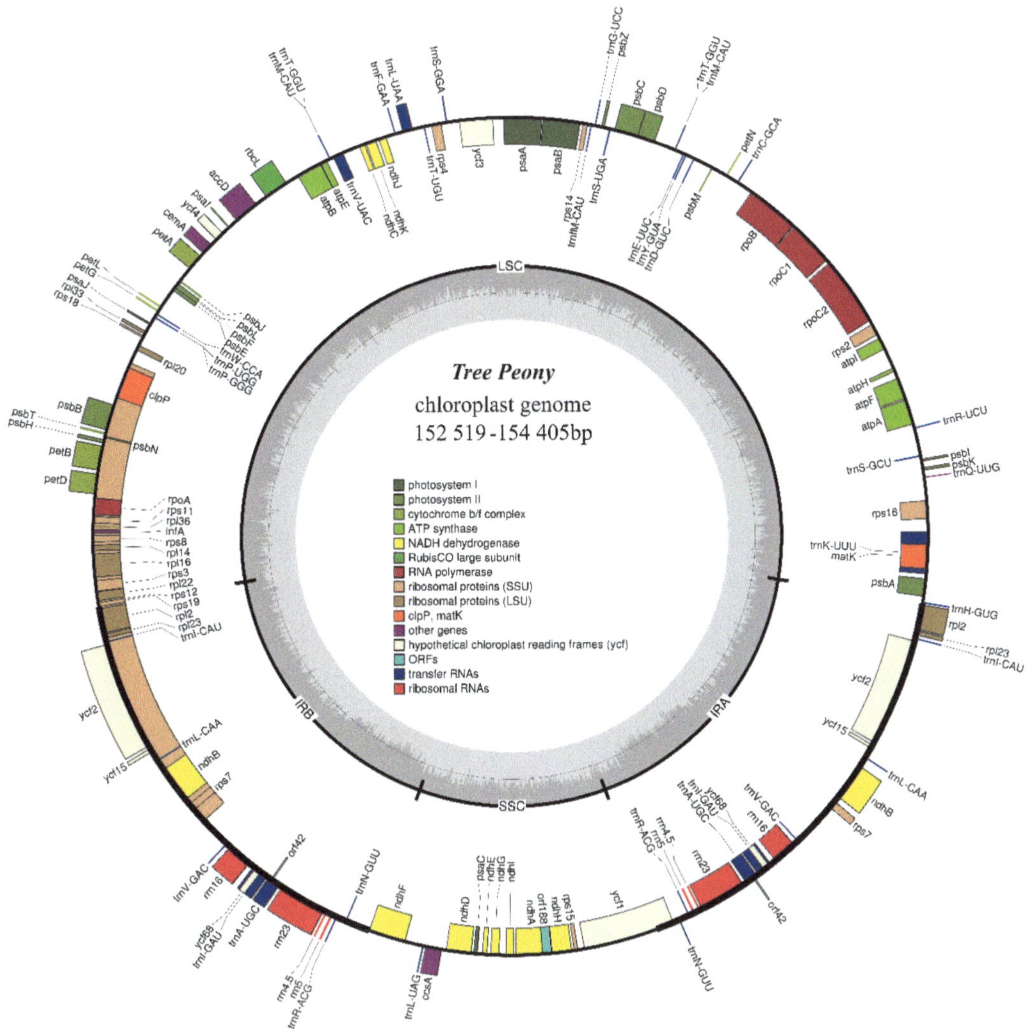

图3-8　牡丹叶绿体基因组图谱

NJ树将牡丹分为两个大枝（图3-10）。大花黄牡丹（*P. ludlowii*）、黄牡丹（*P. lutea*）、海黄牡丹（*P. suffruticosa* ‘High Noon’）之间的亲缘关系更近，紫牡丹、狭叶牡丹（*P. potanini*）之间的亲缘关系较近，凤丹、杨山牡丹（*P. ostii*）、首案红牡丹（*P. suffruticosa* ‘Shou An Hong’）、豆绿（*P. suffruticosa* ‘Dou Lv’）之间的亲缘关系较近，矮牡丹（*P. jishanensis*）、四川牡丹（*P. decomposita*）的亲缘关系较近，卵叶牡丹（*P. qiui*）、紫斑栽培种（*P. rockii* ‘Baokang’）、紫斑牡丹（*P. rockii*）、洛阳红（*P. suffruticosa* ‘Luo Yang Hong’）之间的亲缘关系较近。

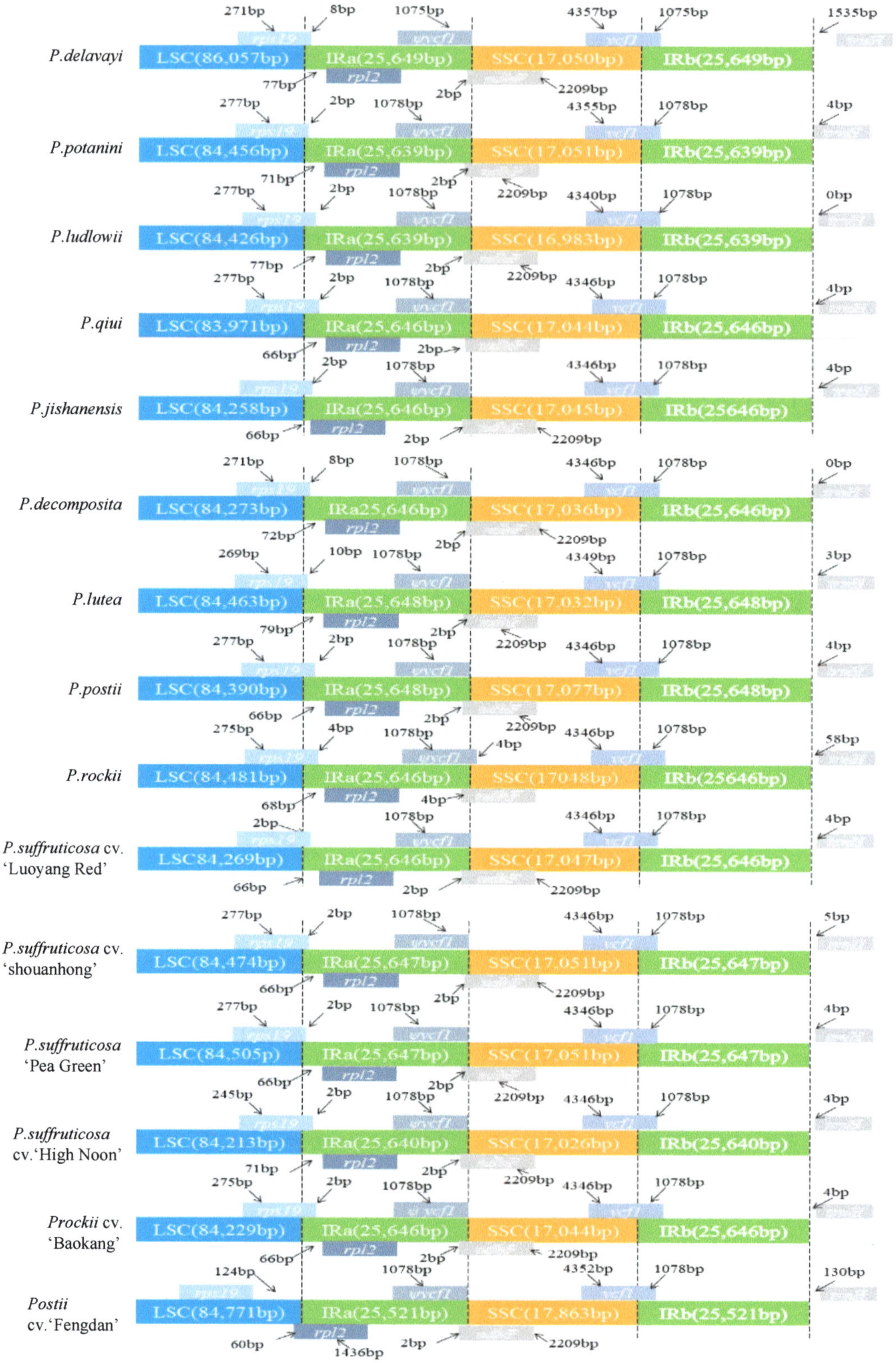

图3-9　牡丹叶绿体基因组边界比较

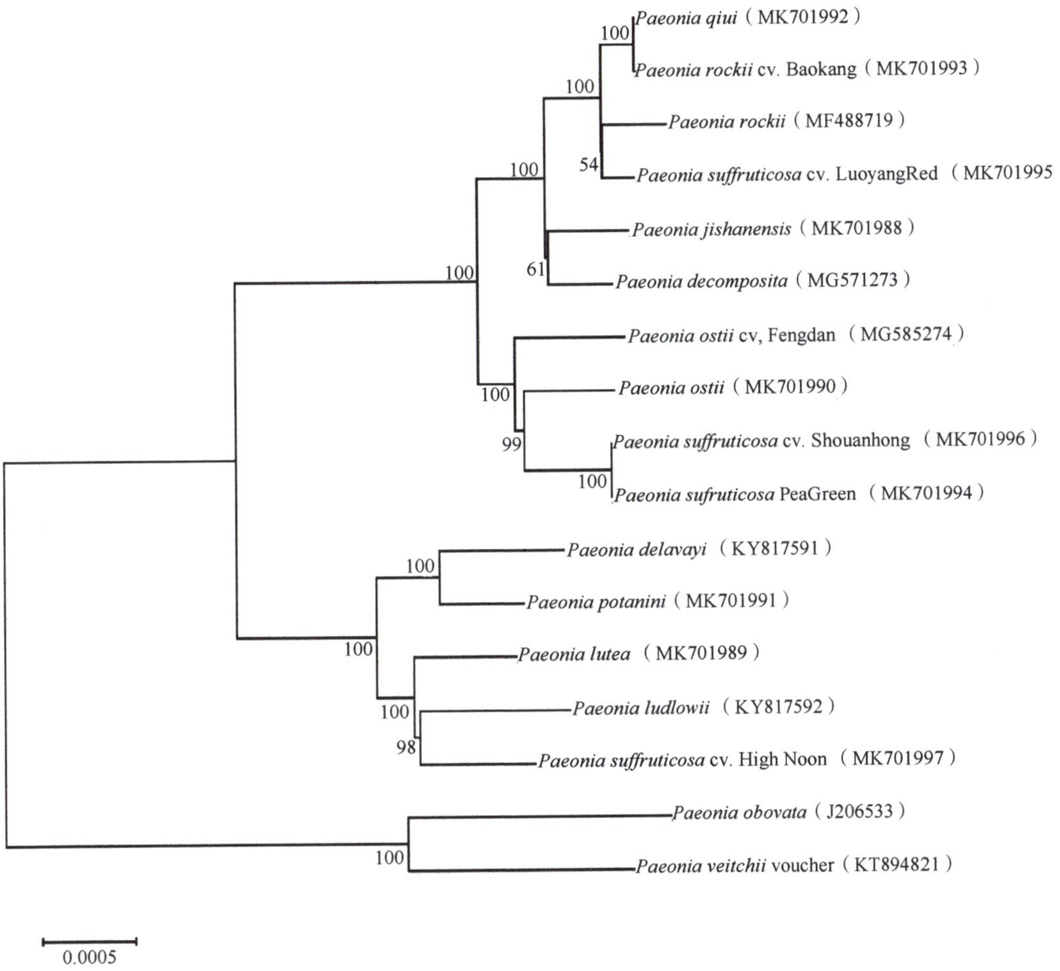

图3-10　基于牡丹叶绿体基因组的NJ树

拓展阅读

1. 重楼属叶绿体基因组

重楼属*Paris*植物全球共有30余种，有药用记载的有11种。江媛等（2022）测定了重楼属（*Paris*）的叶绿体基因组。结果显示，重楼属药用植物的叶绿体基因组全长为161469～166162 bp。其结构与大多数高等植物的叶绿体基因组类似，均呈典型的四分体结构，包括一个大单拷贝区（84029～87173 bp）和一个小单拷贝区（12835～16166 bp），中间隔着两个反向重复区（30665～34059 bp）。GC含量平均为36.98%，其中，IRs区的GC含量最高，LSC和SSC区次之。成功注释的基因总数为135个，包括89个蛋白质编码基因、38个tRNA基因和8个rRNA基因。

该研究采用叶绿体基因组序列对重楼属植物进行了研究，发现叶绿体基因组技术可作为解决重楼属植物种间系统发育关系问题的一种理想手段。系统发育分析表明，重楼属被划分为3个亚属5个组，分别为蚤休亚属Subgenus *Euthyra*（蚤休组Sect. *Euthyra*、五指莲组Sect. *Axiparis*、黑籽组Sect. *Thibeticae*和日本重楼组Sect. *Kinugasa*）、延龄草亚属Subgen. *Trillium*和狭义重楼亚属Subgen. *Paris s. s.*（北重楼组Sect. *Paris*）。

2. 黄精属叶绿体基因组

黄精属（*Polygonatum*）是重要的药用类群，在中国有2000多年的药用历史。中国为黄精属植物分布的热点地区，约有47种，西南地区（四川省、重庆市和云南省）为该属植物的多样性中心，也是中国黄精属植物的起源中心。Wang等（2022）测定了黄精属（*Polygonatum*）的叶绿体基因组。结果显示，黄精属药用植物的叶绿体基因组均呈典型的四分体结构，全长为154576～156021 bp。其结构与大多数高等植物的叶绿体基因组类似，包括一个大单拷贝区（83493～84629 bp）和一个小单拷贝区（18292～18573 bp），中间隔着两个反向重复区（26278～26415 bp）。GC含量平均为37.7%，其中，IRs区的GC含量最高，LSC和SSC区次之。成功注释的基因总数为129～134个，包括83～87个蛋白质编码基因、38个tRNA基因和8个rRNA基因。研究显示，叶绿体基因组序列可作为解决黄精属植物种间系统发育关系问题的一种理想手段。研究结果支持黄精属物种的单系性，其与异黄精属互为姊妹群，黄精属物种可以划分为section *Polygonatum*，section *Verticillata*和section *Sibirica* 3个组。

第二节　药用生物线粒体基因组

线粒体（mitochondrion）是广泛存在真核有氧生物细胞内由两层膜包被的细胞器，是细胞进行氧化磷酸化的场所，在细胞代谢和生理过程中发挥着重要作用。线粒体基因组作为遗传标记，具有高突变速率、无基因重组、高拷贝数和母系遗传等特点，被广泛应用于系统发育、生物地理、群体遗等研究领域。线粒体基因组形态以环状DNA分子为主。一般来讲，动物线粒体较为保守，而植物线粒体基因组结构变异较大。目前已观察到的植物线粒体分子的构型有Y型、H型多元线形、单线形、环形以及环形与线形共存等。

一、丹参线粒体基因组

丹参的线粒体基因组序列全长499 236 bp（图3-11）。这一长度在目前公布的陆生植物线粒体基因组长度中处于中间值。GC含量为44.4%，高于其他叶绿体基因组，与已报道的被子植物线粒体基因组GC含量相似。丹参的线粒体基因组序列共编码44个蛋白编码基因，其中有11个起源于叶绿体基因组，包括*rpl2*和*rps7*两个基因。

结合tRNA-scan软件和BLAST自定义细胞器tRNA数据库结果，在丹参的线粒体基因组中共发现22个tRNA基因，对应20个不同的tRNA，其中*trnI-CAU*和*trnM-CAU*各有2个拷贝。还有10个tRNA可能来源于叶绿体基因组。如果考虑摆动假说（wobble hypothesis），即密码子第三位或反密码子第一位的“U”可以匹配任意碱基，那么丹参线粒体编码的这20个tRNA可以识别61个有义密码子（sense codon）中的36个。但其仍缺少能识别Ala、Arg和Thr三个氨基酸任一密码子的tRNA，及至少缺少四个tRNA方能识别Gly、Leu和Val三个氨基酸的全部密码子。因此，这些缺失的tRNA必须从细胞质引入线粒体以进行蛋白合成。

通过丹参线粒体序列自身比对，共检测到的57对重复序列，这些重复序列全部作为基因组重组的候选位点。首先通过将校正的Pacbio CLR序列分别比对到每一对重复序列所对应的参考构象和重组构象上以寻找重组证据。最终，共有18对重复序列存在至少一条CLR支持其存在重组现象，其中有10对重复序列存在2条以上CLR，5对重复序列存在10条以上CLR。对于3对1 kb以上的重复序列，其对应的参考构象和重组构象出现的频率基本相等（图3-12、图3-13）；而对于长度在100 bp以下的重复序列，很少能找到支持其重组的CLR。

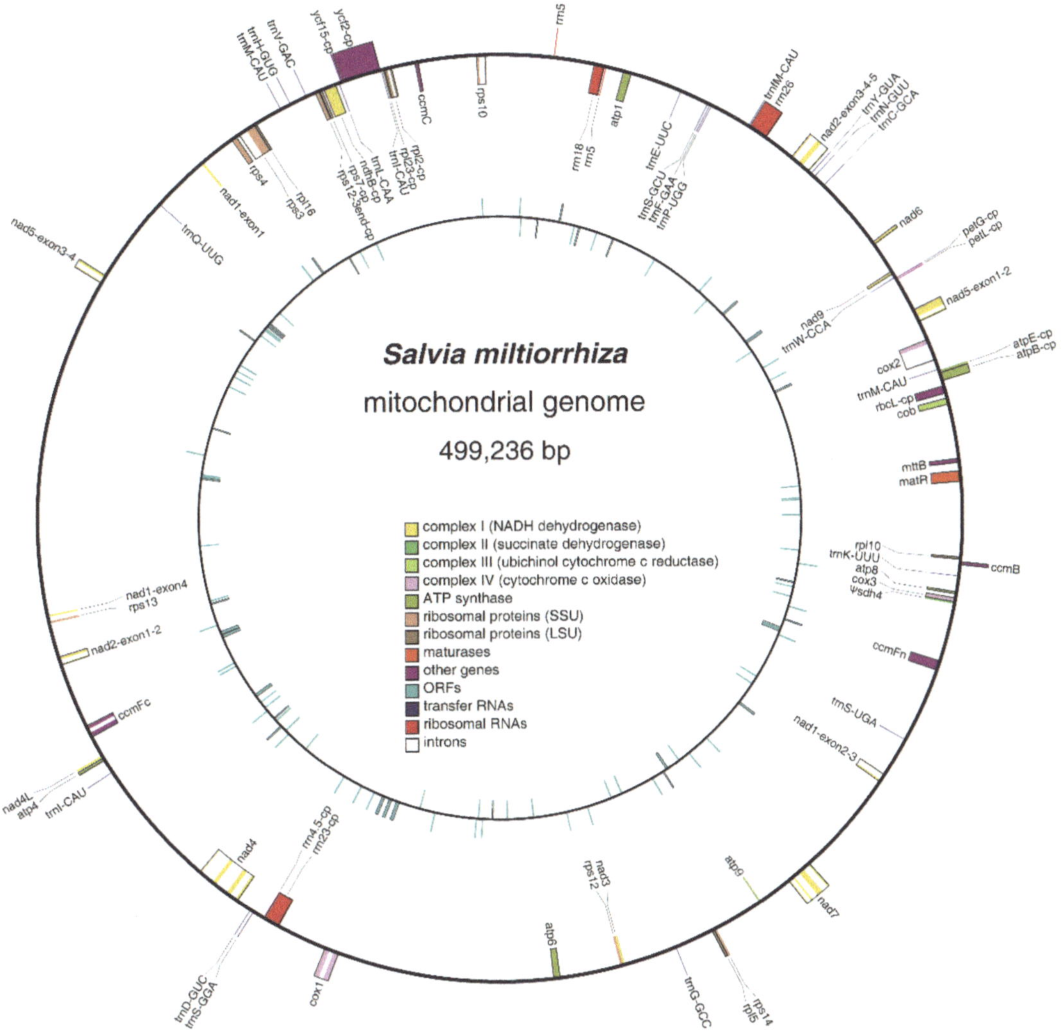

图3-11　丹参线粒体基因组环形基因图

随后使用两套不同插入片段长度的SOLiD末端配对数据验证上述这些重组位点的重组频率。将序列匹配并且方向和插入长度都符合要求的末端配对读长作为支持参考或重组构象的证据。通过观察对比基于SOLiD数据的结果和基于CLR数据的结果发现：对于每一对重复序列，两组SOLiD数据的结果十分相似（图3-13）；基于SOLiD数据的结果和基于CLR数据的结果基本一致（图3-13）。上述三套数据分析得出的结果中唯一不一致的地方是有关第四对正向重复序列（674 bp）。

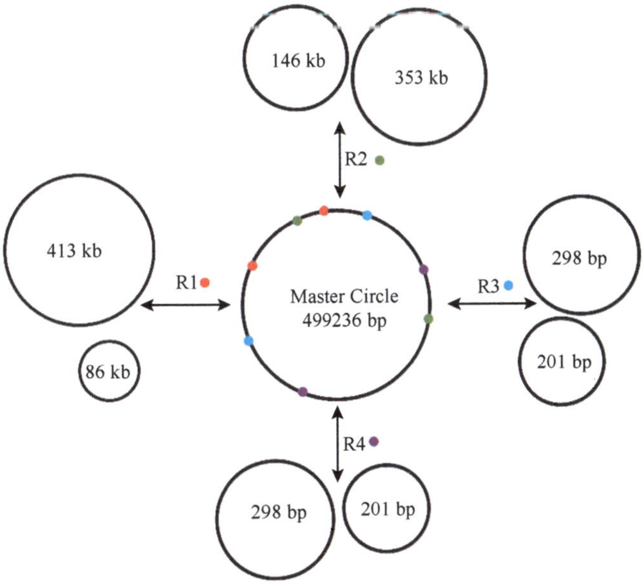

图3-12　预测的丹参线粒体基因组的多态性结构

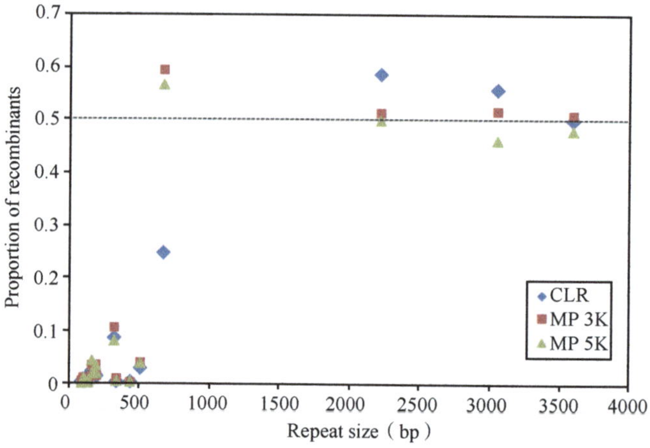

图3-13 丹参线粒体基因组重组分析

虽然丹参的线粒体基因组长度是其叶绿体基因组的三倍之多，但其蛋白编码基因数目只有叶绿体的1/3，其序列占总长的约10%，而叶绿体的蛋白编码比例超过总长的50%。在丹参细胞器基因组中，仅发现由叶绿体基因组向线粒体基因组的序列迁移。在丹参的线粒体基因组中，长度超过50 bp且相似度不小于80%的源自叶绿体的序列共37 612 bp，占总长的7.5%。有26个片段长度超过或等于100 bp，其中9个片段长度超过500 bp，5个片段长度超过1 kb。这26个片段中，19个来自叶绿体LSC区，1个来自SSC区，6个来自IR区。迁移片段的数量与叶绿体基因组各个区的长度（LSC 82 695 bp，SSC 17 555 bp，IR 25 539 bp）并不成比例。最长的片段长度为16684 bp，源自IR区，涉及叶绿体11个基因（图3-14），是迄今为止发现的最大的叶绿体序列连续性迁移整合大片段之一。

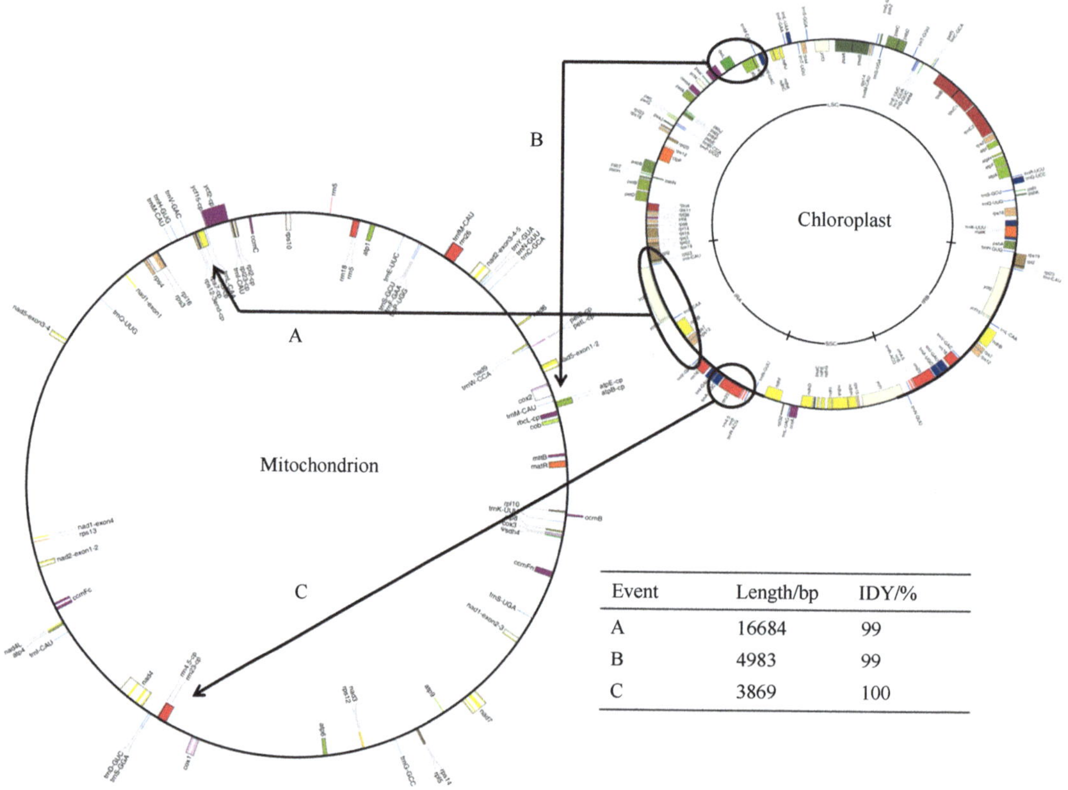

Event	Length/bp	IDY/%
A	16684	99
B	4983	99
C	3869	100

图3-14 丹参中由叶绿体基因组往线粒体基因组大片段序列迁移示意图

二、灵芝线粒体基因组

灵芝属大约有51个形态相似的物种。已有文献报道了灵芝的全基因组序列，用以阐明药用真菌不同次生代谢产物合成潜在的分子机制，并为灵芝属物种进化多样性的深入研究奠定基础。典型的真菌线粒体基因组包括14个保守的蛋白质编码基因和数目不定的tRNA编码基因。丝状真菌线粒体DNA为单亲遗传，进化速度比相应的核DNA快，因此更适合用于区分亲缘关系近的物种。

灵芝是一个复杂的物种，亚种众多且难以区分。考虑到线粒体基因组序列在进化和种群研究中的广泛应用，以及其为细胞生长发育提供所需能量的生物学功能，Li等以瓣环栓菌的线粒体基因组序列作为灵芝线粒体基因组组装的参照序列，研究了灵芝线粒体基因组的基因内容和基因差异化表达的特征，测定并分析了灵芝线粒体基因组全序列以研究其基因内容和重复序列，识别了位于基因间隔区和内含子序列的ORF。将转录（RNA-seq）数据用于基因注释、表达分析和转录活跃区（TAR）检测。并且分析比较了灵芝线粒体基因组和其他近缘种的基因次序，为担子菌类线粒体DNA的进化提供了新的研究数据。

灵芝线粒体基因组全长60 630 bp，GC含量为26.67%。灵芝线粒体基因组中包含50个蛋白质编码基因，2个rRNA，27个tRNA，1个核糖体蛋白基因*rps*3，14个参与呼吸链复合的基因，4个在其他基因（*ip1*-4）内含子的ORFs，和2个在基因间隔区（*orf1*和*orf2*）的ORFs。除了编码*trn*W、*orf*1和*orf*2的基因外，其他基因都在同一个方向。

灵芝线粒体基因组中保守基因也具有一些独有的特征。首先，分别对一个依赖DNA的RNA聚合酶（*rpo*）和一个DNA聚合酶（*dpo*）候选基因，即*orf*1和*orf*2进行了鉴定，*orf*1和*orf*2分别位于负链，一个终止密码子突变发生在*orf1*的569位氨基酸位置上，可能是一个假基因。其次，灵芝线粒体DNA中识别出一个特殊的tRNA基因编码SeC。截至Li等的文章发稿时，在其他已知的担子菌线粒体DNA中很少识别出*trnU*基因，这种现象可能反映了灵芝中一个独特的生物过程。此外还观察到了两个特殊片段的存在，分别表现出了核基因组和线粒体基因组序列的高度相似性。可以假设，正向重复和核酸内切酶可能来源于一个古老的转座子，这个转座子切除了核基因组的片段，并且形成了一个插入到核基因组中的亚分子。当然这一假设还需要真菌核和线粒体基因组之间相似序列的综合分析来检验。Li等的研究为灵芝线粒体基因组的组成和线粒体基因在不同发育阶段的差异化表达提供了重要信息，并为有效区分不同的灵芝亚种提供了潜在的分子标记，为进一步深入研究灵芝线粒体在细胞生长发育过程中的功能奠定了基础。

三、梅花鹿和马鹿线粒体基因组

鹿科动物是大型哺乳动物生态学和行为学研究的动物模型之一，在学术研究上具有重要价值，但目前其分类和系统演化仍存在较多争议。鹿类动物基因组测序有望进一步推动鹿类动物的进化研究，解决大部分鹿类系统进化问题，并能从基因水平上揭示动物特殊行为的分子机制，如基于信息素的通讯、认知及配偶选择等。mtDNA序列信息还可应用于饲料、食品及中药材等的物种鉴定上。

GenBank数据库中目前已收载了至少9种鹿科动物线粒体全基因组序列，其中包括有鹿亚科的梅花鹿、赤鹿和台湾水鹿，麂亚科的毛冠鹿、赤麂、黑麂和小麂，獐亚科的獐，美洲鹿亚科的驯鹿等。梅花鹿（*Cervus nippon*）和马鹿（*C. elaphus*）为2020年版《中国药典》规定的鹿类产品的正品来源，其他鹿科动物源性产品多视为代用品、习用品或伪品。

（一）梅花鹿线粒体基因组

梅花鹿（*C. nippon*）是鹿科动物中最具代表性的鹿种之一，属于哺乳纲（Mammalia）偶蹄目（Artiodactyla）反刍亚目（Ruminantia）鹿科（Cervoidea）鹿属（*Cervus*）动物，别名花鹿，属于国家一级保护动物。在中国境内，梅花鹿主要包括6个亚种，即四川亚种（*C. n. sichuanicus*）、华南亚种（*C. n. kopschi*）、山西亚种（*C. n. grassianus*）、华北亚种（*C. n. mandarinus*）、台湾亚种

(*C. n. taiouanus*)以及东北亚种(*C. n. hortulorum*)。中国大陆境内的梅花鹿野生种已经灭绝，我国饲养的梅花鹿种群主要来自东北亚种。进行中国梅花鹿基因组的相关研究，在整个基因组水平上分析中国梅花鹿的遗传多样性，有利于加速中国梅花鹿的品种培育和遗传改良进程。中国梅花鹿基因组测序将对寻找控制鹿茸再生的相关基因，揭示鹿茸再生机制起到重要作用。

梅花鹿线粒体基因组全长为16435 bp，包括22个tRNA基因、13个蛋白质编码基因、2个rRNA基因(12S rRNA和16S rRNA)和2个非编码区(WANCY区和D-loop区)。

关于梅花鹿的系统进化问题目前最流行的观点是：梅花鹿起源于东北亚，向南迁徙到达越南北部和台湾，向东迁徙到达朝鲜半岛和日本。查代明等(2010)使NJ法和MP法构建梅花鹿线粒体全基因组系统进化树，结果显示梅花鹿存在3个明显的支系，即中国种群(大陆和台湾)、日本南部种群和日本北部种群，且大陆梅花鹿与日本南部梅花鹿的亲缘关系更近，支持日本梅花鹿分化为南、北两个种群，至少通过两个大陆桥在晚更新世从亚洲大陆迁徙至日本的观点。日本北部梅花鹿(*C. n. centralis*)与(*C. n. yesoensis*)的序列同源性到达98.8%，支持这两个种群还没有分化为不同的两个亚种，它们之间的差异是由地理隔离导致的观点。

(二)马鹿线粒体基因组

马鹿(*C. elaphus*)是中国重要的鹿茸资源之一。近年来受国际鹿茸市场冲击和鹿产品开发的影响，马鹿养殖业发展受阻，存栏量急速下降，部分品种濒危。研究马鹿起源和系统发育将为保护其遗传资源奠定基础。

邵元臣等(2014)利用克隆测序和PCR产物直接测序技术对5种马鹿的线粒体基因组全长进行了测定，分析全序列并构建系统进化树。结果显示塔河马鹿、天山马鹿、阿尔泰马鹿、东北马鹿和甘肃马鹿线粒体基因组全长分别为16348、16412、16422、16412、16350 bp，均包括22个tRNA基因、13个蛋白质编码基因、2个rRNA基因(12S rRNA和16S rRNA)和2个非编码区(WANCY区和D-loop区)。进化树结果显示，马鹿与其他鹿科动物系统进化关系为：坡鹿自成一个单系，天山马鹿、东北马鹿、甘肃马鹿、阿尔泰马鹿与梅花鹿聚为一支，塔河马鹿与赤鹿聚为一支，白唇鹿为一支。

马鹿的系统进化一直存在争议，主要围绕其是否分化为两个不同的种即赤鹿(red deer)(欧洲种群)和马鹿(wapiti)(亚洲-北美种群)。现在，很多分子系统进化证据支持马鹿分化为东、西两个种群，前者分化为三个亚群、后者分化为四个亚群，且前者与梅花鹿的关系更近，不支持将马鹿作为一个种的传统观点，同时也不支持马鹿分化为诸多亚种。查代明等(2010)的马鹿线粒体基因研究结果也支持马鹿分化为两个种(赤鹿和马鹿)，马鹿与梅花鹿的亲缘关系更近的观点。从其系统进化树的结果中可知塔里木马鹿与赤鹿聚为一支，由于塔里木马鹿的生境位于中亚，进一步支持马鹿起源于中亚，向东分化为亚洲-北美种群，向西分化为欧洲种群，且塔里木马鹿是欧洲种群的祖先。

拓展阅读

海螵蛸线粒体基因组

海螵蛸为乌贼科动物曼氏无针乌贼(*Sepiella maindroni*)或金乌贼(*Sepia esculenta*)的干燥内壳。目前国内外对海螵蛸的研究多集中于结构组成、药理作用和临床应用等方面，而基因水平的研究较为匮乏，还没有人对中药海螵蛸基原物种的核基因组展开研究，其线粒体基因组研究相对较少。

乌贼的表型可塑性强，缺乏严格的地理选择性，并且随着身体发育的不同阶段，其外部形态变化差异较大，不同研究者对其选择用于分类研究的某些形态特征的加权也不相同，仅仅依据体色、腕式、海螵蛸等外部特征，使得种属水平的形态分类鉴定难度较大，并且产生很多分歧。因此很难选定一些单纯形态特征用于研究乌贼科各属间的分类与系统发育关系。乌贼mtDNA基因组的结构和特征分析可为系统发生学研究、分子水平的分类鉴定以及遗传多样性研究提供依据。

对乌贼科虎斑乌贼（*Sepia pharaonis*）、目乌贼（*S. aculeata*）、拟目乌贼（*S. lycidas*）以及无针乌贼（*S. inermis*）的线粒体基因组全序列分析，功能基因注释，结构与特征分析，以及比较基因组学研究。结果表明虎斑乌贼线粒体基因组全长为16 208 bp，刺乌贼为16 219 bp，拟目乌贼为16 228 bp，无针乌贼为16 191 bp。4种乌贼的线粒体基因组（mtDNA）均由13个蛋白质编码基因、22个tRNA基因、2个rRNA基因以及2个非编码区组成；4种乌贼mtDNA均存在基因间隔与重叠区域，基因间隔总长在147～182 bp之间，基因重叠总长在51104 bp之间。13个蛋白质编码基因中，*COⅢ*、*ND2*、*COⅠ*、*COⅡ*、*ATP8*、*ATP6*及*ND3*由轻链编码，*NDl*、*ND5*、*ND4*、*ND4L*、*CYTB*及*ND6*由重链编码。4种乌贼mtDNA中包含有两种rRNA，分别是16S rRNA和12S rRNA。4种乌贼mtDNA中均包含两个完全相同的非编码区，控制着复制的起始和转录，被称为控制区。

目前，已有9个乌贼物种的线粒体基因组完成了全序列测定，包括乌贼科中的商乌贼（*Sepia officinalis*）、金乌贼（*S. esculenta*）、日本无针乌贼（*S. japonica*）、白斑乌贼（*S. latimanus*）、拟目乌贼（*S. lycidas*）、虎斑乌贼（*S. pharaonisl*）、目乌贼（*S. aculeata*）、无针乌贼（*Sepiella inermis*）、耳乌贼科的巴塔哥尼亚僧头乌贼（*Semirossia patagonica*）。

思考题

1. 从NCBI下载黄精族叶绿体基因数据，建树分析黄精属与其近缘物种的发育关系。
2. 试述动物与植物的线粒体有何异同。
3. 简述叶绿体基因组和线粒体基因组研究在药用生物研究中的意义。

第四章 药用生物转录组研究

第一节 转录组概述

转录组学（transcriptomics）从整体水平上对生物体中基因转录情况及其转录调控规律进行研究，提供一个细胞或组织基因组的全部基因的表达特点及基因编码的相应蛋白质的功能信息。转录组（transcriptome）概念具有广义和狭义之分。广义转录组是指从一个细胞或者组织的基因组所转录出来的RNA的总和，包括编码蛋白质的信使RNA（mRNA）和各种非编码RNA（ncRNA）。狭义转录组是指细胞在特定时间编码蛋白质的mRNA分子的集合。

在中药研究领域，转录组可在整体水平上研究药用植物、药用动物和药用真菌等药用生物某一生长发育阶段的特定组织或器官或细胞中全部转录本的种类、结构、功能以及基因表达规律。转录组数据为解析药用生物转录水平的遗传信息提供有效信息，可为阐明中药材中药效活性成分生物合成途径及其调控机制以及药用生物生长发育规律及其抗病、抗逆机理等研究奠定基础，从而促进中药现代化研究。

转录组测序是指利用高通量测序技术进行RNA或互补DNA（complementary DNA，cDNA）测序，全面快速地获取某一物种特定器官或组织在某一状态下的转录本，又称RNA测序（RNA-seq），包括mRNA转录组测序（mRNA-seq）、长链非编码RNA测序（lncRNA-seq）、环状RNA测序（circRNA-seq）等。mRNA-seq是对真核生物特定组织或细胞在某个时期转录出来的所有mRNA进行测序，既可用于研究已知基因，也可从中发掘新基因。mRNA-seq测序方法可以分为有参考转录组测序、无参考转录组测序和数字基因表达谱分析等。lncRNA-seq是通过高通量测序技术结合生物信息学方法在整体水平上揭示样品中lncRNA的全面信息。在鉴定已知lncRNA的同时，可全面挖掘新型lncRNA，并对其进行结构特征和功能分析。circRNA-seq具有环状RNA的闭合环状特性，通过去除total RNA中的rRNA和线性RNA分子，可特异地富集环状RNA分子后再测序，更有针对性地分析受检样本中特定的环状RNA表达谱、环状RNA剪接模式等。circRNA功能多样，可竞争性结合miRNA，还可调控基因表达。近年来还发现circRNA与疾病的发生和发展密切相关，在疾病诊断标志物等方向具有应用前景。

转录本是由一个基因通过转录形成的一种或多种编码蛋白质的成熟mRNA。一个基因通过内含子的不同剪接可形成不同的转录本。外界刺激或环境变化会导致生物体中基因表达水平的变化。转录组测序可以对特定环境条件下的生物体的特定组织或器官或特定细胞类型中的所有转录本进行定量检测。转录本的结构变异导致转录后序列结构变异和基因表达多样性。基因转录生成的前体mRNA（pre-mRNA），有多种剪接方式，选择不同的外显子，产生不同的成熟mRNA，从而翻译为不同的蛋白质，构成生物性状的多样性。这种转录后的mRNA加工过程称为可变剪接（alternative splicing，AS）或选择性剪接。AS是导致转录本结构变异的直接因素，也是调节基因表达和产生蛋白质多样性的重要机制。转录组测序在鉴定转录本的结构及其变异及发现新转录本等方面具有优势。与基因组相比，转录组数据具有时间和空间特异性，因此，转录组测序可检测转录本表达的时空特异性。

早期的转录组研究方法主要包括基于Sanger测序方法的表达序列标签（expressed sequence tag，EST）和基因芯片等方法，但这些方法费时费力、成本较高，无法对某一物种的转录组进行全面系统研究。目前，RNA-seq已成为研究转录组与基因表达谱的重要手段。按照技术的更新迭代，RNA-seq技术发展可划分为三个阶段。第一阶段是Bulk sequencing，指通过提取组织、器官或一群细胞的混合RNA（bulk RNA）进行转录组测序，从而得到大量细胞的基因表达数据，反映的是样本内的平均水平，而细胞的特异性问题被忽视。但实际样本组织往往不是均质的，各种样本都存在异质性。在这种情况下，单细胞测序（single cell RNA sequencing，scRNA-seq）技术应运而生，转录组测序进入第二阶段。scRNA-seq技术极大地推动了新细胞类型发现以及揭示细胞异质性等方面的研究进展。然而，在scRNA-seq过程中，需将组织解离成单细胞悬液，细胞会失去原有空间位置信息，这对深入解析细胞间互作、发育过程等生物学问题带来影响。2020年，空间转录组技术被*Nature*杂志评为年度技术，标志着转录组测序技术进入第三阶段。空间转录组技术可从空间维度理解细胞在组织中的分布，探索组织中不同区域信号的相互调控，这对理解器官发生以及疾病发展过程等至关重要。

转录组测序可快速获得生物体内的mRNA种类及其表达丰度，分析不同样本中mRNA的差异表达信息，检测基因相对表达量变化，通过差异表达基因的功能分析，可发现在细胞分化、代谢、机体发育、逆境响应等过程中的信号转导特征；也可对AS和单核苷酸位点多态性（single nucleotide polymorphism，SNP）进行研究，其精确度高、重复性好、无须克隆。因此，转录组研究成为比较基因序列与功能、鉴定基因表达谱的一种快速方法。药用生物转录组研究已被广泛应用于药用植物发育研究以及天然产物生物合成途径的解析；单细胞转录组技术把从组织或多细胞层面的转录组研究精确到单个细胞的水平，可研究某个细胞或者某类细胞的基因表达谱特征。空间转录组技术实现了基因表达数字化结合组织影像化的技术革新，现在主要应用于病理学领域，对于诊断标志物、耐药位点和靶向药物的研发以及免疫治疗等领域都具有重要作用。空间转录组技术在植物生物学中的应用仍处于起步阶段。基于高通量测序技术的药用生物转录组研究可快速、高效、全面解读药用生物遗传信息，将推动中药次生代谢工程与合成生物学的发展，为功能基因挖掘、中药活性成分的生物合成与调控、优良种质资源评价等研究奠定基础。

第二节　RNA-seq转录组研究

一、概　　述

RNA-seq又称RNA测序，指利用高通量测序技术进行cDNA测序，全面快速地获取某一物种特定器官或组织在某一状态下的几乎所有转录本的转录组研究方法。RNA-seq技术能将mRNA、小RNA（small RNA）和非编码RNA（non-coding RNA，ncRNA）等序列测定出来，并能在单核苷酸水平对任意一个物种的转录本结构和表达水平等整体转录情况进行检测，还能发现未知转录本和稀有转录本（或低丰度转录本），精确识别AS位点、SNP及RNA编辑。基于RNA-seq技术的转录组研究包括数字基因表达谱分析、小RNA测序、降解组测序、长链非编码RNA测序、RNA直接测序和单细胞转录组测序等，在本草基因组学领域具有广泛的应用。

二、RNA-seq转录组研究策略

RNA-seq转录组研究流程主要包括RNA样本制备、测序文库构建、高通量测序及数据分析等

过程。其中，RNA样本制备又包括样品收集与保存、RNA提取等；测序文库构建包括mRNA分离纯化、测序文库制备等；转录组测序及数据分析过程包括上机测序、转录组数据过滤与组装、转录本功能注释等步骤。

（一）RNA样本制备

用于转录组研究的样品通常采集新鲜样本，将样品清洗干净，吸干表面水分，于液氮中速冻后置于超低温冰箱中保存备用。以药用植物为基原的中草药依据其药用部位（根、茎、叶、花、果实等）的不同，分为根及根茎类、皮类（茎皮及根皮类）、叶及花果类、全草类药材等。药用植物转录组研究还具有依赖药用部位与采收时间和采收方法的特点。因为这与中药活性成分的种类和数量有关，所以药用植物转录组研究的实验设计和数据分析应综合考虑药用部位、采收时间和采收方法等相关因素。获得纯度高、完整性好的RNA是转录组测序的前提条件。目前，常用的RNA提取方法包括Trizol法、热苯酚法、异硫氰酸胍法等。市售各种RNA提取试剂盒，可快速有效地提取获得高质量RNA，并用DNA酶（DNase）去除RNA中残留的DNA。

（二）测序文库构建

生物体中的mRNA是基因组DNA的转录产物，真核生物的所有蛋白质都是mRNA的翻译产物。因此，mRNA是转录组研究的主要对象。从生物体总RNA中分离获得高质量mRNA是构建高效转录组测序文库的决定性因素。真核细胞的mRNA分子显著的结构特征是具有5′端帽子结构（m7G）和3′端的Poly（A）尾巴。这种结构为真核mRNA的分离纯化提供了基础。mRNA分离方法较多，其中寡聚（dT）-纤维素柱层析法较为常用。利用mRNA 3′端含有Poly（A）尾的特点，当总RNA流经寡聚（dT）纤维素柱时，在高盐缓冲液作用下，mRNA被特异地吸附在寡聚（dT）纤维素柱上；然后逐渐降低盐浓度进行洗脱，在低盐溶液或蒸馏水中，mRNA被洗脱下来。经过两次寡聚（dT）纤维素柱，可得到纯度较高的mRNA。通过酶促反应将mRNA反转录合成互补cDNA的第一链和第二链（双链cDNA），双链cDNA末端修复及3′端加polyA，使用特定的测序接头连接cDNA片段两端，高保真聚合酶扩增构建成功的测序文库。

以Illumina测序平台为例，其测序文库制备完成后，将双链cDNA通过流动池，并基于与接头序列的互补性将其与个别分子杂交。通过流动池保持在接头两端的杂交序列将被桥式扩增。这些新产生的序列将与流动池杂交，并且在多次循环之后流动池的一个区域将包含许多拷贝的原始双链cDNA。整个过程被称为簇生成。簇生成后，从双链cDNA中取出一条链，将试剂通过流动池进行合成测序。合成测序过程中，在每个合成回合中，加入的是由荧光信号可以确定的A、C、G、T的单个核苷酸，这些核苷酸被成像，使得位置和添加的核苷酸可以被确定、存储和分析。在流动池中特定位置重建的添加序列，对应于一个产生的双链cDNA簇，给出双链cDNA原始片段的精确核苷酸序列。

（三）转录组测序及数据分析

文库制备完成后，可以通过测序来获得片段两端的核苷酸序列，这些序列被称为读长（reads）。对cDNA片段可以进行单端测序（single-end reads，单端读取）或对片段的两端进行双端测序（paired-end reads，配对读取）。对于RNA-seq技术，一般是加入改造过的DNA聚合酶和带有4种荧光标记的dNTP，每次循环只合成一个碱基，用激光扫描反应板表面，读取每条模板序列第一轮反应所聚合上去的核苷酸种类，将“荧光基团”和“终止基团”化学切割，恢复3′端黏性，继续聚合第二个核苷酸，统计每轮收集到的荧光信号结果，获知模板DNA片段的序列。对获得的序列进行质量检测；在去除低质量的序列后，获得用于转录组序列组装的序列。序列组装分为从头组装（*de novo* assembly）和参照基因组组装（genome-guided assembly）等方法。从头组装方法对于没有基因组参照的物种的转录组组装更适用。对于有基因组参照的物种，转录组注释可以通过将转录本序列信息在基因组中查找其相应的注释信息；对于没有基因组参照的物种，将拼接后的转录组序列在国际公共数据库中进行序列比对，依据序列相似性原则，根据数据库中匹配序列的功能信息对转录本进行功能注释（图4-1）。

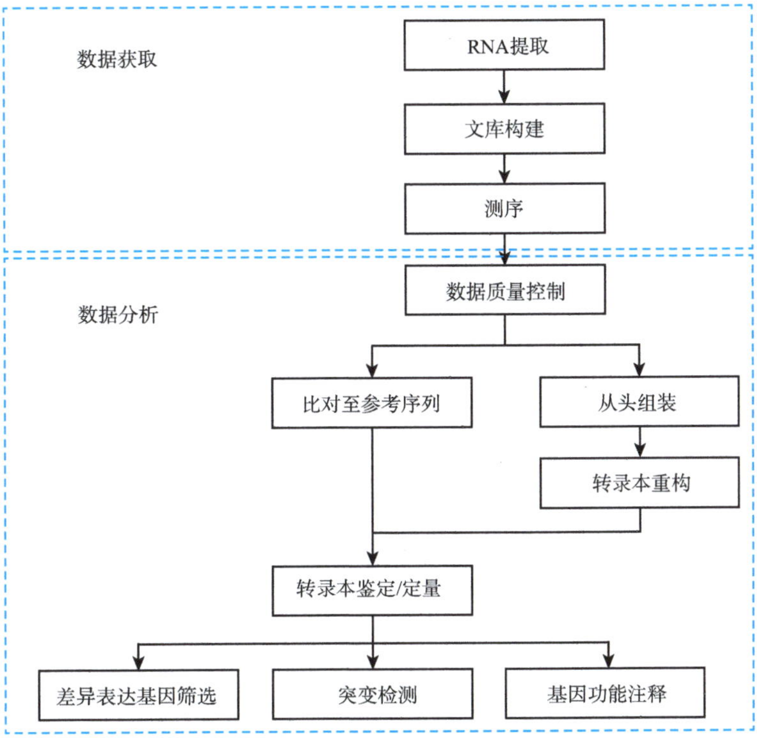

图4-1　RNA-seq测序流程

三、RNA-seq转录组研究应用方向

（一）发掘与鉴定中药药效活性成分生物合成途径关键基因

中药药效活性成分多为次生代谢物，如萜类其衍生物、黄酮类化合物、酚类和生物碱类等。次生代谢物（secondary metabolite）以某些初生代谢产物作为起始原料，通过一系列特殊生物化学反应产生的一类细胞生命活动非必需的小分子有机化合物。这些次生代谢物是天然药物的主要活性成分。次生代谢物生物合成途径是由多基因控制的复杂途径，RNA-seq转录组测序有助于对这些代谢途径的关键酶基因进行筛选和鉴定，为实现利用次生代谢工程或合成生物学技术实现大量、定向合成目标次生代谢物奠定基础。

（二）发掘与鉴定药用生物生长发育及抗病、抗逆等优良性状相关功能基因

药用生物生长发育规律通常与其体内的次生代谢物的合成和积累具有一定相关性；所以不同药用生物通常具有特定的生长发育规律。转录组研究可探索药用生物的生长发育机制。另外，药用植物生长发育受外界环境因素的影响。在自然界中，植物经常受到冷、热、干旱、盐碱、污染、病害等不良环境的影响，这些对植物生存或生长不利的环境因子统称为逆境（stress）。植物在进化过程中，会形成对逆境的适应性反应，体内产生一系列响应机制，形成抗逆性。转录组测序可研究药用植物对逆境的响应机制，解析植物在逆境条件下的生长发育规律。

（三）研究药用生物基因组遗传信息多样性及开发分子标记

AS使一个mRNA前体通过不同剪接方式（选择不同的剪接位点组合）产生不同的mRNA剪接异构体，从而使一个基因经转录后，再翻译产生多种蛋白质，从而使蛋白质组中的蛋白质数量超过基因组中的基因数量。转录组数据可识别转录本AS的形式。简单序列重复（simple sequence repeat，SSR）也被称为微卫星，是第二代DNA分子标记，它本质上是由1～5个碱基对经过多次重复而组成。SSR在真核生物基因组中大量存在，并以串联片段在基因组DNA中呈散状分布。在转录组数据中，可鉴定大量的SSR位点或SNP位点。利用转录组中的转录本序列包含的SNP或SSR等信息构建系统发育树，研究生物进化过程。

四、展　　望

RNA-seq技术已广泛应用于生物学研究、医学研究、临床研究和药物研发等领域。RNA-seq成本低，不受物种限制，可直接测定每个转录本序列，单核苷酸分辨率精确度高，可检测到细胞中的稀有转录本；还可检测未知基因表达谱，并发现新的转录本；同时，可精确地识别AS位点及UTR区域。RNA-seq数据也可用于研究转录本结构（基因边界鉴定等）、转录本变异（如基因融合、编码区SNP）以及非编码序列（ncRNA、microRNA前体）等。如果有基因组参考序列，可以把转录本反映到基因组序列，确定转录本位置、AS情况等更为全面的遗传信息。

RNA-seq转录组测序不仅提供单碱基分辨率的转录组注释，又能提供全基因组范围的“数字化”的基因表达谱。RNA-seq转录组分析和基因芯片作为两个高通量的转录组学研究技术，在应用方面也存在优势互补，例如序列捕获（sequence capture）技术就是结合了芯片和深度测序，利用芯片探针捕获待测片段，再用深度测序技术分析核酸序列。但基因芯片的缺点在于它是一个“封闭系统”，只能检测已知序列的特征；而RNA-seq是一个“开放系统”，其发现和寻找新转录本信息的能力高于芯片技术。

RNA-seq技术也面临着一系列新问题：①庞大的数据量所带来的信息学难题，比如如何更好地诠释和比对鉴定多个同源基因，如何确定最佳测深度以获得高质量转录图谱等；②如何针对更复杂的转录组来识别和追踪所有基因中稀有转录本的表达变化；③高通量测序技术需要较多样品起始量，这使得来源极为有限的生物样品分析受到限制，以PCR为基础扩增单个细胞的mRNA转录组的mRNA-seq方案可一定程度上解决这个难题；④标准的RNA-seq技术不能提供序列转录的方向信息，而这对于转录组注释尤为重要，采用single-strand sequencing、strand specific sequencing技术或RNA直读测序能很好的解决这一问题，或将成为RNA-seq技术发展的一个重要方向。

药用植物的活性成分多为次生代谢物，其合成与积累在不同组织或器官中受到发育阶段和环境条件的影响。通过构建药用植物的不同时期、不同器官和不同产地样品的转录组文库，如全生育期转录组测序，可系统研究药用植物中活性成分生物合成途径及其调控机制。药用植物转录组测序在功能基因挖掘、次生代谢途径解析和分子标记开发等方面具有应用前景。从转录组数据中挖掘参与中药活性成分生物合成及调控的重要功能基因，为解析其代谢途径分子机制提供研究基础，这已成为药用植物转录组研究的重要研究方向。

研究案例一　人参转录组研究

人参（*P. ginseng*）主要分布于亚洲东部的中国、韩国、日本等国家。在我国人参已有2000多年的药用历史。人参转录组研究受到关注，人参不同器官（如根、茎、叶、花）、不同品种、不同生长年限、不同激发子诱导等材料的转录组已被报道，这些转录数据和遗传信息为研究人参生长发育、人参皂苷合成途径、筛选分子标记等奠定基础。

人参皂苷是人参主要活性成分，到目前为止，已有超过150种人参皂苷被分离鉴定。根据人参皂苷糖苷键的不同，人参皂苷分为达玛烷型和齐墩果烷型两大类；其中达玛烷型皂苷又可以分为原人参二醇型和原人参三醇型皂苷。人参皂苷生物合成途径分为三个阶段：①乙酰辅酶A转化为异戊烯焦磷酸（isopentenyl diphosphate，IPP）和二甲基烯丙基焦磷酸（dimethylallyl pyrophosphate，DMAPP）。②IPP和DMAPP在法尼基焦磷酸合酶、鲨烯合酶和鲨烯环氧酶的作用下形成2, 3-氧化鲨烯，2, 3-氧化鲨烯是植物甾醇和三萜皂苷的共同前体。③2, 3-氧化鲨烯在达玛烷合酶（DS）、细胞色素P450（CYP450）和UDP-糖基转移酶（UGT）的作用下生成达玛烷型和齐墩果烷型皂苷。在人参皂苷下游合成途径中，CYP450和UGT发挥着重要修饰作用。CYP450是一组由结构和功能相关的超基因家族编码的同工酶。据报道，至少有两个CYP450参与人参皂苷骨架的氧化，分别在C12和C6位进行羟基化生成原人参二醇和原人参三醇型皂苷。UGT是植物基因组中的一类超基因家族，可催化糖基转移到另一分子上而实现糖基化过程。糖基化反应由糖基和底物结合，生成多聚糖、糖蛋白和糖脂。

参与人参皂苷合成的*CYP450*和*UGT*基因鉴定 Li等（2013）采用454测序平台对四年生人参的根、茎、叶和花进行了转录组测序，发现人参皂苷生物合成上游途径中的所有基因，还发现了326个*CYP450*和129个*UGT*基因。Chen等（2011）对11年人参根进行转录组测序，通过基因注释后发现133个*CYP450*和235个*UGT*基因，其中有6个*UGT*是可能参与人参皂苷合成的候选基因。Cao等（2015）对茉莉酸甲酯（Methyl jasmonate，MeJA）处理后的人参毛状根进行了转录组测序，通过分析筛选出335个*CYP450*和116个*UGT*基因，其中分别有161个*CYP450*和71个*UGT*基因经MeJA诱导后上调表达。Jayakodi等（2015）通过比较1年生和6年生人参根的转录组信息筛选出了188个*UGT*基因，同时还发现了原人参二醇合成酶（CYP716A47）与原人参三醇合成酶（CYP716A53V2）基因。

发掘抗病、抗逆等相关基因 人参为多年生草本植物，适生于潮湿阴暗的环境，而长期处于这样的环境使得人参易受病虫害感染而降低品质。研究人参病虫害侵染机制、筛选抗性基因对于人参栽培及育种具有重要意义。Gao等（2016）采用Illumina测序平台首次对锈腐菌（*Cylindrocarpon destructans*）处理后的人参进行转录组测序，比较锈腐菌处理不同时间样本的转录组，发现了257个与抗性相关的转录本，其中有29个是抗性相关转录因子。病程相关蛋白（PRP）是植物受病原体侵染或非生物因子刺激后产生的一类水溶性蛋白，其在植物抵制病菌侵染方面具有重要作用。在该研究中，有两个转录本（c55244_g1和c58299_g4）被注释为PRP，它们在锈腐菌处理后上调表达。该研究为人参抗病机制及良种选育提供参考。

人参miRNA鉴定 miRNA是一类小的内源非编码RNA，可调节靶基因的表达。Wu等（2012）通过Illumina测序平台对5年生的人参根、茎、叶和花进行转录组测序并获得约1300万条small RNA序列，去掉低质量和少于18 nt的序列后，获得1 502 664条单一的small RNA序列。从中鉴定了73个保守miRNA，它们属于33个miRNA家族；还鉴定了28个非保守miRNA，它们属于9个miRNA家族。在鉴定的保守miRNA中，miR482和miR2118可能参与抗病蛋白的调节。为了研究miRNA是否参与环境胁迫的应答，该研究团队分析了胚胎愈伤组织在脱水和热激条件下非保守的表达模式。通过分析发现，有5个miRNA与脱水响应有关，还有10个与热激应答有关。此外，Li等（2013）通过分析人参不同器官的转录组数据发现了14个miRNA。

人参比较转录组研究 人参栽培品种与野生品种或不同栽培品种间人参皂苷的含量均有差异。因此，明确不同品种及不同生长环境下人参中基因的差异表达对于人参品种选育具有指导意义。Zhen等（2015）首次对野生和栽培品种的人参转录组进行了比较，通过分析发现参与人参皂苷生物合成的关键酶基因羟甲基戊二酰CoA合酶基因（*HMGS*）、甲羟戊酸激酶基因（*MVK*）、鲨烯环氧酶基因（*SE*）在野生人参中表达量高于栽培品种中的表达量，这与野生人参中皂苷含量高的现象一致。除此之外，一些抗病相关基因在野生人参和栽培人参中表现了明显的表达差异。在该研究中，有2153个转录本被注释为抗病相关基因，其中有28个抗病相关基因在野生人参和栽培人参中差异表达，多数基因在野生人参中表达量较高，这与野生人参具较好的抗病能力有关。Jayakodi等（2014）分析了人参不同栽培品种的不定根及根的转录组，发现不定根与根中参与人参皂苷合成的基因没有表达差异，且不定根具有易获取、培养简单、生长快速等特点，提出不定根可作为人参比较转录组研究的理想材料。

研究案例二 丹参转录组研究

丹参（*S. miltiorrhiza*）为唇形科鼠尾草属植物，目前在中国广泛种植，以根和根茎入药，已有2000多年的药用历史，用于治疗各种心脑血管疾病。丹参的有效成分可分为疏水性丹参酮和亲水性酚酸两大类。丹参酮是一组松香烷型二萜醌类化合物，主要积累在根和根茎中。到目前为止，已从丹参中分离出50多种丹参酮，包括丹参酮I、丹参酮II_A、丹参酮II_B、二氢丹参酮I和隐丹参酮。从丹参中分离得到约36种酚酸，其中丹酚酸B是丹参的主要活性成分之一。丹参酮特异的生物合成途径是由二萜类化合物的普遍前体牻牛儿基牻牛儿基二磷酸（GGPP）的环化启动的。据推测，参与丹参酮生物合成的酶有20多种，其中包括两种标志性酶，特别是柯巴基焦磷酸合酶（CPS）和类贝壳杉烯合酶（KSL），以及主要来自细胞色素P450（CYP450）家族的多种修饰酶，如CYP76AH1、CYP76AH3和CYP76AK1。丹酚酸B的生物合成途径至少包含9种酶，其中7种酶已被鉴定，即苯丙氨酸解氨酶（PAL）、肉桂酸4-羟基化酶（C4H）、4-香豆酸辅酶A连接酶（4CL）、酪氨酸氨基转移酶（TAT）、4-羟基苯丙酮酸还原酶（HPPR）、丹参迷迭香酸合成酶（RAS）和细胞色素CYP98A14。

丹参酮、丹酚酸生物合成相关基因鉴定 Yan等（2010）对丹参组培苗的EST进行测序，首次鉴定到26个丹酚酸合成相关基因和10个二萜合成相关基因。Hua等（2011）采用Illumina平台对覆盖丹参整个生活史的混合材料样本进行测序，组装获得56 774个转录本，其中1 539个转录本富集到苯丙烷类和萜类等次生代谢合成途径，为研究丹参酮的根特异性积累机制及合成途径奠定基础。Yang等（2013）对丹参根和叶片进行转录组测序，差异表达分析显示2863个转录本在丹参根中显著高表达，其中包括已知的丹参酮合成途径的*CPS*（Copalyl diphosphate synthase）、*KSL*（Kaurene synthase-like）和*CYP76AH1*基因。

丹参比较转录组研究 MeJA诱导能够显著提高丹参酮和丹酚酸化合物的产量。Luo等（2014）采用Illumina的HiSeq 2000测序平台分别对丹参叶片（对照）及MeJA处理12 h的丹参叶片进行转录组测序，发现5287个转录本响应MeJA诱导，其中包括多数已知的丹参酮和丹酚酸化合物合成途径相关基因。此外，根据与*CPS1*、*KSL1*和*RAS*基因的共表达分析，分别预测3个丹参酮合成相关和4个丹酚酸合成相关的*CYP450*。类似地，Ge等（2015）研究MeJA信号途径中的JAZ阻抑蛋白在MeJA诱导处理6 h后的基因表达情况。酵母诱导子能够显著诱导丹参毛状根中丹参酮积累，Gao等（2014）分别对空白对照以及100 μg/mL酵母诱导子诱导12 h、24 h和36 h后的4个毛状根材料进行转录组测序，同时对空白对照以及处理材料分别采用Agilent 1290 Infinity HPLC系统监测丹参酮含量的变化，基于基因共表达分析，共预测70个转录因子和8个*CYP450*可能参与丹参酮的生物合成。

丹参转录因子研究 转录因子（transcription factor，TF）是一种具有特殊结构、行使调控基因表达功能的蛋白质分子。植物中的转录因子分为两种，一种是非特异性转录因子，它们非选择性地调控基因的转录表达；还有一种称为特异性转录因子，它们能够选择性调控某种或某些基因的转录表达。李滢等（2010）完成丹参根的转录组测序，发现27个丹酚酸合成相关酶基因和29个丹参酮合成相关酶基因，还预测了70个*CYP450*及577个转录因子基因。Zhang等（2015）报道了基于丹参全基因组及转录组信息，发掘鉴定了丹参中bHLH类转录因子基因家族，为开展丹参有效成分的合成调控研究奠定基础。

研究案例三 西洋参转录组研究

西洋参（*Panax quinquefolius*）原产于北美地区。在中国，西洋参被作为药食用品已有300多年的应用历史。现代药理学研究表明，西洋参具有多种药理活性，如抗癌、降压、降血糖、神经保护及免疫调节等。由于西洋参具有显著的药理活性且副作用较小，近年来，西洋参的市场需求量日益增大。与人参转录组研究相比，西洋参转录组研究较为有限。

Wu等（2010a）利用ABI 3730测序平台对四年生西洋参的根、叶、花进行了转录组测序，仅获得6678条EST，经组装获得3349个转录本；包括人参皂苷生物合成上游途径的大多数基因和下游途径的*CYP450*和*UGT*转录本，但是未发现2, 3-氧化鲨烯环化酶基因（*OSC*）。Sun等（2010）利用二代测序平台对四年生西洋参根进行转录组测序，获得209 747条原始序列。在该研究中，发现所有参与人参皂苷骨架合成的酶基因，还发现了4个OSC基因（*CAS*、*DS*、*AS1*、*AS2*）；其中*CAS*和*DS*在西洋参的花中表达量最高，而*AS1*和*AS2*在西洋参的各个部位表达量都相对较低，这可能表明西洋参中达玛烷型皂苷的生物合成比较活跃。

Sun等（2013）通过分析三年生西洋参的转录组数据，挖掘到可能参与人参皂苷合成调控的WRKY转录因子基因（*PqWRKY1*）。*PgWRKY1*受MeJA诱导3h后表达量显著升高，推测*PgWRKY1*可能参与人参皂苷的合成调控。Wu等（2013）对不同生长阶段的西洋参转录组进行测序，发现参与人参皂苷骨架生物合成的所有酶基因；除此之外，还从175个*CYP450*基因和164个*UGT*基因中筛选到6个*CYP450*和6个*UGT*与*DS*基因具有共表达模式，它们是参与人参皂苷下游合成途径的候选基因。通过分析西洋参不同生长阶段的转录组数据，发现达玛烷型皂苷的生物合成在西洋参衰老前较为活跃。

为了明确西洋参种子在低温层积不同时间的基因表达差异情况，Qi等（2015）对低温沉积处理90d、135d和180d的西洋参种子进行了转录组测序，通过比较低温沉积不同天数的种子的转录组数据，发现368个差异表达基因显著上调，182个差异表达基因显著下调。其中，有3个转录本被注释为休眠相关蛋白（DRM），其中*DRM1*在90d和180d的表达量显著高于对照材料中的表达量，暗示*DRM*可能参与西洋参种子的形态发生及生理休眠。Jo等（2015）测定了三个人参品种和一个西洋参的转录组，从西洋参中筛选出了14 442个SNP位点，其中纯合SNP有5149个，杂合SNP有9247个，该研究为开展人参属品种鉴定及分子标记开发奠定基础。

第三节 全长转录组研究

一、概　　述

全长转录组测序（full-length transcriptome sequencing）是利用三代长读长测序平台进行转录组测序的技术。三代测序技术平台主要包括Pacific Biosciences（PacBio）公司的单分子实时测序（SMRT）和Oxford Nanopore Technologies（ONT）公司的纳米孔测序（nanopore sequencing）。与基于二代测序的转录组相比，基于三代测序技术的全长转录组数据无须组装等过程即可获得转录本的完整序列，提高可变剪接、可变多聚腺苷酸化和融合基因分析的准确性。

初期的PacBio和ONT测序平台都具有较高的碱基错误率，需要用二代转录组数据进行序列校正。PacBio HiFi技术的引入使得测序准确率显著提升。ONT测序平台成本较低，还可进行RNA直接测序，获得RNA修饰信息。全长转录组测序技术能够直接对任意物种进行最全面的转录组分析，具有数字化信号覆盖度高、检测阈值宽、分辨率高和检测范围广的特点。

二、全长转录组测序流程

1. cDNA测序

（1）PacBio测序流程 首先提取总RNA，并对RNA的浓度、纯度以及完整度进行检测，质检合格后的样品使用PacBio公司提供的建库试剂盒（SMRTbell template prep kit）对混合产物进行损伤修复、末端修复及连接接头，而后上机测序。使用PacBio的SMRT Link对下机数据进行过滤，去除接头获得有效的序列。再生成环状一致性序列（CCS），根据CCS是否存在3′引物、5′引物和poly（A）筛选获得全长非嵌合序列（FLNC），随后将与FLNC相似的序列聚成一簇（cluster），每簇得到1条一致序列，对得到的一致序列进行校正，获得高质量序列，最后去冗余获得转录本序列。

（2）Nanopore测序流程 对质检合格后的高质量RNA使用建库试剂盒（NEBNext FFPE DNA repair mix和NEBNext ultra ii end repair/da-tailing module）进行建库，再对混合产物进行损伤修复、末端修复和连接接头，后进行上机测序。与基于光学原理的合成测序法不同，ONT测序通过将蛋白质纳米孔嵌入电阻膜，并使离子电流通过纳米孔。用单一酶来分离DNA链并引导其穿过嵌入膜中的蛋白质孔，离子同时通过孔隙产生被测量的电流。电流对通过孔的特定核苷酸敏感，因此A、C、G或T阻碍电流不同地流动并产生在孔中测量的信号。该信号会被实时分析，用来确定正在通过纳米孔的DNA或RNA链的碱基序列。ONT测序的下机原始格式为二代FAST5格式，包含所有原始测序信号，利用Guppy等软件对原始读长序列进行碱基识别，将数据转换为FASTQ格式。再将长度小于500 bp、低质量序列和核糖体RNA序列过滤掉，根据两端是否存在引物得到全长序列，最后去除冗余得到全长转录组的转录本序列。

2. RNA直接测序（dRNA-seq）

Nanopore平台的RNA测序技术可直接对RNA链进行测序，产生实时的序列数据，无须逆转录或扩增，从而避免引入偏倚，能够保留并检测RNA碱基修饰信息，对poly（A）尾进行相对准确的估算，同时进行全长异构体分析，还原RNA真实特征。ONT RNA直接测序文库构建工作流程是先使用逆转录酶将RNA生成RNA-DNA双链体，随后使用T4 DNA连接酶连接上纳米孔测序接头，再用磁珠纯化RNA-DNA双链体，最后检测文库浓度，使用ONT测序平台进行测序，使用EPI2ME软件进一步分析生成的原始电信号并将其存储在FAST5文件中。此外，与在测序运行完成后开始数据分析的传统测序方法不同，纳米孔测序实时运行，可在测序进行中对读长进行碱基识别和分析，从而显著缩短从拿到样本到出检测结果的时间。一旦生成了足够的数据，例如达到覆盖度目标，可以立即停止运行。

三、全长转录组在药用植物研究中的应用

1. 发现新基因和新转录本，完善基因组注释

全长转录组测序得到的数据比二代数据更加全面，能发现新基因和新的转录本，并可完善基因组注释信息。Sun等（2020）利用Iso-Seq对银杏叶、果仁和种皮的转录组进行了测序，得到4856个新基因及其6034个转录本和25583个先前注释基因的新转录本。Kuang等为了探索外源脱落酸（ABA）对丹参转录过程的影响，对ABA处理后的不同时间点（0、12 h和24 h）的叶片和根进行取样，进行Nanopore全长转录组测序，获得了36244个先前注释基因的新转录本，8341个转录本定位到未注释的基因组区域。Wang等（2021）利用Nanopore测序技术对两个不同春化特性的板蓝根幼苗进行了全长转录组测序，共鉴定出18385个新的转录本，丰富了板蓝根的基因组信息。

2. 鉴定可变剪接

Kuang等（2019）联合应用了RNA-seq和Iso-seq技术对丹参不同的根组织（周皮、韧皮部、

木质部）进行转录本测序并进行了AS分析，发现具有AS现象的基因序列约40%。Li等（2017）利用PacBio Iso-seq技术构建了黄芪叶和根的全长转录组，分别检测出6494个和4399个可变剪接事件。Chen等（2021）使用PacBio Iso-seq对细辛的根、茎、叶进行全长转录组测序，鉴定出555个AS事件。

3. 鉴定可变多聚腺苷酸化（alternative polyadenylation，APA）

可变多聚腺苷酸化（APA）是指一个基因上有多个多聚腺苷酸化位点，从而使得一个基因可以产生多条带有不同长度3′UTR的mRNA，或产生不同编码序列的转录本。APA增加了转录组的复杂性，是一种重要的转录后修饰和调控方式。Ye等（2019）采用PacBio Iso-seq技术对八种银杏组织进行全长转录组测序，预测了12 954个APA事件。Sun等（2020）利用PacBio Iso-seq和RNA-seq技术对银杏叶、果仁和种皮的转录组进行了测序，鉴定出5994个基因具有APA事件。

4. 鉴定长链非编码RNA（long non-coding RNA，lncRNA）

lncRNA是一类本身不编码蛋白，长度在200～100000 nt之间的RNA分子，可调控基因的表达。Sun等（2020）利用PacBio Iso-seq和RNA-seq技术对银杏叶、果仁和种皮的转录组进行了测序得到了4363个lncRNAs。Wang等（2021）利用ONT测序技术测定了板蓝根低温诱导的全长转录本，共鉴定出470个lncRNAs。Du等（2021）对马齿苋进行PacBio Iso-Seq全长转录组测序，预测了7289个lncRNAs。

5. 筛选次生代谢途径的酶基因或调控基因

全长转录组测序可以筛选出参与次生代谢物生物合成的酶基因或者调控基因。Kuang等（2019）在东北红豆杉全长转录组中共发现139个*CYP450*基因，然后通过系统进化分析和共表达分析，筛选出9个可能参与紫杉醇生物合成的候选*CYP450*基因。此外，还筛选出可能参与紫杉醇生物合成调控的14个候选TF，包括6个WRKY、1个bHLH和7个ERF。Sun等（2020）通过银杏全长转录组测序，筛选出4个可能参与类黄酮生物合成的候选*UGT*基因和5个可能参与萜内酯生物合成的候选*CYP450*基因。

四、展　　望

随着PacBio和ONT等长读长高通量测序技术的发展，全长转录组测序在药用植物研究中的应用越来越广泛。与基于Illumina测序的RNA-seq相比，全长转录组测序对于RNA的质量要求更高。高完整性RNA是获得高质量全长转录组数据的前提条件。与ONT测序相比，PacBio更高的测序精度，使其在AS和APA分析中更具优势。而ONT全长转录组测序除了具有测序成本更低的优势外，还可以实现RNA直接测序，在RNA修饰研究领域具有重要作用。全长转录组的数据分析算法还需要进一步改进，特别是ONT转录本的定量分析准确性有待提高。尽管全长转录组测序和分析还存在一些不足之处，但是全长转录组测序技术也有许多独特的优势。例如，全长转录组不需要进行拼接，仅通过测序即可获得准确的全长基因序列，大大提高了获取新基因的效率和准确性。在应用全长转录组数据后，基因组注释结果的准确性也得到了大幅提升。此外，全长转录组测序一个重要应用是对于AS和APA的分析，目前已经积累了大量的关于不同药用植物转录组的AS和APA分析数据，但是关于AS和APA对于植物本身的生物学意义还需要进一步的实验验证。提高长读长测序技术的准确性和改进全长转录组的分析算法是近期全长转录组研究的两个主要发展方向。

研究案例一　丹参全长转录组研究

作为重要的药用模式植物，丹参（*S. miltiorrhiza*）全长转录组研究取得显著进展。Kuang等（2022）首次利用ONT测序技术研究了ABA处理对丹参转录组的影响。从12个cDNA文库中产生了超过76 Gb数据，总共检测到22 233个基因，其中约50%的基因在ABA诱导后表达模式发生了变化，包括大多数参与ABA生物合成和ABA信号转导的基因。这表明在植物中，ABA信号诱导的多个细胞过程以协调的方式响应环境胁迫。此外，在丹参叶片中，ABA处理导致内含子保留（RI）剪切形式显著减少，这可以促进蛋白质的生物合成，帮助植物应对环境胁迫。

ONT全长转录组测序与分析 为了探讨外源ABA对丹参转录过程的影响，对ABA处理后的不同时间点（0 h、12 h和24 h）的叶片和根（每个样本2两生物学重复）进行取样，构建了12个cDNA文库，并用ONT平台进行测序，每个文库的平均读长为1131～1258 bp，总共获得了58 487个一致性转录本，大约97%的一致性转录本能够成功定位到丹参基因组。此外，获得了22 233个基因，58 487个转录本，其中13 902个是已知的转录本，36 244个是先前注释基因的新转录本，8341个定位到未注释的基因组区域，完善了丹参基因组的注释。

ABA对AS的影响 在所有检测到的基因中，61.34%具有选择性剪接异构体。在13 639个具有多种异构体的基因中，40.4%具有两个异构体，2.1%具有10个或更多异构体。并且分析了丹参组织中AS事件发生的动态变化，发现在外源ABA刺激下，叶片和根系中AS事件的数量均减少，且与根相比，叶片显著减少，其中RI事件最明显。

ABA对DEG和DAG的影响 为了确定ABA处理不同时间段的基因表达差异，该研究分析了22 233个基因的表达模式，发现了10 966个差异表达基因（DEG）。处理12 h后，叶片和根中分别有4777个DEG（其中2154个基因上调表达，2623个基因下调表达）和4512个DEG（其中2000个基因上调表达，2512个基因下调表达），说明ABA对许多基因表达有负调控作用（图4-2）。具有不同AS事件的DEG标记为差异表达转录本（DAG），经外源ABA处理后，有6297个DAG的表达量发生了变化（图4-2B）。此外研究了ABA处理对剪切位点的影响，发现传统的5′供体部位（GT）和3′受体部位（AG）占所有剪接位点的96%以上（图4-2D），推测外源ABA对丹参剪切位点的选择没有显著影响。

ABA对ABA生物合成途径和信号通路的影响 该研究发现了ABA对参与ABA生物合成基因（*ZEP*、*ABA4*、*NCEDs*、*ABA2*和*AAO3*）、信号转导的基因（8个PYL、10个PP2C、10个SNRK2和10个ABF）的表达有着不同程度的影响，且某些基因具有组织表达特异性。

ABA对丹参酮和丹酚酸生物合成的影响 该研究比较了ABA诱导前后丹参酮和丹酚酸合成途径相关基因的表达水平。ABA处理后，参与丹参酮生物合成的基因*GGPPS1*、*CPS1*、*KSL1*、*CYP76AH1*和*CYP76AH3*的表达均发生了变化，但未表现出相同的变化趋势，而*KSL2*的表达没有显著变化。丹酚酸生物合成途径中的7个基因*PAL*、*C4H*、*4CL*、*TAT*、*HPPR*、*RAS*和*CYP98A14*有相似的表达模式，均有增加的趋势，且丹参根中的*4CL*基因对ABA信号的响应最强。因此，推测外源激素ABA可以增加丹参中丹酚酸的生物合成，但对丹参酮的生物合成影响较小。

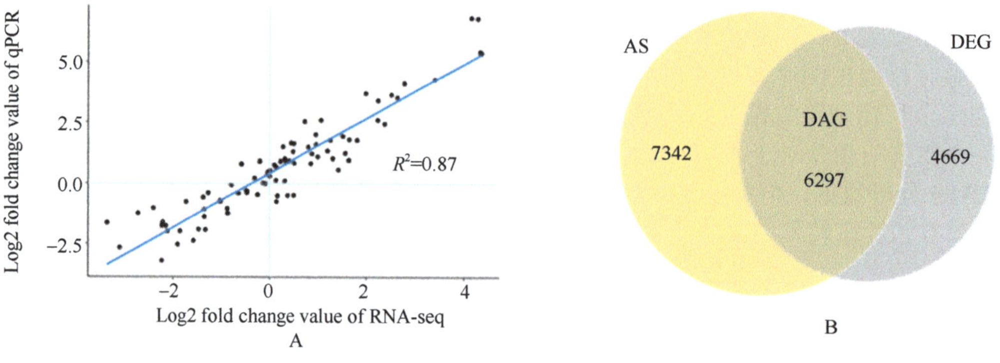

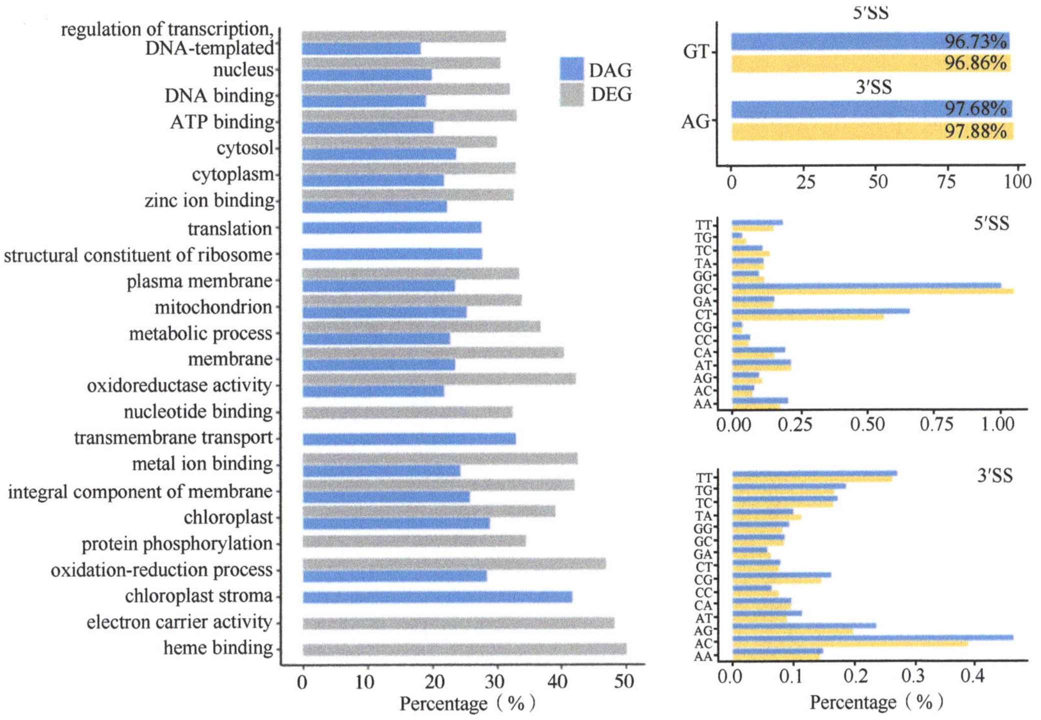

C D

图4-2 对DEG和DAG的分析

A. qPCR和RNA-seq结果的相关性分析。B. DAG和DEG之间重叠的维恩图。C. DEG和DAG的GO分析。D. ABA处理对剪接位点利用的影响

Xu等（2015）利用三代测序技术联合二代测序技术开展了丹参根全长转录组研究。该研究共获得636 805个高质量转录本，鉴定到丹参基因组中71%的全长转录本，40%的基因存在可变剪接现象。丹参根三个不同组织周皮、韧皮部和木质部的差异表达发现丹参酮合成相关的基因在周皮的表达最高，与丹参酮II_A在根的组织分布一致。丹参酮在周皮的含量最高，其次是韧皮部和木质部。研究证实丹参根的周皮不仅仅是丹参酮的积累部位，也是丹参酮主要的合成部位。基于丹参基因组注释及丹参酮的合成与积累规律，筛选并预测到参与丹参酮合成的15个*CYP450*、1个*2ODD*（2-oxoglutarate-dependent dioxygenase）和5个*SDR*（short-chain alcohol dehydrogenases）基因。此外，Xu等（2016）的研究还发现迷迭香酸合成相关基因*SmPAL1*、*SmPAL3*、*SmC4H1*、*Sm4CL3*、*Sm4CL-like1*、*Sm4CL-like4*、*SmTAT1*、*SmHPPR3*、*SmRAS*和*SmCYP98A78*在丹参的韧皮部和木质部中的表达量高于周皮中的表达量，丹酚酸B在韧皮部和木质部中的含量是周皮的5倍。该研究证实丹酚酸在丹参根中主要在韧皮部和木质部中合成并积累。基于此规律筛选预测到2个*CYP450*可能在丹参迷迭香酸合成途径中催化4-羟基苯乳酸合成3, 4-二羟基苯乳酸。基于丹参基因组，共注释到80个编码多铜氧化酶的基因，其中漆酶32个；筛选并预测到5个可能参与丹酚酸合成的多铜氧化酶编码基因。该研究将为丹参重要活性成分丹参酮和丹酚酸生物合成途径解析提供基础。

Lin（2022）通过监测萌发后65天内的幼苗，详细研究了丹参根的形态特征和丹参酮类成分的含量。利用ONT转录组测序研究基因表达模式。鉴于丹参酮II_A含量的显著差异，从不同生长天数的丹参幼苗根组织中共收集9个样品构建全长cDNA文库，基于ONT技术对cDNA文库进行测序。利用minmap2软件将全长序列与参考基因组比对，获得一致序列，去除冗余序列后，共获得31 566个转录本。大多数参与丹参酮合成的基因在红色主根逐渐形成的过程中上调表达。植物激素信号转导和ABC转运途径广泛参与丹参主根发育。根据共表达模式筛选出5个可能参与或调控丹参酮合成的候选基因。

研究案例二 红豆杉全长转录组研究

红豆杉属（*Taxus*）来源于裸子植物门红豆杉科，红豆杉属植物在全世界一共有11个种，中国存在4个种和1变种，分别为东北红豆杉（*T. cuspidata*）、西藏红豆杉（*T. wallichiana*）、云南红豆杉（*T. yunnanensis*）、红豆杉（*T. chinensis*）和变种南方红豆杉（*T. mairei*）；此外曼地亚红豆杉（*T. media*）是一种以东北红豆杉为母本、欧洲红豆杉为父本的天然杂交种。二萜类化合物紫杉醇是红豆杉的主要活性成分，是广谱抗肿瘤药物之一，可用于乳腺癌、肺癌、非小细胞肺癌等的治疗，尤其在治疗卵巢癌、乳腺癌上具有良好效果。紫杉醇的生物合成途径是首先以甲基赤藓糖醇磷酸（methylerythritol phosphate，MEP）途径或甲羟戊酸（mevalonic acid，MVA）途径生成的异戊烯焦磷酸（IPP）、二甲基烯丙基焦磷酸（DMAPP）为底物，缩合生成牻牛儿基牻牛儿基焦磷酸（geranylgeranyl diphosphate，GGPP）；再通过紫杉烯合成酶（TS）催化GGPP生成紫杉烯，再经过羟基化、酰基/芳酰基化、环氧化、氧化、酯化、*N*-苯甲酰化等多种酶促反应合成紫杉醇。

Kuang（2019）等用二代测序（NGS）和三代测序（TGS）平台对东北红豆杉转录组进行了测序。通过对三代测序数据进行聚类分析，共获得了181 230个转录本。用Illumina测序数据进行校正并去冗余后，获得了来自于58 602个基因的180 000个非冗余转录本。用Trinity和SOAP组装来自同一样本的二代测序数据，分别产生63 872个和53 781个基因（图4-3）。如图4-3A所示，通过比较不同方法获得的基因的CDS长度，发现来源于Iso-seq基因的CDS长度远大于来源于RNA-seq基因的CDS长度。然后通过与全长蛋白质数据库UniProtKB进行比对，发现与RNA-Seq获得的基因相比，来源于Iso-Seq的基因中含有全长ORF（覆盖100%的全长蛋白）或近全长ORF（覆盖了90 %的全长蛋白）的比例显著增加（图4-3B）。这些结果表明，Iso-seq在获得全长基因方面比RNA-Seq更具优势。

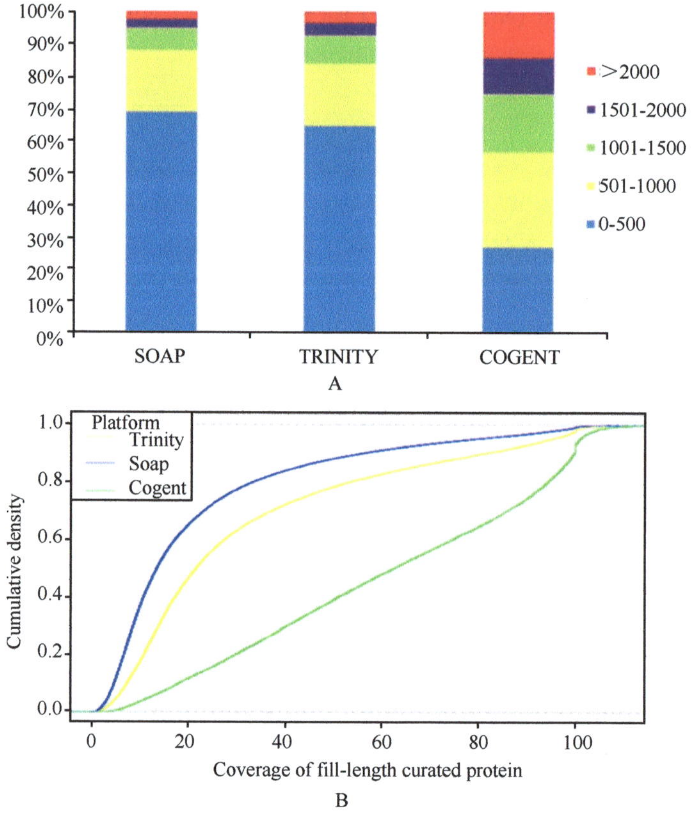

图4-3 使用不同测序平台获得的红豆杉转录组的比较

A. 来自SOAP、Trinity和Iso-seq软件产生的基因长度分布；B. 不同测序平台产生的基因覆盖全长蛋白的累计密度概率图

基因表达分析　该研究分析了58 602个基因的表达模式，发现了3627个差异表达基因，其中叶与根中差异表达基因数最多。此外，分析了紫杉醇合成途径中12个基因的表达模式并使用实时荧光定量PCR进行了验证，结果与转录组数据基本一致。对紫杉醇生物合成前体异戊二烯的合成途径进行分析，发现GGPPS和来自MEP途径的两个基因DXS和DXR与大多数下游基因一致共表达，而来自MVA途径的HMGS和HMGR的表达模式与下游基因不同。因此，推测异戊二烯前体主要是通过MEP途径合成的。

选择性剪接分析　该研究发现并证实了某些基因在不同组织中的选择性剪接模式不同，这可能是转录后调控的重要方式。本研究通过将一致性转录本与重建的全长基因进行比对，共发现13 636个基因经历了AS事件，并使用荧光定量PCR实验对部分AS事件进行了验证。其中，某些基因的AS表现出了一定的组织偏好性。导致AS事件组织偏好性的分子机制及其在调节基因表达和编码蛋白功能中的作用还需要进一步研究。

参与紫杉醇生物合成的细胞色素P450候选基因　在东北红豆杉全长转录组中共发现139个全长或接近全长的*CYP450*基因。目前已知所有参与紫杉醇生物合成途径的*CYP450*基因均属于*CYP725A*和*CYP716B*亚家族。因此，对13个来自*CYP716B*和*CYP725A*亚家族的基因进行荧光定量PCR分析，结果显示9个*CYP450*基因与紫杉醇生物合成途径已知基因具有相似的组织特异性表达模式，推测这9个*CYP450*基因可能参与了紫杉醇的生物合成。

调控紫杉醇生物合成的候选转录因子　WRKY、bHLH和AP2/ERF家族的转录因子被报道能调控紫杉醇的生物合成途径，本研究共鉴定了1940个转录因子，基于系统进化和共表达分析，筛选出了可能参与紫杉醇生物合成调控的14个候选TF，包括6个WRKY、1个bHLH和7个ERF。

研究案例三　绞股蓝全长转录组研究

绞股蓝（*Gynostemma pentaphyllum*）属于葫芦科，是一种广泛分布于中国、印度、日本、韩国和东南亚的多年生草本植物，也称为“南方人参”，是一种传统的中草药。绞股蓝的主要活性成分是绞股蓝皂苷（四环三萜皂苷）。迄今为止，已经从绞股蓝中分离出200多种不同的绞股蓝皂苷。已有研究表明，所有绞股蓝皂苷中有25%与人参皂苷相似，尤其是Gyp Ⅲ、Ⅳ、Ⅷ和Ⅻ与Gin-Rb_1、-Rb_3、-Rd和-F_2完全相同。绞股蓝中三萜皂苷的含量几乎是人参的五倍。此外，绞股蓝比人参更容易培养，生长也更快。因此，绞股蓝是人参皂苷的良好替代资源，引起了全世界的极大兴趣。绞股蓝皂苷生物合成途径可分为三个部分，首先是通过MEP、MVA途径合成异戊烯焦磷酸（IPP）或二甲基烯丙基焦磷酸（DMAPP）；然后IPP和DMAPP通过法尼基焦磷酸合酶（FPS）、鲨烯合成酶（SS）、鲨烯环氧酶（SE）、氧化鲨烯环化酶（OSC）环化为各种三萜骨架；最后经过细胞色素P450（CYP450）、糖基转移酶（UGT）分别催化骨架的羟基化和糖基化合成绞股蓝皂苷。

Liang等（2019）首次开展了绞股蓝的全长转录组研究，利用三代测序技术联合二代测序技术对绞股蓝根、茎、叶进行转录组测序，综合利用基因组学、转录组学、生物信息学以及化学等多学科理论与方法，对绞股蓝皂苷的生物合成及其调控进行了研究。混合测序产生的高精度全长转录本可以显著提高基因注释和基因表达定量的准确性，有助于绞股蓝皂苷生物合成相关基因的发现。混合测序为绞股蓝提供了丰富的遗传信息资源，并为绞股蓝皂苷生物合成研究提供新思路。

全长转录组测序与数据分析　使用PacBio平台对绞股蓝根、茎、叶的转录组进行了测序，共获得13.17 Gb的原始数据，接着按照PacBio标准分析流程，获得了268 927条序列，包括99 739条全长非嵌合序列和142 079条非全长序列，对全长非嵌合序列聚类分析获得66 046个一致性序列；用Trinity软件将二代转录组测序数据组装成140 601个基因，将两种测序得到的转

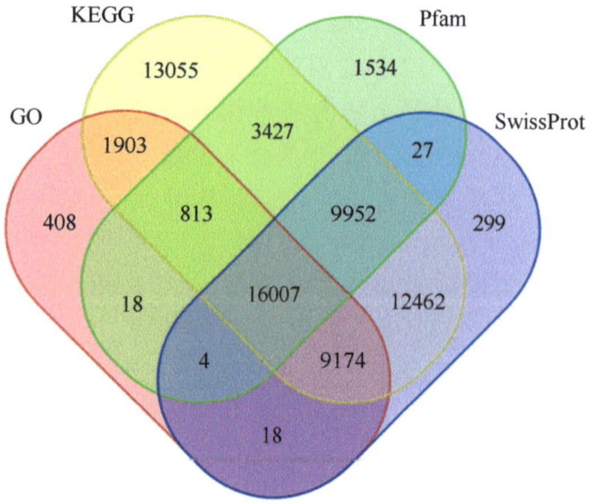

图4-4 绞股蓝转录组的KEGG、SwissProt、Pfam和GO结果的Venn图

录本进行合并，经CD-HIT软件去冗余后，获得140 157个基因序列，其中69 101（49.3%）个基因注释到了SwissProt、KEGG、Pfam和GO数据库功能（图4-4）。

参与绞股蓝皂苷生物合成的候选基因 根据功能注释结果和手动矫正，获得了5条全长的*OSC*（*GpOSC1-5*）基因，将这5个*OSC*基因和其他植物已经鉴定的*OSC*基因进行系统发育分析，结果表明*GpOSC1*与人参达玛烯二醇合成酶（DS）的同源性分别为57%；然后利用荧光定量PCR技术分析了5个*GpOSC*在不同组织中的表达水平，发现*GpOSC1*与参与三萜生物合成的四个已知基因（*HMGR*、*FPS*、*SE*和*SS*）的表达模式一致，并且发现在MeJA诱导下GpOSC1仍然与已知基因的表达模式具有一致性，推测*GpOSC1*可能为参与达玛烯二醇合成的候选基因；在绞股蓝全长转录组中共发现145个*CYP450*，其中*GpCYP12*和*GpCYP89*都属于参与人参皂苷生物合成的*CYP716A*亚家族。利用荧光定量PCR技术分析了这两个*GpCYP450*基因在不同组织和MeJA处理叶片中的表达模式，结果表明*GpCYP89*与已知基因（*SS*、*SE*和*HMGR*）有相似的组织特异性表达模式。因此，推测GpCYP89可能具有原人参二醇合酶活性。根据上述相同的筛选原理，基于系统发育和共表达分析，GpUGT35被认为可能是绞股蓝皂苷生物合成的候选酶之一。

调控绞股蓝皂苷生物合成的候选基因 本研究从绞股蓝中鉴定出58个WRKY基因，并把38个具有完整结构域的WRKY分为Ⅰ、Ⅱ、Ⅲ组。由于*PqWRKY1*属于IIc，用qPCR分析绞股蓝中13个属于IIc的*GpWRKY*的表达，其中6个*GpWRKY*在叶片中的表达高于根和茎，且这6个*GpWRKY*的表达均在MeJA处理后增加。基于系统发育和表达分析推测这6个*GpWRKY*可能是绞股蓝皂苷生物合成的调控因子。基于同样的筛选方法，鉴定出*GpbHLH68*可能是绞股蓝皂苷生物合成的调控因子。

研究案例四 银杏全长转录组研究

银杏（*G. biloba*）为银杏科银杏属植物，是一种典型的裸子植物。在植物界中，银杏目前没有任何进化上的近亲，因此，它被归类为银杏目的唯一物种。银杏的种仁白果已有2000多年的药用历史，食用有轻微毒性。在20世纪，银杏叶提取物（*G. biloba* extract，GBE）已经成为膳食补剂的成分之一，且在现代医学中被用于脑部疾病相关的治疗。大约几十年前，GBE成为在美国和许多欧洲国家的畅销药物之一。GBE中的主要成分包括黄酮类成分（槲皮素、山柰酚和异鼠李素的衍生物）和萜内酯（银杏内酯和白果内酯）。

银杏中的黄酮类化合物主要是通过苯丙烷途径合成，苯丙氨酸为前体物质，在各种酶的作用下生成黄酮类物质。萜类化合物的合成是通过细胞质中的甲羟戊酸（MVA）途径或质体中的甲基赤藓糖醇磷酸（MEP）途径合成前体物质二甲基烯丙基焦磷酸（DMAPP）和异戊烯焦磷酸（IPP），之后一个DMAPP单元和三个IPP单元可以通过牻牛儿基焦磷酸合酶（geranyl diphosphate synthase，GPPS）缩合成牻牛儿基牻牛儿基焦磷酸（GGPP），最后由该途径的标志酶左旋海松二烯合酶（levopimaradiene synthase，LPS）催化GGPP环化生成银杏内酯的骨架。

Sun等（2020）使用PacBio Iso-seq技术对银杏叶、仁和种皮进行全长转录组测序，这些全长转录本不仅丰富了银杏的基因组注释，而且还发现了新基因以及先前注释基因的新转录本，这为植物中两个重要的转录后调控（AS和APA事件）提供了新的见解。基于系统发育和基因表达分析，从更新的基因组注释中筛选出一些与类黄酮和萜内酯生物合成相关的候选基因。研究表明，Iso-seq可在改进基因组注释、阐明AS和APA机制以及发现参与次生代谢物生物合成的候选基因等方面发挥重要作用。

银杏基因组注释的改进　使用PacBio平台对银杏叶、种仁和种皮的转录组进行了测序，共获得7.55 Gb的原始数据。使用SMRT Link 4.0软件生成374 130个环形一致序列（CCS），其中70%的CCS是全长非嵌合序列（full-length nonchimeric，FLNC），经过聚类和校正之后获得152 524条高质量一致性序列。使用二代数据进一步校正。校正后的高质量一致性序列使用GMAP软件回贴到参考基因组上。结果发现了4856个新基因的6034个转录本和25 583个先前注释基因的新转录本。使用这些新基因和新转录本对基因组注释进行了更新，更新后基因组注释中的基因数提升了11.6%，转录本数提升了75.6%。此外，使用CPC、CNCI和PLEK工具对银杏的lncRNA进行了预测，共鉴定出4363个lncRNAs，平均长度为769 bp。

选择性剪切（AS）和选择性聚腺苷酸化（APA）分析　AS和APA是植物最重要的两个转录后调控机制。结合TAPIS和SUPPA流程分析，在银杏的全长转录本中发现8042个AS事件，其中可变3′剪接位点（alternative 3′splice sites，A3）是主要的剪接模式，其次是内含子保留（retained intron，RI）和可变5′剪接位点（alternative 5′splice sites，A5）。通过TAPIS流程，共发现了17 120个poly（A）位点分布在银杏8691个基因中，其中3356个poly（A）位点分布在2015个基因的蛋白质编码区（CDS）区域中，70个poly（A）位点分布在49个基因的5′UTRs中。

黄酮生物合成途径的UGT筛选　银杏中黄酮大多以糖苷的形式存在的，银杏数据中共有175个基因被注释为UGT。目前，在银杏中仅有一个UGT（UGT716A1）被鉴定具有催化黄酮糖基化的功能。为了寻找更多和黄酮糖基化相关的UGT，对其中长度大于350 aa的142条UGT进行了系统发育分析（图4-5）。其中，Gb_02693、Gb_04189、Gb_14793、Gb_31207的表达与UGT716A1的表达相似度最高，被认为是最有可能参与类黄酮生物合成的候选UGTs。

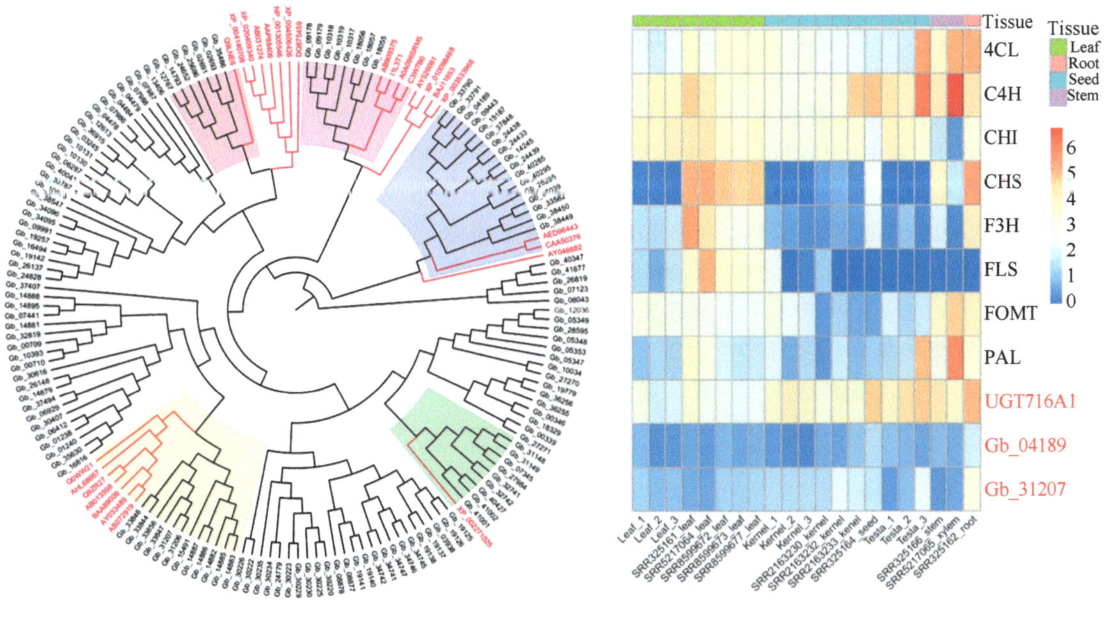

A　　　　B

图4-5　银杏黄酮代谢途径候选UGT筛选

A. 参考基因和候选UGT亲缘关系分析；B. 银杏黄酮途径已知基因及候选UGT表达量热图

萜内酯途径P450筛选 银杏内酯和白果内酯都是高度氧化的化合物，所以CYP450很有可能在TTL的生物合成过程中发挥了重要作用。使用NJ法构建进化树，共计挑选了67个与已经鉴定的参与二萜生物合成的CYP450相似的候选序列用于后续的基因共表达分析。LPS是TTL生物合成途径上生成萜类骨架的关键酶，它被选为共表达分析的参考基因。共表达分析结果表明，与LPS具有表达模式相近的CYP450共有5个（Gb_08057、Gb_08058、Gb_19877、Gb_19886和Gb_36689）。因此，它们被选为可能参与二萜生物合成的候选CYP450。

类黄酮和TTL生物合成的调控 目前共鉴定了两个MYB转录因子（正调控因子GbMYBFL、负调控因子GbMYBF2）参与了银杏黄酮类化合物的生物合成调控。为了筛选可能参与调控银杏黄酮生物合成的候选转录因子，将本研究中鉴定的所有MYB转录因子和131个拟南芥MYB一起进行系统发育分析，共选出13条在系统发育上接近GbMYBF2或GbMYBFL的候选序列用于共表达分析，具有正调控作用的GbMYBFL的表达模式与任何参与银杏黄酮生物合成的基因或其他银杏MYB基因的表达模式均未显示出高度相关性。具有负调控作用的转录因子GbMYBF2与C4H、PAL和FOMT的表达高度正相关。因此，GbMYBF2在银杏黄酮生物合成中的真正作用还有待进一步探究。在所有其他*GbMYB*基因中，Gb_25814与PAL和C4H高度共表达，表明其可能对银杏黄酮生物合成具有一定的正向调控作用。目前尚未在银杏中鉴定出参与TTL生物合成调控的转录因子，但本课题组在之前的研究中发现，WRKY、bHLH和ERF转录因子可能参与了另一种裸子植物东北红豆杉（*T. cuspidata*）中二萜类紫杉醇生物合成的调节。因此，我们分析了银杏中属于这三个家族的所有转录因子的表达模式，结果表明，共有四个TF与LPS的表达量高度相关，包括三个WRKY（Gb_03346、Gb_32055和Gb_36184）和一个bHLH（Gb_18877），这些转录因子可能在调控TTL生物合成的过程中发挥了重要作用。

Ye等（2019）采用PacBio Iso-seq技术对银杏8个部位（根、茎、未成熟叶、成熟叶、幼果、卵球果、未成熟种子和成熟种子）进行测序，生成了高质量的全长转录组数据库。从23.36 Gb的干净序列中，经过去冗余后，预测了12 954个选择性聚腺苷酸化事件（APA）、12 290个选择性剪接事件（AS）、929个融合转录本、2286个新转录本和1270个lncRNAs。进一步的研究表明，在类黄酮生物合成中鉴定出7个AS事件、5个lncRNAs和6个融合基因事件。通过共表达网络分析，共发现了12个基因模块包含参与类黄酮合成基因和转录因子。通过分析基因表达量与类黄酮含量之间的相关性，筛选出7个关键基因。

Han等（2021）将PacBio Iso-seq测序技术与Illumina测序技术相结合，对银杏生殖发育相关的6个（三个不同发育阶段的种子、叶片和雌雄花蕾）器官进行测序，构建高质量的全长转录组数据库。共获得20.98 Gb高质量序列，包含178 548个全长非嵌合序列。从这些数据中预测了4019个新基因和22 845个新的转录本，注释了2408个的新基因，其中三个新转录本注释到了萜烯合成的相关通路。此外，在全长转录本中预测了2632个lncRNAs。差异表达基因（DEGs）的富集分析表明，95个基因富集于与种子发育相关的21个类别，包括种子发育、成熟、休眠、发芽和其他相应的调控，47个差异表达基因富集于合成萜烯的骨架通路。

第四节　单细胞转录组研究

一、概　　述

单细胞转录组测序（single-cell RNA sequencing，scRNA-seq）是一种在单细胞水平上研究基因表达的技术，常用于稀有细胞类型鉴定和细胞发育轨迹重建等领域。2009年，Tang等人在*Nature Methods*上发表了第一篇单细胞转录组测序研究论文，开启了单细胞转录组测序时代。此后随着细胞条形码Barcode、UMI（unique molecular identifiers）和微流控等技术的引入，单细胞转录组的测序通量与准确性都得到极大的提升。2015年起，10×Genomics chromium、BD Rhapsody和Fluidigm C1等单细胞转录组测序的商业平台逐步成熟。目前，10×Genomics chromium已成为应用最广泛的商业平台。2019年，单细胞多组学被Nature Methods杂志评选为"年度技术"。2016年，Efroni等在Cell上发表了第一个植物单细胞转录组图谱——拟南芥根的单细胞转录组图谱。2022年，Sun等在Nature Plants上发表了药用植物长春花叶片的单细胞转录组研究，揭示了长春碱生物合成的区室化现象。

由于缺乏通用的植物原生质体制备方法，原生质体获取困难成为限制单细胞转录组测序技术在药用植物研究领域广泛应用的主要障碍。此外，由于细胞的形状、大小和位置的不同，会导致某些细胞类群难以形成原生质体，或在建库之前的离心或过滤步骤中丢失。基于细胞核分离技术的单核转录组测序技术有望在一定程度上克服上述技术障碍。随着空间转录组技术的分辨率逐渐提高，该技术将能够提供单细胞水平的空间转录组信息。总之，随着单细胞多组学技术的不断进步，综合运用单细胞基因组、转录组、蛋白质组和代谢组，以及空间转录组等多组学联合分析，将有助于在多个层次上绘制更为细致、全面和精准的单细胞图谱，推动药用植物多组学研究从组织器官水平进入单细胞水平。

二、药用植物单细胞转录组研究策略

药用植物单细胞转录组的研究流程主要包括样品制备、建库测序、数据处理与分析、细胞身份验证等步骤。

1. 样品制备

酶解法是制备植物原生质体的主要方法。植物细胞壁主要由纤维素、半纤维素和果胶等成分组成，通常使用含纤维素酶、果胶酶和离析酶的混合酶液酶解细胞壁获得原生质体。酶解法常用的酶包括纤维素酶R-10（cellulase R-10）、纤维素酶RS（cellulase RS）、果胶酶（pectolyase）、果胶酶Y-23（pectolyase Y-23）和离析酶R-10（macerozyme R-10）等。除原生质体制备方法外，也有用液氮研磨等方法获得细胞核供后续文库构建。

2. 建库测序

药用植物单细胞转录组文库通常基于标签转录组文库构建法进行构建。以10×Genomics chromium平台为例，首先利用微流控技术使凝胶微珠［带有Barcode、UMI和Poly（dT）VN等标签的寡核苷酸序列］与单细胞在第一个十字管道进行结合，然后通过油体通道形成微液滴GEM（Gel bead in emulsion）并在GEM中完成细胞裂解，反转录，扩增等步骤后进行后续的转录组测序（图4-6）。

3. 数据处理与分析

单细胞转录组测序的数据处理分析流程可分为数据预处理和下游分析两部分（图4-7）。

（1）数据预处理　数据预处理部分主要包括基因组注释优化、下机数据处理及比对定量、细胞质量控制与数据均一化、数据校正、特征选择和数据降维等。单细胞转录组数据分析的重要前提之一是获得准确的表达量矩阵，基因组注释质量越高，后续的分析结果越可靠。药用植物的基因组注释普遍不完善，为了进一步提高定量结果的准确性，数据预处理的第一步就是结合本物种的转录组数据提高基因组注释质量。接下来，将测序数据比对到相应参考基因组，得到表达量矩阵。细胞质控时会过滤掉表达基因数和细胞UMI数过高或过低及线粒体基因含量超过一定比例（如5%）的细胞。将高质量细胞的数据进行表达量均一化并去除批次效应之后，筛选高度可变基因，并进行主成分分析以实现数据降维，完成下游分析的数据准备工作。

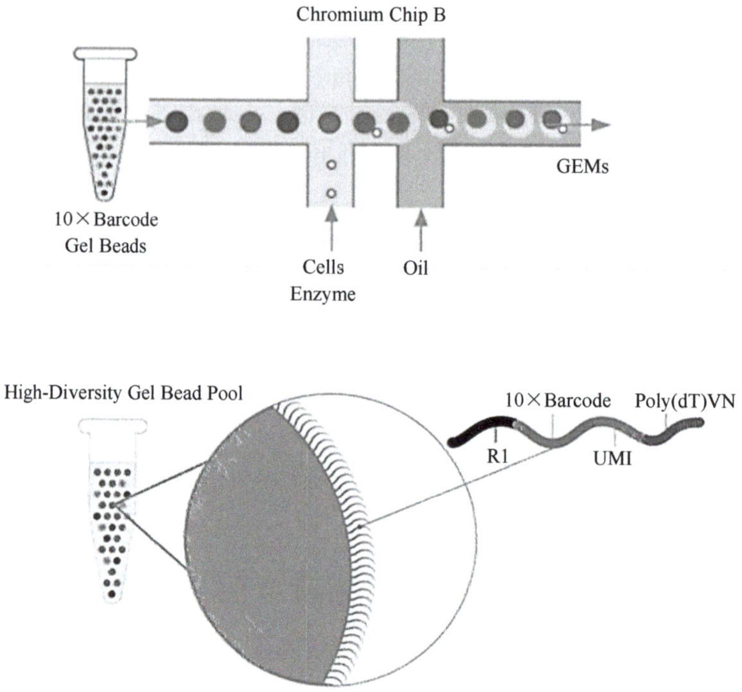

图4-6　建库测序原理示意图

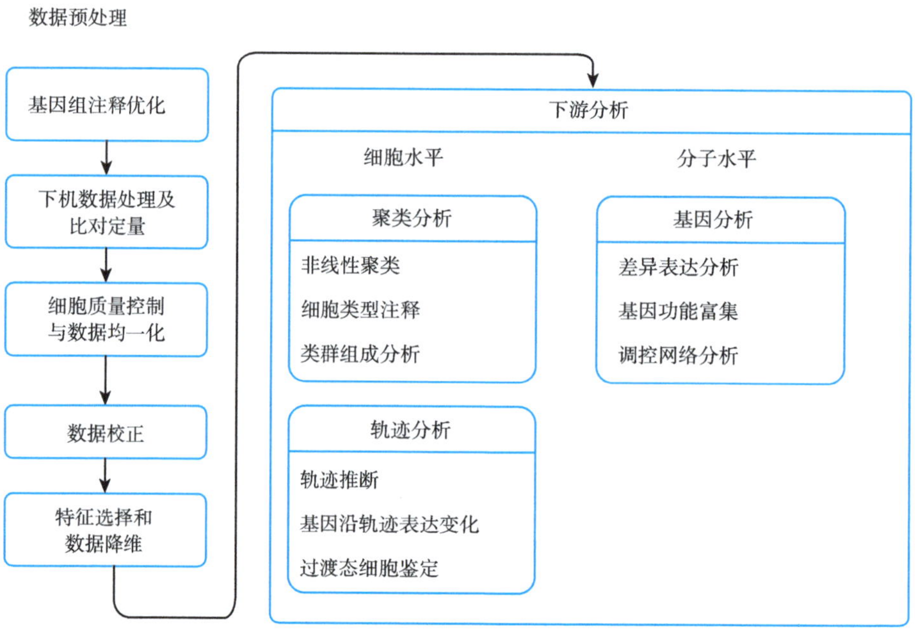

图4-7　单细胞转录组数据分析流程

（2）下游分析　下游分析可分为细胞水平和基因水平的分析。常见的细胞水平分析主要有聚类分析、轨迹分析。聚类分析是指将预处理后的数据进行无监督聚类完成细胞分群，再通过比较已知的标记基因在不同细胞群中表达情况确定细胞类型。轨迹分析部分主要包括轨迹推断、分析不同状态细胞中基因表达沿轨迹变化以及鉴定过渡态细胞等。轨迹分析主要是针对数据中处于不同生长发育阶段的细胞类群，可以观察基因在发育过程中表达量的改变，并筛选决定细胞命运的关键基因。基因水平的分析主要有差异基因表达分析，基因功能富集和基因调控网络分析。在检测出不同细胞类群中差异表达的基因之后，可以对其进行功能富集来辅助细胞类群身份的鉴定。另外，基于基因共表达信息的基因调控网络分析可用于揭示基因之间的相互作用关系。

4. 细胞身份验证

RNA原位杂交是单细胞转录组学研究中最常用的验证方法，能够在RNA水平上确定marker基因对应的细胞类群在组织中的空间定位，从而验证细胞身份的正确性及可用性。RNA原位杂交常用地高辛或生物素标记的单链反义RNA探针，对组织切片的不同细胞中目标RNA进行原位定位。在一定的温度和离子浓度下，细胞中的目标RNA与反义RNA探针互补而产生双链RNA，标记在反义链上的地高辛或生物素标记经酶促免疫显色或免疫荧光反应而显示目标RNA的分布位置。空间转录组与单细胞转录组联合分析也验证细胞身份。

三、单细胞转录组在药用植物研究中的应用

（一）鉴定药用植物次生代谢途径关键酶基因

与传统转录组不同，单细胞转录组能够以单细胞的分辨率提供药用植物次生代谢途径上未经鉴定的基因。Wang等（2022）基于茶树叶片单细胞转录组数据，深入分析了糖基转移酶基因家族成员与儿茶素合成途径上的已鉴定基因的共表达网络，发现了一个在叶肉中高表达且与儿茶素代谢显著相关的糖基转移酶基因*UGT72B23*，并通过体内外酶活性检测验证了其酯型儿茶素糖基转移酶活性。

（二）发现和鉴别重要细胞亚型与稀有细胞类型

在植物体正常发育或是响应胁迫的过程中，细胞类群的丰度状态都在发生着变化。单细胞转录组学以单个细胞的高分辨率解析其异质性，并捕捉罕见细胞类型以及具有“开关”性质的细胞亚型，可以为研究特殊细胞的发育过程提供新的视野。Ryu等（2019）捕获鉴定了拟南芥根尖罕见的静止中心细胞类群。Efroni等（2015）和Nelms等（2019）分别利用Smart-seq2和Cell-seq2捕捉到了愈伤组织和生殖细胞在进入分化阶段前的瞬时变化。

（三）进行细胞谱系追踪

利用拟时序分析可以推导出具有发育分化关系的细胞亚群之间可能的发育分化轨迹，并且找到驱动这些过程的关键基因。Shulse等（2019）推断了拟南芥根中内皮层细胞的发育过程，结果显示发育早期的细胞亚群沿着两支轨迹曲线分化。与内皮层发育相关的798个基因在拟时间序列上呈现早期、中期、晚期3种表达模式，且调节内皮细胞分化初始阶段的相关基因在拟时间序列的早期阶段表达，而晚期表达的基因主要与木质素代谢和细胞连接组合相关。

（四）分析基因调控网络

高通量的单细胞转录组测序技术有助于发现新的发育与响应胁迫的转录因子，能够构建精细的基因调控网络。Denyer等（2019）分析了拟南芥单细胞数据中239个转录因子的动态表达数据，构建了精细的基因调控网络（Gene regulatory network，GRN），GRN分析结果显示了参与根毛发育过程中的关键因子以及相互作用关系，进一步将GRN的转录因子过滤至25个核心组分，发现了一系列负反馈调控的转录因子。

（五）研究药用植物次生代谢途径的区室化现象

通过研究次生代谢途径基因的不同细胞定位，可以揭示该途径的区室化情况，推测次生代谢产物及中间体的转运情况，进一步为相关转运蛋白的鉴定提供候选基因信息，有助于通过植物或微生物工厂来提高次生代谢物质产量。Sun等（2022）通过深度挖掘长春花叶片的单细胞转录组数据，揭示了单萜吲哚生物碱（MIA）合成途径的区室化现象，并提供了在胞间或胞内运输MIA中间体的转运蛋白的候选基因。

四、展　望

单细胞转录组测序技术在药用植物研究中显示出巨大的应用潜力，除了用于发现稀有细胞类型和构建细胞发育轨迹外，还可以用于解析次生代谢的空间分布规律和筛选次生代谢途径候选基因等领域。但是与模式植物相比，药用植物单细胞转录组研究还将面临着更多的困难与挑战。很多药用植物不具备进行单细胞转录组分析的前提条件——具有高质量的基因组。但是随着测序技术的进步和测序成本的下降，这个限制因素将逐步得到解决。此外，由于缺乏通用的植物原生质体制备方法，原生质体获取困难成为限制单细胞转录组测序技术在药用植物研究领域广泛应用的主要障碍。由于细胞的形状、大小和位置的不同，会导致某些细胞类群难以形成原生质体，或在建库之前的离心或过滤步骤中丢失。基于细胞核分离技术的单核转录组测序技术有望在一定程度上克服上述技术障碍。随着空间转录组技术的分辨率逐渐提高，该技术将能够提供单细胞水平的空间转录组信息。总之，随着单细胞多组学技术的不断进步，综合运用单细胞基因组、转录组、蛋白质组和代谢组，以及空间转录组等多组学联合分析，将有助于在多个层次上绘制更为细致、全面和精准的单细胞图谱，推动药用植物多组学研究从组织器官水平进入单细胞水平。

研究案例一　长春花叶片单细胞转录组研究

长春花（*C. roseus*）为夹竹桃科半灌木或多年生草本植物，原产于非洲马达加斯加岛，目前已成为世界各地广泛栽培的一种花卉植物。长春花能够合成130多种单萜吲哚生物碱（MIA），其中包括抗癌药物长春碱和长春新碱，以及降压药物阿马碱和蛇根碱等，因此，长春花被认为是研究MIA生物合成的模式植物。长春碱的生物合成途径含有30多个酶促步骤，目前已被完全解析。异胡豆苷合酶是长春碱等MIA合成的标志酶，可催化裂环马钱子苷与色胺缩合生成异胡豆苷，其底物裂环马钱子苷在长春花中可通过环烯醚萜途径合成，而另一个底物色胺则可通过色氨酸的脱羧反应生成。异胡豆苷在异胡豆苷-β-葡萄糖苷酶作用下生成异胡豆苷元，然后经过一系列还原，氧化和乙酰化等反应生成不稳定中间体dihydroprecondylocarpine acetate，该化合物可以通过长春质碱合酶催化生成长春质碱，也可以通过水甘草碱合酶催化生成水甘草碱，水甘草碱经过文多灵途径的七步反应生成文多灵。文多灵和长春质碱在过氧化物酶PRX1的作用下缩合生成长春碱。

Sun等（2022）通过建立和优化适用于次生代谢途径空间分布研究的单细胞转录组测序和分析流程，构建了高质量的长春花叶片单细胞转录组图谱。通过定位途径基因转录本的空间分布，发现单萜吲哚生物碱合成具有区室化现象。该途径起始于内生韧皮部相关薄壁细胞，途径的中间步骤多发生在表皮细胞中，后期的反应多发生在异形细胞中。次生代谢的区室化可以有效降低酶的底物抑制效应、控制代谢流的大小和方向、减轻中间产物的细胞毒性，分散细胞的代谢负担，对植物的生存和环境响应具有重要作用。本研究对长春碱生物合成途径中所有基因表达进行了空间定位分析，并通过RNA原位杂交技术对部分基因的表达定位进行了验证，表明基于单细胞转录组的基因表达定位技术具有极高的准确性，是研究植物次生代谢空间分布的有力工具。此外，作者还发现多个细胞特异性的转运蛋白可能参与了单萜吲哚生物碱的细胞间或细胞内的跨膜转运过程。单萜吲哚生物碱转运蛋白是分子育种和转运蛋白合成生物学研究的潜在靶点。

单细胞转录组测序与数据预处理 利用酶解法从幼嫩的长春花叶片获得高质量的原生质体，细胞存活率达到95%以上，来自于三个生物学重复的共计65 000个原生质体用于单细胞转录组文库的构建。利用10×Genomics chromium平台进行文库构建，并用Illumina高通量测序仪进行测序，共获得550.62 Gb转录组测序数据。利用Alevin进行基因表达定量和数据分析，共获得40 530个细胞，所有细胞中表达基因的中位数为2239个，UMI个数的中位数为5931个。去除基因数目和UMI异常的细胞及线粒体基因比例大于3%和叶绿体基因比例大于40%的细胞后，共得到34 392个高质量细胞。

细胞分群与注释 通过降维和分群，所有细胞被分为14个细胞群，利用标记基因对细胞群进行注释，发现6号和9号群同时含有表皮细胞（epidermal cell，EC）和保卫细胞（guard cell，GC）的标记基因，因此对这两个群进行进一步亚群分析，并根据标记基因将这两个群的细胞重新划分为幼嫩的表皮细胞（EC1）、成熟的表皮细胞（EC2）和GC细胞。最终在长春花叶片单细胞转录组中共鉴定到7种细胞类型，分别是增殖细胞（proliferating cell，PC）、叶肉细胞（mesophyll cell，MC）、内生韧皮部相关薄壁细胞（internal phloem-associated parenchyma cell，IPAP）、异形细胞（idioblast cell，IC）、维管束细胞（vascular cell，VC）、EC细胞和GC细胞。7号群因缺乏标记基因被命名为未知类群（unknown，UN）。利用RNA原位杂交技术对MC、IPAP、EC和VC细胞身份进行验证，证实了分群和注释结果的准确性（图4-8）。

MIA生物合成的多细胞区室化 利用单细胞转录组数据对MIA途径基因在不同细胞类群中的表达进行定量分析，发现甲基赤藓糖醇磷酸（MEP）途径和环烯醚萜途径的前七步反应是在IPAP细胞中完成的。而甲羟戊酸（MVA）途径的酶并没有表现出明显的细胞特异性。说明MIA骨架中的萜类部分可能是主要通过MEP途径合成的。MIA合成途径的中间部分主要在EC细胞中合成，末端步骤主要在IC细胞中进行。MIA在长春花叶片中的多细胞区室化合成需要多个中间产物转运蛋白的参与。目前已知的参与次生代谢产物转运的转运蛋白主要分布在ABC（ATP-binding cassette transporter）、NPF（nitrate/peptide family）、MATE（multidrug and toxic compound extrusion family）和PUP（purine permease family）等4个家族。在长春花叶片单细胞转录组中共发现62个ABC、27个NPF、27个MATE和13个PUP基因。通过细胞特异性表达分析和系统发育分析发现2个ABC、2个MATE和4个PUP可能参与了MIA中间产物的转运。此外，两个已鉴定的长春花MIA转运蛋白CrNPF2.9和CrTPT2都显示出EC特异性的表达，这与它们所鉴定的转运功能相一致，例如，CrTPT2负责将EC细胞中的长春质碱转运到细胞外的蜡质层（图4-9）。

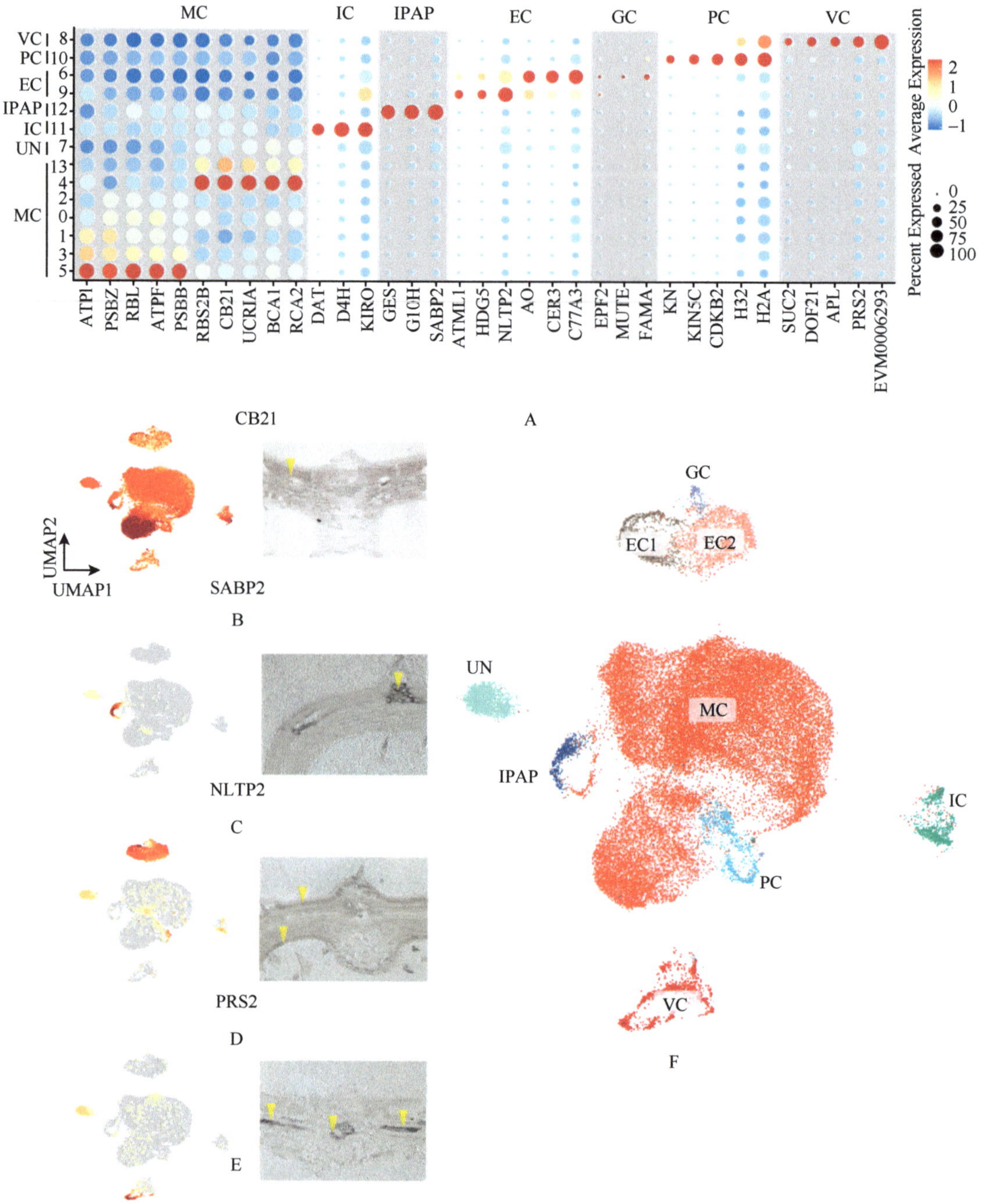

图4-8　长春花叶片细胞类型的注释与验证

A. 细胞特异性标记基因的表达模式。点的大小表示细胞群中表达标记基因的细胞占比，点的颜色表示细胞群中标记基因平均表达量的高低。B～E. 通过原位杂交验证细胞身份。原位杂交中使用的标记基因，CB21：MC细胞；SABP2：IPAP细胞；NLTP2：EC细胞；PRS2：VC细胞。F. 使用UMAP可视化8个细胞类群

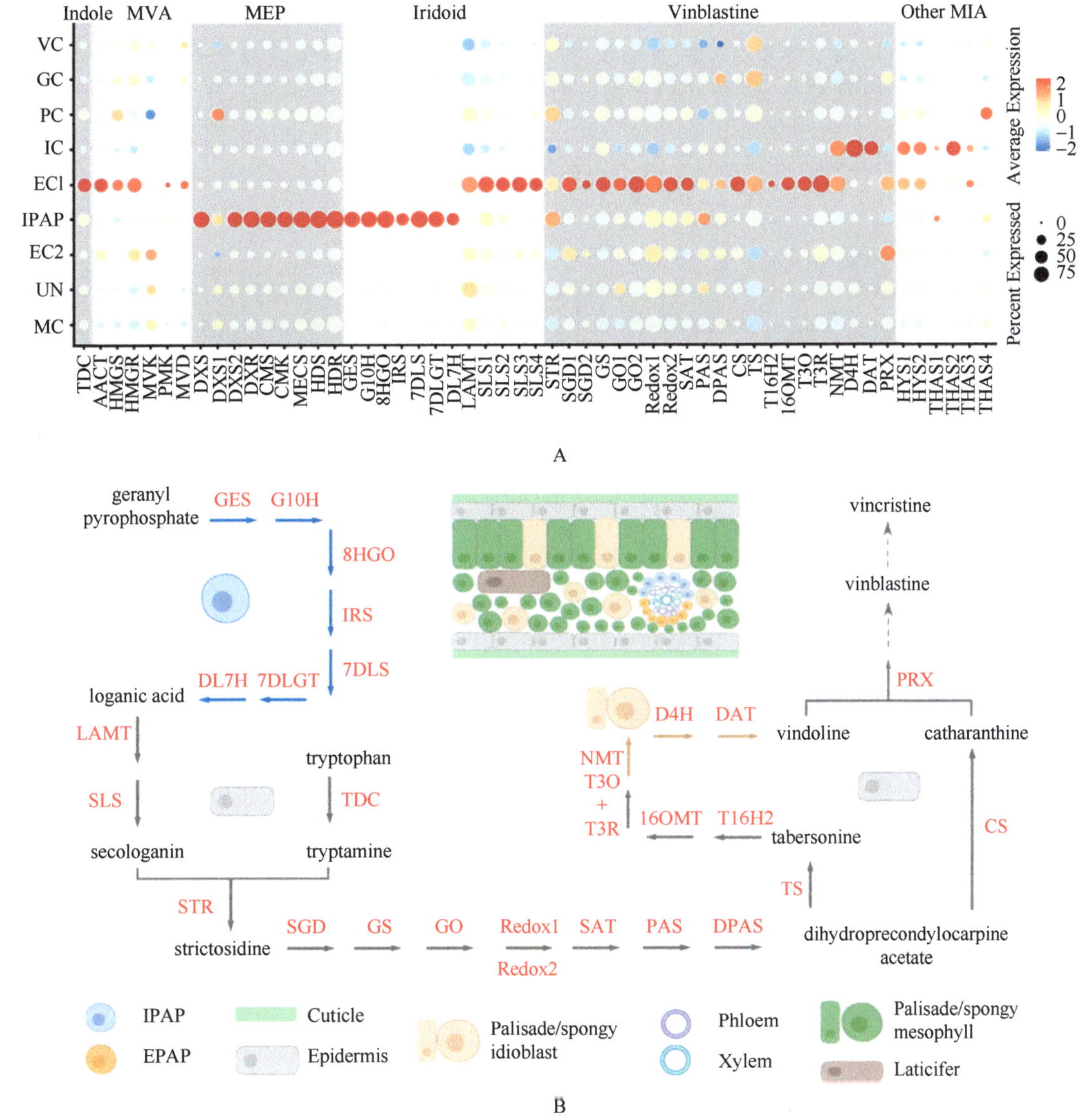

图4-9　MIA生物合成途径相关基因的细胞特异性表达及MIA合成的空间分布

A. MIA生物合成基因的细胞特异性表达。B. MIA的多细胞区室化合成示意图。箭头的颜色表示催化反应分布在相应的细胞类型中

ECs与VCs发育轨迹的重建　对VC和EC细胞进行了拟时序分析，重建了两种细胞的发育轨迹，揭示了发育过程中关键基因的表达变化。通过细胞亚群分析将EC细胞类群分为5个细胞亚群，并构建EC细胞的发育轨迹（图4-10）。在发育轨迹起始阶段富集的基因主要参与分生组织生长调节和细胞生长过程，符合早期发育的表皮细胞的生理状态，而在轨迹末端功能富集的基因主要参与蛋白质磷酸化和非生物应激反应，这与成熟表皮细胞响应环境刺激的高敏感性相一致（图4-10D）。分析MIA合成基因在表皮发育过程中的动态表达模式，发现大多数在EC中特异表达的MIA基因在EC发育的早期细胞中表达水平较高，沿轨迹表达量持续下降，其中TDC、CS、16OMT和T3O的表达大幅下降，在轨迹末端（成熟的EC）很少表达，只有PRX在EC发育后期表达水平略高。这一现象表明，在EC特异表达的MIA基因的活性受到EC发育的紧密调控。此外，研究人员构建了VC细胞发育轨迹，以了解VC群内的细胞分化状态。首先，将VC细胞划分为6个

亚群（图4-10E），其中8_1亚群被注释为原形成层细胞，而8_2和8_5被注释为伴胞（companion cell，CC）。基于8_1、8_2和8_5亚群细胞构建了从原形成层到CCs连续分化的伪时间轨迹（图4-10E和图4-10F）。轨迹两端基因的GO富集分析显示，轨迹起点富集的基因信号与原形成层相关生理功能的细胞增殖和核小体组装等过程一致，而糖的吸收、离子运输以及能量需求等过程均在轨迹末端富集，这和伴胞的生理功能一致（图4-10H）。

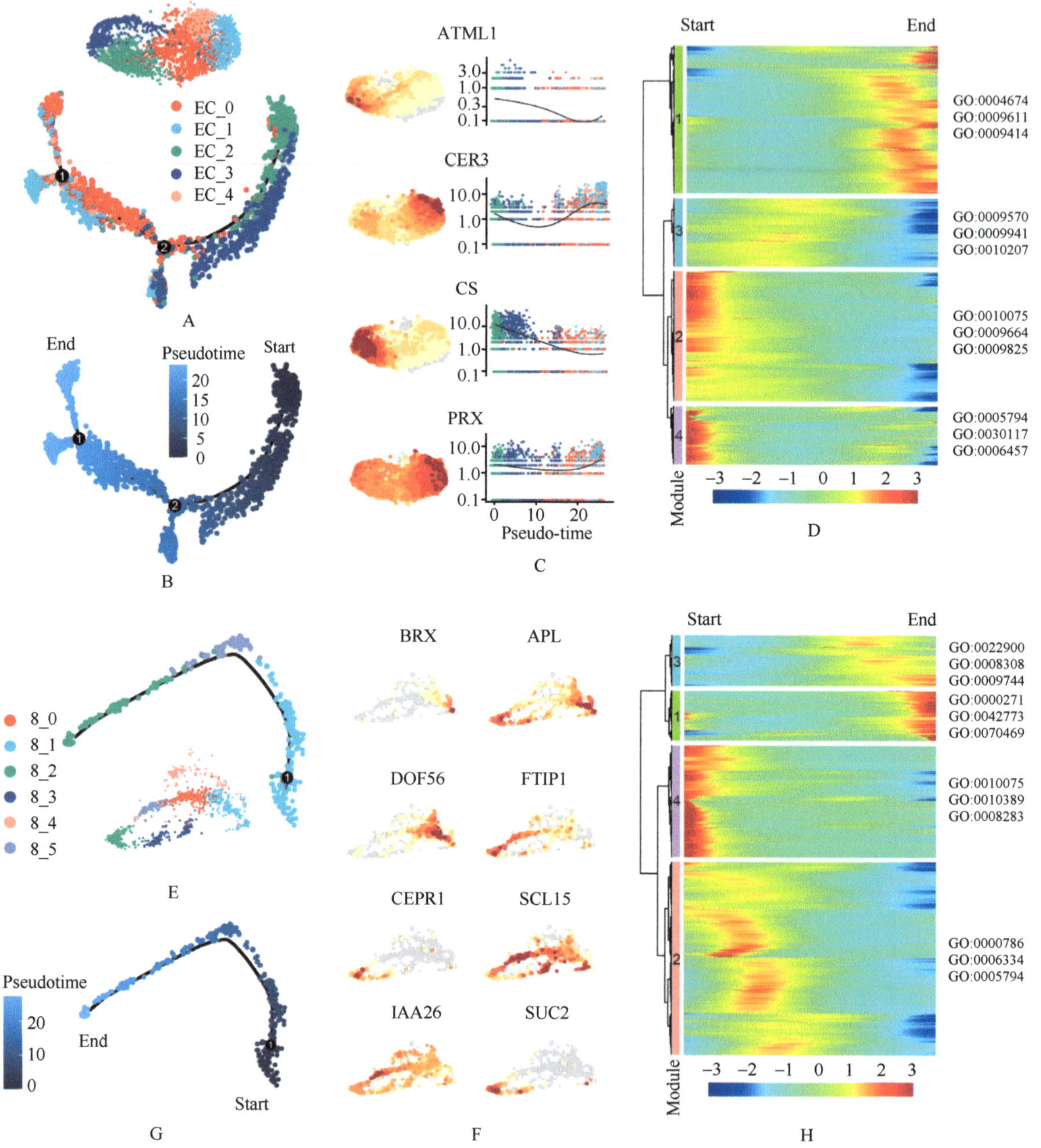

图4-10 重建EC和VC的发育轨迹

A. UMAP可视化和EC亚群细胞沿拟时序轨迹的聚类分布。B. EC拟时序轨迹。C. 代表性基因沿拟时序进程中的转录本积累和基因表达的UMAP可视化。D. 基因表达热图显示EC亚群中的基因在拟时序轨迹上的表达模式。E. 拟时序轨迹上的VC亚群细胞分布和UMAP可视化。F. UMAP可视化VC标记基因的表达。G. VC亚群细胞的拟时序轨迹。H. 基因表达热图显示VC亚群中的基因在拟时序轨迹上的表达模式

细胞类型的跨物种比较 研究人员通过比较长春花和拟南芥叶片的单细胞转录组数据集，不仅验证了长春花细胞分群和注释的准确性，也证实了双子叶植物叶片进化的保守性。利用Alevin对发表的拟南芥叶片scRNA-seq数据进行定量分析。经过细胞聚类和身份注释，得到和相似的细胞类群，包括MC，EC，VC，CC和GC细胞类群。采用两种方法分析了两物种之间细胞类型的保守性：跨物种细胞群聚类相关性分析和两物种数据集的细胞聚类分析。两种方法的结果相互印证，支持相同的结论。例如，两个物种的EC之间的相关性最高（图4-10A），在UMAP图中聚在一起（图4-10B），表明长春花和拟南芥相应的细胞类型之间存在同源性。为了得到PC细胞身份的支持证据，用相同的方法分析比较了来自拟南芥叶片和顶端分生组织的scRNA-seq数据和长春花叶片的scRNA-seq数据，两个物种的PC表现出最强的相关性（图4-10C），并且在UMAP图中彼此重叠（图4-10D），表明长春花中的PC与拟南芥茎尖中的PC更相似。长春花的UN细胞群与拟南芥MC具有较高的相关性（图4-10A和图4-10C），在UMAP细胞聚类（图4-10D）中与MC相邻，表明UN可能是一种叶肉细胞。

研究案例二 裂叶荆芥叶片单细胞转录组研究

裂叶荆芥（*Nepeta tenuifolia*）为唇形科裂叶荆芥属一年生草本植物，其全草及花穗为常用中药，可用于SARS、新冠感染肺炎的治疗。裂叶荆芥的主要活性成分是挥发油，主要积累在叶片上的盾状腺毛（peltate glandular trichome，PGT）中，挥发油含量与PGTs的密度呈正相关。Zhou等（2022）对裂叶荆芥幼叶进行了单细胞转录组测序，通过降维和聚类分析获得19个细胞类群，利用细胞特异性标记基因注释出6种细胞类型，并通过拟时序分析探索了PGT细胞的分化和发育规律。此外，比较分析拟南芥和裂叶荆的单细胞转录组数据，发现PGT是裂叶荆芥叶片中特有的一种细胞类型。

单细胞转录组图谱的构建 选取25 d的幼叶制备原生质体并进行单细胞转录组测序。通过标准流程分析将33254个高质量细胞划分为19个细胞类群。由于裂叶荆芥的已知标记基因很少，因此应用拟南芥已知标记基因的同源基因进行细胞类型注释，将19个细胞类群划分为6个细胞类型，即木质部细胞（XP，类群6和9）；韧皮部细胞（PP，类群12）；伴胞细胞（CC，类群15）；保卫细胞（GC，类群13）。此外，类群11、14和18未被注释（图4-11）。

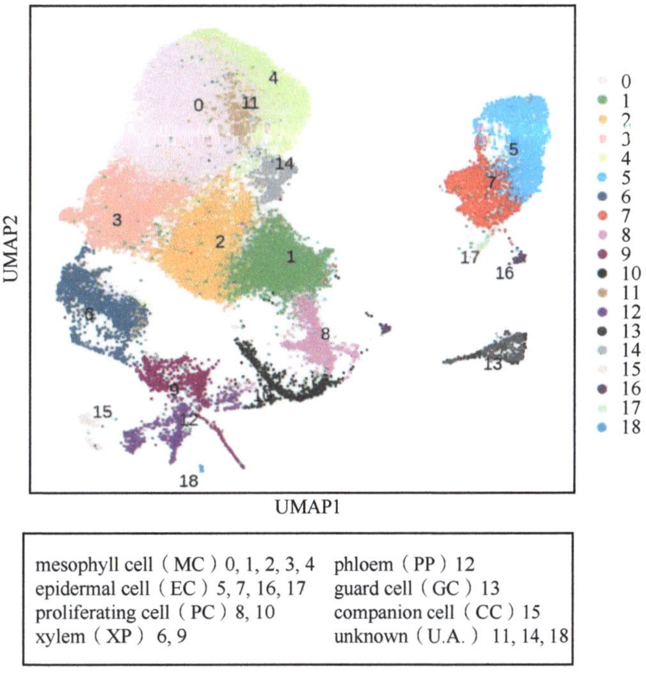

图4-11 UMAP可视化细胞类群

盾状腺毛细胞的发育 裂叶荆芥中的腺毛属于PGT类型，能够合成和储存各种次生代谢产物。为了研究PGT的发育轨迹，对EC细胞和GC细胞进行亚群分析，共获得13个亚群E0-E12。裂叶荆芥PGT富含单萜类化合物。萜类化合物主要通过甲羟戊酸（MVA）途径甲基赤藓糖醇磷酸（MEP）途径合成。基因表达分析发现，MVA途径基因在E9中特异性表达，而MEP途径基因主要在E12中表达。通过RNA原位杂交发现已知的单萜合成关键基因DXS，LS和L3OH主要在PGT和表皮细胞中表达。GO富集分析表明，E12富含“类异戊二烯生物合成过程”和“萜类生物合成过程”。因此，推测E12可能是PGT，而E9可能是另一种毛状体细胞。在UMAP图中，E10与E9和E12亚群紧密相连。为了研究PGT细胞的起源与分化，使用Monocle 2对E10，E9和E12亚群进行拟时序分析，结果显示E10中的细胞向两个方向E12（PGT）和E9（其他毛状体）逐渐过渡，这与UMAP上的分布情况一致。E10中上调表达基因多与细胞壁发育和防御反应有关。这些发现表明E10细胞可能正处于向毛状体发育和分化的阶段，此外，根据拟时轨迹还可以看出单萜生物合成相关基因在PGT发育后期高表达。

细胞类型的跨物种比较 对来源于拟南芥两个茎尖样本和一个叶片样本的单细胞转录组数据和本研究中产生的裂叶荆芥叶片单细胞转录组数据进行合并分析，共获得88952个细胞，其中拟南芥的细胞占63.10%，裂叶荆芥的细胞占36.90%。聚类分析可以分为24个细胞类群，利用已知的标记基因可以注释出8种细胞类型。对其中的EC类群进行亚群分析，得到10个细胞亚群，分别标记为PE0-9亚群，其中PE2可注释为PGT细胞，是裂叶荆芥特有的细胞类型。

研究案例三　茶树叶片单细胞转录组研究

茶树（*C. sinensis*）为山茶科山茶属灌木或小乔木。茶由其叶片与茎尖加工而成，是世界上最古老、最受欢迎的含咖啡因饮料，具有重要的经济、药用和文化价值。茶树可合成儿茶素、咖啡因、茶氨酸和萜类物质，这些次生代谢物的积累是茶叶独特风味形成的物质基础。Wang等（2022）建立了一种茶树叶片原生质体的快速分类方法，构建了茶树嫩叶的单细胞转录组图谱，绘制了幼叶细胞的发育轨迹并发现一些与细胞命运决定相关基因。通过叶肉细胞的基因共表达网络分析筛选并鉴定了首个儿茶素酯糖基转移酶。

单细胞转录组图谱的构建 Wang等（2022）建立了茶树叶片原生质体的快速制备方法，通过在酶解液中添加蜗牛酶，将酶解时间从原有的16小时缩短到4～6小时，从而大大降低了原生质体制备过程对基因表达的影响。取茎顶端第一片和第三片完全展开的嫩叶制备原生质体，并进行单细胞转录组文库制备和测序，共获得了16 977个细胞的转录本信息，然后通过标准流程将这些细胞划分为16个细胞类群，利用标记基因可以鉴定出三种主要细胞类型，分别为表皮细胞（EC：类群3，5，8和11）、叶肉细胞（MC：类群1，6、7和13）和维管束细胞（VB：类群2，4，9，10，12，14和15）。随后通过CSG（cluster special gene）进一步完善细胞类型注释，发现增殖细胞（PC：类群0）、韧皮部细胞（phloem cell，PH：类群9）、原生木质部（PX：类群12）、原生韧皮部细胞（PP：类群14）、原形成层细胞（PR：类群15）。此外，基于qRT-PCR分析，将类群6和7分别定义为海绵组织细胞（SM）和栅栏组织细胞（PM）（图4-12）。

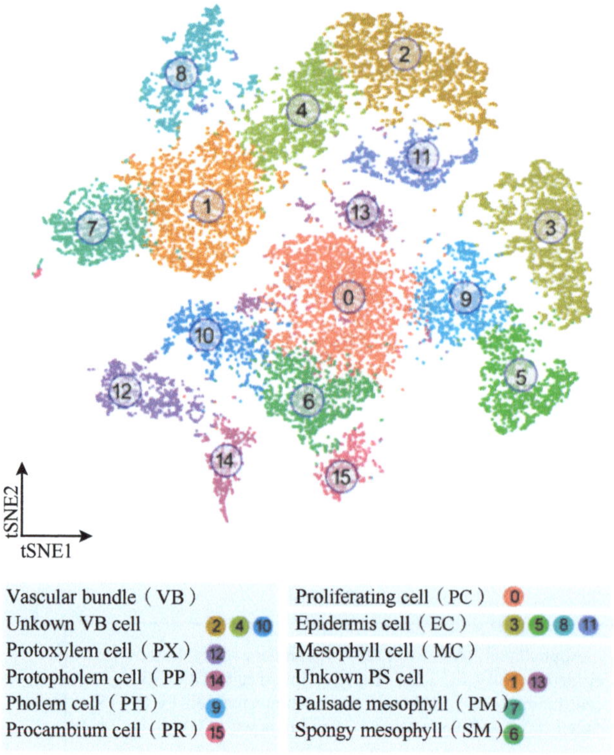

图4-12　tSNE可视化茶叶16个细胞类群

幼叶的分化轨迹 利用所有的细胞类群进行拟时序分析，拟时序轨迹有4个分支点，把所有细胞分为9种状态，第一片幼叶的增殖细胞和原形成层细胞被设置为分化的起点。EC细胞在所有9种状态中都有分布，PM细胞主要分布在分支4中，第一片幼叶的PH、PR、PP、PC和SM细胞具有相似的分布模式，主要集中在状态1中，EC和未知的MS和VB主要分布在状态9中。基于拟时序分析，获得了每个状态和分支点的高表达基因。例如，在状态1中，主要表达组蛋白基因和光合成天线蛋白基因。

叶片发育过程中次生代谢的细胞特异性　在叶片发育过程中黄酮、咖啡因和茶氨酸等的生物合成具有细胞特异性。例如，大多数黄酮合成相关的候选基因在第一片叶的MC细胞中表达量最高。木质素是次生细胞壁的主要成分，其合成与黄酮共用相同的上游途径。本研究发现肉桂酰辅酶A还原酶基因主要在第一片叶子的MC细胞中表达。此外，4个肉桂醇脱氢酶同源基因在第一片叶子中基本不表达，而在第三片叶子的EP、VB和PC细胞中高表达。

儿茶素糖基转移酶的鉴定　糖基化是生物活性物质的重要修饰过程，影响化合物的活性、储存、分布和运输等。为了探讨参与儿茶素糖基化的UGT酶，本研究通过共表达分析发现8个可能参与儿茶素糖基化的*UGT*候选基因。通过在大肠杆菌中异源表达和酶活性检测发现，*UGT72B23*能够糖基化儿茶素没食子酸酯和表儿茶素没食子酸酯，两者是茶叶中苦涩味道的来源。当在烟草叶中瞬时表达*UGT72B23*基因时，叶片中的儿茶素没食子酸酯糖苷的含量显著增加而当在茶树叶片中沉默*UGT72B23*基因后，儿茶素没食子酸酯糖苷的含量显著减少。这些实验结果表明UGT72B23在植物体内的主要功能可能是催化儿茶素没食子酸酯的糖基化。

第五节　空间转录组研究

一、概　　述

空间转录组（spatial transcriptome，ST）是在二维平面上定位mRNA-seq数据，在组织切片上完成并保留样本空间信息的组学研究技术。在多细胞生物中，单个细胞的基因表达具有时间和空间特异性。时间特异性可以通过对不同时间点的样本取材，使用单细胞转录组测序技术来解析时间维度上细胞类型和基因表达模式。空间特异性信息则相对较难获得。常规转录组测序和单细胞转录组测序都难以还原细胞所处的原始位置信息。传统的原位杂交技术又很难对基因表达的空间特异性实现高通量检测。空间转录组学则可以在一次实验中同时获取RNA的时空表达信息。

当组织冷冻切片附在带有spatial barcode的空间转录组芯片上时，通过透化处理，细胞内的mRNA释放出来，从而被芯片上带有oligo-dT的探针捕获。被捕获的mRNA开始逆转录，得到的cDNA中包含了spatial barcode序列。通过上机测序，可以将每个mRNA转录的序列映射回组织切片中的原始位置。通过这种映射，空间转录组可展示组织切片中不同区域的基因表达情况，揭示精细的细胞区域中的信号通路。

2016年，空间转录组技术在*Science*杂志上首次被发表，2020年该技术被*Nature Methods*杂志选为当年的年度方法（Methods of the Year）。

二、空间转录组研究流程

空间转录组测序技术步骤主要包括：①组织切片：对新鲜冷冻组织进行切片，并进行成像；传统方法染色成像，如H&E染色和免疫荧光染色；②组织透化（permeabilization），以从细胞中释放mRNA；即将组织切片放置在含有与RNA结合捕获探针的载玻片上，并进行固定和透化；③杂交，以形成位置信息定位；④建库和测序：以捕获的RNA为模板进行cDNA合成和测序文库制备；

对制备好的文库进行测序；⑤数据分析和可视化：确定哪些基因得到表达，基因表达量，以及这些基因的空间位置信息。

空间转录组测序需经过透化和杂交，该步骤发生于玻片上的平面捕获区域，其中含有数千个圆点（spot），在每个圆点中，玻璃基底上覆盖了数以百万计的寡核苷酸序列。这些附着在玻璃基底表面上的寡核苷酸序列末端存在poly（dT）VN结构，可以有效捕获含有poly（A）尾巴的mRNA。不同的圆点中的寡核苷酸序列则拥有不同的“条形码”（barcode）序列，以形成特定的位置定位信息。根据这些空间条形码序列，我们可以将mRNA测序结果回溯定位到特定的圆点坐标上，从而实现对mRNA表达谱信息的准确空间定位。通过空间转录组技术产生的数据，可以选择任何感兴趣的基因，并在原始组织切片上显示其空间分辨率的表达。

三、空间转录组应用方向

空间转录组将组织信息与转录组测序结合，实现空间信息和转录本信息的获取。添加基因表达空间分布信息，进一步提高组织内部分辨率。该技术可以测量完整组织切片的总mRNA，将总mRNA的空间信息与形态学内容相结合，并绘制所有基因表达发生的位置，获得植物形态建成复杂而完整的基因表达图谱。在确定不同细胞群的同时保留空间位置，为细胞功能、表型和组织微环境中位置的关系提供了重要信息。空间组学技术通过量化数十到数百个基因、转录物或蛋白质，能够在自然组织或细胞结构的背景下收集有价值的分子、细胞和微环境信息。

空间转录组技术具有以下优势：①通过分析同一组织切片的组织学特征和mRNA空间表达情况，可以发现新的生物标志物；②通过转录组分析，可以揭示新发现的细胞状态和生物标志物的空间排布；③通过预先设计的靶基因组合，可以验证之前发现的结果，或关注所有与靶基因相关的基因；④阐明正常组织和病理组织中细胞之间的空间关系；⑤分析基因表达的空间异质性。单细胞水平的空间转录组测序技术是一种强大的工具，在植物生物学研究中，该技术可以整合单细胞位置信息和转录组信息，对药用植物特殊组织结构细胞类型鉴定、发育调控、特殊活性成分的积累和转运的研究有着重要的理论指导意义。

四、展　望

随着空间转录组学技术的分辨率和灵敏度的提高，与其他数据模式的集成可以提供更好的组织表征。组织中检测到的形态特征，如细胞形状或细胞核大小，可直接纳入分析。深度学习也被用于从基因表达和组织学预测细胞类型注释，优于单独从两种模式预测的注释。随着可用于训练的转录组数据的增加，机器学习算法也被用于从组织病理学图像预测基因表达。这些算法不依赖于预定义的形态特征，而是通过将整个图像分解来提高性能。

在亚细胞分辨率下，染色质的空间组织可能为不同环境下基因表达的调控提供线索。将空间转录组数据集与基因组原位高通量成像、组织内组蛋白标记的空间分布相结合将是非常有价值的。最近，利用完整组织内的同步DNA测序对基因组进行空间组织定位已成为可能。这表明将空间基因组测序与原位转录组分析相结合的目标有望实现，从而加深我们对基因组组织和功能编码方式的理解。

用蛋白质联合检测等补充方式来增强基因表达数据，也可以阐明空间转录组学没有捕捉到的过程，如蛋白质的翻译后修饰和亚细胞定位及其在疾病中的失调。靶向蛋白联合检测可与空间转录组学同时进行，在同一组织切片上使用免疫染色，如Visium所支持的那样。DBiT-seq使用抗体衍生的DNA标签实现组织中mRNA和蛋白质的共映射。用于蛋白质检测的高通量空间方法，如MIBI、CODEX、t-cyCIF和自动质谱分析，为组织切片内的蛋白质组提供了无与伦比的快照。

将这些高通量蛋白质组学方法与空间转录组学相结合的技术进步将极大地提高研究组织复杂性的能力。

空间转录组学领域的研究数量正以指数级的速度增长。目前空间转录组学方法所面临的挑战主要包括对分辨率和灵敏度的限制，以及通量和可及性。空间转录组学方法正在与石蜡包埋组织兼容，有可能对更大的组织区域进行系统化检测，以重建三维器官或生物体层面的图谱，并将转录组范围内的基因表达变化随着时间的推移进行可视化。除了克服这些技术挑战之外，未来的工作还需要开发新的计算工具和创造性的分析思维。这将使数据探索能够识别空间模式（空间转录组数据集的核心特征），并揭示潜在生物学的深刻见解。在空间转录组学中，绘制每个基因在空间的表达水平图谱只是阐明组织生物学的组织原则的第一步。正是这些高分辨率细胞图谱与无假设查询的耦合，将有助于获得新的见解并揭示药用植物组织结构的显著特征。

研究案例一 单细胞空间转录组揭示拟南芥叶片区域特异性细胞亚型的转录特征

深入了解植物叶片的复杂功能需要对不同细胞类型的特征进行全面的解析。尽管单细胞测序技术已经有较好发展，但它们在更精确地区分细胞亚型方面仍然存在局限性。Xia等（2022）报道了一种技术（高空间分辨率单细胞测序），它能够真正展现模式物种拟南芥叶片的单细胞空间转录组谱。通过该技术，研究人员成功区分了拟南芥叶片上表皮和下表皮细胞之间存在的转录组差异。除此之外，这项研究还揭示了拟南芥叶片从主叶脉到叶边缘细胞类型的特异性基因表达梯度，进而揭示了维管细胞和保卫细胞之间的不同空间发育轨迹。

拟南芥叶片的scStereo-seq技术（高空间分辨率单细胞测序） 基于华大基因自主研发的Stereo-seq技术，研究团队成功开发了适用于植物的单细胞空间转录组技术（scStereo-seq），并将其应用于模式植物拟南芥叶片样本研究中。通过取样、实验和分析筛选，研究人员筛选出来自于4张时空芯片的26个拟南芥叶片样本进行了整合以及基础数据集的构建，通过质控和过滤，总共获得了13 950个高质量高数据量的单细胞数据用于后续分析（图4-13）。

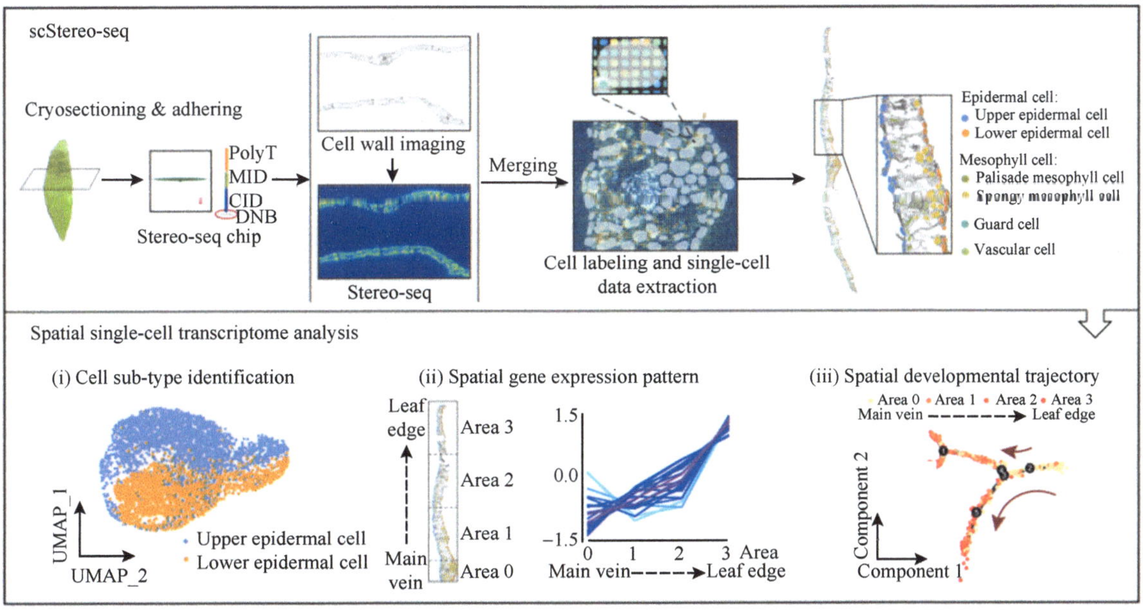

图4-13 拟南芥茎叶的高空间分辨率单细胞测序分析流程示意图

使用空间单细胞数据，可以区分几种细胞亚型（i）。将叶片分成四个不同部分，确定空间基因表达模式（ii）和空间发育轨迹（iii）

单细胞水平上识别不同细胞类型间的转录组差异 因为该研究属首次在单细胞水平上将空间转录组技术应用于植物样本中，因此在获得高质量高数据量的叶片空间数据后，研究人员首先对scStereo-seq技术在植物样本中应用的可靠性进行了验证。通过经典marker的检验和可视化、单细胞聚类分析、主要细胞类型鉴定和功能分析等方法多方面地进行了分析和评估，发现scStereo-seq技术能够提供高清的细胞内转录组特征，对不同细胞类型的鉴定具有较高的分辨率，这些结果充分展现了scStereo-seq技术在植物单细胞研究应用中的可靠性（图4-14）。

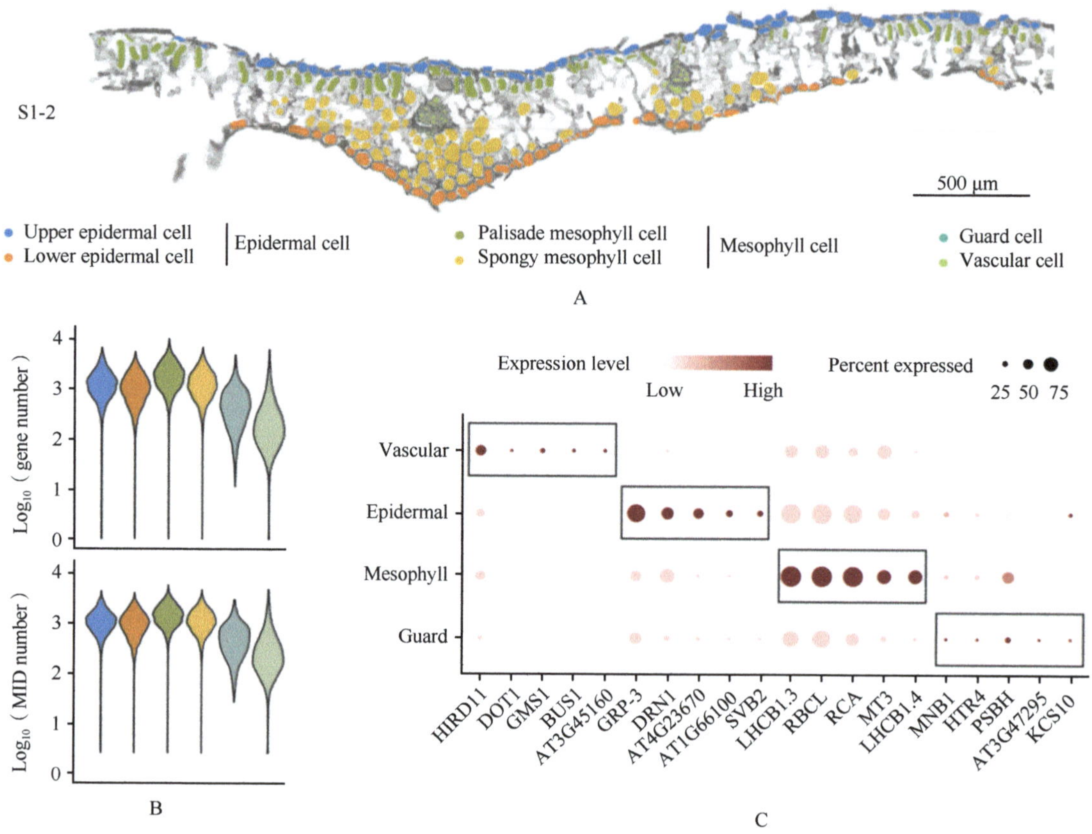

图4-14 不同细胞类型的转录组多样性和鉴定技术的可重复性

A. 叶片样本中不同细胞类型的分布。比例尺代表500 mm。B. 小提琴图显示了不同细胞类型中每个细胞的基因数、MID数和线粒体基因的百分比。C. 点图显示了每种细胞类型的前5个上调标记基因。圆圈大小表示表达标记基因的细胞的相对百分比，而颜色表示相对表达水平

通过scStereo-seq鉴定细胞亚型和其中细微的转录差异 在分析scStereo-seq技术的可靠性之后，研究人员对其在植物研究应用中的优势进行了探索。在以往的植物单细胞研究中，部分细胞亚型往往因分子特征高度相似而难以通过单细胞等技术得到有效地区分和研究（如表皮细胞中的上、下表皮细胞，叶肉细胞中的栅栏细胞和海绵细胞等），而scStereo-seq技术可以在获得单细胞空间表达数据的同时，根据切片的图像信息对切片样本中形态清晰的细胞进行鉴定和注释。通过将空间信息与转录组数据结合分析，成功将表达相似的上、下表皮细胞，以及栅栏细胞、海绵细胞区分开来，并对这些相似细胞类型间的差异和功能进行了研究（图4-15）。

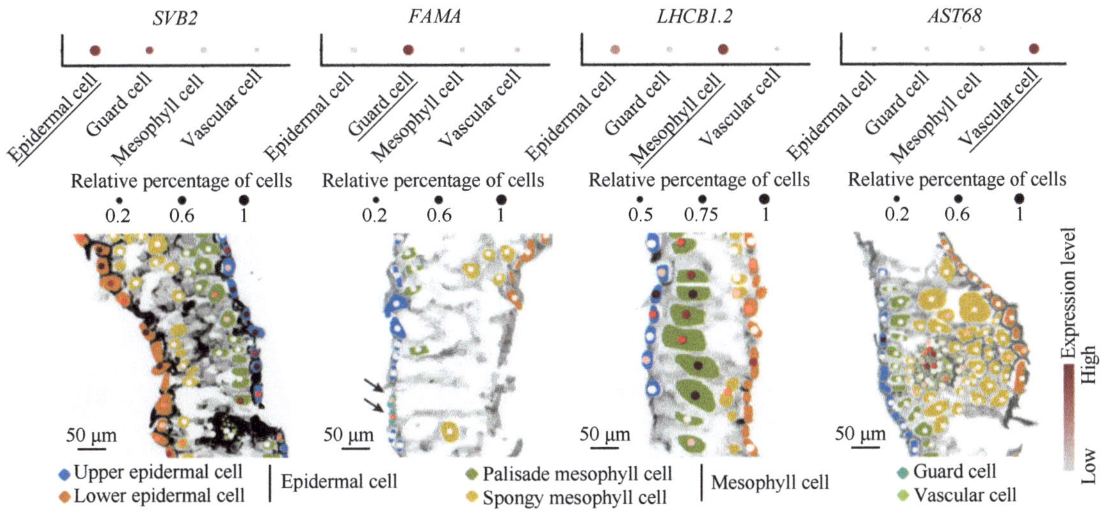

图4-15 使用细胞类型特异性标记基因验证细胞类型（上图）。叶片样本中相应细胞标记基因表达水平的代表性图像（下图）

光合作用相关基因表现出从主叶脉到叶边缘的表达梯度 为了探究基因的空间表达差异，研究人员首先从叶片中间向两端的方向划分成了4个区域（0区为主叶脉，3区为叶边缘），并以此为基础在细胞中进行了基因表达模式分析，结果表明，光合作用效率从主叶脉到叶缘逐渐增加，而主叶脉的主要角色是与物质运输相关。鉴于光合作用过程主要发生在叶肉细胞当中，研究人员又进一步对叶肉细胞中的基因表达模式进行了分析，分析结果与之前的分析一致。有意思的是，叶肉细胞的pattern 2和pattern 3的基因显著富集于物质运输与高渗机械刺激等反馈相关的GO中，表明0区的叶肉细胞与维管细胞之间可能存在较为频繁的物质交换。

维管细胞和保卫细胞表现出不同的空间发育轨迹 另外，已有研究表明，叶脉与叶边缘的细胞存在分化上的差异，但不同类型细胞的具体发育模型还不清楚，通过拟时序分析，研究人员发现在维管细胞中，主叶脉区域的细胞相较于叶缘其分化程度更低，拥有更高的多功能干性。而在表皮和保卫细胞中，保卫细胞显著富集于发育轨迹的一支，但它们在空间上没有表现出明显差异。

研究案例二 空间转录组探究兰花发育中的器官发生

花类药材通常是指以完整的花、花序或花的某一部分作为入药部位的中药材，在传统及现代中药处方中出现的频率非常高，例如金银花、菊花、旋复花、红花、藏红花、丁香、辛夷等，其中也不乏一些名贵品种。花类药材在我国药材市场上占据着较大的份额，是十分重要的中药品类，其基原植物的花器官发育和调控机制研究对药材品质的提高具有重要理论意义。

花器官的发育是被子植物中特有的一个神秘过程，涉及细胞在特定位点的分裂和分化以及细胞与细胞之间的相互作用等一系列细胞生物学事件。花器官建成的早期，主要经历了原基初始化、身份确定和形态建成等过程。研究人员通过大量分子生物学实验鉴定了很多特定发育时期的关键基因，但仍然缺少在时空分布封面上揭示花发育基因调控复杂网络的研究。近年来，空间转录组技术的发展使得基因表达的空间定量在植物研究中成为可能，为被子植物花发育的复杂分子机制的揭示搭建了桥梁。

Liu（2022）等以兰科植物蝴蝶兰（*Phalaenopsis aphrodite*）为研究材料，利于10×Genomics Visium空间转录组技术对其花器官的发育进行研究。通过分析数以千计的花发育关键基因的高分辨率空间表达模式，发现了兰花早期发育的多种细胞类型，包括花序分生组织、花原基、多种花器官原基和多种分生组织。该研究为理解被子植物花器官发生以及特定细胞类型的基因组学和遗传学研究提供了分子层面的信息，是未来花用药用植物研究的参考案例。

兰花花器官早期发育的空间转录组测序和细胞类型鉴定 本研究在10×Genomics Visium平台上对蝴蝶兰进行了空间转录组测序，所用样本从时期上覆盖了花序分生组织和近成熟花器官的多个发育阶段，共使用3个芯片（slide），slide1包含早期发育阶段（柱原基出现和花粉块形成），slide2包含唇瓣和蕊柱足形成阶段，slide3包含成熟的花器官（花苞）。在空间转录组数据中共检测到14 328个基因的表达，聚类为40个clusters，其中3817个基因被鉴定为在一个或多个组织中具有特异表达模式，为详细分析从分生组织细胞到分化后细胞的类型转变提供了分子依据（图4-16）。

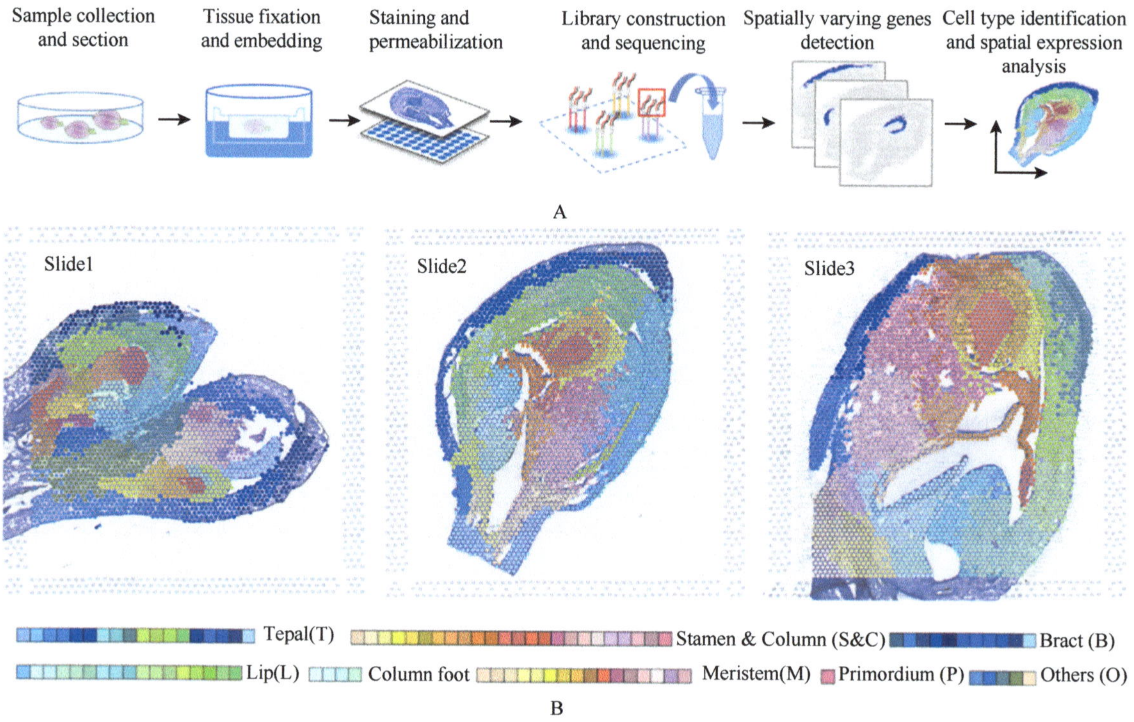

图4-16 基于空间转录组学的兰花发育早期器官发生重建

A. 取样工作流程以及在10X Visium平台上对蝴蝶兰空间转录组进行测序。B. 三张载玻片上发现的细胞类型示意图，分别展示在相应的台盼蓝染色图像上

早期花原基的分生组织细胞，随后分化为营养细胞和生殖细胞 研究人员在早期花原基的多个细胞类群中共鉴定出了与发育时间相关的4685个基因，这些基因分别在分生组织、营养细胞、生殖细胞中呈现选择性的高表达模式。它们在功能上多与生长素和细胞分裂素信号途径相关，推测在花原基的形成和器官分化中扮演重要角色。此外，空间表达信息表明，B类基因特异性在早期合蕊柱组织的两个小细胞团中表达，推测可能与雄蕊原基发生的具体位置以及启动下游关键基因的表达相关。

MADS-box基因的空间表达分布说明了决定兰花花部器官的ABC code 为了发现兰花中特异的ABC code，这项研究对7种被子植物的MADS-box基因进行了系统发育分析。在蝴蝶兰中的21个ABCDEG类MADS-box基因中，有15个基因在空间转录组数据集上检测到表达信号，且在不同组织部位呈现出优先或特异的表达模式。其中，AP3-like和PI-like基因（B类基因）均在花被片、唇瓣和花柱的原基中表达。特别是PAXXG070630在花柱顶端组织周围表现出梯度表达信号，其中单个spot点表达量最高，其周围细胞的表达信号随着离中心spot点的距离增大而减弱，表明花药在发育的这一阶段是从单个spot点开始的。AG-like（C类基因）的空间表达谱上也存在类似的情况，为花药的器官发生提供了进一步的证据。而AP1-like基因（A类基因）优先表达于分生组织中或广泛表达于各器官中，AGL6-like（G类基因）则在唇瓣和花被片中特异表达（图4-17）。

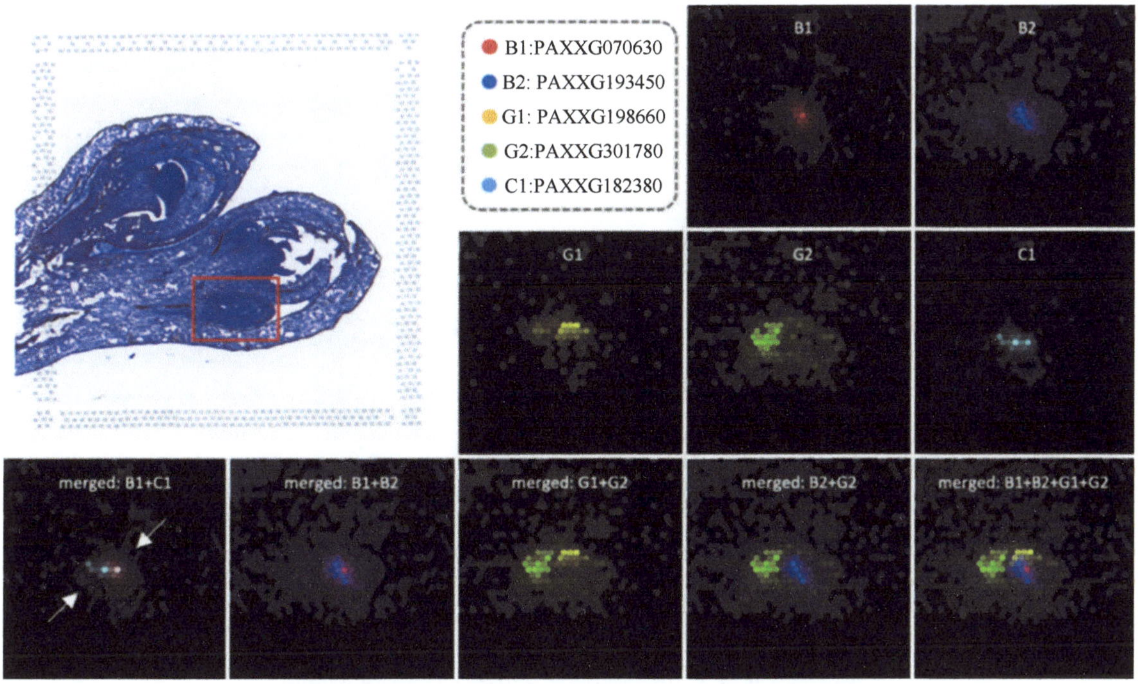

图4-17　5个MADS-box基因在花芽上的空间表达情况

持续激活的分生组织细胞群参与花被片的形成　通过对花被细胞进行发育轨迹分析，研究人员发现5号花苞被片细胞的基因表达呈现出高度一致性，而在6号花苞所在阶段表现出一定的表达异质性。在分生组织细胞群、分化早晚不同的被片细胞中共检测到987个基因，其表达水平与组织学位置呈现高度相关性，并显著富集在蛋白质合成、光合作用和细胞壁合成等相关途径上（图4-18）。

花药的起始发育和随后多种细胞类型的分化　相较于花被片和唇瓣，花药的发育起始时间更晚，过程也更为复杂：从5号花苞中的小细胞团发展为6号花苞中花药原基和营养组织，再到7号和8号花苞中的花粉粒、花药顶端组织，蕊喙和黏盘等结构。综合120种组织类型的分析进一步表明，花药的营养组织在早期往往有相似的基因表达式样，特异性表达基因较少，但在发育后期经历了迅速的组织分化和形态发生过程。

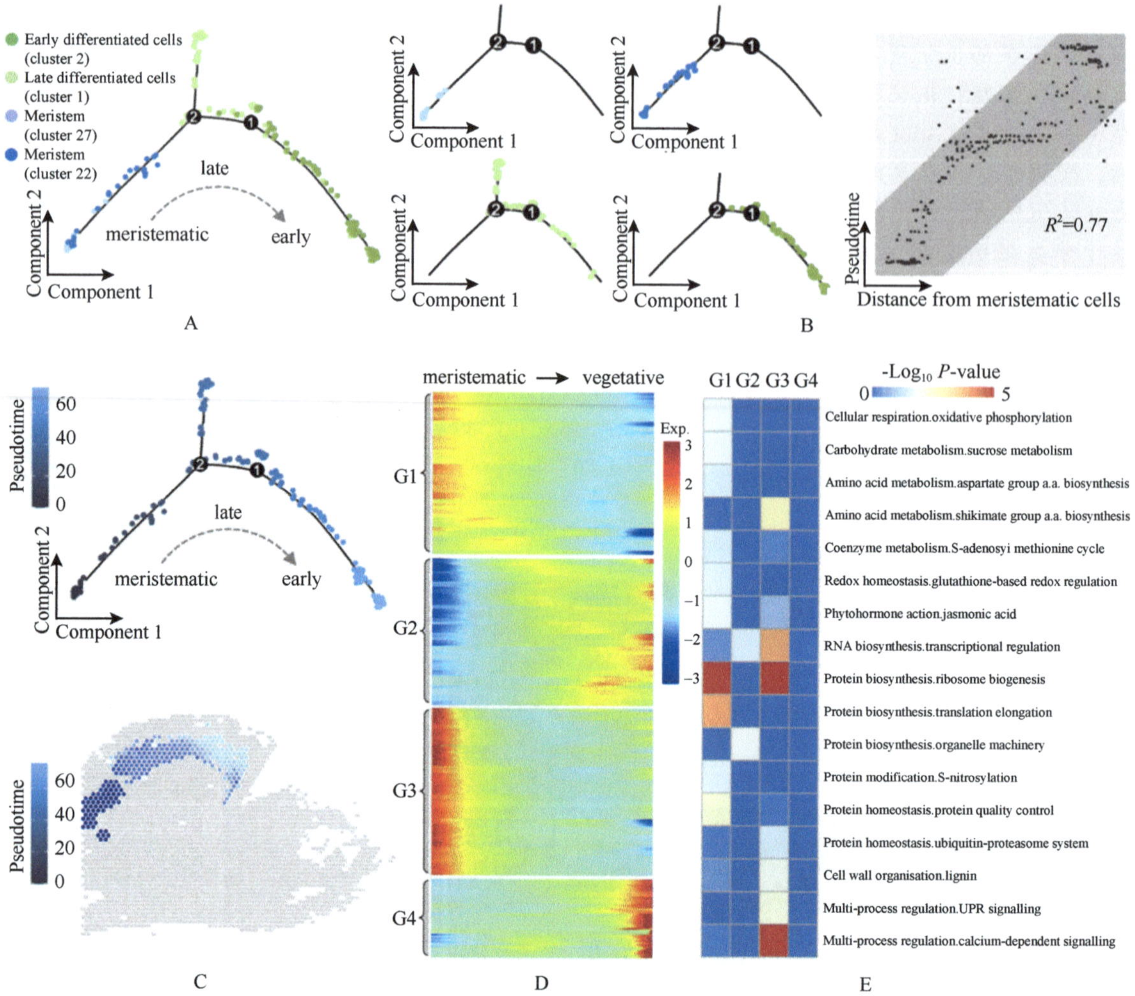

图4-18　部分生组织细胞群参与花被片的形态建成过程

（A）Slide1上花芽6中发现的4个cluster的拟时序分析。（B）拟时序与珠子位置的相关性点图。（C）4个cluster的估计轨迹路径上的拟时序。（D）在分生组织细胞和营养细胞之间差异表达的987个基因的热图。（E）参与细胞命运决定的不同cluster的MapMan功能富集

研究案例三　空间转录组揭示花生果针的细胞异质性

花生具有地上开花、地下结果的生物特性。在受精后，花生心皮柄发育成果针并向地生长，入土后在地下发育成果实。果针是花生特有的组织，其与茎具有相似的解剖学特征，而生理功能上与根相近。

Liu等（2022）以花生为研究材料，改进了空间转录组样品制备方法，取材后数秒内完成冷冻固定，以期最大程度维持样品的即时转录状态。研究人员创建了“两步法”透化处理技术，极大地提高了植物mRNA捕获效率。在此基础上，将花生果针与茎、胚轴等类似结构的组织进行了空间转录组比较了，了解了花生果针包含的不同细胞类群以及每个细胞类群的空间位置信息，明确了组成不同组织的细胞类型。这项研究发现，花生果针仅在果针中仅在维管束区域的细胞类型与根和茎中的维管束区域相似，果针表皮、皮层和髓等部位的细胞类型与茎和根中均不相同，说明果针与茎和根具有较大的发育差异。进一步对果针中每个细胞类群的基因表达特征分析发现，果

针尖端和中后部的表皮（外皮层）细胞被聚类为2个不同的clusters。功能分析显示，参与糖苷和皂苷的合成的基因在果针尖端的表皮中富集，用以保护果针尖端的胚珠不受地下害虫的侵害；而感知环境信号的基因在果针中后部表皮中富集，赋予其能够感知土壤刺激并在地下启动胚胎和果实发育的生物学特性。这项研究在非模式植物的高分辨率空间转录组技术上进行了成功的尝试，为药用植物特殊组织部位的微观研究奠定了基础（图4-19）。

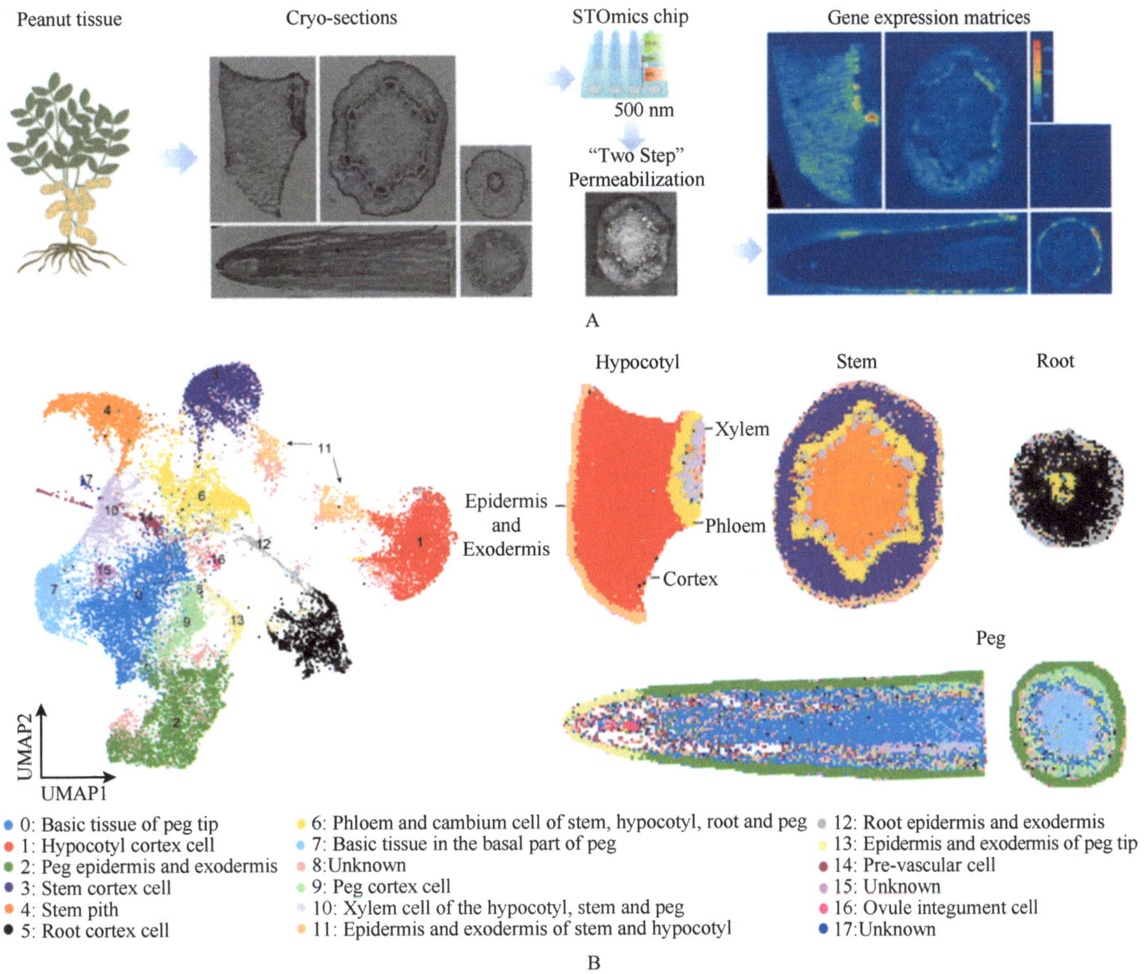

图4-19　花生组织的空间转录组图谱

A. 花生不同组织空间转录组测序示意图。B. 左侧，UMAP显示花生根、下胚轴、茎和果针中的18个细胞类群。右侧，根据CID序列复原的不同组织中的每个细胞类群的空间分布

思考题

1. 什么是转录组学？转录组学的发展主要有哪些阶段？
2. 请简述转录组学在药用生物研究中的意义和价值。

第五章 药用生物蛋白质组研究

蛋白质是由许多氨基酸按一定序列通过肽键缩合形成的、具有较稳定构象并具有一定生物功能的大分子，是生理功能的执行者和生命现象的直接体现者，研究蛋白质结构和功能可直接阐明生命在生理或病理条件下的变化机制。蛋白质的存在形式和活动规律，如其表达模式、翻译后修饰、蛋白质间相互作用及蛋白质构象等问题，是蛋白质的研究的核心问题。蛋白质组（proteome）是由一种生物或者一类细胞或组织所表达的全套蛋白质。蛋白质组学（proteomics）则是对该全套蛋白质进行研究的方法，它包括对表达蛋白的大规模鉴定及定量分析，也包括对蛋白质的功能、修饰，以及蛋白质的相互作用进行确定。蛋白质组学经过20多年的发展，被应用于多种学科的研究，本章主要讲述蛋白质组学研究在中药研究领域的应用。药用生物蛋白质组研究通过比较不同药用生物或同一药用生物的不同组织器官中蛋白质组的差异，以评价药用生物活性成分与蛋白质组变化的相关性，揭示其活性形成的分子机制。

药用生物作为我国重要的生物资源，长久以来一直被用以预防和治疗人类疾病，是现代医药可持续发展的宝贵资源。蛋白质组学在药用生物上的应用包括绘制药用生物及其不同药用部位的蛋白质表达谱，在阐明药效活性成分的生物合成途径的同时还能揭示逆境胁迫下药物活性成分发生变化的分子机制。药用生物中活性成分含量差异较大、种类复杂以及基因组信息不全面，导致药用生物蛋白提取过程和蛋白鉴定中存在很多困难，如药用生物中一些低丰度蛋白（活性成分相关蛋白）的鉴定仍然存在一定的困难。获取药用生物基因组信息将有利于药用生物蛋白质组学的发展，而建立新的测定低丰度蛋白的方法将有利于揭示药用生物药效活性的分子机制。

第一节 蛋白质组学概述

20世纪50年代，Watson和Crick提出的DNA双螺旋结构将生命科学带入了分子时代；20世纪90年代，人类基因组计划又将生命科学研究推进到了组学的时代。基因组层面研究往往无法解释生命现象的复杂性和多变性，对蛋白质的数量、结构、性质、相互关系和生物学功能进行全面深入的研究已成为生命科学研究的迫切需要和重要任务。蛋白质组学作为后基因组学时代最重要的研究领域之一，受到了广泛关注。

药用生物是我国的宝贵资源，是中华民族五千年来智慧的结晶，无论是中药理论还是中药技术都具有十分深厚的底蕴。2018年，我国中药产品对“一带一路”合作伙伴的出口总额就已超过10亿美元。新冠疫情期间，国家大力推荐中西医结合治疗新冠患者，超过90%的病例通过中医药改善了症状，大大降低了死亡率和恶化率。然而由于其成分复杂，所含成分众多，同时又存在多成分、多靶点、多途径的作用机制，揭示药用生物药效物质基础及作用机制一直是药用生物研究的难题。蛋白质是生命体遗传信息的表达者，是生命活动的主要承担者，研究药用生物蛋白质组对阐明其治疗机制和筛选效用最佳的药用生物具有重要的意义。

一、蛋白质组学的基本概念

生命现象的发生往往是多因素影响的，涉及多个蛋白质共同发挥作用，这些蛋白质通过级联反应交织成网络，在执行生理功能时蛋白质的组成和含量呈动态变化。所以传统的对单个蛋白质进行研究的方式无法满足后基因组时代研究蛋白功能的需求，必然要在整体、动态、网络的水平上对蛋白质进行研究才能对生命的复杂活动有全面和深入的认识。1994年9月，澳大利亚学者Marc Wilkins提出了蛋白质组的概念，即由一种细胞、组织或者生物体的基因组表达的全部蛋白质。蛋白质组学是对蛋白质组进行研究，是研究细胞、组织、器官或者生物体的蛋白质组成及其变化规律的科学。蛋白质组学研究可揭示一个生物系统中蛋白质的表达水平、翻译后修饰、相互作用及其动态变化，进而探索蛋白质功能与生命活动规律的关系，获得蛋白质水平上关于生命活动、疾病发生发展等过程的整体而全面的认识。除了蛋白质本身的表达，蛋白质翻译后修饰亦发挥着极其重要的生物学功能和作用，具备生命研究和探索的巨大潜力。目前已知的翻译后修饰已经超过400种，常见的蛋白质翻译后修饰有磷酸化、糖基化、甲基化、乙酰化与泛素化等，这些修饰与蛋白质功能密切相关，同时也极大地增加了蛋白质的复杂程度。

二、蛋白质组学的研究方法

蛋白质分离、定性和定量分析以及生物信息学等领域的技术进步推动了蛋白质组学的发展。根据不同的分析对象，基于质谱技术的蛋白质组学的研究策略主要是自上而下的top-down策略和自下而上的bottom-up策略。Top-down策略的研究对象是完整的蛋白质，它是利用高精度的质谱仪器直接对蛋白质进行分析，经过多级质谱碎裂后得到完整蛋白质的序列信息以及其翻译后修饰的信息，多用于蛋白质变体（proteoform）的研究。Bottom-up策略，也叫鸟枪法（shotgun），其原理是先将蛋白质用具有位点特异性的蛋白酶（如胰蛋白酶trypsin）水解为低分子量的肽段（1000～3000 Da），然后再对得到的多肽片段进行质谱测序。相比于完整蛋白而言，肽段样品具有良好的溶解性、离子化效率以及二级质谱碎裂效果，而且肽段样品的相对分子质量分布与质谱的检测范围更吻合，可以更好地实现液相色谱分离和质谱鉴定，因此，Bottom-up是目前蛋白质组学研究中最广泛使用的分析策略。蛋白质组学的研究流程是主要是首先对提取到的样品进行分离、之后对蛋白进行序列测定，根据实验目的，有的还需进行定量分析和生物信息学分析等（图5-1）。

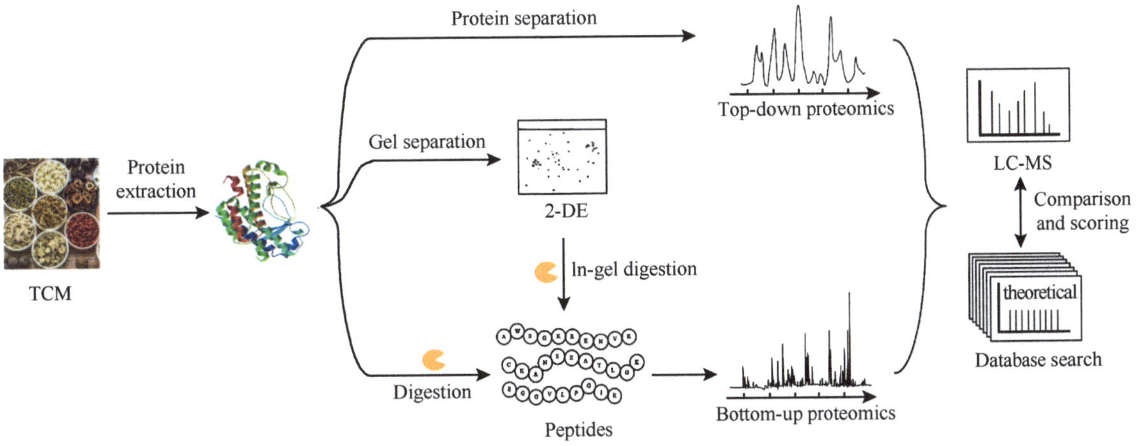

图5-1 蛋白质组学分析流程

蛋白质的分离是后续分析鉴定工作的基础，好的分离是准确分析的前提条件。蛋白质分离技术主要有电泳技术、色谱技术和蛋白质芯片技术。药用植物蛋白质的分离提取可根据植物性质来选择合适的溶剂和提取次数，同时要防止蛋白酶的水解及其他因素对蛋白质构象的破坏。蛋白质分离的原理主要是根据蛋白质物理化学性质的差异进行区分，根据蛋白质的分子大小不同，可采用透析和超过滤法；根据溶解度的差别，可采用的方法有等电点沉淀、盐析和有机溶剂分离法；根据蛋白质电荷的不同，可采用电泳、等电聚焦、离子交换层析等方法。二维凝胶电泳是蛋白质组研究中最有效的技术，由两维电泳组成，第一维是根据蛋白质等电点的不同进行等电聚焦，第二维是以蛋白质分子量差异为基础的SDS-聚丙烯酰胺凝胶电泳。而经过酶解后产生的肽段，更多的是通过高效液相色谱（HPLC）进行分离，如强阳离子交换和反向离子结合的多维蛋白质鉴定系统（multidimensional protein identification technology，MudPIT）。蛋白质芯片由于较高的灵敏度和通量，使得对多个蛋白的同时检测成为现实，目前将蛋白质芯片应用于药用植物的蛋白质分离尚处于初级阶段。

蛋白质的鉴定是蛋白质组学研究的核心任务，鉴定技术正在不断发展和优化。20世纪50年代，Edman降解测序技术是蛋白鉴定的主要方法，但这种测序方法不适合大规模蛋白质测序。20世纪80年代，两种软电离技术：电喷雾离子化（ESI）和基质辅助激光解吸离子化（MALDI）的出现，解决了如何将蛋白质气化成离子的问题，将质谱技术推向生物大分子分析的新时代，蛋白质的软电离技术也因此获得了2002年度的诺贝尔化学奖。质谱技术可以获得蛋白质或多肽的精确分子量信息，然而只根据分子量难以对蛋白质进行精准鉴定。串联质谱技术，即把肽段在质谱中的一级离子进行碎裂，根据碎裂的二级离子信息分析其氨基酸序列及翻译后修饰，从而实现了蛋白质的高通量分析，质谱技术也发展成为蛋白质组学研究的主要技术手段之一。根据质量分析器的不同可将其分为四极杆质谱（quadrupole）、离子阱质谱（ion trap）、飞行时间质谱（time of flight）、静电轨道阱质谱（orbitrap）和傅里叶变换离子回旋共振质谱（fourier transform ion cyclotron resonance）等，各种质谱分析器可以串联使用以满足分析鉴定的不同需求。

除了系统地鉴定复杂样品中的蛋白质之外，测定它们含量的变化也是蛋白质组学研究的重要组成部分。对蛋白质定量检测可以探究不同生理状态在时间和空间上的蛋白表达差异，蛋白质定量研究有助于发现疾病标志物和用于治疗的靶标蛋白。蛋白质定量的方法主要有2-DE和基于质谱的稳定同位素标记方法，通过比较两种或者多种类型样本进行蛋白质的定量分析。稳定同位素标记包括代谢标记和化学标记两种形式。代谢标记可在细胞培养过程中进行（stable isotope labeling with amino acids in cell culture，SILAC），也可以在植物培养时进行（stable isotope labeling in planta，SILIP）。代谢标记的优势在于它是在培养阶段进行的标记操作，减少了后期实验带来的误差，因此被认为是定量准确度最高的相对定量技术。化学标记技术则是利用化学反应，将稳定同位素标记分子标记到蛋白质或者肽段中，进而利用不同样品之间相应产生的质量差异进行定量分析。稳定同位素标记法主要有ICAT（isotope-coded affinity tag）、iTRAQ（isobaric tags for relative and absolute quantification）和TMT（tandem mass tags）等。近年来，基于质谱技术的蛋白质组学定量技术分为无标记定量（label free quantification，LFQ）得到了广泛的应用。无标记定量技术是直接根据质谱图数据进行的蛋白质相对定量，既可以根据肽段母离子的质谱峰强度也可以根据其二级谱的信号进行定量，无需使用昂贵的稳定同位素标签做内标，只需分析大规模鉴定蛋白质时所产生的质谱数据，比较不同样品中相应肽段的信号强度，就能对肽段所对应的蛋白质进行相对定量。

通过定性定量分析得到的蛋白质还需进行后续系列的功能分析，这离不开系列蛋白质组学研究的生物学数据库和软件。

（一）蛋白质组学研究的常见的数据库

（1）UniProt（http://www.uniprot.org/） 是全球有关蛋白质方面信息最全面、使用频率高、冗余度最低的蛋白数据库。可免费获取高质量的蛋白序列和功能信息。数据库由Swiss-Prot（瑞士生物信息研究所）、TrEMBL（欧洲生物信息研究所）和PIR-PSD（蛋白信息资源）三大数据库的数据整合而成。其数据主要来自于基因组测序项目完成后获得的蛋白质序列，并包含了大量来自文献和人工注释的蛋白质的生物功能的信息。数据库功能模块主要包含：蛋白序列、结构域、亚细胞定位、翻译后修饰、表达情况和蛋白互作等，可以与其他数据库如三维结构数据库、2-D电泳数据库、蛋白质家族数据库数据共享，可以查找蛋白序列、功能信息、结构域、修饰位点。

（2）STRING（https://string-db.org/）　是一个集成了已知和预测的蛋白质-蛋白质相互作用的数据库。相互作用包括直接（物理）和间接（功能）联系，它们源于计算预测以及其他（主要）数据库聚合的交互作用。STRING中的相互作用有五个主要来源：基因组预测、高通量实验、（保守的）共表达实验、自动化文本挖掘、数据库相关知识。收录了超过14000个物种、6千多万种蛋白、200多亿个相互作用的信息。这些蛋白质相互作用既包括直接的物理作用，也包括间接的功能相关性。通过STRING数据库，我们可以很方便地检索已知蛋白间的互作关系，有助于更好地理解生物体中复杂的调控网络。

（3）PhosphoSitePlus（https://www.phosphosite.org/）　是一个在线系统生物资源，为翻译后修饰（PTM）研究，包括磷酸化、泛素化、乙酰化和甲基化，提供相关信息和工具。此数据库内容不断更新，拥有动态、开放和高度交互式版式。该数据库旨在促进对PTM在正常及病理细胞的生物过程中的功能进行研究，以加速关键疾病生物标记和药物靶标的发现，PhosphoSitePlus数据库功能包括：对蛋白质或激酶底物进行简单检索。根据结构域、基序或序列、参考文献、蛋白类型或GO术语对PTM或蛋白进行高级检索。可浏览MS/MS数据并下载疾病、细胞系或组织相关的系列PTMs。

（4）GO（http://geneontology.org/）　旨在建立一个适用于各种物种的，对基因和蛋白功能进行限定和描述的，并能随着研究不断深入而更新的语义词汇标准。GO数据库总共有三大类，分别是生物学过程（biological process，BP）、细胞定位（cellular component，CC）和分子功能（molecular function，ME），各自描述了基因产物可能行使的分子功能，所处的细胞环境，以及参与的生物学过程。GO数据库中一个基本的概念是节点（term），每个节点都有一个名称，比如“Cell”“Fibroblast Growth Factor Receptor Binding”或者“Signal Transduction”，同时有一个唯一的编号。通过GO数据库注释信息，可对蛋白质进行功能分类注释。

（5）KEGG（https://www.genome.jp/kegg/）　是一个集成数据库，大致由系统信息、基因组信息、化学信息和健康信息四大类组成，可细分为15个主要的数据库。整合了基因组，化学分子和生化系统等方面的数据，包括代谢通路（PATHWAY）、药物（DRUG）、疾病（DISEASE）、基因序列（GENES）及基因组（GENOME）等。可以系统分析基因产物在细胞中的代谢途径以及这些基因产物的功能，有助于把基因及表达信息作为一个整体的网络进行研究。PATHWAY是其最核心的数据库之一，该数据库是一个手工画的代谢通路的集合，包含分子间相互作用和反应网络，可以用于对蛋白参与的代谢通路进行注释和分析。

（6）其他　针对特定物种和特定实验也可考虑基于基因组与转录组信息自建数据库。

（二）蛋白质组学研究常用软件

（1）Mascot（http://www.matrixscience.com）　是一款经典的蛋白鉴定数据库软件，在质谱鉴定蛋白质中发挥重要作用。蛋白肽段经质谱仪检测后获得质谱数据需要与理论数据库中的数据进行比较和评价，才能将实验数据转换成具有生物学意义的结果。利用Mascot软件进行检索时，需要根据样品及仪器的实际使用情况设置相应的检索参数以限制检索范围。检索参数主要包括检索的数据库，所使用的水解酶、未水解的酶切位点数、固定修饰、可变修饰、蛋白质相对分子质量上限以及肽分子质量误差范围等。数据库一般采用NCBI的非冗余库；肽相对分子质量误差范围值设置越小，检出的结果就越少，目标蛋白质的检索得分值与其他蛋白的得分值差距就越大。

（2）DAVID（https://david.ncifcrf.gov） 不仅是个生物数据库，也是一款在线分析软件。可以用来做基因的差异分析，也可用于通路的富集。可以将输入列表中的基因，关联到生物注释上。其整合了生物学数据和分析工具，为大规模的基因或蛋白列表（成百上千个基因ID或者蛋白ID列表）提供系统综合的生物功能注释信息，帮助用户从中提取生物学信息。目前DAVID数据库主要用于差异基因的功能和通路富集分析，对很多科研工作者来说，是个非常有用的工具。

（3）MaxQuant（https://www.maxquant.org） 可以分析大型质谱数据集。支持标记技术以及无标记（label-free）定量检测。支持多种质谱仪厂商产生原始数据，蛋白鉴定数多，定量准确性高（主要是因为非线性质量校正和Match Between Runs），有较完整的结果查看和分析界面，有配套的结果后处理软件Perseus。

第二节　药用植物蛋白质组

随着蛋白质数据库的逐渐完善，蛋白质组学技术也逐渐应用到药用植物蛋白质组研究中。药用植物的蛋白质组学研究是在基因组学研究及高通量的蛋白质分析和鉴定技术得到突破的前提下产生的，本草基因组学的发展是药用植物蛋白质组学研究的重要前提。对植物不同组织和器官的蛋白质组学研究，有助于我们了解植物发育机制；对植物细胞器的蛋白质组学研究，有助于理解植物代谢过程中细胞器的功能和区室化；对植物响应生物和非生物胁迫下的蛋白质组学研究，有助于更好地了解环境胁迫对植物的伤害机制以及植物的生态适应机制。另外药用植物次生代谢产物的含量和质量受生长环境的影响很大。蛋白质组学在药用植物上的应用可以绘制药用植物及其不同药用部位的蛋白质表达谱，在阐明药效活性成分的生物合成途径的同时还能揭示在逆境胁迫下药用植物体内次生代谢产物发生变化的分子机制。

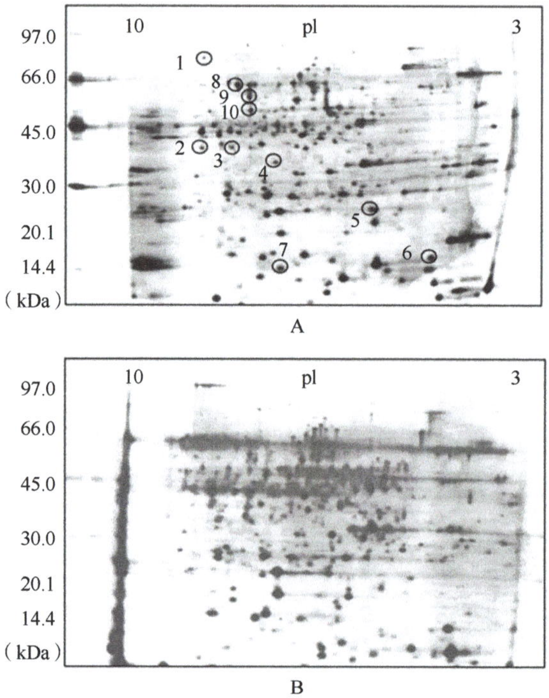

图5-2 双向电泳图显示大麻的花（A）和叶（B）的蛋白组差异（Raharjo et al.，2004）

2016年Wang等利用双向电泳分离技术和质谱技术比较了正常培养液、酵母刺激和银离子刺激培养的丹参毛根的蛋白质组差异，鉴定了64种差异蛋白质，发现酵母和银离子刺激引起丹参毛根中自由基的产生和激活钙离子信号通路，增加免疫抑制蛋白的表达，增强能量代谢，碳代谢转向有利于次生代谢产物如木质素、丹参酮、丹参总酚酸的产生。大麻素在大麻不同组织中的累积不同，主要分布于腺体，在花和叶也有分布。2004年Raharjo等比较了大麻叶、花和腺体的蛋白质组的差异，发现磷脂酶Dβ1亚型1A，PG1等在腺体中高表达，推测其可能参与大麻素的生物合成（图5-2）。

目前专门的药用植物蛋白质数据库较少，仅有的几个数据库（如Uniprot，NCBI）中已鉴定到的药用植物特有蛋白质非常少。因此目前大多数研究都结合拟南芥的数据库进行搜索比对，但多数药用植物都与拟南芥具有较大的植物分类差异，其蛋白质种类差异很大，因此通过拟南芥蛋白质数据库鉴定到的药用植物蛋白质较少。另外，针对药用植物蛋白质的抗体稀少，通过抗体特异性研究某个蛋白的手段受到限制，因此对蛋白质组学检测结果的后续验证和深入研究受限，导致其结果的可靠性也常受到质疑。

随着功能基因组学的发展，药用植物蛋白质学研究越来越受到关注。目前药用植物蛋白质功能研究还不充分，大部分通过基因组预测的蛋白质功能都是未知的，而那些已知功能的蛋白质，它们的功能大多是通过同源基因比对类推出来的，而对药用植物特有蛋白质的研究报道甚少。因此，随着本草基因组学的发展，药用植物蛋白质组数据库的完善，药用植物蛋白质组学研究将会在基因功能研究方面发挥更大作用（表5-1）。

表5-1　蛋白质组学在药用植物蛋白质组研究中的应用实例

中药名称	植物部位	靶点或信号通路	蛋白质组学方法	数据库
丹参	毛根	ROS，Ca^{2+}/calmodulin signaling pathway 活性氧，钙/钙调素信号通路	2-DE，MALDI-TOF MS	NCBInr
长春花	叶	Tricarboxylic acid cycle and cell wall 三羧酸循环和细胞壁	LTQ XL Orbitrap MS/MS	NCBInr-Viridiplantae
大麻	叶、花和腺体	FlD9.26-unknown prot. 和多聚半乳糖醛酸酶（大麦）	LCMS-IT-TOF	NCBInr-Viridiplantae
人参	根	Glutamate decarboxylase，methioninesynthase，（tricarboxylic acid cycle） 谷氨酸脱羧酶，蛋氨酸合酶，三羧酸循环	iTRAQ	NCBInr
人参	根	Structural species，oxidoreductase，dehydrogenases and synthases 结构蛋白，氧化还原酶和合成酶	LTQ XL Orbitrap MS/MS	Uniprot（Panax，Arabidopsis thaliana）
红豆杉	叶	Photosynthesis，glycolysis，secondary metabolism 光合作用，糖酵解，次生代谢	NanoLC-MS/MS	NCBInr
银杏	幼苗叶	Antioxidants，stress-responsive proteins，photosynthesis 抗氧化，压力应答蛋白，光合作用	2-DE，MALDI-TOF MS/MS	Uniprot and NCBI
黄花蒿	分泌腺和叶	Artemisinin biosynthesis	LTQ XL Orbitrap MS/MS	Uniprot，NCBI，and Artemisia. annua EST database
黄花蒿	毛状体	Positive protein identification，protein abundance	NanoUHPLC-MS/MS	NCBInr
长春花	叶	Tricarboxylic acid cycle 三羧酸循环	GC-MS	NCBInr
西洋参	根	Diverse post-translational modified nativepeptides of ginseng major protein（quinetides）	UHPLC-Q-TOF，LTQ Orbitrap	Uniprot
人参	根和茎叶	Functional proteins related to ginsenoside synthesis	NanoLC-MS/MS	NCBInr

一、人参根、根茎蛋白质组

蛋白质组学被广泛应用于人参生长培育过程的研究，如Colzani等（2016）用组合肽配体库捕获和质谱技术比较了在3个不同pH条件下的人参根蛋白质组差异；采用人参和拟南芥蛋白质数据库进行搜库，共鉴定了207个蛋白质，其中95种蛋白质可能与人参生物活性有关，且有6种可能与人参的抗菌活性有关。Kim等（2019）研究了热应激对人参叶片蛋白质组的影响，利用高分辨质谱仪鉴定出了3332种蛋白质，其中847种为响应热应激而进行差异调节的蛋白质；功能分析表明，丰度增加的蛋白质主要与抗氧化和翻译调节活性有关，而丰度下调的蛋白质则多与受体结合和结构活性相关，这些结果补充了对人参叶片热应激反应的理解。Li等（2021）首次利用人参全基因测序的数据库对茎叶和根部蛋白质进行了比较蛋白质组学的研究，并分析了其中人参皂苷合成相关蛋白的空间分布。该研究使用多维色谱分析和串联质谱技术，首先分析了人参根和茎叶中丰度最高的20种蛋白质的主要功能，结果显示根部高丰度蛋白质主要参与营养储存、能量代谢和应激反应，茎叶中的高丰度蛋白质除介导基本的能量代谢外，更多地参与CO_2固定等光合作用相关过程。其随后分析蛋白质的生物功能和代谢途径，并从中筛选出参与皂苷合成的蛋白质及催化羟基化和糖基化的二磷酸尿苷（uridine diphosphate，UDP）-糖基转移酶（UDP-glucosyl transferase，UGT）和细胞色素P450（cytochrome P450，CYP450），根据这些蛋白质在人参根部和茎叶中的空间分布，绘制皂苷生物合成的相关蛋白质空间分布图（图5-3），结果显示，茎叶中鉴定出的CYPs和UGTs种类数目远多于根部，这一发现为人参皂苷的合成和运输提供了新的思路，蛋白质表达定位的实现也有助于人参皂苷生物合成的进一步研究。

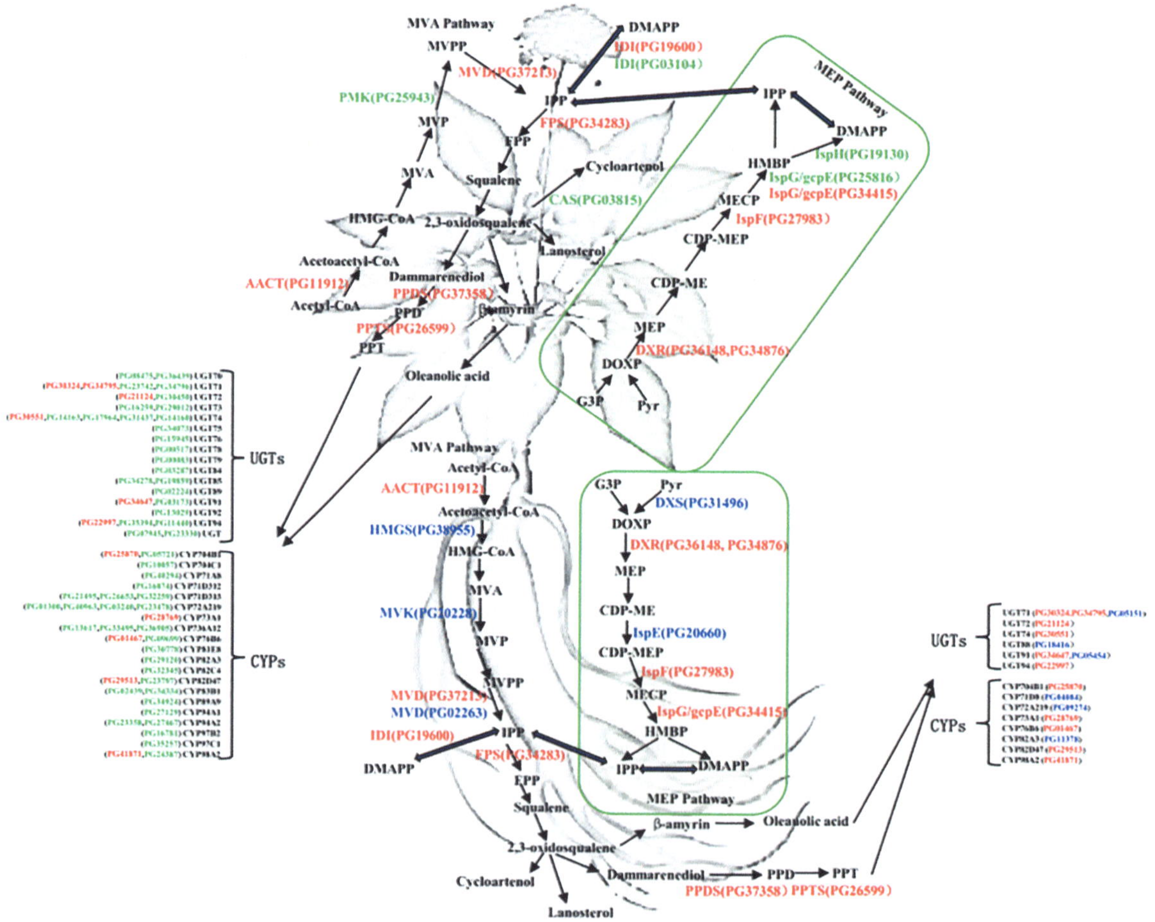

图5-3 人参中人参皂苷生物合成途径相关的蛋白质的空间分布（Li et al.，2021）

多肽组学是系统、全面、定性和定量地研究生物体内源多肽的组成、功能及变化的方法。赵楠等（2019）对人参主根、支根、须根和芦头的多肽谱进行全面分析，结果显示人参不同组织部位的多肽种类和含量具有显著差异；同时，还从鉴定出的人参多肽中发现了25种已知可稳定表达的潜在多肽标志物，为人参活性肽类化合物的筛选提供了更多候选信息。Zhao等（2020）运用傅里叶变换高分辨率质谱对西洋参原生多肽的富集靶点进行鉴定，并利用超高效液相色谱串联质谱技术分析西洋参和人参的原生多肽的区别，在西洋参中鉴定并表征了100个具有不同翻译后修饰的多肽并确定了两种区分人参和西洋参的多肽标志物（图5-4）。Cheng等（2023）利用强阳离子交换处理和反相色谱相结合去除次生代谢产物等的干扰，提高了LC-MS/MS鉴定肽的效率，分别在根和茎叶提取物中鉴定出970个和653个内源性肽。内源性肽是通过体内蛋白质的酶切产生，而根茎中共同的内源性肽占比很低，因此该结果可能反映了人参中不同组织蛋白酶的分布和活性的差异，代表了组织的生理状态。这一研究为生物标志物的发现提供了新的来源，为后续的人参多组学研究提供了依据，所开发的策略也有望应用于其他中药的蛋白质组学研究。

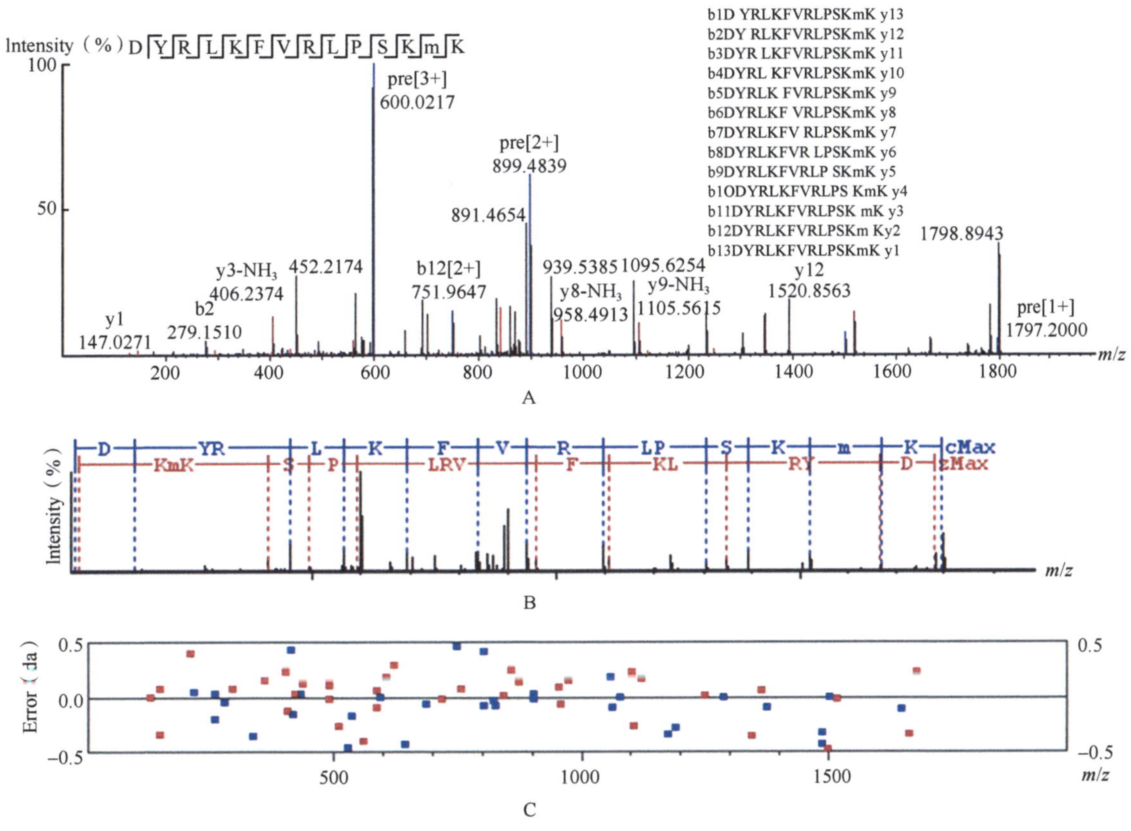

图5-4　西洋参原生多肽质谱测序图（Zhao et al.，2020）

随着近年蛋白质组学技术体系的不断完善，人参的蛋白质组学研究发展迅速。然而，目前人参相关的蛋白质组学研究大多停留在蛋白质表达谱的变化和蛋白质含量的相对差异，局限于对检测结果的理论分析与初步的体外实验，缺乏对差异蛋白质作用机制的深入挖掘。此外，人参蛋白质中还存在着复杂多样的翻译后修饰过程，如糖基化与磷酸化等，这些翻译后修饰可调节蛋白质的生物学功能，是人参中蛋白动态反应和相互作用的分子基础之一，在人参皂苷的合成和药用功效的发挥中起重要作用。当前对人参修饰蛋白质组学和蛋白相互作用网的研究尚在起步阶段，还没有形成完整的体系，仍然具有潜在的研究价值和广阔的发展前景。

二、黄花蒿腺毛和叶蛋白质组

黄花蒿（*A. annua*）是我国南方及西南地区的重要经济作物，又名臭蒿、黄蒿，为菊科蒿属的一年生草本植物，其有效成分青蒿素在疟疾防治中具有重要作用。黄花蒿为世界性分布种，但是大部分野生黄花蒿中青蒿素的含量很低，一般约为0.1%以下，且不同产地青蒿素含量差别极大，以中国南方地区含量最高。黄花蒿腺分泌型腺毛是储存和分泌青蒿素的主要器官，2015年Bryant等分析了黄花蒿的腺分泌型腺毛和叶的蛋白质组，鉴定了319个差异蛋白质，发现了多种与青蒿素生物合成相关的蛋白质如HMGR、CYP450、青蒿醛A还原酶等在腺分泌型腺毛中高表达（图5-5）。2016年Bryant等从富含和缺乏分泌型腺毛的黄花蒿全叶样本中提取和消化蛋白质，采用纳升高效液相色谱-串联质谱（NanoHPLC-MS/MS）的蛋白质组学方法对样品进行了分析；并利用Mascot Daemon软件对基因组和蛋白质组序列数据库进行蛋白质鉴定搜索，得到的emPAI值用于定量蛋白质丰度比较。其将获得的MS/MS数据与之前的蛋白质组数据相比，从富含毛状体的黄花蒿样品中鉴定出的蛋白质数量增加了一个数量级，包含已知在青蒿素生物合成中起作用的蛋白质和其他高度丰富的蛋白质，这意味着在毛状体中发生的其他酶的驱动过程对青蒿素的生物合成具有重要意义。Zhang等（2022）利用药物结合蛋白比未结合蛋白具有更高的稳定性特性，开发了一种药物靶标蛋白质组学鉴定新方法。其利用该方法筛选到45个双氢青蒿素的潜在靶标蛋白，主要参与代谢和凋亡途径；通过结构对接和人工智能的靶向预测方法，验证了两个与癌症相关的候选靶标蛋白ALDH7A1和HMGB1，进一步利用细胞热偏移方法确定了药物-靶标蛋白的亲和力。

三、长春花叶蛋白质组

长春花（*C. roseus*）因其由春至深秋开花不断得名，为夹竹桃科（Apocynaceae）长春花属（*Cantharanthus*）植物。从长春花植株中分离出的生物碱，具有多种药理作用，例如长春碱和长春新碱常用于抗肿瘤治疗，阿马碱具有抗高血压和抗心律失常的作用，文多灵和长春质碱具有抗菌、降血糖和利尿的功效。近年来长春花一直受到研究者的广泛关注。杨致荣等（2014）以长春花中萜类吲哚生物碱的生物合成途径为模式，梳理了该代谢途径中的关键酶、参与调节的转录因子，特别是茉莉素介导的调控网络及机制（图5-6）。2015年Zhu等利用蛋白质非标记定量（label-free）技术对茉莉酸甲酯诱导前后长春花叶片进行差异蛋白质组学分析，结合光酶诱导下长春花中吲哚生物碱合成途径关键基因的表达分析，探索长春花植株中生物碱含量增加的分子机制。其结果表明UV-B辐射联合暗培养的光酶诱导法促使长春花幼苗叶片中吲哚类生物碱含量的增加，是长春花体内整个代谢途径变化的结果。

钟卓珩（2021）对长春花响应UVB辐射的分子机理进行了探究，开展了ATP含量测定、磷酸化蛋白质组学、代谢组学分析及Western blotting实验。结果表明，UVB辐射对植物造成了氧化胁迫，并激活了钙离子依赖型的蛋白磷酸化或去磷酸化修饰。一方面，糖酵解途径蛋白精准调控，三羧酸循环上调，促进了ATP生成，为次生代谢中的合成反应提供能量；另一方面，氧化还原反应相关的蛋白上调，并参与催化部分次生代谢中的反应，进一步促进次生代谢物积累。其随后又开展了UVB辐射下长春花能量调控及次生代谢物积累研究。长春花对UVB的响应快速且一定程度上可逆，其利用试剂盒和差速离心法从叶片中富集了线粒体组分，并利用富集组分展开gel-free/label-free蛋白质组分析，利用UPLC-MS技术分别建立靶向及非靶向平台，对长春花UVB辐射下次生代谢物差异变化进行研究。针对蛋白质组学及代谢组学联合分析的结果，采用qRT-PCR实验对蛋白对应编码基因的转录水平进行验证。结果表明，线粒体参与了UVB辐射反应的调控，一方面，不

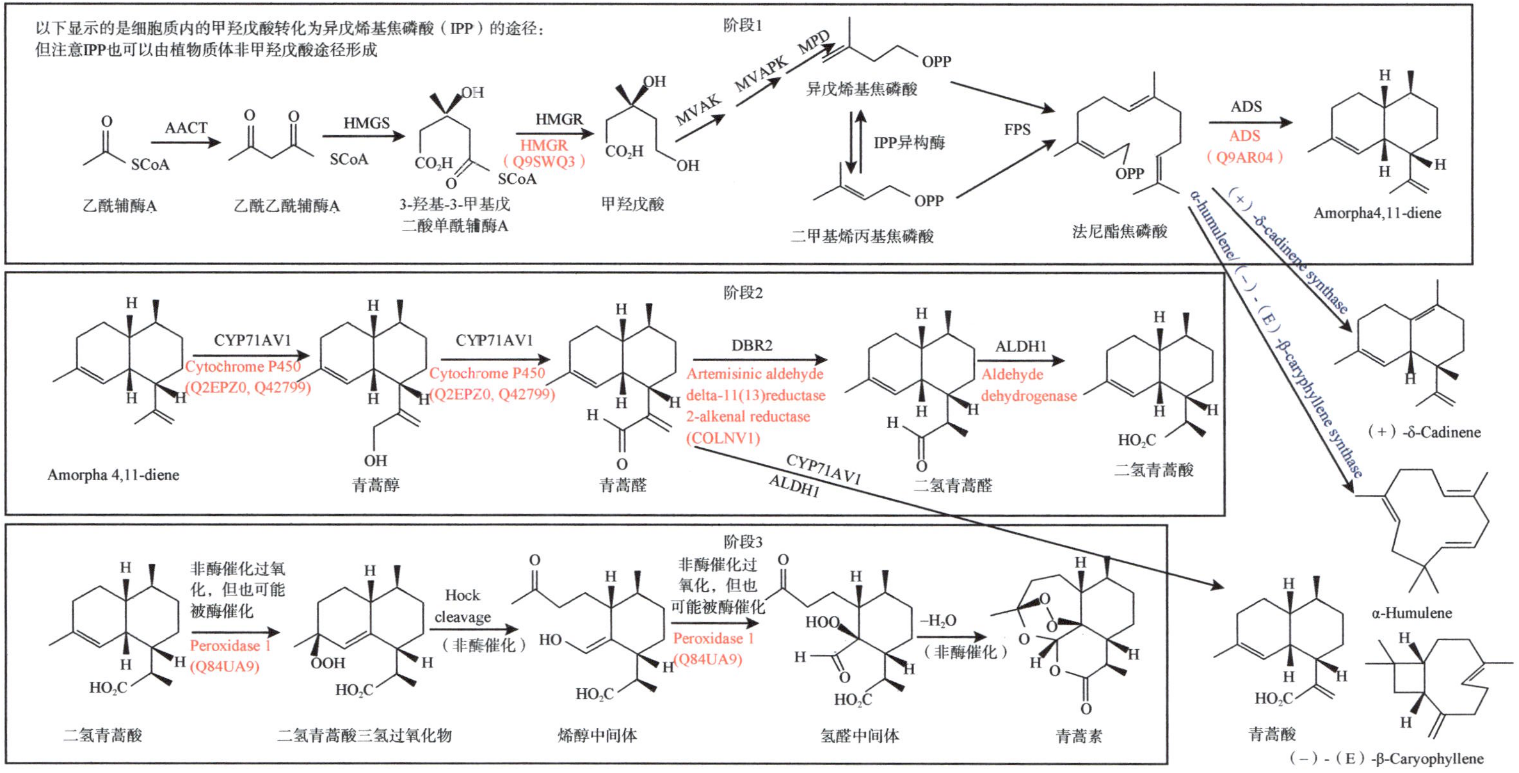

图5-5 黄花蒿植物体内萜类生物合成的简化途径（Bryant L et al，2015）

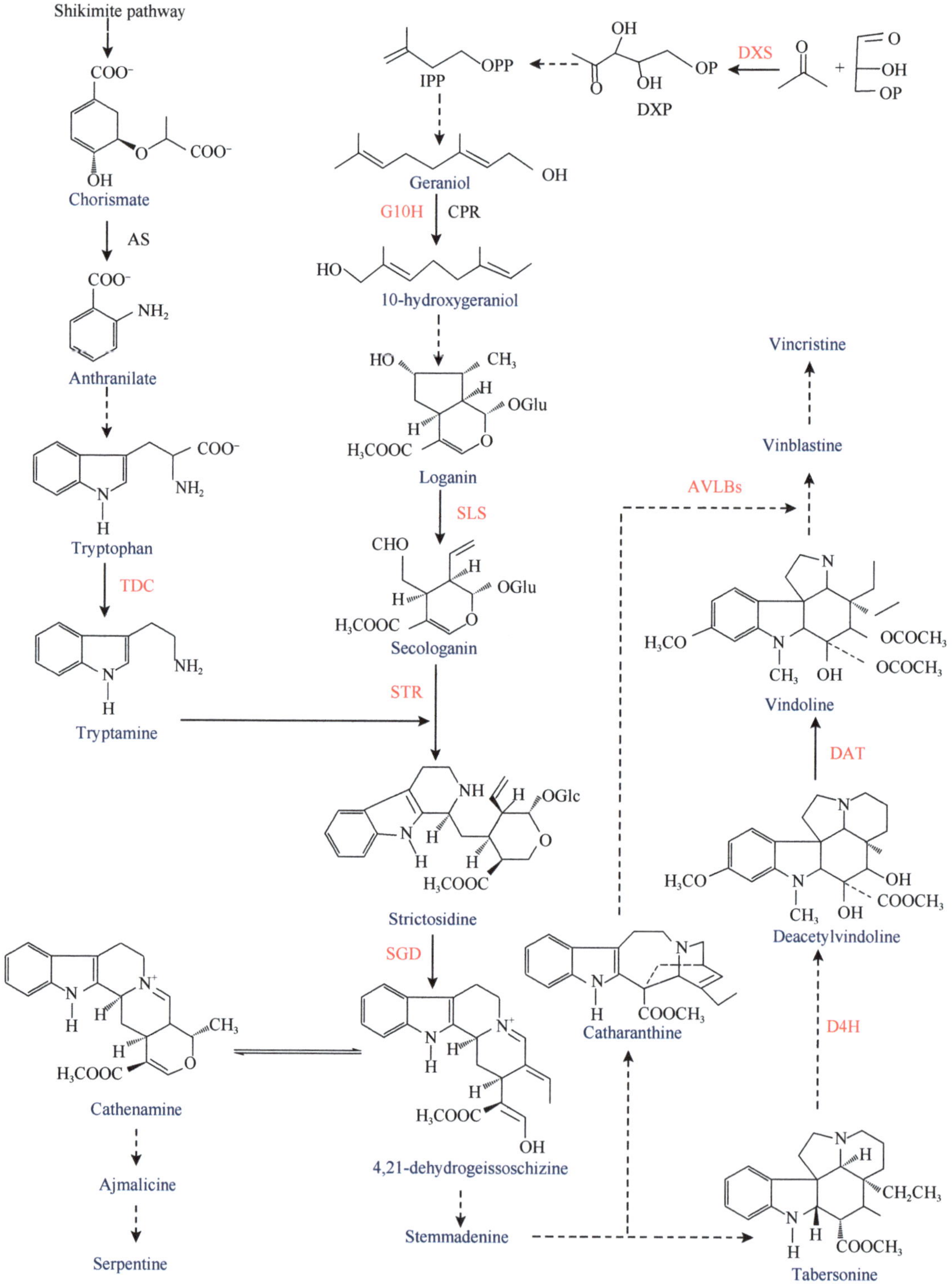

图5-6 长春花内萜类吲哚生物碱生物合成的途径（杨致荣等，2014）

同复合体的响应保持了高ATP供应，MEP途径激活，GPP合酶含量增加，推动了GPP到单萜类骨架的转化，促进了吲哚生物碱单萜类前体的积累；另一方面，线粒体中部分氨基酸代谢水平下降，调控氮流参与色氨酸合成，促进吲哚生物碱另一前体积累。

第三节　药用动物蛋白质组

药用动物是中药材的重要组成部分，在我国有着悠久的药用历史，是中医药学的重要内容。在《神农本草经》中就收载动物药65种，而明代《本草纲目》则收载多达461种动物药。中国药用动物资源丰富，根据《中国动物药》记载共有药用动物11门414科879属1574种。在临床使用方面，《中国药典》仅收录动物药47味。目前人工饲养的药用动物主要包括鹿类、蛤蚧、蝎子、蚂蚁、林蛙、水蛭等。另外也有不少动物药来源于濒危动物，包括犀角、虎骨、麝香、牛黄、羚羊角等。

随着基因组学的发展，许多动物的基因组都被破解，包括蜜蜂、大鼠、小鼠、河豚、家猪、马等，而药用动物的全基因组也逐渐被科学家解析，如家蚕、东亚钳蝎、五步蛇等。随着全基因组的解析，后基因组时代的蛋白质组学技术是研究药用动物的有效成分，如水蛭素、蛇毒、蛤素等的重要技术，在数据库方面，随着药用动物的全基因组的解析，GenBank已经收录许多药用动物的DNA序列，但蛋白质序列却缺失较多，而且这些蛋白质及多肽的种类繁多，变异巨大。建立完善的动物蛋白质数据库对于研究药用动物的活性及功能具有重要意义。

一、家蚕蛋白质组

家蚕（*Bombyx mori*）是一种以桑叶为食料的鳞翅目泌丝昆虫，属无脊椎动物，节肢动物门蚕蛾科蚕蛾属桑蚕种，是丝绸的主要原料来源。在人类经济生活及文化历史上占有重要的地位。家蚕原产于中国，是经我国先民于四五千年前驯化野桑蚕而来。栽桑养蚕的主要目的是蚕茧和丝绸，蚕一生经过卵、幼虫、蛹、成虫四个形态上和生理机能上完全不同的发育阶段，而每一个发育阶段的不同部位及其代谢物都有广泛的药用价值：家蚕幼虫多通过冷冻干燥制成全蚕粉，对糖尿病具有很好的疗效；家蚕蛹是养血、补血、强腰壮肾的滋补良药，长期食用可治疗体虚体弱，蚕蛹中富含的蚕蛹多糖具有抗病毒、抗衰老免疫调节等功效；蚕蛾具有延缓衰老、消除疲劳的疗效，此外，蛹虫草具有抗肿瘤抗病毒抗感染的作用，蚕沙具有清热祛风、活血通络、镇静安神等功效。

2004年，由我国科学家领导首次绘制了家蚕全基因组框架。随着家蚕全基因组的解析，家蚕的全部蛋白质序列都被解析，目前GenBank数据库有家蚕蛋白质序列3万多条。因此家蚕蛋白质组的研究在国内外迅速发展起来，并在胚胎、中肠、丝腺、血液、雌性附腺及脂肪体等多种组织器官取得了突出成果。如钟伯雄等（2005）、颜新培等（2005）从蛋白质水平研究了家蚕胚胎发育不同时期的基因表达情况，发现胚胎从临界期到点青期的8～9天时间内蛋白质表达图谱变化不大，但从点青期到转青期蛋白质表达图谱变化却很大。此外，科学家应用双向电泳和基质辅助激光解吸电离飞行时间质谱（MALDI-TOF MS）技术等蛋白质组学研究方法鉴定了3个产丝量有较大差异的家蚕品系5龄第5天幼虫后部丝腺表达的差异蛋白，揭示茧丝突变品系Nd^x后部丝腺的蛋白质表达水平与普通丝量品系大造和高丝量品系21-872差异显著，差异表达蛋白种类主要为应激反应相关蛋白、能量代谢相关蛋白、蛋白质合成相关蛋白和一些酶类，其中核糖体磷酸化蛋白 P0 和 P2、蛋白质二硫化物异构酶、丝素轻链蛋白Fib-L以及丝素蛋白P25等在Nd^x后部丝腺的含量明显低于其他2个品系，推测在茧丝突变品系Nd^x的后部丝腺中，上述蛋白质表达量的变化可能是导致其不能正常吐丝结茧的主要原因。

家蚕血液型脓病是目前蚕业生产上危害最为严重的家蚕病毒病，对我国蚕桑产业造成重大的经济损失。家蚕核型多角体病毒（*B. mori* nucleo polyhedro virus，BmNPV），是第一个被鉴定的昆虫杆状病毒，利用现代生物学研究方法和研究手段，研究BmNPV对家蚕生长发育的影响及作用机制，找出防治病毒的关键方法是目前家蚕研究的重要课题。Qin等（2012）对BmNPV不同敏感性家蚕品系之间的蛋白质表达差异进行分析，鉴定到Caspase-1和erine protease等关键抗病毒蛋白质。Yu等（2017）通过iTRAQ技术对易感和耐受病毒的蚕蛹分别感染和不感染BmNPV病毒四个组的家蚕中肠样本进行蛋白质组的分析，鉴定了793个差异表达蛋白，通过GO和KEGG分析，发现这些蛋白质主要参与代谢、催化活性、氨基酸、核苷酸代谢等，114个差异蛋白质和细胞骨架、免疫反应、细胞凋亡、泛素化、转录和翻译、离子转运、细胞内吞作用和内肽酶活性有关。通过除去遗传背景和个体免疫应激反应相关蛋白，作者鉴定了84个差异蛋白可能参与抵抗BmNPV病毒，再通过RT-PCR和Western blotting验证了一种丝氨酸蛋白酶可能参与抵抗BmNPV病毒的侵染。

二、东亚钳蝎毒液蛋白质组研究

东亚钳蝎（*B. martensii*）也称马氏正钳蝎，是东亚国家最常见的蝎种。东亚钳蝎属于节肢动物门，野生蝎一年生一胎，寿命大约8年。全蝎药用价值高，是100多种中药处方的主要成分，如人参再造丸、大活络丹、七珍丹、保安万灵丹、牵正散等。蝎的尾刺是主要药用部位，位于身躯的最末一节。蝎子可治疗多种疾病，如小儿惊风、突发惊风、耳聋耳鸣、咳嗽等。2013年我国科学家首次测定了东亚钳蝎的全基因组序列，由此揭示了蝎子这种独特的节肢动物适应模式。利用东亚钳蝎的全基因组数据，我国科学家预测了32 016个编码蛋白质的基因，同时也采用双向电泳、聚丙烯凝胶电泳和HPLC分离东亚钳蝎毒液的蛋白质溶液，利用电喷雾四级杆飞行时间串联质谱鉴定蝎子毒液的蛋白质组。通过与东亚钳蝎的全基因组和转录组数据比对，鉴定了227个蝎子蛋白质序列，包括134个先前报道的已知序列和93个未知蛋白质序列。此外，鉴定了7种新的毒素蛋白序列，其中包括3种钠离子通道蛋白、3种钾离子通道蛋白和1种未知蛋白质。

三、蜂王浆蛋白质组

蜜蜂基因组的研究始于2002年，美国国立卫生研究院（NIH）把西方蜜蜂（*Apis mellifera*）列入了优先测序的物种名单，在2004年，第一份蜜蜂基因组的草图公布，这是继果蝇、蚊子、家蚕之后，第4种全基因组被破译的昆虫。蜜蜂不仅具有为作物授粉的重要作用，其所分泌的蜂王浆（royal jelly，RJ）还是人类健康之友。蛋白质是蜂王浆中含量仅次于水的组成成分，占蜂王浆干质量的50%，目前所发现的许多蜂王浆生物学功能都与蜂王浆蛋白有着密切的联系。蜂王浆主蛋白（major royal jelly proteins，MRJPs）约占蜂王浆总蛋白含量的90%，目前已知的MRJPs的成员有MRJP1（Royalactin）、MRJP2、MRJP3、MRJP4、MRJP5、MRJP6、MRJP7、MRJP8、MRJP9和MRJP ψ，在调控蜂王行为及生理功能等方面起着非常重要的作用。

蜂王浆具有非常广泛的药用价值，可以治疗高血压、减轻炎症反应和防治动脉粥样硬化。Fan等（2016）通过蛋白质组学分析发现，MRJP1显著降低血管平滑肌细胞收缩、迁移和增殖，表明MRJP1具有降血压作用。Kim等（2021）发现蜂毒处理哺乳动物细胞后会引起炎症反应，而MRJP8可以调节细胞H_2O_2和促炎症分子的产生，起到保护细胞的作用。

蛋白质的翻译后修饰可赋予其更多生物功能活性，确定蛋白质修饰的类型及定位修饰的位点是研究蛋白质功能的关键步骤，研究蜂王浆中蛋白质的翻译后修饰及发现未知蛋白具有重要意义。Zhang等（2014）结合LC-MS技术、N-糖肽富集策略和生物信息学三种技术对蜂王浆蛋白质组的糖基化进行分析，结果表明，在蜂王浆蛋白中共发现了25个N-糖基化蛋白，携带53个N-糖基化位点，其中42个新的N-糖基化位点和13个新的蛋白被鉴定，这些新鉴定的蛋白和糖基化位点与代谢活动和健康改善有关，丰富了蜂王浆糖基化修饰谱图。Han等（2014）运用质谱技术对意大利蜜蜂（*A. mellifera ligustica*）和中华蜜蜂（*A. cerana cerana*）蜂王浆蛋白组的磷酸化差异进行分析，显示西方蜜蜂有携带着67个磷酸化位点的16个磷酸化蛋白，而东方蜜蜂有携带着71个磷酸化位点的7个磷酸化蛋白，两种蜜蜂拥有8个相同的磷酸化蛋白，且东部蜜蜂中这些蛋白的丰度都高于西部蜜蜂，初步构建了这两种蜜蜂的蜂王浆磷酸化修饰谱图，有助于深入研究蜂王浆的作用机理。

四、尖吻蝮蛇蛋白质组

尖吻蝮蛇（*D. acutus*）又称五步蛇、百步蛇、蕲蛇，是蛇亚目蝰蛇科蝮亚科下的一个有毒单型蛇，是亚洲地区内相当著名的蛇种，尤其在台湾及华南一带更是自古就备受重视的蛇类。尖吻蝮蛇是中国的名贵传统中药，其全体有祛风、活络、定惊的功能；主治风湿瘫痪、骨节疼痛、麻风病等。其头部有泻火解毒的功能，眼睛有疏风定惊的功能，主治白癫风、癞疮等。尖吻蝮蛇蛇毒是从尖吻蝮蛇毒腺中分泌的一种生物毒素，其主要成分是蛋白质，具有广泛的生物学活性，具有凝血、抗癌、抗栓、改善微循环、降压和神经毒性等药理作用。

Yin等（2016）建立了一个蛇毒腺体转录组测序和蛇毒功能基因挖掘的研究平台。对尖尾吻蝮蛇的转录组分析，报告了1.43 Gb的基因组和组织转录组（包括毒腺），并对所有已知的蛇毒蛋白进行注释，获得了总共35个毒液基因或基因家族，发现蛇毒金属蛋白酶和C型凝集素是台湾尖吻蝮蛇蛇毒的主要蛋白（84.45%）。此外，他们将组合肽配体库方法与LC-MS技术相结合，探索了尖吻蝮蛇毒液的蛋白质组，结果表明，该毒液由来自10个毒素家族的84个不同的蛋白质和12个其他蛋白质组成。然而，不同地区的尖吻蝮蛇毒液的蛋白质组成可能不同。Huang（2022）的研究小组表明大陆与台湾的尖吻蝮蛇毒液具有不同之处，采用凝胶电泳和LC-MS相结合的方式来研究蛇毒蛋白的组成，基于Lable-Free蛋白质组学方法，探讨了原产于中国大陆的尖吻蝮蛇毒液中蛋白的组成和含量，蛋白质组学分析显示，大陆尖尾腹蛇毒液中存在29种不同的蛋白质，属于八个蛇毒蛋白家族，蛇毒金属蛋白酶（SVMP，46.86%），C型凝集素（CLEC，37.59%），磷脂酶A2（PLA2，7.33%）和蛇毒丝氨酸蛋白酶（SVMP）蛇毒丝氨酸蛋白（SVSP，6.62%）是含量最高的蛋白质，中国大陆的尖吻蝮蛇毒液包括磷脂酶A2、金属蛋白酶、丝氨酸蛋白酶和蛇蛋白，这些发现将为蛇毒的药学应用提供更多参考。

五、鹿茸蛋白质组

鹿茸（cartialgenous），是指梅花鹿或马鹿的雄鹿未骨化而带茸毛的幼角，乃名贵中药材，被誉为动物药之首，鹿茸性温而不燥，具有振奋和提高机体功能。鹿茸中含有磷脂、糖脂、激素、脂肪酸、氨基酸、蛋白质及钙、磷、镁、钠等成分，其中氨基酸成分占总成分的一半以上。现代组学技术快速发展，已普遍应用于生物学的各种领域。利用组学技术，在转录和蛋白质水平上，有力地推动了在分子水平上研究鹿茸生物学的进程，蛋白质组学能从整体上揭示蛋白质的表达特征，是了解鹿茸再生和生长发育等生物学问题的重要手段。

2010年，中国梅花鹿全基因组测序计划启动，2022年，中国农业科学院特产研究所建设有全国唯一的梅花鹿种源基因库，特产所经过12年的努力，成功组装了梅花鹿高质量基因组序列。基因组序列框架图谱的绘制，将大大加速中国梅花鹿的育种过程，奠定了中国梅花鹿功能基因组学、蛋白组学和分子遗传育种的研究基础。利用蛋白质组学可研究鹿茸的生长发育，幺宝金（2018）采用iTRAQ技术、UPLC-MS技术和生物信息学分析方法对东北梅花鹿快速生长期（60天）与骨化期鹿茸（90天）进行比较蛋白质组学研究，共鉴定出127种差异蛋白，与骨化期鹿茸比较，快速生长期鹿茸中显著上调的差异蛋白80种，显著下调差异蛋白47种。

利用蛋白质组学可研究鹿茸再生，Sunwoo等（1998）发现鹿茸是目前唯一可以完全再生的哺乳动物附属器官，这种再生是来源于角柄骨膜干细胞的，而角柄骨膜分为致敏区与休眠区，两者是通过与皮肤接触的紧密程度来划分的。正是致敏区骨膜与其所覆盖皮肤的相互作用才最终促使角柄骨膜干细胞发育成完整的鹿茸组织。鹿茸及角柄骨膜中的蛋白质组在这些过程中起着重要作用。LópezPedrouso等（2021）比较了鹿角尖与中间部分表达的蛋白质，利用定量蛋白质组学分析确定了259个不同含量的蛋白质，发现鹿角中间部分与血液蛋白质有关。高代谢率等导致了较大的抗氧化机制，该研究表明，蛋白质的氧化还原调节是鹿茸再生模型的一个关键因素。

目前对于鹿茸蛋白质组学的相关研究仍处于发展阶段，特别是角柄骨膜研究方面由于材料珍贵不易获得，限制了进一步的研究。但是可以肯定的是研究鹿茸的蛋白质组学将会对鹿茸基础研究及产业应用产生深远影响。

思考题

1. 什么是蛋白质组学，蛋白质组与基因组的关系？
2. 蛋白质组学中常用的定量分析方法有哪些？
3. 常见的蛋白质翻译后修饰有哪些？

第六章 药用植物代谢组学研究

代谢组学（metabolomics或metabonomics）作为一门新兴的组学技术学科，已经成为后基因组学时代的一个非常重要的研究领域。对于代谢组学，国际上有两种观点：一是以Nicholson为代表，在20世纪90年代提出的“metabonomics”概念，将代谢组学定义为“生命体系对生理、病理或遗传改造所产生的动态的、多指标的代谢物定量测定”；另一种是2000年由德国科学家Oliver Fiehn提出的“metabolomics”概念，即“全面、定量分析生物体系中所有的代谢物”，强调代谢组学是植物基因与表型的桥梁。虽然两种定义在拼写和侧重点上有所区别，但本质上都是研究生物代谢产物，统称为“代谢组学”，现在对这两个名词的区分已越来越少，基本等同使用。

目前对代谢组学的定义为“对某一生物、组织或细胞所有低分子量代谢产物进行定性和定量分析的一门科学。其任务在于检测和量化生物体内各种代谢物组分与含量及其变化规律，揭示生命现象和过程”。代谢组（metabolome）研究对象为体内相对分子质量＜1000的所有小分子有机化合物。代谢组中代谢物的数量因生物物种不同而差异较大，已知植物有30余万种，据估计他们产生的代谢物的数量有20～100万种。

根据代谢物分析范围的不同，Oliver Feihn将代谢组分析分四个层次，包括：代谢物靶向分析（metabolite target analysis），指对某几个特定组分的分析；代谢轮廓分析（metabolic profiling analysis），指对所预设的一组或一类代谢产物进行定量分析，如某一类结构、性质相似的化合物、某一代谢途径的所有中间产物或多条代谢途径中的标志性组分分析；代谢组学分析（metabolomics或metabonomics），指限定条件下对特定生物样品中所有代谢组分的定性和定量分析；代谢指纹分析（metabolic fingerprinting analysis），不具体鉴定单一组分，而是通过比较代谢物指纹图谱的差异对样品进行快速分类。只有第三层次才是真正严格意义上的代谢组学研究。

根据研究目的的不同，代谢组学分为非靶向代谢组学（non-targeted metabolomics）和靶向代谢组学（targeted metabolomics）。非靶向代谢组学也称为发现代谢组学，在预先不知道哪些代谢物会发生变化的情况下，通过比较两组样本找出差异物质，尤其适合代谢标识物发现的相关研究。其特点是分析通量高、覆盖代谢物广，但其数据稳定性、重复性及定量准确性不如靶向代谢组学分析。靶向代谢组学针对一定数量的目标代谢物进行分析，通常建立精度和准确性较高的分析方法，但是测定的代谢物范围有限，依赖标准品的可获得性。

第一节 药用植物代谢组学研究策略

一、药用植物代谢组学的基本概念

药用植物代谢组学是以药用植物为研究对象，采用各种分析化学手段，从整体上定性、定量测定药用植物含有的小分子代谢产物，从而解析基因或环境等因素对药用植物代谢的影响。药用植物代谢组学研究通常结合分子生物学、生物信息学及分析化学、化学计量学等，主要研究药用植物的品种鉴别、质量评价、品种选育及生物胁迫，并应用于药用植物次生代谢途径解析、代谢网络、代谢工程及合成生物学等基础研究，最终为药用植物品种选育、创新药物研发和质量安全性评价奠定基础。

植物在长期的进化过程中产生了数量庞大、结构迥异的小分子代谢物，这些物质在植物生长发育和适应环境方面发挥着重要作用，同时也是人类营养成分和药物的重要来源。药用植物是人类数千年来筛选出来的用于防病、治病的植物，我国药用植物有1万多种，约占中药资源总数的87%。药用植物生物合成结构多变、活性多样的次生代谢产物，它们通常是中药材的药效物质基础，是新药的重要来源。同时，这些重要天然产物的合成基因、调控因子及代谢网络更是一个尚未有效开发的巨大资源宝库。随着本草基因组计划的实施，现代生命科学技术将给药用植物次生代谢研究增加新的动力。

在生物体中，代谢组学与基因组学、转录组学、蛋白质组学有一定因果关系。基因组学研究反映了什么是可能发生的，转录组学和蛋白质组学研究将要发生和正在发生的，而代谢组学揭示了已经发生的，真正实现了表型区别、差异表型和标志物的发现。由于多数情况下，某个或某些酶浓度的变化对生物体性状和表型的影响不显著，因此仅从蛋白水平上分析其基因功能可行性不强。但基因和蛋白的表达对代谢产物的成分和浓度的影响很显著，且可通过仪器进行精密检测。由于代谢产物水平是由代谢途径中相关酶活性决定的，而酶的活性与生物体遗传背景及发育进程、生理和病理状态相关，因此代谢物能够直观地反映遗传背景（内因）和环境因素（外因）对生物体共同作用的结果。

二、药用植物代谢组学基本研究方法

（一）代谢组学基本研究方法

药用植物代谢组学研究的基本步骤包括实验设计、植物栽培或采集、样本制备（包括前处理衍生化）、检测分析、数据分析、代谢途径或代谢网络分析等。样品采集、代谢物提取及前处理是代谢组学样品制备的3个主要组成部分，是获得可靠数据的前提。

各种高灵敏度、高分辨率分析仪器是代谢组学分析技术的核心。目前代谢组学主要采用两大分析技术平台，核磁共振技术（nuclear magnetic resonance，NMR）平台和质谱技术（mass spectrometry，MS）平台。NMR样品预处理简单、可以进行实时动态监测、具有较高的重现性和普适性等优势。核磁共振可提供原子之间的连接关系，能有效识别代谢物结构，具有强大的化合物结构解析功能。与质谱法相比，NMR的缺点是检测灵敏度相对较低（采用现有成熟的超低温探头技术，其检测灵敏度在纳克级水平）。色谱质谱联用技术拥有较高的分辨率和灵敏度，可以实现对上百个、上千个代谢物的快速分析与鉴定，对植物这样复杂的样本尤其适合。质谱作为检测器通常和各种色谱分析仪器联用，根据色谱-质谱联用的种类不同，基于质谱的分析技术又可以分为气相色谱质谱联用（gas chromatography-mass spectrometry，GC-MS）、液相色谱质谱联用（liquidchromatography-mass spectrometry，LC-MS）和毛细管电泳色谱质谱联用（capillary electrophoresis-mass spectrometry，CE-MS）。GC-MS适宜分析小分子、易挥发（或衍生化后易挥发）、热稳定的化合物，如氨基酸、脂肪酸、小分子有机酸、糖、醇类化合物等；LC-MS不受样品挥发性和热稳定性的影响，样品前处理简单，过滤后可以直接进样，可有效分析植物中丰富的次生代谢产物，包括各种皂苷类化合物、生物碱、黄酮、硫代葡萄糖苷等化合物；CE-MS的主要优点是能够检测离子型化合物，如磷酸化的糖、核苷酸、有机酸和氨基酸等。目前无论采用哪种分析技术，都不能完全覆盖整个代谢组的化合物，这三种色谱-质谱联用分析技术分别适合检测不同类别的代谢物，具有一定的互补性，相互之间也有一定的重叠。

代谢组学数据分析的基本流程包括数据的预处理、多维统计分析和数据库检索等主要步骤。样品制备、实验操作、仪器运行的波动常常造成随机误差，数据预处理用来消除噪声、减少误差、提高后续数据分析的准确性。数据预处理主要包括降低噪声、校正基线、峰提取、峰对齐、峰定量、归一化、数据标准化等。多维统计模式识别可分为有监督的分类（supervised classification）和无监督的分类（unsupervised classification）两种。无监督模式识别方法从数据本身出发，在没有任何外界分类指导的情况下，考察数据的整体性质及内部变量的各种关联，主要包括主成分分析（principal component analysis，PCA）、聚类分析（hierachical cluster analysis，HCA）、自组织映射神经网络算法（self-organizingmap，SOM）。有监督模式识别方法用于建立类别间的数学模型，使各类样本间达到最大的分离，并利用建立的多参数模型对未知样本进行预测。在这类方法中，由于建立模型时有可供学习利用的训练样本，所以称为有监督学习。有监督模式识别方法包括偏最小二乘法（partial least square，PLS）、线性判别分析法（linear discrimination analysis，LDA）、支持向量法（support vector machine，SVM）、人工神经网络（artificialneural network，ANN）等。PCA和PLS-DA是代谢组学研究中最常用的模式识别方法，这两种方法通常以得分图（score plot）获得对样品分类的信息，以载荷图（loading plot）获得对分类有贡献的变量及其贡献大小，从而用于发现潜在生物标志物的变量。

代谢组学分析离不开各种代谢途径和生物化学数据库。化合物的数据库是植物代谢组学研究的核心内容之一，其中基于GC-MS 的数据库主要是NIST库、Wiley库和Golm Metabolome Database（GMD）等；基于LC-MS的数据库有Metlin代谢物数据库、KNApSAcK、MassBank、Feihn实验室自建数据库、植物化学和民族植物学数据库（Dr. Duke's phytochemical and ethnobotanical databases，DPED）、Arizona大学天然产物数据库、中国科学院分子植物科学卓越创新中心RefMetaPlant等。由于各仪器厂家产生的数据格式和谱图存在一定的差别，目前仍然缺乏通用型的LC-MS数据库。

（二）研究方法最新进展

多个领域的创新仍在促进着代谢组学的不断发展，其热点集中在新的分析检测技术的开发、新的分析策略、海量数据处理软件的研发以及代谢途径、代谢网络、代谢数据库的构建等。下面重点介绍代谢组学技术近几年的研究进展。

1 多平台整合代谢组学分析

植物代谢物种类十分庞大，据估计总数目为20万～100万种。此外，代谢物极性、分子量、官能团、挥发性、带电性等相差巨大，有的初生代谢物与次生代谢物之间丰度相差超过10^5数量级，目前还没有一种代谢组学分析方法能完全覆盖所有的代谢物。多平台整合技术是对单一分析技术的一种补充，达到对不同类型代谢物广谱分析。例如，Dai等（引用）利用NMR和LC-DAD-MS代谢组学技术分析了4个产区、3种不同栽培丹参的代谢物。NMR分析技术既能检测到丹参中的28个初生代谢产物（包括5个糖、8个羰基酸、10个氨基酸和胆碱、TCA循环中间代谢物），又能发现丹参中含量较高、重要的次生代谢产物（如丹酚酸B、紫草酸、迷迭香酸和丹参酚酸A）。LC-MS更加适合分析丹参中的次生代谢产物，如12个多酚、12个丹参酮类物质、4个甾体皂苷、2个其他类型的物质和10个含量较低的未知物。该结果显示，NMR和LC-MS两种技术发现的代谢物有所不同，NMR更侧重含量较高的初生代谢产物和含量较高的次生代谢物，而LC-MS比较适合分析次生代谢物，两种方法有一定的互补性。由此可见，整合多种不同的分析方法可以扩大代谢物检测的范围。

2. 拟靶向代谢组学分析

拟靶向代谢组学分析方法结合了非靶向代谢组学和靶向代谢组学各自的优点。基于质谱的拟靶向代谢组学分析首先检测所有的代谢物，通过去除假阳性信号，筛选出能够稳定监测的、来源于生物的代谢物信号，建立含有保留时间和精确质量的离子列表，用于建立靶向分析方法。拟靶向代谢组学方法兼顾靶向代谢组学方法的精度和非靶向代谢组学方法的广度。此外，拟靶向代谢组学分析可以克服非靶向代谢组学中多样本质谱峰提取、对齐等难点。目前建立了多种类似的拟靶向代谢组学方法，如拟靶向代谢组学（pseudo-targeted metabolomics）分析方法、广泛靶向代谢组学（widely targeted metabolomics）方法。许国旺研究组（加ref）将待分析的样本合并为质控样本，利用UPLC-Q-TOF/MS自动采集质控样本所含代谢物的一级和二级质谱，根据子离子响应强度筛选出代谢物的特征离子对信息，建立“超高效液相色谱-三重四极杆串联质谱”（ultra high performance liquid chromatography triple quadrupole tandem mass spectrometry，UHPLC-QQQ/MS）分析方法，对靶向的特征离子对进行定量检测。

3. 消除质谱假阳性研究策略

高灵敏度、高分辨率色谱质谱分析仪器可轻松检测数千种信号，与此同时也会不可避免地产生大量假阳性信号。质谱信号可以分为两种：一种是生物来源的，一种是非生物来源的，包括溶剂、色谱柱、仪器管路、实验耗材等带来的外来污染。通常一个空白样本可以提取上千个质谱峰信号，一个生物学样本可以产生数千个质谱峰信号。对于生物来源的信号，并非所有的信号都适合定量分析，对那些含量极高、极低的组分，它们的信号强度与真实浓度之间不一定存在或存在较差的相关性，直接使用质谱峰面积来比较代谢物的含量，有可能会得到错误的结果。因此，剔除非生物来源的信号，评价对生物来源信号的定量检测能力，对代谢组学分析非常重要。目前能有效区分非生物来源信号的方法有同位素标记代谢组的方法，该方法采用$^{2}H_2O$或$^{13}CO_2$等稳定同位素标记整个植物代谢组，通过比较标记的代谢组和未标记的代谢组来判断信号来源，如果存在质量位移则表明是内源性代谢物，如果没有质量位移则为非生物来源的信号。根据质谱位移可以计算碳原子（或氢原子）的个数，从而对质谱峰信号进行定性分析。同位素标记代谢组方法非常有效，但是成本很高，技术要求非常高。

Duan等（2016）将混合所有生物样本的质控（quality control，QC）样本作为代谢物库（metabolite pool），对QC样本进行逐级稀释，结合溶剂空白，提出五步峰过滤规则，即重现性检查、变异性检查、空白溶剂检查、定量能力检查和手动检查，可以有效区分假阳性质谱信号和评价每一个峰的定量能力（quantitative performance）。同时引入相对浓度指数（relative concentration index，RCI），结合QC梯度稀释曲线，建立所有质谱峰的定量校正模型（图6-1）。该模型不仅可以用于定量校正，而且可以将质谱峰面积归一化到RCI，进行后续的多变量分析。经验证，该方法可以消除标准品组成的人工样本中92.4%的假阳性，消除生物样本中71.4%的假阳性质谱峰信号。

4. 质谱成像和单细胞质谱代谢组学分析技术

质谱成像（mass spectrometry imaging，MSI）采用成像方式的离子扫描技术原位分析代谢物在不同时间和空间含量的变化，可同时对多种分子进行原位可视化分析，从而将代谢物与组织形态学高度关联。MSI作为一种新型的分子成像技术，突出特点是针对生物体内参与生理和病理过程的分子进行定性或定量的可视化检测。它能够检测基因、蛋白质及药物等小分子在生物体内的分布特征及其含量变化信息，提供生物体不同生理及病理过程中分子的变化。因此，MSI在临床医学、分子生物学和药学等领域具有重大的应用前景。MSI技术主要按照电离方式（探针）进行分类，目前主要包括以下三大类型：需要在真空条件下进行离子化的二次离子质谱（secondary ion mass spectrometry，SIMS）、基质辅助激光解吸电离（matrix assisted laser desorption ionization，MALDI）质谱，以及以解吸电喷雾（desorption electrospray ionization，DESI）离子源为代表的常压敞开式离子化质谱成像技术。

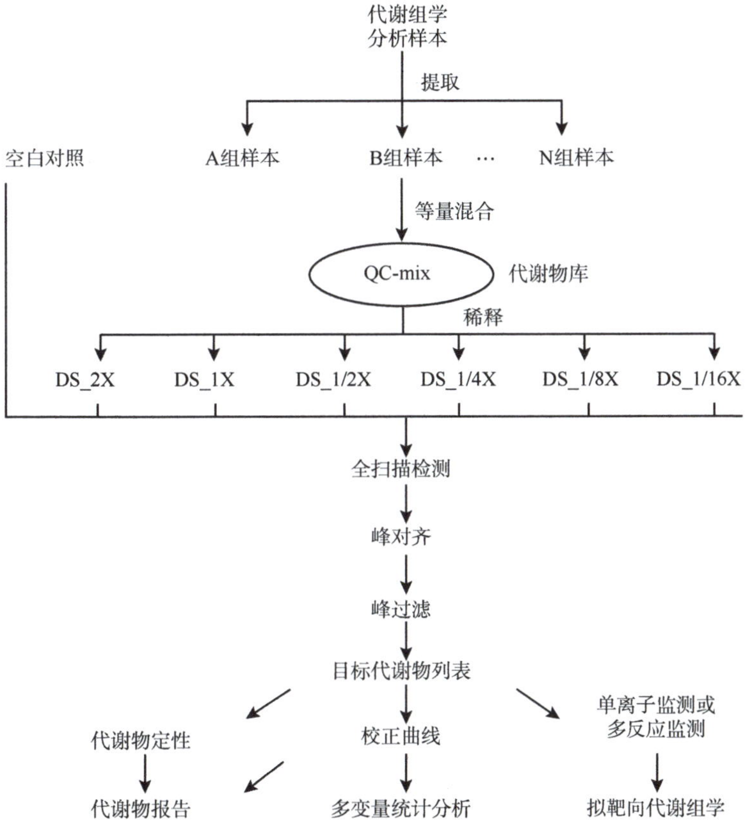

图6-1　消除质谱假阳性代谢组学研究新策略（Duan et al，2016）

传统的代谢组学分析通常只能在均一化的样品或提取物中进行，而植物的各种细胞分化后具有不同的功能，特定的细胞和组织具有不同的代谢物特征，代谢物的合成和分布存在区室化的特点。例如，丹参酮二萜合成基因*CPS1*和*KSL1*在丹参根木栓层中特异性表达，木栓层中特异积累红色丹参酮类物质。单细胞分析作为目前先进的技术手段，采用不同的取样方式和不同的离子化方法，以极高的灵敏度，特定分析单个细胞中所含有的代谢物，而不是多个细胞的代谢混合物，使得分析的结果更加精准。相比于多细胞或组织由于细胞异质性引起的误差，单细胞代谢组学分析不仅有效地避免这一缺陷，并且可映射单一细胞功能以及揭示细胞异质性与代谢间的关系。Kotaro Yamamoto通过整合质谱成像技术和单细胞质谱代谢组学技术，解析长春花萜类生物碱合成的细胞特异性（Yamamoto et al，2016）。

三、应用研究

代谢组学是以组群指标分析为基础，高通量检测和数据处理为手段，信息建模与系统整合为目标的系统生物学的一个分支。经过十几年的发展，代谢组学不仅在基因功能鉴定及生物系统研究等方面发挥重要作用，而且在中医药领域也得到了广泛的应用，一直保持着快速的发展势头。代谢组学广泛应用于疾病的早期诊断、药物开发、毒性评价、环境评价、生理学、功能基因组学、个性化治疗、营养学、植物学等科学领域。中医药系统是一个极其复杂的体系，代谢组学与突出整体效应的中医药学思想具有天然的相似性，比较适合在复杂系统中发现靶标物质。在中药材基原鉴别，药材道地性，药材的质量控制，中药炮制，中药有效成分研究，中药复方配伍，中药药效、药理评价、中药代谢及毒理评价、中药方证等领域有着广泛的应用（王喜军等，2015）。

植物代谢物在时间和空间上的高度动态性和复杂性，决定了植物代谢组学的研究更具挑战性，随着检测技术和分析方法的进步与完善，代谢组学在中药领域的研究与应用不断拓展。具有生理活性的代谢物是中药发挥作用的载体，在数千年的中医理论指导和实际使用经验中筛选出了上万种中草药，然而它们的有效成分和合成途径还未得到有效的阐明。药用植物的鉴别、质量控制，药用成分的代谢工程和合成生物学研究，都离不开代谢组学分析。代谢物的含量受到诸多因素的影响，包括遗传、环境、存储、制备、分析等各个环节的影响，这些都给代谢组学研究带来巨大的挑战。同时，中医药是极其复杂的体系，很难单独通过某项技术、一个实验来阐明清楚，需要从更多层面上系统地解析中医药的各种问题。药用植物拥有许多独特的代谢产物，从基因资源和代谢多样性角度上讲，药用植物要比模式植物拟南芥和水稻更具有研究价值。与模式生物相比，药用植物代谢组学研究还相对缺乏基因组信息，缺少合适的遗传材料、人工群体、自然群体等。随着技术的发展和进步，药用植物代谢组学必将朝着更加精细化的方向发展，代谢物的定量、定性分析将更加准确，各种原位分析、单细胞分析技术将更加成熟。

第二节　基于代谢组学的中药鉴定和质量评价

中药材基原品种的真伪优劣，关系到疗效和质量的可靠性。即使是同种药材，由于自然条件的不同，药材产量和质量也不相同，临床疗效也有很大的差异。传统中草药鉴定的主要方法有基原鉴定、性状鉴定、显微鉴定和理化鉴定，然而这些鉴定特征几乎均为生物体的遗传性表现型，不仅受到遗传因素的影响，而且与生物体的生长发育阶段、环境条件、人类活动（如引种驯化、加工炮制等）等有着密切的关系，具有很大的变异性和随意性，难免存在主观性强、重复性和稳定性差等缺点，因此对鉴定结果的可靠性带来了一定的影响。DNA分子标记技术，如RAPD、RFLP，很好地用于遗传多样性研究以及正品与伪品等种以上分类单元的鉴定（陈士林等，2007）。但是，由于DNA分子标记不受生物体发育阶段的影响，无法鉴别不同生长年限的药材，对同基原（基因型）野生药材与栽培药材的鉴别也存在一定困难（肖小河等，2009）。植物代谢组学可揭示特定条件下代谢表型（metabolic phenotypes或metabotypes），以及这些表型与基因型之间的联系。植物的次生代谢过程及代谢物的积累受到自身和环境中各种生物和非生物因素的调控，通过代谢组学研究不仅能够深入理解植物与环境的相互作用、植物自身基因的功能、植物代谢网络与代谢调控，还能揭示植物表型与植物生长、发育及生物多样性之间的关系。代谢组学结合分子标记技术已经成功用于中草药的鉴别评价中，如代谢组学技术结合DNA分析标记技术AFLP成功鉴别蒙古黄芪和膜荚黄芪（Duan et al，2012），代谢组学和DNA barcoding结合对甘草药材进行区分（Simmler et al，2015）。

中药质量与其有效成分的组成、含量、产地和种属等因素直接相关，为中药质量控制带来巨大挑战。传统的分析技术很难对多成分的中药做出正确分析，难以达到中药质量控制的实际效果。代谢组学基于药物整体性检测，能对中药的品种栽培、产地加工、饮片炮制、分离纯化等各个生产加工环节进行质量管控，是临床用药安全性和中药质量控制的有力手段。应用代谢组学对影响药材质量的关键因素进行分析，可提供代谢产物的整体信息，确定与质量变化相关的质量标志物，进一步推动中药质量控制体系的规范化。同时，植物代谢组学在药用部位鉴别、不同发育期的成分鉴定、不同产地药材的品质差异及不同炮制品的质量评价等方面具有广泛应用（表6-1）。此外，需要加强对中药质量标志物进行更具体、更系统的研究，注重多学科的交叉融合，从而提高中药的疗效和安全性。

表6-1 代谢组学在中草药鉴别及质量控制中的应用

种属	差别因素	分析技术	主要结论
黄连	中国不同地区	UPLC-HRMS	发现11个较强的鉴别成分，可应用于黄连的地理来源鉴定（Cao et al，2021）
甘草	甘肃不同产地	UPLC-ESI-Orbitrap-MS/MS	筛选出甘肃不同产地甘草的16个潜在生物标志物，以鉴别不同产地甘草样品（Bai et al，2020）
贝母	8个不同种	UPLC-QTOF-MS	从8种药用贝母中得到21个特异性化学标志物，能准确鉴别贝母种类，并有效鉴别商业产品中的贝母种类（Liu et al，2020）
豨莶草	3个不同种	UPLC-QTOF-MS	鉴定出6个特异性化学标志物，可作为鉴别豨莶草属植物的潜在化学标记（Tao et al，2018）
山楂	2个不同种	UHPLC-QTOF-MS	鉴定出47种差异化合物，可成功区分山楂和山里红（Li et al，2020）
紫珠	3个不同种	UHPLC-IT-MS	鉴定出34个化合物，其中化学标志物30个，可用于鉴别三种紫珠属植物（Chen et al，2017）
龙胆	2个不同种	UPLC/LTQ-Orbitrap-MS	鉴定出87种化合物，其中29种是龙胆、坚龙胆共有的。筛选出11个差异代谢物，7个特征成分作为鉴别这2个龙胆属植物的化学标记（Zhang et al，2020）
郁金	4个不同种	UHPLC-QTOF-MS	采用4种化学标记，可对温郁金、姜黄、广西莪术、蓬莪术等4种姜黄属植物33个不同批次的样品进行鉴别（Liu et al，2016）
淫羊藿	不同生长时期	UPLC-ESI-MS/MS	叶中的302种代谢产物均呈现生长发育依赖性变化，其中黄酮类化合物、单宁类化合物、木脂素类化合物和香豆素类化合物大部分随叶片盛花期到收获期的生长成熟而上调（Qin et al，2020）
黄芩	不同采收期	UHPLC-MS/MS	不同采收期的黄芩化学成分呈现规律性的变化。若以黄芩素等黄酮苷元类为目标成分，建议5月采收；若以黄芩苷等黄酮苷类为目标成分，建议7～8月采收（庞溢媛等，2017）
黄芪	生品与不同炮制品	UPLC-QTOF-MS	通过15个标志物可区分黄芪原药材和各种炮制加工品，经加热和辅料处理的黄芪成分变化明显（Liu et al，2018）
甘草	不同炮制程度蜜炙甘草	UHPLC-QTOF-MS	根据加工程度的不同，化学成分差别很大。其中甘草酸、甘草皂苷G_2和甘草皂苷E_2可作为区分不同加工程度样品的化学标记（姚玲玲等，2021）
当归	炒制品和醋制品	UPLC-QQQ-MS/MS	共鉴定出1046种化学成分，筛选出炒制当归差异成分123种，醋制当归差异成分167种（Chen et al，2023）
五味子	原药材和醋制品	UPLC-QTOF-MS	结合多元统计分析，快速确定五味子酯D、五味子甲素、五味子乙素和5-羟甲基糠醛是五味子饮片和醋制品中最具代表性的化学标志物（Su et al，2020）

一、代谢组学鉴别人参属3种药用植物

人参（*P. ginseng*）、西洋参（*P. quinquefolius*）和三七（*P. notoginseng*）是人参属中具有较高药用价值的药用植物，它们的药材具有相似的形态外观和气味，但具有不同的药理活性和临床适应证。Chen等（2016）采用GC-MS与多元统计分析相结合的方法，对人参、西洋参和三七药材中的挥发性有机化合物进行了整体表征，并对其化学标志物进行了研究。对3种共49批药材进行了分析，并采用无监督主成分分析（PCA）和有监督偏最小二乘法判别分析（PLS-DA）对样品编

码、t_R-m/z对和离子强度数据集进行了处理，综合比较了不同品种药材的化学差异。结果表明，三种药材所含挥发性有机化合物的化学特征明显不同。根据挥发性有机化合物的分布情况，49个样品可以根据物种进行明显的区分，并获得人参、三七和西洋参的独特化学标志物。Jia等（2019）通过UHPLC/IM-QTOF-MS技术揭示区分人参、西洋参、三七花蕾的化学标记，结果显示人参皂苷Rb_3、Ra1、m-Rc/m-Rb_2/m-Rb_3的异构体、Ra_1/Ra_2的异构体、Rb_1和Ra_3的异构体是区分三者最重要的成分。综上，基于LC-MS和GC-MS的代谢组学分析，为三种人参属药材标志物的开发提供了可靠的工具，有助于保证用药的安全性和有效性。

二、代谢组学鉴别汉麻籽不同品种

汉麻籽含有丰富的蛋白质、脂类、黄酮类等代谢物，这些代谢物对健康有益，可作为营养补充剂，研究这些成分在大麻种间的差异具有重要意义。Ning等利用基于UHPLC-QQQ-MS/MS的广泛靶向代谢组学技术，比较了7个不同用途汉麻籽品种的代谢组，共鉴定出1001种代谢物，包括201种黄酮类化合物、86种生物碱和149种酚酸类化合物。通过加权基因共表达网络分析（WGCNA），确定了六个密切相关的代谢物模块，并且确定了每个品种的代谢物特征和中心代谢物。然后，通过实验测定了7个品种的抗氧化活性，证明生物碱、黄酮类、酚酸类、萜类和游离脂肪酸是汉麻籽抗氧化活性的主要成分。该研究为进一步研究汉麻籽的化学成分提供了有用的信息（图6-2）。

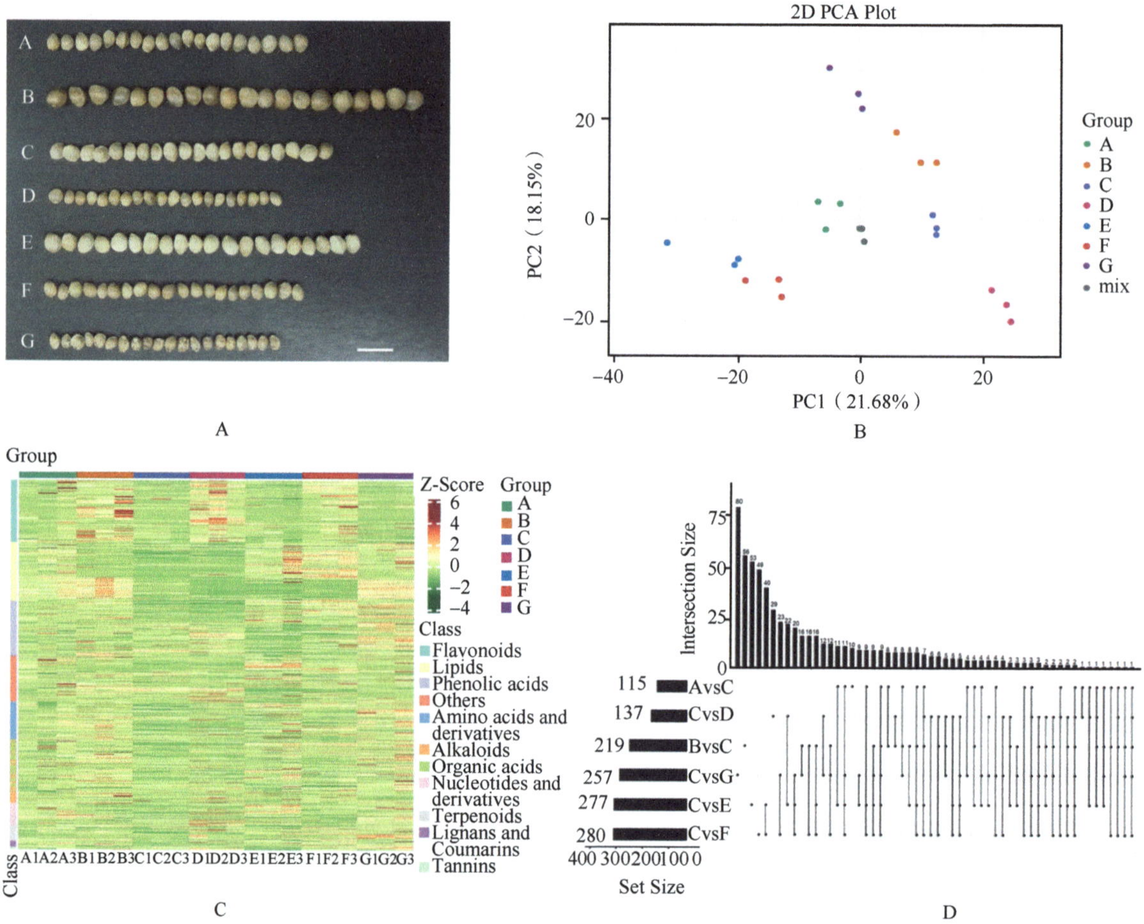

图6-2 不同品种汉麻籽代谢物概述（Ning et al，2022）

A. 七个汉麻籽品种照片；B. PCA得分图；C. 所有代谢物的聚类热图；D. 在不同比较中检测到的代谢物数量

三、代谢组学鉴别不同产地的苍术

苍术是中药中常用的根茎类药材，国产分布范围从黑龙江到中国中南部，但不同地区的质量不同，具有不同的地理化学特征。Zhang等（2023）从13个不同的分布区收集了133份干燥的苍术根茎，基于GC-MS/MS的靶向代谢组学方法，通过对挥发性有机化合物（VOCs）进行定量来鉴定不同地区苍术的化学类型并筛选出化学标志物。该研究结果表明，分布于湖北、安徽、陕西和河南西部地区的苍术被归类为湖北化学型（HBA）。HBA苍术的特点是β-桉叶醇和茅术醇含量高，而苍术素和苍术酮含量较低。相比之下，来自江苏、山东、山西、河北、内蒙古等北方地区的苍术被归为茅山化学型（MA），MA苍术的苍术素和苍术酮含量较高。该研究共检测和鉴定了15类VOCs，发现不同地区的萜类、杂环化合物、酯类和酮类代谢物存在显著差异。多元统计分析表明，有6种成分[酮贝米酮、2, 2′-双（4, 5-二甲基咪唑）、1, 3-戊二酮、4, 4-二甲基-1-苯基-（E，E，E）-2, 6, 9, 9-四甲基-2, 6, 10-环十一烯-1-酮、β-桉叶醇和松柏烯]和455种代谢物可作为区分南方、北方和茅山地区所产苍术的候选标志物。该综合分析提供了苍术的化学指纹图谱，研究结果凸显了代谢物分析和化学计量学相结合在鉴定苍术地理起源的潜力（图6-3）。

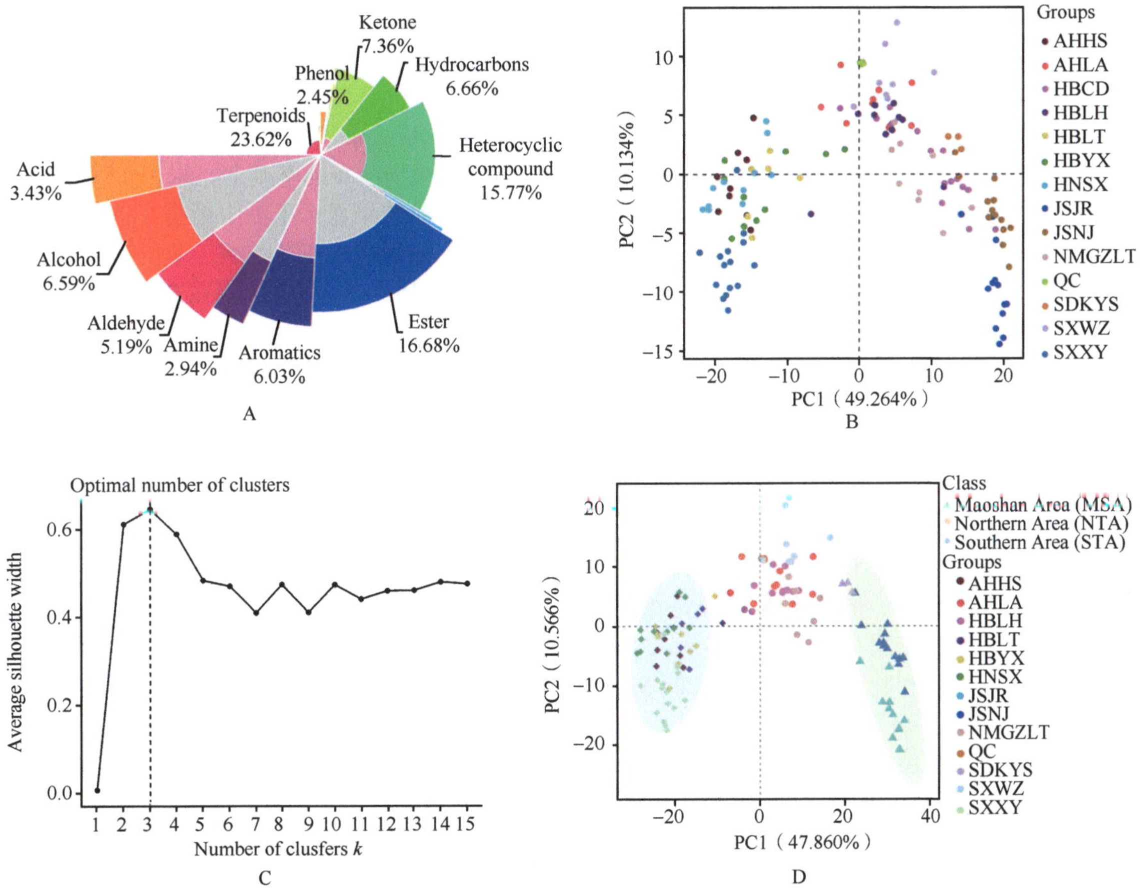

图6-3　基于GC-MS/MS的不同分布地区苍术多元统计分析（Zhang et al，2023）

A. 所有苍术根茎样品中挥发性代谢物的比例；B. 基于PCA的133个苍术根茎样品的VOC分析得分图；C. 使用K-means分析对聚类数进行分析；D. 样品中挥发性代谢物最优分类

四、代谢组学比较不同生长年限的川贝母

川贝母含有的贝母甾体生物碱为其生物活性成分，被广泛用于治疗肺热咳嗽和燥痰证。由于野生资源有限，栽培品种正在成为中药市场的主流。Geng等（2018）采用UHPLC-QTOF-MS代谢组学策略，研究不同生长阶段对栽培川贝母生物碱含量的影响，确定潜在的化学标志物，为不同生长期川贝母栽培品的鉴别和合理采收、质量控制提供参考。本研究中对栽培年限从1年到7年的川贝母中生物碱和全代谢组谱进行分类和化学标志物的鉴定，建立了快速和有效的比较多变量分析策略，并分析了42个样本的代谢物组成，筛选鉴定出西贝母碱（imperialine）、伊贝碱苷B（yibeinoside B）、浙贝酮（zhebeinone）、去氢鄂贝定碱（ebeiedinone）或浙贝丙素（puqiedinone）等4种生物碱类化合物，可作为鉴别川贝母不同栽培年限样品的潜在化学标志物，为探索栽培川贝母的化学成分及质量控制提供了一种可行的策略。

五、代谢组学比较干姜及其炮制品

炮姜和姜炭是干姜的两种主要炮制品。Xue等（2022）通过靶向代谢组学，应用基于衍生化的LC-MS/MS策略，对干姜、炮姜和姜炭中代谢物进行综合比较分析，为干姜、炮姜和姜炭中特征性成分的开发和高效利用提供参考数据。该研究采用了一种高通量靶向代谢组学方法，采用顺序窗口采集所有理论质谱（SWATH）模式来分析干姜、炮姜和姜炭中的差异代谢物。此外，对不同的亚代谢组进行表征，提高了代谢物的分离效果和MS响应。本研究在所有样本中检测到369种代谢物，并将它们归类为14个类别，其中104种为差异代谢物。在此基础上，采用PCA分析和OPLS-DA分析对104种差异代谢物进行了分离和筛选。该研究结果显示干姜中糖类、核苷酸、有机酸、维生素、脂类、吲哚类、生物碱和萜类在炮制后呈下降趋势，但黄烷酮、苯丙烷和多酚的含量在炮姜组最高，其中醇类含量在CG组最高。这些发现为干姜、炮姜和姜炭在开发功能食品中的应用提供了良好的前景，也为质量控制提供了新的思路（图6-4）。

六、代谢组学揭示三七皂苷分布

Wei等（2018）对不同生长年限三七和三七不同部位的皂苷成分的含量及皂苷合成途径的关键酶基因的表达模式进行研究，探究了三七不同部位皂苷分布的规律及潜在分子机制（图6-5）。该研究采用基于LC-MS的代谢组学分析不同年限和部位三七样品中的化学成分特征，揭示不同部位代谢物存在差异，且皂苷类成分是重要的潜在性差异标志物（图6-5 B）。然后，其对皂苷类成分进行了靶向定量分析，结果显示人参皂苷Rg_1、Re、Rd和Rb_1在地下部位（根和须根）比地上部位（花、茎和叶）含量高，而20(*S*)二醇型皂苷主要分布在地上部分，三年生三七总皂苷含量（188.0 mg·g^{-1}）是二年生三七（130.5 mg·g^{-1}）的1.4倍。基于转录基因表达谱分析表明，与皂苷合成相关的重要合成酶基因（*PnFPS*、*PnSS*、*PnSE1*、*PnSE2*和*PnDS*）在三七不同部位中的表达模式与化合物的特征一致，花中表达量最高，高出根和须根的5.2倍（图6-5 C）。这些结果表明三七皂苷很有可能在地上部分合成再转移到地下部位进行储存。本研究对三七合皂苷类成分的化学和遗传特性关联分析为三七药材的合理采收和药材资源的充分合理利用提供了科学依据。

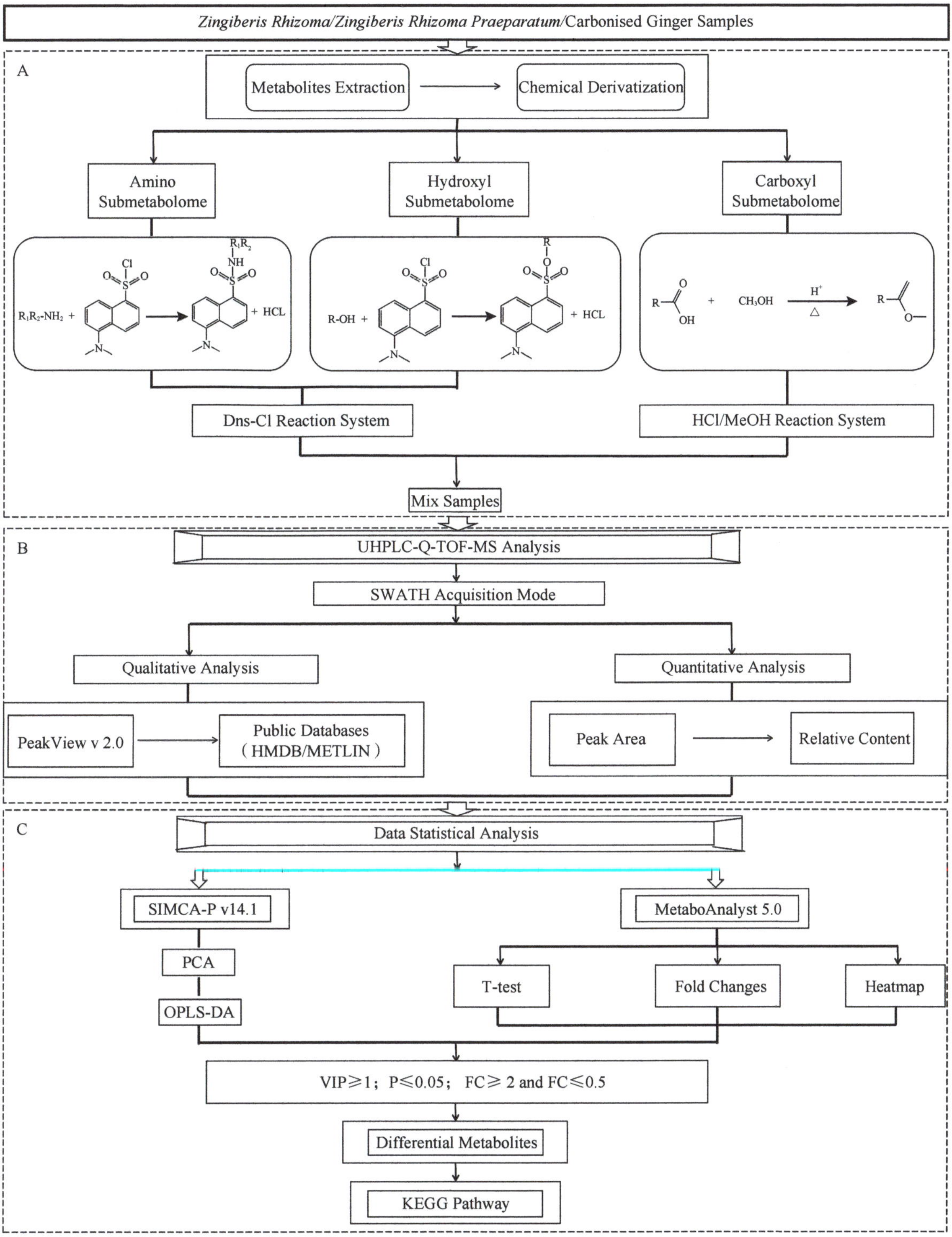

图6-4　干姜、炮姜和姜炭中差异代谢物表征的分析策略（Xue et al，2022）

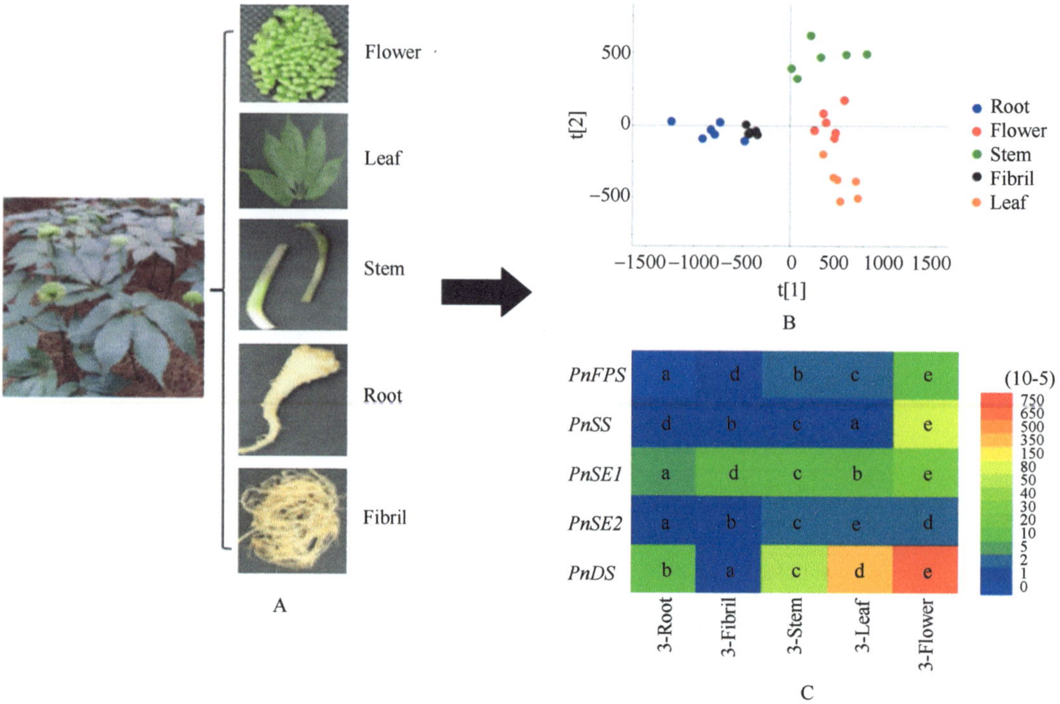

图6-5 不同部位三七代谢及基因表达分析（Wei et al.，2018）

A. 三七不同部位；B. 三年生代谢物主成分分析图；C. 三年生不同基因表达图谱

第三节 基于代谢组学的天然产物合成研究

生物合成途径解析是药用植物次生代谢研究的核心内容。相对初生代谢产物，次生代谢产物在植物进化过程中呈现出代谢多样性的特点，在不同的植物类群中呈特异性分布。植物次生代谢产物一般通过一系列关键酶如合酶、环化酶等催化底物缩合延伸及环化形成基本骨架，然后通过各种修饰酶，如P450氧化酶、UGT糖基转移酶、OMT甲基转移酶、卤化酶等，增加基本骨架结构的极性，引入杂原子等活性基团，使得终端产物呈现出结构多样性的特点。由于极性增加，使得终端产物可以在植物细胞中积累。

目前已解析的中草药次生代谢途径、代谢网络还比较有限。同位素标记法结合代谢组学分析，可以较好地研究次生代谢网络。例如，添加稳定同位素^{13}C标记的甲羟戊酸（萜类合成前体）到植物，通过非靶向代谢组学手段比较同位素标记的植株与野生型植株，可以研究植物萜类的代谢途径和网络。中草药代谢工程主要利用基因工程技术手段将生源合成途径中关键酶转移到工程化的酵母或植物细胞系中，通过定向修饰关键限速酶以调节代谢的流向，针对性地提高目标代谢物的含量。目前抗癌药物紫杉醇的代谢工程被较多研究。Ajikumar等（2016）首先优化大肠埃希菌上游途径IPP的生物合成，提高大肠埃希菌IPP合成的8个步骤中的4个限速酶的表达量，使得大肠埃希菌大量生成IPP。之后其将植物中紫杉醇合成途径中的GGPP合成酶和紫杉二烯（taxadiene）合酶导入到前面构建的工程菌中，优化催化酶的密码子和表达水平，使得大肠埃希菌中产生1g/L的紫杉二烯，产量是没有经过优化菌株的1500多倍。无论是代谢途径解析、代谢工程研究，还是合成生物的研究，代谢物分析、代谢组学分析都是必不可少的研究工具。

一、代谢组学技术解析丹参酮代谢途径

丹参酮是丹参中具有活血化瘀功能的重要药效物质，属于不饱和的二萜类天然产物，包括丹参酮Ⅰ(tanshinone Ⅰ)、丹参酮$Ⅱ_A$(tanshinone $Ⅱ_A$)、丹参酮$Ⅱ_B$(tanshinone $Ⅱ_B$)、隐丹参酮(cryptotanshinone)等。高伟等(2015)首次克隆并鉴定了丹参酮生物合成途径中2个丹参酮特有的二萜关键环化酶SmCPS和SmKSL的功能，其通过RNAi的方法构建了基因*SmCPS*表达抑制的转基因丹参毛状根，并揭示其中丹参酮类成分合成受到明显抑制。该研究也表明与裸子植物二萜合成途径不同，被子植物丹参酮二萜合酶为单功能酶，需要SmCPS和SmKSL协作催化GGPP合成丹参酮二烯。

Cui等(2015)采用GATEWAY技术构建*CPS1*的RNAi载体，并用其构建了转基因丹参毛状根和转基因丹参植株，获得的转基因毛状根和植株均出现了明显的表型。相对于对照组毛状根的亮棕色，*CPS1*-RNAi转基因毛状根株系显得黯然无色。转基因植株的生长发育方面没有受到显著的影响，主要表现在根部颜色的变化，*CPS1*-RNAi株系的根为白色，而对照株系的根为鲜艳的红色。这些结果均表明*CPS1*基因被抑制后引起了丹参酮类化合物合成的异常。其通过代谢组学技术(LC-MS和GC-MS)对比了*CPSl*-RNAi转基因植株与野生型植株的代谢谱。从LC-QTOF-MS的总离子流(total ion chromatography，TIC)谱图中可见，*CPS1*-RNAi植株中丹酚酸类化合物的信号几乎没有影响(0～5.7 min)，而丹参酮类化合物信号几乎消失(5.7～14 min)。GC-QQQ-MS中大多数化合物表现为降低，但积累的化合物信号增强。通过主成分分析能够非常清楚地区分这两组植株。

对LC-QTOF-MS和GC-QQQ-MS数据分别进行统计分析，LC-QTOF-MS中得到的40个差异化合物在*CPS1*-RNAi植株中均显著降低，没有检测到积累的化合物。GC-QQQ-MS分析中共得到28个差异化合物，其中22个在*CPS1*-RNAi植株中显著降低，而另外有6个在*CPS1*-RNAi植株中显著升高。利用自建的鼠尾草属化合物数据库，LC-QTOF-MS中得到的40个差异化合物中有38个可以找到分子质量精确匹配的化合物。有了这些基本数据，进一步对可能的候选化合物进行MS/MS分析，并配合已有的10个标准品，鉴定了20个差异化合物。GC-QQQ-MS中得到的28个差异化合物中，与NIST数据库相似度在80%以上的有12个。提高相似度至90%以上并结合已有的标准品，最终有8个化合物得到鉴定。结果显示，*SmCPS1*受到抑制后积累大量的二萜化合物底物，鉴定的20个均为典型的松香烷型丹参酮类结构，另外3个为重排的松香烷型结构。通过代谢组学和RNAi干扰技术，发现丹参酮类化合物的生物合成途径并非简单的直线型模式，而是形成复杂的网络结构；通过RNAi干扰还发现了大量未知的二萜类化合物。

整合代谢组学和转录组学可助力发掘丹参酮代谢途径中间代谢产物。随着首个药用植物——丹参基因组框架图的完成，将进一步推动丹参成为模式药用植物，也为系统揭示丹参次生代谢奠定坚实基础。目前，在未获得全基因组序列的情况下，转录组研究已经成为分离和克隆新基因及基因功能研究的重要手段之一。Gao等(2014)使用UPLC-DAD-QTOF-MS非靶向代谢组学技术分析银离子诱导的丹参毛状根，通过主成分分析，寻找银离子诱导后大量积累的代谢物，从3862个对齐的质谱峰中鉴定了5个明显差异物质，它们主要为丹参酮类化合物。Roche 454测序技术对丹参毛状根进行转录组分析，建立丹参转录本数据库。然后通过测定4个诱导时间点的转录组，以诱导前为对照，分析不同时间点受诱导后出现的表达差异基因，共鉴定了6358个上调的基因。通过与不同时间点丹参酮类代谢物含量和已知二萜合成基因表达量的比较，找到有共同调控模式的70个候选的转录因子和8个CYP450氧化还原酶，它们可能参与银离子诱导的丹参酮类物质合成。

二、质谱成像研究长春花生物碱的生物合成

长春花含有130余种生物碱，既是抗癌药物长春碱（vinblastine）和长春新碱（vincristine）的植物来源，也是研究萜类吲哚生物碱代谢途径的模式植物。生成长春花生物碱的前体环烯醚萜主要来源于*2-C-*甲基*-D-*赤藓醇*4-*磷酸途径（MEP），甲戊二羟酸途径（MVA）可能在此过程中起辅助作用。吲哚生物碱的代谢途径非常复杂，从色氨酸和香叶醇开始到合成长春碱需要经过35个步骤，涉及30多个生物反应，30多个酶，2个调控基因。长春碱的合成还跨越7种细胞及亚细胞结构。通过RNA原位杂交技术和免疫组织化学确定了代谢合成相关的酶。Kotaro Yamamoto通过整合质谱成像技术和单细胞质谱代谢组学技术，解析萜类生物碱合成的细胞特异性。图6-6所示为长春花茎纵切面的质谱成像图，显示单萜成分如马钱子苷和次番木鳖苷定位在表皮细胞中，该结果与前人报道一致。以前的RNA原位杂交研究显示大多数萜类生物碱在表皮细胞中合成，然而质谱成像结果显示多种萜类生物碱并没有在表皮细胞中积累，而是在异型细胞和乳管细胞中积累。质谱成像还发现了一个离子*m/z* 337.19也同萜类生物碱共定位在表皮细胞、异型细胞和乳管细胞中，推测它可能为长春碱类化合物或中间代谢物。其采用代谢组学数据手段，比较4种组织细胞中的代谢物谱的差异，在主成分分析（PCA）模型中可以区分这4种不同类型的组织细胞，而且可

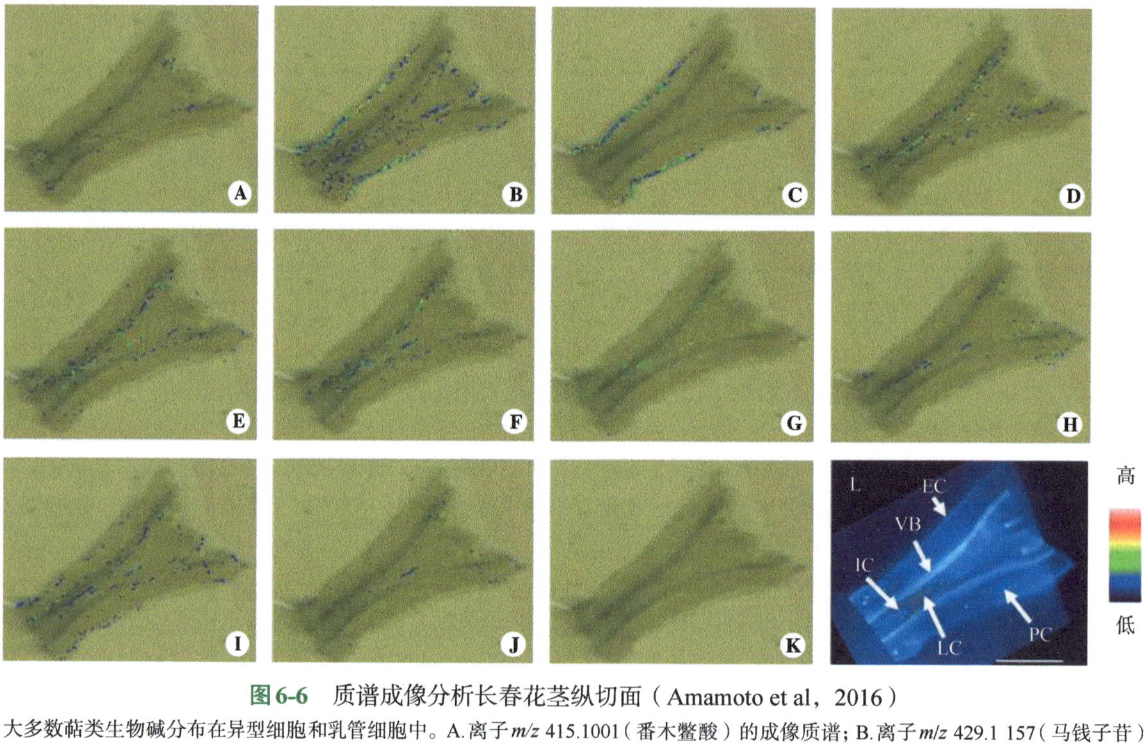

图6-6 质谱成像分析长春花茎纵切面（Amamoto et al，2016）

大多数萜类生物碱分布在异型细胞和乳管细胞中。A.离子*m/z* 415.1001（番木鳖酸）的成像质谱；B.离子*m/z* 429.1 157（马钱子苷）的成像质谱；C.离子*m/z* 427.1001（次番木鳖苷）的成像质谱；D.离子*m/z* 351.1703（长春质碱）的成像质谱；E.离子*m/z* 353.1859（ajmalicine）的成像质谱；F.离子*m/z* 349.1546（serpentine）的成像质谱；G.离子*m/z* 355.2016（花冠木碱）的成像质谱；H.离子*m/z* 367.2016（16-methoxytabersonine）的成像质谱；I.离子*m/z* 337.1910（长春碱）的成像质谱；J.离子*m/z* 427.2227（deme-thoxyvindoline）的成像质谱；K.成像质谱图对照；L.紫外线激发下的长春花茎纵切面显微成像。颜色标尺代表质谱离子信号的轻度。VB.维管束（标尺，1mm）。IC.idioblast cell，异型细胞；LC.laticifer cell，乳管细胞；VB.vascular bundle，维管束；EC.epidermal cell，表皮细胞；PC.parenchyma cell，薄壁细胞

以发现不同组织细胞中的差异代谢物。作者还通过单细胞质谱分析，定量比较了4种组织细胞中萜类生物碱的含量和分布，PCA分析结果与质谱成像结果相似，异型细胞和乳管细胞积累相似的化合物，而与表皮细胞和薄壁细胞中积累的代谢物有所不同。

三、代谢组学研究红景天苷合成路径

红景天苷（salidroside）是存在于红景天属（*Rhodiola* L.）植物中的一种酸酚类化合物。除了抗疲劳和抗缺氧的传统医学作用外，红景天提取物和红景天苷也表现出抗心血管疾病和抗癌的药用特性。由此产生的全球红景天植物和红景天苷的需求导致了一些物种濒临灭绝。来自剑桥大学的课题组（Ref）采用代谢组学结合转录组学方法，揭示了红景天苷的生物合成路径，并且实现了红景天苷在酵母和植物烟草中的生产，从而为红景天苷在异源宿主中的工程化生产提供了路径。

Torrens-Spence等（2017）研究表明，从酪氨酸（*L*-tyrosine）到关键中间体4-羟基苯基乙醛（4-HPAA）的步骤涉及单独的脱羧和脱氨酶酶促反应，即由酪氨酸通过三种离散酶（脱羧酶，TyDC；单胺氧化酶，MAO；4-羟基苯基乙醛还原酶，4HPAR）顺序催化脱羧、氧化脱氨和醛还原反应，然后通过糖基转移酶（T8GT）在其8-OH基团处将酪氨醇（tyrosol）糖基化产生红景天苷。该研究发现红景天含有磷酸吡哆醛依赖性4-HPAA合酶（4-HPAAS），该酶将酪氨酸直接转化为4-HPAA（图6-7）。该研究进一步鉴定编码随后的4-HPAA还原酶和酪氨醇糖基转移酶的基因，完成红景天中红景天苷的生物合成途径解析。该研究采用非靶标代谢组学确定了根中高含量的酪氨醇和红景天苷，由此推断合成这些成分的基因也会在相同的组织中高表达，从而为后续研究找准了方向。

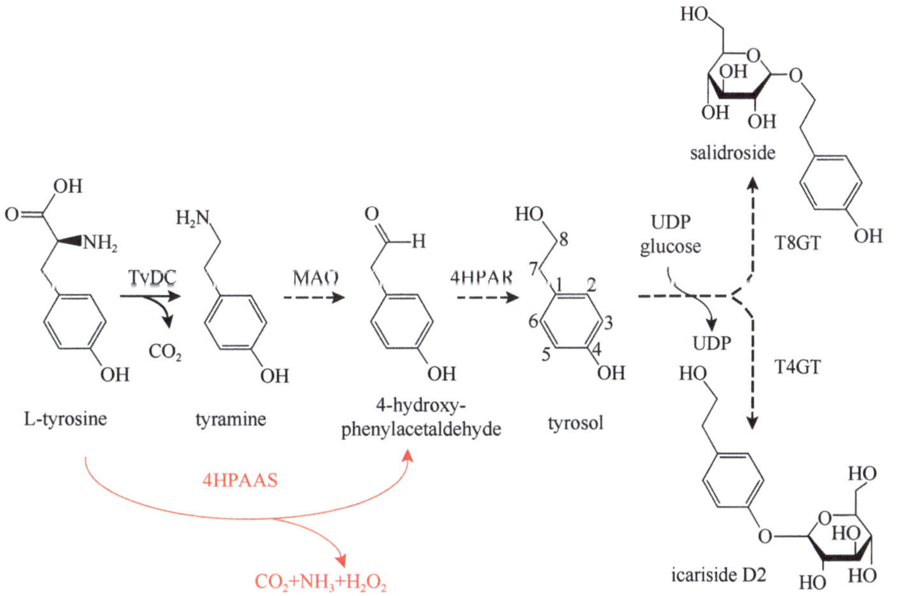

图6-7　红景天中红景天苷合成路径（Torrens-Spence et al.，2017）

四、代谢组学结合转录组学解析延胡索苄基异喹啉生物碱合成途径

延胡索（*Corydails yanhusuo*）是罂粟科紫堇属多年生草本植物，其干燥根茎具活血、利气、镇痛功效，与白术、芍药、贝母等并称“浙八味”，其富含的原小檗碱类生物碱为其主要镇痛成分。采用UPLC-Q-TOFMS定性、定量分析延胡索的叶和块茎具有镇痛活性的成分，并通过二代校准的三代全长转录组测序的方法对合成原小檗碱型苄基异喹啉生物碱的相关基因进行了挖掘，共鉴定到101个参与苄基异喹啉生物碱（benzylisoquinoline alkaloid，BIA）生物合成途径的unigenes和38种在延胡索叶与块茎中含量具有显著差异的代谢物。对其中19种典型的代谢物进行了器官差异性丰度测定，结果显示，这些代谢物的器官分布谱与延胡索中报道过的BIAs合成途径中少一种关键合成酶的unigene正相关，说明BIA的空间分布差异主要受到转录水平上的调控。进一步研究发现，其中参与合成具有广泛临床镇痛潜力的关键代谢物四氢帕马丁的酶，与唯一已知的黄连中负责催化这一步反应的Columbamine O-methyltransferase（CoOMT）存在较大的蛋白质序列差异。通过系统发生树分析，推断出至少存在 10种unigenes的翻译产物可能催化四氢帕马丁的合成。特异性的氧甲基化是四氢帕马丁与紫堇达明合成的关键，延胡索中是否存在特殊的一类OMT或者具有不同底物特异性的OMT有待进一步分析。该研究明确了延胡索镇痛成分的生物合成机制，同时为进一步生化水平上的活性验证提供了方向，且为延胡索功能基因组的解析奠定基础（图6-8）。

五、mGWAS解析枣驯化过程中代谢物定向变化的遗传机制

代谢组学联合全基因组关联分析技术（metabolome-based genome-wide association study，mGWAS）是将代谢组数据作为表型，与基因型数据进行关联分析的一种方法。基于mGWAS的多维数据分析，对于代谢物遗传多样性及其调控机制的理解具有重要意义。如Angelovici等（2017）检测了313份拟南芥籽粒中18种游离氨基酸的绝对含量，利用氨基酸含量之间的比值为衍生性状进行 mGWAS分析，确定了12种相互关联氨基酸的代谢网络。

Zhang等（2022）以207份枣树种质为研究材料，通过mGWAS分析，揭示了枣树驯化选择中代谢物定向变化的遗传机制。研究结果表明，野生枣和栽培枣形成中度遗传分化，被驯化选择的基因在代谢途径中高度富集，包括碳水化合物和次生代谢物。代谢组检测共鉴别2985种物质，其中有187种代谢物被定向选择，包括苹果酸和三萜类化合物含量降低，重塑了驯化过程中枣的食用性状。另外，不同用途驯化选择对环肽生物碱有明显影响，7种环肽生物碱（CPA）在制干枣品种中显著积累。通过mGWAS分析筛选到1080个显著关联位点，鉴定并验证了一个氧化鲨烯环化酶oxidosqualene cyclase基因显著调控三萜代谢物合成，一个甲基转移酶（MeTase）编码基因参与CPA合成。本研究有助于理解果树驯化选择对全代谢物的影响，促进对特定代谢物的分子选育，以增强其相关品质。

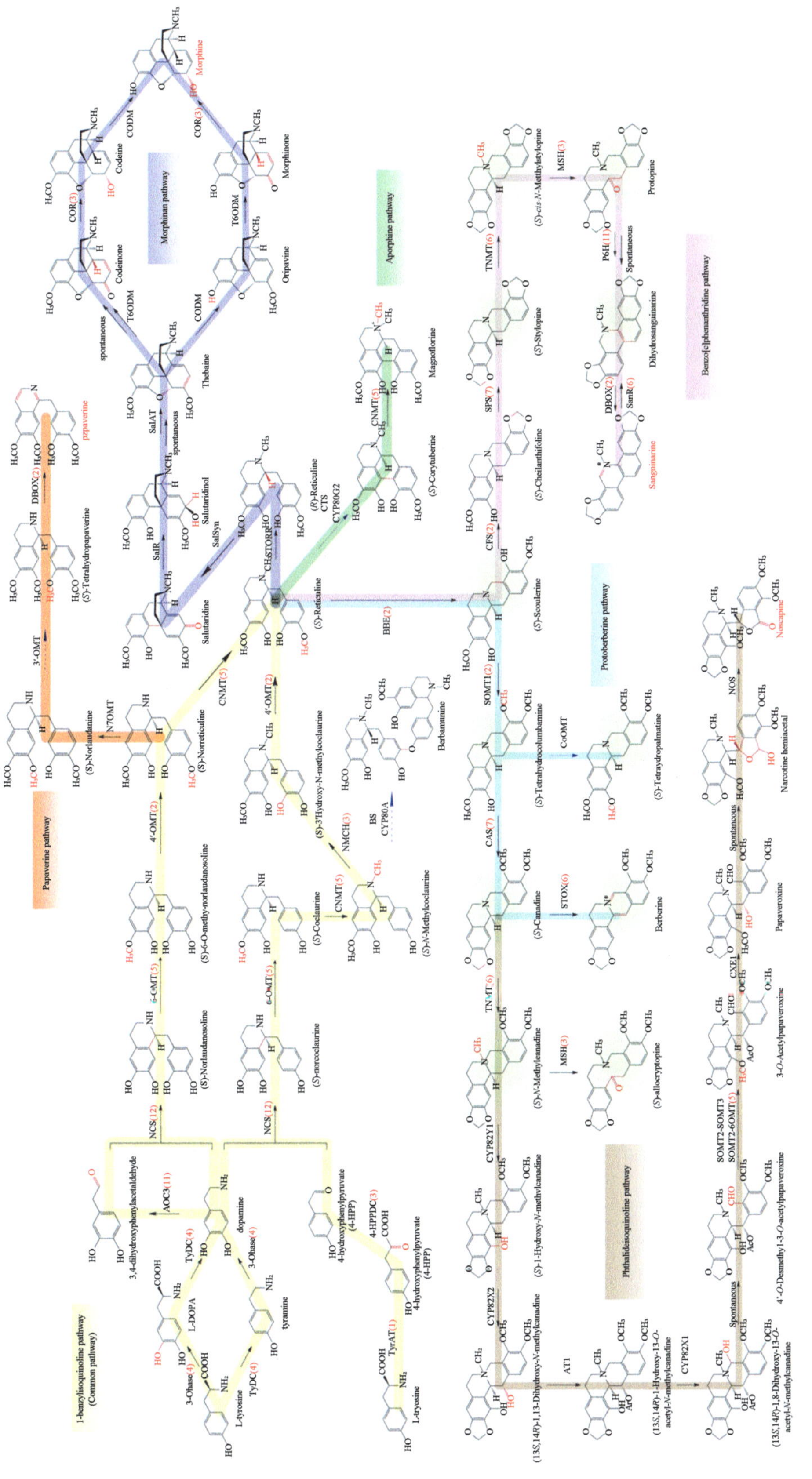

图 6-8　延胡索BIAs生物合成途径（Xu et al.，2021）

思考题

1. 代谢组学在中药研究中的应用特点和优势是什么？
2. 代谢组学的研究方法和分析策略有哪些？
3. 代谢组学与其他组学可如何进行联合分析？

第七章 天然产物生物合成途径解析

天然产物是指自然界动植物体内的组成成分或其代谢产物，是药物研发的重要源泉。目前1/3以上的临床用药来源于天然产物及其衍生物，包括青蒿素、紫杉醇、长春碱和喜树碱等。解析天然产物生物合成途径，既是本草基因组学研究的主要目标，也是天然产物合成生物学研究的重要基石。天然产物种类繁多，结构复杂，根据其结构主要分为萜类、苯丙素类及生物碱类三大类。这些天然产物主要由乙酸、氨基酸、莽草酸等少数前体物质通过几条主要的代谢途径合成（图7-1）。目前研究比较清楚的途径包括：甲羟戊酸途径（mevalonate pathway，MVA）、磷酸甲基赤藓糖醇途径（methylerythritol phosphate pathway，MEP）、莽草酸途径（shinimate pathway）和丙二酸途径（malonic acid pathway）等。MVA和MEP途径都可以生成萜类的结构单元异戊二烯，前者发生在胞质中，后者发生在质体中。莽草酸途径以莽草酸为起始分子，经过多步酶促反应主要生成芳香族化合物。丙二酸途径的主要次生代谢产物为脂肪酸、聚酮类、苯丙烷类化合物等。在生物体内这些代谢途径并不是孤立存在的，不同次生代谢途径交叉形成代谢网络，例如，MVA和MEP途径中的异戊烯基焦磷酸（isopentenyl diphosphate，IPP）及其异构体二甲烯丙基焦磷酸（dimethylallyl pyrophosphate，DMAPP）可以在胞质和质体间转运，参与不同的代谢途径。此外，一些结构复杂化合物的生物合成可能需要不同代谢途径的参与，例如长春碱生物合成的两个中间体环烯醚萜和色胺，分别来自MVA途径和莽草酸途径。

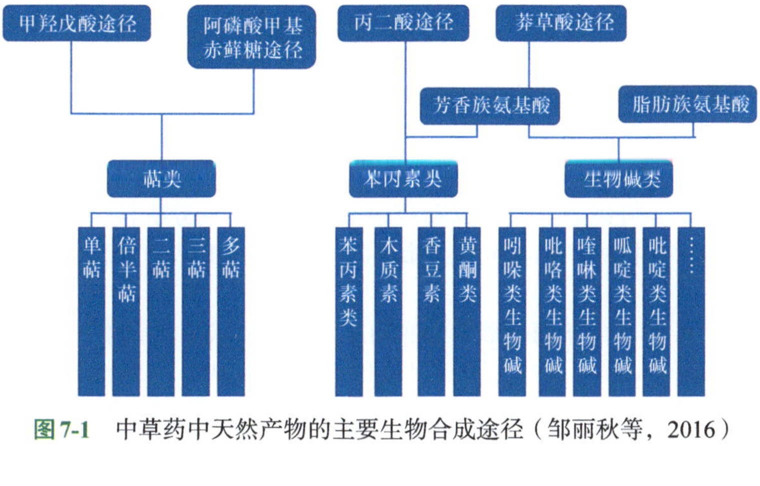

图7-1 中草药中天然产物的主要生物合成途径（邹丽秋等，2016）

解析天然产物的生物合成途径是中药和天然产物研究领域的焦点，但相关途径的解析进展缓慢，一些具有重大商业价值的天然药物的合成途径至今还未被完全解析。一直以来，遗传信息的匮乏和候选基因筛选手段的缺失是限制天然产物途径解析的两个主要瓶颈。高通量测序技术的出现和生物信息学分析方法的逐步发展，使我们看到了克服两大瓶颈的曙光。高通量测序技术的出现令测序成本急剧下降，使得廉价快速获得基因信息成为可能。高精度的基因组图谱可以提供准确的基因位置信息，为基因簇的发掘提供便利，而转录组测序和分析技术的进步使得在全基因组水平上进行共表达分析成为可能。随着本草基因组学研究的进一步深入和各种组学技术的综合运用，天然产物合成途径解析研究已经进入一个快速发展的“黄金时期”。天然产物生物合成途径解析将为天然产物合成生物学研究提供丰富的元件，推动该学科的发展，为天然药物的生产和研发提供新的来源；同时途径解析也将为中草药的分子育种研究提供“功能性分子标记”，加速优良品种的选育，推动中药产业的发展（图7-1）。

第一节　天然产物生物合成途径研究策略

大多数天然产物都具有共同的起始核心代谢途径，目前大多已被较深入解析，因此，当前对于某个或某类特定天然产物生物合成途径的解析通常聚焦其下游特异性分支代谢途径的解析。天然产物生物合成途径解析的一般策略：首先根据已分离鉴定的中间产物化学结构推测可能的生物合成途径，必要时可通过同位素示踪对推测途径进行进一步确认；然后通过基因组、转录组、蛋白组等手段分析获得相关基因的共表达信息，或通过基因组扫描发掘次生代谢相关的基因簇，从而发现并缩小候选基因范围；最后对候选基因进行异源表达并通过体外酶活检测确定酶的催化功能，对于遗传转化体系成熟的物种，可在原物种中进行相关酶编码基因的抑制、过表达或敲除研究，进一步确认该酶在原物种体内的功能（图7-2）。通过对途径中所有酶的发掘和功能确认，最终达到途径解析的目的。

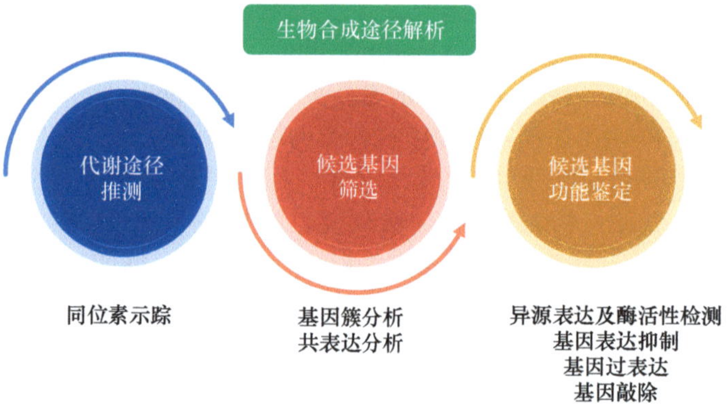

图7-2　天然产物生物合成途径解析策略

一、代谢途径推测

根据已有的知识推测出一个可能的代谢途径是天然产物生物合成途径解析的第一步。化学反应原理以及中间产物的化学结构都可以为推测合成途径提供线索。同位素示踪法常用于合成途径推测及校正。同位素标记的前体化合物与非标记化合物具有相同的生物学和化学性质，但是具有不同的分子质量，可以通过质谱仪和核磁共振仪等质量分析仪器来区分。因此，饲喂同位素标记的前体物质后，检测到的被同位素新标记的化合物被认为是代谢途径的中间产物或终产物。

Di等（2013）将^{13}C标记的苯丙氨酸作为底物加入丹参毛状根培养体系中，利用UPLC/Q-TOF技术检测到111种同位素标记的化合物，经过与数据库比对发现8个化合物与丹酚酸的生物合成相关。通过比较这8个含同位素化合物出现的先后顺序，推测出丹酚酸的合成途径，并鉴定出参与丹酚酸生物合成的细胞色素P450酶CYP98A14。为了研究丹参酮合成途径，Guo等（2013）通过在大肠杆菌中共表达*SmKSL*，*SmCPS*和*GGPPS*基因，并通过在培养基中添加^{13}C标记的葡萄糖获得同位素标记的次丹参酮二烯，当用^{13}C标记的次丹参酮二烯饲喂丹参毛状根后，发现其中有^{13}C标记的隐丹参酮和铁锈醇合成，从而证明了次丹参酮二烯和铁锈醇是丹参酮合成途径的中间产物，这为后续丹参酮合成途径的解析提供了重要基础。

二、候选基因筛选

高通量测序技术的快速发展，使得快速廉价获得一个物种的基因信息成为可能。但是从数万个基因中筛选出可能参与特定天然产物生物合成的候选基因依然是一项非常具有挑战性的工作。目前基于共表达分析和基于基因组测序的基因簇挖掘是筛选候选基因的两个主要方法。

1. 共表达分析

同一个天然产物生物合成途径中的基因往往是共表达的（具有相似的表达模式），即受到体外或体内信号刺激后，同一个途径的基因表达会同时上调或下调。基因共表达是生物对信号刺激最经济的应答方式，是生物长期进化和自然选择的结果。利用共表达分析可以对参与某个特定途径的基因进行筛选，缩小候选基因的范围。基于高通量的转录组/蛋白组测序分析不但可以获得生物样本在某个时刻所有表达的基因信息，而且可以通过多个样本之间基因表达的关联分析获得基因共表达信息。

Ref对ORCA2或ORCA3转录因子过表达的转基因长春花悬浮细胞进行转录组研究，发现有3个氧化还原酶、4个CYPP450和1个UGT与长春花环烯醚萜途径关键酶基因*GES/G8O*有显著的共表达趋势，该途径是萜类吲哚生物碱合成途径的重要组成部分。通过功能验证鉴定出其中4个酶参与了环烯醚萜途径，分别是8-羟基香叶醇氧化还原酶、环烯醚萜氧化酶、7-脱氧马钱苷酸糖基转移酶和7-脱氧马钱苷酸羟基化酶，至此长春花环烯醚萜途径中所有的酶都已被鉴定，为利用合成生物学手段生产有药理活性的环烯醚萜及生物碱奠定了坚实的基础。

2. 基因簇发掘

在放线菌和真菌中，同一代谢途径中的酶基因往往在基因组中是成簇存在的。近年来，在高等植物中发现某些代谢途径中的相关酶编码基因也可以形成基因簇，这使得通过基因组序列测定寻找代谢途径候选基因成为可能。对于基因组较小的物种，全基因组测序和组装是发现基因簇的有效方法。但是对于基因组较大或遗传背景不清晰的药用植物，通过构建细菌人工染色体（bacterial actificial chromosome，BAC）文库，利用途径中已知的基因为靶点，筛选可能含基因簇的BAC文库并测序是一种经济可行且快速获得基因簇的方式。然而多数植物次生代谢途径的基因并不形成基因簇，因此通过基因簇挖掘植物天然产物合成途径候选基因具有较大的局限性。

诺斯卡品是一种来源于罂粟（*P. somniferum*）的生物碱，具有抗癌活性。Winzer 等（2012）对含诺斯卡品的罂粟品种HN1和不含诺斯卡品的HM1和HT1三个罂粟品种进行转录组分析，发现有10个基因仅在品种HN1中表达。用HM1与HN1进行杂交产生271株F2代，对F2代进行基因型及诺斯卡品含量分析，发现与HN1相关的特异基因与诺斯卡品的含量呈一定相关性，因此推测参与诺斯卡品生物合成的基因呈基因簇分布。为了验证推测，作者构建了HN1的BAC文库，筛选出含10个特异基因的6个BAC克隆，通过对这些BAC克隆进行测序和组装得到一个401 kb的基因簇。通过对这10个基因的功能验证完成了诺斯卡品的生物合成途径的解析。Ref通过对蓖麻（*R. communis*）的基因组数据分析，发现有8个CYP450、2个乙醇脱氢酶、1个BAHD乙酰转移酶与1个二萜合酶（蓖麻烯和五针松素合酶）位于同一个基因簇上，通过在烟草中共表达蓖麻烯合酶与发掘出的CYP450，发现其中3个CYP450（CYP726A14、CYP726A17、CYP726A18）能催化蓖麻烯生成5-羟基-蓖麻烯或者5-酮基-蓖麻烯。

三、候选基因功能鉴定

通过基因共表达分析和基因簇发掘可以有效缩小候选基因的范围，减少候选基因功能验证的工作量。由于天然产物的结构千差万别，导致其合成途径中的酶具有丰富的多样性，因此针对每一个酶的功能验证实验都具有一定的独特性。候选基因的功能验证需要综合运用分子生物学和分析化学等实验技术，是天然产物合成途径解析中最关键也是最具有挑战性的一步。

1. 体外酶活性检测

将合成通路关键酶的候选编码基因在异源表达系统中进行表达，成功表达的酶蛋白可以催化内源性或外源性底物生成产物，通过LC/MS或GC/MS等技术对产物进行分析鉴定，从而确定酶的催化活性。目前常用于候选基因功能验证的异源表达系统包括大肠杆菌、酵母、拟南芥和烟草等。

由于具有遗传背景清晰、培养周期短、操作技术简单等特点，大肠杆菌是目前应用最广泛的原核表达系统，一些天然产物合成相关酶可以成功地在大肠杆菌中进行表达和鉴定，例如紫杉醇侧链的酰基转移酶。紫杉醇属于二萜类化合物，除了含有一个三环紫杉烷的核心结构外，还具有由酰氧基组成的侧链，而酰基转移酶是紫杉醇侧链形成的重要酶类。研究人员从红豆杉cDNA文库中筛选出了9个可能参与紫杉醇生物合成的酰基转移酶并在大肠杆菌中进行表达，发现只有TAX10能将底物*N*-debenzoyl-（3′RS）-2′-deoxytaxol转化为2′-deoxytaxol，表明该基因编码紫杉烷C13-侧链-*N*-苯甲酰转移酶，是参与紫杉醇最后一步酰基化的酰基转移酶。灵芝是目前研究最深入的药用真菌之一，也是作为研究天然产物生物合成的理想模式真菌。王丽芝等（2018）通过对担子菌亚门灵芝属紫芝（*G. sinensis*）基因组的数据进行挖掘，发现两个倍半萜合酶基因，在大肠杆菌中进行异源表达，顶空固相微萃取-气相色谱质谱法分析显示重组紫芝萜类合酶具有明显的催化活性，可合成多个倍半萜类产物，为进一步揭示真菌倍半萜合酶的结构与功能的相关性及其产物多样性形成机制奠定了基础。

酿酒酵母是目前应用最广泛的真核表达系统，相对于原核表达系统，其可以实现更接近真核生物体内的翻译后修饰，因此常用于表达一些在大肠杆菌中无法成功表达的酶基因，如真核生物的CYP450是膜蛋白常很难在大肠杆菌中表达，酿酒酵母常常是CYP450表达的首选系统。抗疟疾一线药物青蒿素是倍半萜类化合物，Ro等（2006）从黄花蒿腺毛的cDNA文库中筛选出CYP450编码基因*CYP71AV1*，并在酿酒酵母中成功表达纯化后用于体外活性分析，从而证实该酶能催化三步连续的反应，使底物紫穗槐-4, 11-二烯经过青蒿醇、青蒿醛生成青蒿酸。

20世纪80年代末，随着分子生物学和遗传工程技术的发展，研究人员率先尝试通过农杆菌介导的方法成功在本氏烟草（*N. benthamiana*）叶片中实现了外源基因的表达，开启了烟草瞬时表达技术的新纪元。随着载体的优化和瞬时表达体系的逐步完善，目前烟草瞬时表达体系已成为基因功能验证的主要手段之一。与原核生物大肠杆菌和低等真核生物酿酒酵母相比，烟草次生代谢合成途径和蛋白的翻译后修饰上与候选基因的来源植物具有更多的相似性，因此在植物蛋白的异源表达上具有一定的优势。例如，呋喃香豆素为苯丙烷类分子，其在保护植物免受虫害方面具有重要作用。在产呋喃香豆素的芸香（*Ruta graveolens*）中克隆*CYP98A*家族的*CYP98A22*，在酿酒酵母中进行异源表达但没有成功。随后利用农杆菌介导的方法将*CYP98A22*基因导入烟草，成功表达出*CYP98A22*蛋白。通过加入不同的测试底物，发现*CYP98A22*对底物肉桂酰奎尼酸（β-coumaroyl quinate）的亲和性最高。

2. 基因表达抑制

通常酶的功能缺失会导致上游底物的积累和下游产物的减少。因此，对于具有成熟遗传转化体系的植物，可以通过基因敲除或基因表达抑制来干扰全部或部分酶的功能，然后检测植物体内各种次生代谢产物含量的变化，进一步验证酶在原植物体内的生物活性。用于诱导基因功能缺失的方法较多，目前最常用是RNA干扰（RNA interference，RNAi）和病毒诱导的基因沉默技术（virus-induced gene silencing，VIGS）。RNAi和VIGS均属于转录后基因沉默（post-transcription gene silencing，PTGS）。

RNAi是一种序列特异性的PTGS过程，通过双链RNA引起同源mRNA降解来抑制基因的表达。在罗勒中丁香酚和木质素享有共同的初始合成步骤，均在4-香豆酸CoA连接酶（4CLs）的作用下将羟基肉桂酸转化为它们共同的前体物质，*4CLs*被认为是从苯丙烷代谢到木质素、黄酮类化合物等几大生物代谢的一个分支点。为了弄清丁香酚起始步骤的代谢流，科研人员克隆了圣罗勒（*Ocimum sanctum*）的*Os4CL*基因，利用RNAi技术短暂抑制基因*Os4CL*的表达。通过定量分析发现经RNAi抑制的转基因叶片中丁香酚含量降低了31%，五个酚酸底物除了SIN外均有增加，其中COU增加了10倍，表明在罗勒腺毛中高表达的*Os4CL*通过对底物COU，FER，CAF和CIN表现出不同的催化活性使得代谢流流向丁香酚。

VIGS是根据植物对RNA病毒防御机制发展起来的一种用于快速表征植物基因功能的基因转录技术，该技术利用病毒将内源基因同源序列导入植物中，通过PTGS引起靶基因沉默。区别于传统的基因功能分析方法，VIGS能够在侵染植物的当代对目标基因进行沉默和功能分析，避免了植物遗传转化实验，尤其是对遗传转化体系缺乏的植物功能基因验证的强有力工具。近年来，长春花（*C. roseus*）中萜类吲哚生物碱TIAs生物合成的限制性前体是萜类还是吲哚类颇有争议。科研人员克隆了香叶醇合酶（*GES*）的特异片段并构建到病毒载体*p*TRV，对长春花进行了VIGS验证，通过定量分析发现VIGS处理组的*GES*的表达量降低了80%，长春碱的含量降低了49%，文多灵降低了57%，而长春花碱则降低了60%，对VIGS处理组进行香叶醇饲喂发现TIA的含量显著增加，表明在长春花的叶中萜类是TIAs生物合成的限制性前体。

基因过表达 基因过表达（gene overexpression）也常用于候选基因的功能验证，通过检测植物中相关代谢产物产量的增加来确定酶的功能。基因过表达很少单独使用，通常结合RNAi实验以更全面地验证酶在原植物体内的功能。基因过表达一般可以通过增加基因的拷贝数或者采用强启动子来实现。科研人员从西洋参（*P. quinquefolius*）中克隆到了一个CYPP450基因*CYP6H*并通过构建该基因的过表达和RNAi转基因毛状根验证其功能，其发现*CYP6H*过表达的西洋参毛状根中原人参二醇型皂苷（人参皂苷Rb_1、Rb_2、Rc、Rd）的含量减少，原人参三醇型皂苷（人参皂苷Re、Rf、Rg_1）的含量增加，结合RNAi等实验结果证明在西洋参中*CYP6H*能对原人参二醇的碳6位进行羟基化，将原人参二醇转化为原人参三醇。

3. 基因敲除

基因敲除（gene knockout）是20世纪80年代出现的一种遗传工程技术。该技术通过与受体细胞基因组目的序列相同或相近的基因发生同源重组，从而将外源DNA整合至受体细胞基因组中，转入的外源基因序列经过设计和修饰，使特定的基因功能失活，之后根据对生物体造成的影响，推测该基因的生物学功能。基于CRISPR/Cas9的基因敲除系统是目前最先进的基因敲除技术，在多种药用植物如丹参和蛇根草的毛状根系统中具有广泛的应用。采用CRISPR/Cas9技术，Li等（2017）在丹参毛状根中敲除了一个二萜合成酶基因*SmCPS1*，并揭示敲除株系中丹参酮类化合物如隐丹参酮类的丹参酮Ⅱ$_A$和丹参酮Ⅰ的合成被完全阻断，并且不影响其他酚酸类代谢物的合成和积累，证实了*SmCPS1*在丹参酮合成途径中的关键作用。Hao等（2022）在蛇根草（*Ophiorrhiza pumila*）毛状根系统中对马钱子酸*O*-甲基转移酶*OpLAMT1*基因进行了敲除，在获得的纯合突变体株系中，未能检测到马钱子苷和喜树碱，从而明确了OpLAMT1是蛇根草中催化马钱子酸到马钱子苷转化的关键酶。

第二节 萜类生物合成途径

萜类是一类由异戊二烯为基本单元构成的烃类化合物，其通式为（C_5H_8）$_n$；根据异戊二烯的数目可将萜类化合物分为单萜、倍半萜、双萜、三萜、四萜和多萜；根据萜类分子结构中碳环数的不同，可将其分为链萜、单环萜、双环萜、三环萜、四环萜等；由于具有不同的含氧基团，又可将其分为酸、酮、酯、苷等萜类化合物。作为初生代谢物的萜类种类较少，如甾醇、胡萝卜素、植物激素等，主要在植物的生长、发育与生理调节等方面发挥作用。萜类化合物种类丰富，结构及功能多样，在植物的逆境胁迫、病虫害、信号传递等方面发挥着作用，且具有重要的药用价值，如爵床科植物穿心莲（*A. paniculata*）中的穿心莲内酯具解热、抗炎作用；来源于菊科植物黄花蒿（*A. annua*）的倍半萜内酯衍生物青蒿素不仅能够抗癌、消炎，更是一种非常有效的抗疟疾药物；红豆杉科植物中国红豆杉（*T. chinensis*）中的紫杉醇对卵巢癌、乳腺癌有明显疗效。此外，多种萜类化合物被广泛应用于香料、农药、染料等领域。药用植物中常见萜类化合物见表7-1。

表7-1　药用植物中常见萜类化合物

类型	名称
单萜	香叶醇、柠檬烯、月桂烯、薄荷醇、薄荷酮、芍药苷、α-蒎烯、橙花醇、β-罗勒烯、马鞭烯酮、芳樟醇丁香烯、松油烯
倍半萜	青蒿素、除虫菊内酯、棉酚、α-法尼烯、β-石竹烯、姜黄酮
二萜	丹参酮、紫杉醇、穿心莲内酯、雷公藤内酯、银杏内酯、甜菊苷、乌头碱、桂二萜醇
三萜	人参皂苷、川楝素、苦楝子酮、地榆皂苷、委陵菜苷、甘草甜素、黄芪皂苷、苦参皂苷、羽扇豆醇、白桦脂醇、甾醇
四萜	胡萝卜素、叶黄素
多萜	除虫菊酯

萜类的异戊二烯结构单元可以通过位于细胞质中的MVA途径或位于质体中MEP途径合成。MVA途径起始于乙酰辅酶A，经过6步酶促反应生成异戊烯焦磷酸（IPP），首先2个乙酰辅酶A分子在乙酰辅酶A乙酰基转移酶（AACT）作用下形成乙酰乙酰辅酶A，然后经过3-羟基-3-甲基戊二酰辅酶A合酶（HMGS）催化生成3-羟基-3-甲基戊二酰辅酶A，3-羟基-3-甲基戊二酰辅酶A还原酶（HMGR）催化生成甲羟戊酸（MVA），甲羟戊酸激酶（MK）催化形成甲羟戊酸-5-磷酸（MVAP），磷酸甲羟戊酸激酶（PMK）催化生成MVA-5-二磷酸（MVAPP）一系列酶促反应，最终在甲羟戊酸焦磷酸脱羧酶（MVD）作用下生成IPP。MEP途径起始于丙酮酸和甘油醛-3-磷酸，在1-脱氧木酮糖-5-磷酸合酶（DXS）的作用下合成1-脱氧-*D*-木酮糖-5-磷酸（DXP），然后经1-脱氧-*D*-木酮糖-5-磷酸还原异构酶（DXR）的催化生成2-*C*-甲基-*D*-赤藓醇-4-磷酸（MEP），经4-焦磷酸胞苷-2-*C*-甲基-*D*-赤藓醇合酶（CMS）催化生成4-焦磷酸胞苷-2-*C*-甲基赤藓醇（CDP-ME），经4-焦磷酸胞苷-2-*C*-甲基赤藓醇激酶（CMK）催化生成4-焦磷酸胞苷-2-*C*-甲基-*D*-赤藓醇-2-磷酸（CDP-ME2P），经2-甲基赤藓糖-2, 4-环焦磷酸合酶（MECS）催化生成2-*C*-甲基-*D*-赤藓醇2, 4-环焦磷酸（ME-2, 4cPP），经1-羟基-2-甲基-2-（*E*）-丁烯基 4-焦磷酸合酶（HDS）催化生成1-羟基-2-甲基-2-（*E*）-丁烯基 4-焦磷酸（HMBPP），最后经1-羟基-2-甲基-2-*E*-丁烯基-4-焦磷酸还原酶（HDR）催化形成IPP。

IPP是MVA和MEP途径共同的中间体，在异戊烯基焦磷酸异构酶（IDI）的作用下，部分IPP可以转化为双键异构体DMAPP。如图7-3所示，在牻牛儿基焦磷酸合酶（GPS）的作用下，1分子DMAPP与1分子IPP头尾缩合生成具C10骨架的牻牛儿基焦磷酸（GPP），GPP在单萜合酶作用下可以生成单萜（monoterpene，C10）。在法尼基焦磷酸合酶（FPS）催化下，1分子DMAPP和2分子IPP可以缩合形成具C15骨架的法尼基焦磷酸（FPP）；FPP在倍半萜合酶（sesquiterpene synthase，SES）作用下生成倍半萜（sesquiterpene，C15）。在牻牛儿基牻牛儿基焦磷酸合酶（GGPPS）的催化下，1分子DMAPP和3分子IPP形成具C20骨架的牻牛儿基牻牛儿基焦磷酸（GGPP），GGPP在二萜合酶作用下生成二萜（diterpene，C20）。2分子FPP在鲨烯合酶作用下头对

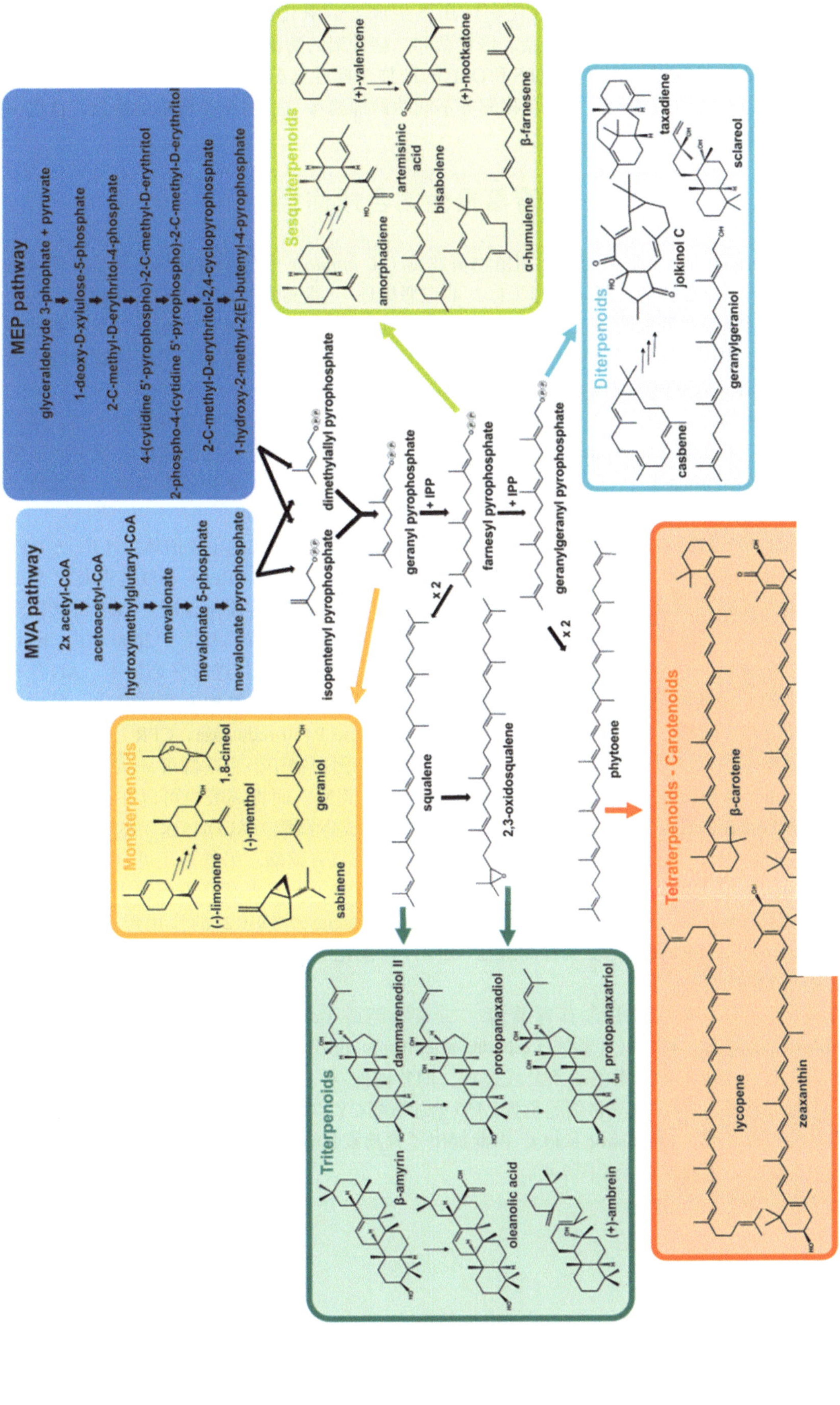

图 7-3　萜类主要合成途径（Moser et al.，2019）

头缩合形成鲨烯（C30），在鲨烯环氧化酶作用下生成2, 3-氧化鲨烯，最终在氧化鲨烯环化酶（OSC）催化下合成三萜。催化产生单萜、倍半萜和二萜骨架的酶都属于萜类合酶（TPS），而催化三萜骨架合成的酶为OSC（图7-3）。TPS和OSC的产物多样性是萜类骨架多样性的主要原因。细胞色素P450，氧化还原酶和各种基团转移酶等不同的修饰酶参与了对萜类骨架的修饰，这进一步丰富了萜类结构的多样性。

一、青蒿素生物合成途径

青蒿素（artemisinin）是从菊科药用植物黄花蒿（*A. annua*）中分离得到的一种C15骨架倍半萜内酯化合物，具有独特的过氧桥结构（1, 2, 4-三恶烷环）。青蒿素对抗氯喹疟疾和脑型疟疾疗效显著，而且具有速效和低毒的特点，2005 年被世界卫生组织（WHO）推荐为治疗非复杂恶性疟疾的第一线用药。中国中医科学院中药研究所科学家屠呦呦研究员因在青蒿素研究领域中的杰出贡献荣获2015年诺贝尔生理学或医学奖。

青蒿素的生物合成途径大致可分为三个阶段：①IPP 和DMAPP经FPS催化合成 FPP，随后在紫穗槐-4, 11-二烯合酶（amorpha-4, 11-diene synthase，ADS）催化下环化形成青蒿素中间体紫穗槐-4, 11-二烯（amorpha-4, 11-diene，AD）；②从AD到青蒿素直接前体物质青蒿醇、青蒿醛、二氢青蒿醛及二氢青蒿酸等；③直接前体物质二氢青蒿酸转化形成青蒿素。

Schramek等（2010）通过同位素标记饲喂法证实青蒿素基本骨架的主要前体为（*E*，*E*）-FPP。编码法呢基焦磷酸合酶（FPS）的基因由 Matsushita 小组克隆得到（Ref）。AD是青蒿素合成关键的中间体，是青蒿素合成途径的第一个特异性前体物质，由ADS催化合成。ADS属于倍半萜合酶家族，被认为是合成途径中的一个重要限速酶。黄花蒿ADS编码基因于2000年由Chang和Mercke两个研究组同时报道。在形成萜类的基本骨架之后，还需对其进行修饰加工。AD含有一个烯丙基结构，在细胞色素蛋白CYP71AV1的催化下，AD的烯丙基结构末端被氧化，形成青蒿醇、青蒿醛以及青蒿酸。细胞色素P450还原酶（cytochrome P450 reductase，CPR）作为伴侣蛋白辅助细胞色素蛋白CYP71AV1的催化。在CYP71AV1的催化产物中，青蒿醇可证实被青蒿醇脱氢酶（alcohol dehydrogenase 1，ADH1）进一步催化形成青蒿醛，而青蒿醛也可以在青蒿醛脱氢酶（aldehyde dehydrogenase，ALDH1）的催化下，进一步形成青蒿酸。ALDH1这一基因不仅发现可以催化青蒿醛形成青蒿酸，也可以催化二氢青蒿醛形成二氢青蒿酸。另外，还可以催化少量其他醛到酸的反应，证实该酶是一个多功能酶。Zhang等（2008）发现青蒿醛也可在青蒿醛*Δ*11（13）双键还原酶[artemisinic aldehyde *Δ*11（13）double bond reductase，DBR2]的作用形成二氢青蒿醛（dihydroartemisinic aldehyde）。二氢青蒿醛在ALDH1的催化下形成二氢青蒿酸，有研究认为二氢青蒿酸是青蒿素的直接前体。

青蒿的叶及其腺毛体中含有青蒿醇、二氢青蒿醇（dihydro-artemisinc alcohol）、青蒿醛（artemisinic aldehyde）和二氢青蒿醛（dihydro-artemisinic aldehyde）。以此为基础并进行一系列酶学鉴定后，有人提出了青蒿素的一条合成途径，即紫穗槐-4, 11-二烯→青蒿醇→青蒿醛→二氢青蒿醛→二氢青蒿酸。另外Ro等将细胞色素P450单加氧酶CYP71AV1导入工程菌株，依次产生青蒿醇、青蒿醛和青蒿酸（artemisinic acid）。由此提出了青蒿素B的合成途径，即紫穗槐-4, 11-二烯→青蒿醇→青蒿醛→青蒿酸途径（图7-4）。

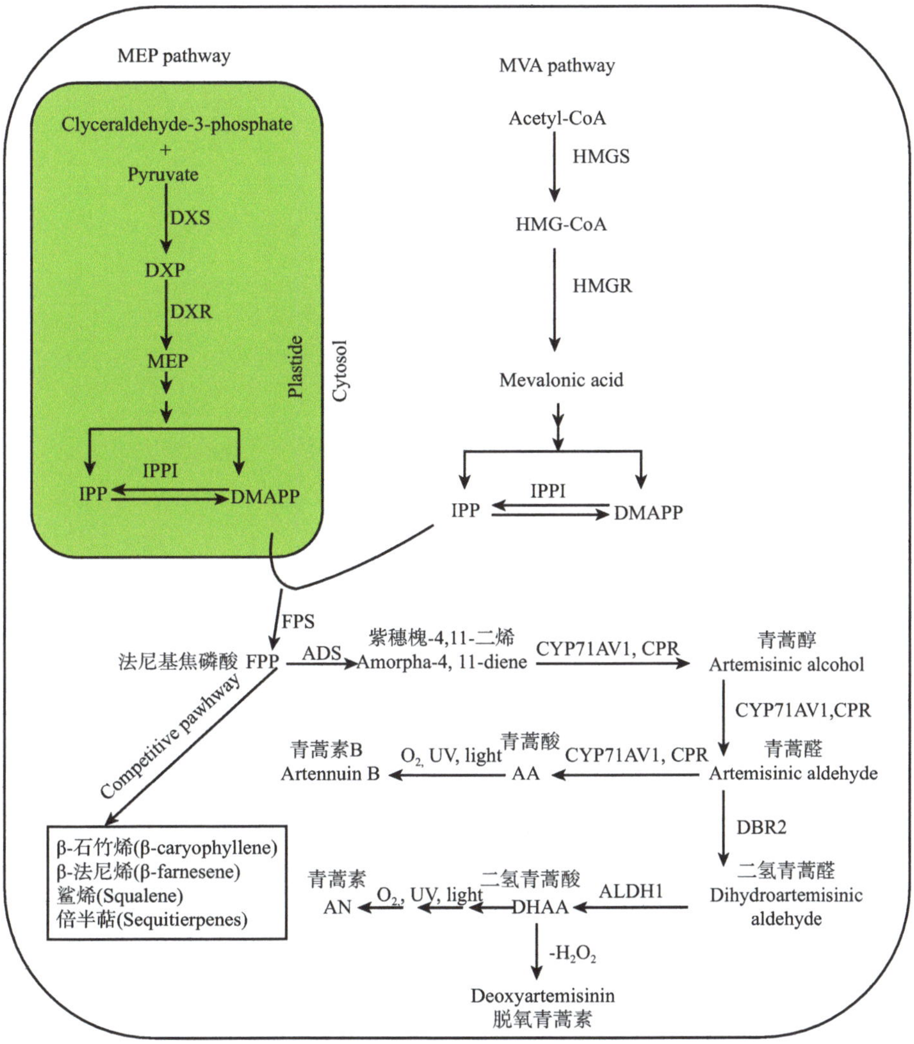

图7-4　青蒿素生物合成示意图（Wani et al.，2021）

二、紫杉醇合成途径

紫杉醇是一种复杂的三环二萜类化合物，1971年首次由Wani等从短叶红豆杉（*Taxus brevifolia*）树皮中提取出来并确定其结构。该植物天然产物具有低毒、高效的抗癌效果，自1992年上市以来，广泛用于卵巢癌、乳腺癌和非小细胞肺癌的治疗，市场需求巨大。

紫杉醇的生物合成可分为三个阶段：①紫杉烷环母核结构的合成，以巴卡亭Ⅲ为产物；②β-苯丙氨酰辅酶A侧链的合成；③侧链与紫杉烷母核的C13位酰化连接，然后侧链C2′位和C3′位分别被羟基化和苯甲酰化，形成紫杉醇。紫杉醇的生物合成途径如图7-5所示。

1. 紫杉烷环母核结构的合成

作为二萜类化合物，紫杉醇类化合物是通过异戊二烯前体合成的。萜类的异戊二烯结构单元可以通过位于细胞质中MVA或位于质体中的MEP合成。用上述两条途径抑制剂分别处理红豆杉细胞后紫杉醇合成均受到抑制，因此对于紫杉醇合成前体的来源还没有定论。IPP和DMAPP缩合，生成二萜化合物的共同前体GGPP，其在紫杉烯合酶（taxadiene synthase，TXS）的催化下，环化生成紫杉醇的三环二萜骨架结构紫杉烯［taxa-4（5），11（12）-diene］。

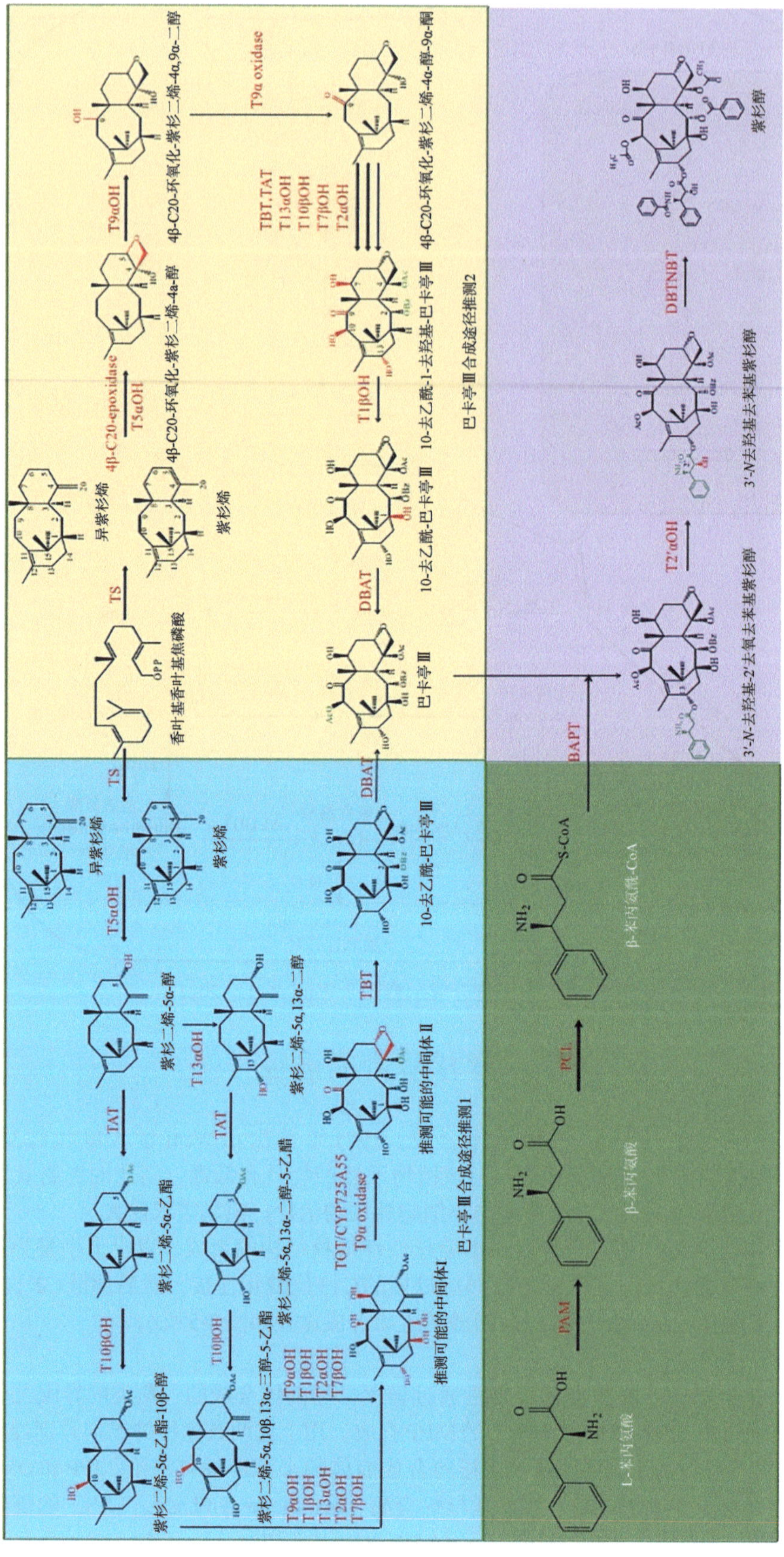

图7-5 紫杉醇的生物合成途径（刘晓楠等，2024）

紫杉烷环骨架形成后，在C1、C2、C4、C5、C7、C9、C10和C13位发生进一步的修饰，最终形成紫杉醇的前体巴卡亭Ⅲ（baccatin Ⅲ），这些修饰包括羟基化，羟基组上的酰基化、酮基化和环氧丙烷的形成。通过对天然紫杉烷类化合物含量分析和化学结构推测表明，羟基化反应与酰基化反应是交互进行的，即羟基组上的一些酰基化反应可先于新的羟基化反应发生，给紫杉醇途径研究增加了难度。紫杉烷环上的羟基化反应大部分由CYP450酶催化。紫杉醇合成过程中，其母核紫杉烯需经8个碳位的有效羟基化，分别是C1位、C2位、C4位、C5位、C7位、C9位、C10位、C13位。目前，紫杉醇生物合成过程中的羟基化酶均已得到鉴定（表7-2）。其中催化C14位羟基化的紫杉烷14β-羟基化酶（taxol 14*β*-hydroxylase，T14βH）并未考虑到在紫杉烷的结构中，C14位并没有被氧化，推断该酶可能没参与紫杉醇生物合成，但参与紫杉烷类的支路合成途径。在前体巴卡亭Ⅲ合成过程中，已有3个关于依赖乙酰辅酶A的酰化反应的基因被克隆与鉴定：紫杉烯醇5*α*-乙酰氧化基转移酶（taxadienol 5*α*-*O*-acetyl transferase，TAT）、紫杉烷2*α*-苯甲酰基转移酶（taxane-2*α*-*O*-benzoyltransferase，TBT）和10β-去乙酰巴卡亭Ⅲ乙酰氧基转移酶（10-deacetylbaccatin Ⅲ-10-*O*-acetyltransferase，DBAT）。

除了紫杉烯的C5位最先羟基化外，其他位点的羟基化顺序及参与酶的底物特异性仍不明确。紫杉烯由紫杉烯5α-羟基化酶（taxadiene 5α-hydroxylase，T5αH）在C5位上引入羟基，生成5α-羟基紫杉烯[taxa-4（20），11（12）-dien-5α-ol]。接着从5α-羟基紫杉烯到2-debenzoyltaxan的反应有两种推测：一是此萜烯中间体在5α羟基上由TAT酶催化其发生乙酰化反应形成taxa-4（20），11（12）-diene-5*α*-yl acetate，再经紫杉烷10*β*-羟基化酶（taxoid 10*β*-hydroxylase，T10βH）在10位上发生羟基化反应；二是此萜烯中间体在紫杉烷13α-羟基化酶（taxoid 13α-hydroxylase，T13αH）催化作用下C13位发生羟基化反应，生成taxa-4（20），11（12）-diene-5α，13-diol，然而对于其他位点C1、C2、C4、C7、C9位发生的羟基化作用，4, 5-环氧丙烷环的形成，C2、C5、C10位羟基上的酰基化和C9位的酮基化反应发生的顺序尚不明确，如图7-5所示。2-debenzoyl taxan形成后，由TBT催化其生成10-去乙酰巴卡亭Ⅲ（10-deacety l baccatin Ⅲ，10-DAB），然后发生紫杉烷环母核上的最后一步修饰反应：DBAT催化10-去乙酰巴卡亭Ⅲ生成巴卡亭Ⅲ。

2. 苯基异丝氨酸侧链的合成

C13位侧链是保证紫杉醇抗癌活性的关键因素，而且代谢调控研究表明侧链对终产物合成限速影响大于三环二萜骨架，因此了解侧链生物合成途径，对提高紫杉醇的生物合成量具有实际意义。C-13苯基异丝氨酸侧链起源、侧链的连结次序和方式、组装至巴卡亭Ⅲ形成紫杉醇的路径都已清楚，绝大部分相关酶基因也已被克隆（表7-2）。侧链的合成由两步反应完成：首先，α-苯丙氨酸（α-phenylalanine）在苯丙氨酸氨基变位酶（phenylalanine aminomutase，PAM）的作用下异构化为β苯丙氨酸（β-phenylalanine），再与乙酰辅酶A结合生成β-phenylalanyl CoA，此连接酶基因*PCL*在红豆杉的细胞培养物中克隆获得，并进行了功能验证（Ramírez-Estrada等，2016）。

表7-2　已克隆的紫杉醇合成的相关酶

	中文名称	英文名称	缩写	GenBank	基因长度 /pb
合酶与羟基化酶	牻牛儿基牻牛儿基焦磷酸合酶	GGPP synthase	GGPPS	AF081514	1 179
	紫杉烯合酶	taxadiene synthase	TS	U48796	2 586
	紫杉烷10β-羟基化酶	taxoid 10β-hydroxylase	T10*β*H	AF318211	1 494
	紫杉烷13α-羟基化酶	taxoid 13α-hydroxylase	T13*α*H	AY056019	1 458
	紫杉烷14β-羟基化酶	taxoid 14β-hydroxylase	T14*β*H	AY188177	1 530

续表

	中文名称	英文名称	缩写	GenBank	基因长度 /pb
合酶与羟基化酶	紫杉烯 5α - 羟基化酶	Taxadiene 5α -hydroxylase	T5αH	AY289209	1 509
	紫杉烷 2α - 羟基化酶	taxoid 2α -hydroxylase	T2αH	AY518383	1 488
	紫杉烷 7β - 羟基化酶	taxoid 7β -hydroxylase	T7βH	AY307951	1 503
	紫杉烷 2′α- 羟基化酶	taxane 2′α-hydroxylase	T2′αH	KP178208.1	1548
酰基转移酶	紫杉烯醇 5α- 乙酰氧化基转移酶	taxadienol 5α-*O*-acetyl transferase	TAT	AF1 90130	1 317
	紫杉烷 2α- 苯甲酰基转移酶	taxane-2α-*O*-benzoyltransferase	TBT	AF297618	1 320
	10β- 去乙酰巴卡亭Ⅲ乙酰氧基转移酶	10-deacetylbaccatin Ⅲ -10-*O*-acetyltr-ansferase	DBAT	AF1 93765	1 320
	巴卡亭Ⅲ 3- 氨基 3- 苯丙醇基转移酶	baccatin Ⅲ：3-amino-3-phenylpropa-noyltransferase	BAPT	AY082804	1 335
	3′-*N*- 去苯甲酰 -2′- 脱氧紫杉醇 *N*- 苯甲酰基转移酶	3，-*N*-debenzoyl-2，-deoxytaxol *N*-benzoyltransferase	DBTNBT	AF466397	1 323
变位酶	苯丙氨酸氨基变位酶	phenylalanine aminomutase	PAM	AY582743	2 094
	苯丙氨酸辅酶 A 连接酶	β-phenylalanine-CoA ligase	PCL	KM593667	1671

3. 紫杉醇的形成

首先，巴卡亭Ⅲ 3-氨基3-苯丙醇基转移酶（baccatin Ⅲ：3-amino-3-phenylpropan-oyltransferase，BAPT）以β-phenylalanyl CoA作为酰基供体，催化巴卡亭Ⅲ的C13位酰化形成β-phenylalanyl baccatin Ⅲ，再经过侧链的羟基化作用形成3, *N*-去苯甲酰紫杉醇（3, *N*-debenzoyltaxol），这一步的细胞色素P450羟基化酶为T2′αH，最近由Sanchez-Muñoz 等人鉴定（2020）。然后3′-*N*-去苯甲酰-2′-脱氧紫杉醇N-苯甲酰基转移酶（3, -*N*-debenzoyl-2, -deoxytaxol *N*-benzoyltransferase，DBTNPT）催化侧链上C3′位N原子发生苯甲酰化生成终产物紫杉醇。

4. 紫杉醇体外生物合成新途径

红豆杉中紫杉醇含量仅为0.02%，而7-木糖-10-去乙酰紫杉醇（7-β-xylosyl-10-deacetyltaxol）含量高达0.5%。Chen等（2013）发现一种可高效催化7-木糖-10-去乙酰紫杉醇为10-去乙酰紫杉醇（DT）的新型糖苷酶LXYL-P1，挖掘到功能基因2个，分别编码LXYL-P1-1和 LXYL-P1-2。Li等（2017）对DBAT蛋白进行改造，通过双突变G38R/F301V将DBAT的催化效率提高了6倍，联合LXYL-P1-2酶，在酵母中将7-木糖-10-去乙酰紫杉醇（7-β-xylosyl-10-deacetyltaxol）催化转变为紫杉醇。Li等（2019）将紫杉二烯合酶导入了本氏烟草体系中，同时通过叶绿体分区工程化策略，将紫杉二烯-5α-羟化酶及细胞色素P450还原酶定位至叶绿体中，保证GGPP-TS-T5H/CPR代谢通路在同一空间，最终实现了5α-羟基紫杉二烯的在烟草中的合成。

三、丹参酮生物合成途径

丹参酮是从唇形科植物丹参（*S. miltiorrhiza*）中提取得到的具有显著药理活性的脂溶性二萜类化合物，包括丹参酮I、丹参酮II_A、丹参酮II_B、隐丹参酮、异隐丹参酮等化合物，具有抑菌、抗炎、抗凝血等作用，是国际上广泛认可的用于治疗心脑血管疾病的天然药物之一。

GGPP是二萜类化合物合成的直接前体，在丹参中，二萜合酶柯巴基焦磷酸合酶（copalyl diphosphate synthase，CPS）和贝壳杉烯合酶（kaurene synthase-like，KSL）能够催化GGPP合成丹参酮的前体次丹参酮二烯（miltiradiene）。科研人员（Ref）将丹参CPS1和KSL1编码基因转入酿酒酵母中获得次丹参酮二烯，其产量达到365 mg/L；通过优化酵母表达系统次丹参酮二烯产量可提高至488 mg/L。Cui等（2015）将丹参基因组注释的5个CPS和2个KSL在体外随机组合催化GGPP底物获得不同的二萜骨架，其中CPS2和KSL1的组合也能够催化GGPP合成次丹参酮二烯，与CPS1和KSL1功能一致；CPS5和KSL2的组合催化GGPP合成赤霉素的前体*ent*-贝壳杉烯；*CPS1*的RNAi表达抑制导致丹参酮Ⅰ和丹参酮Ⅱ显著减少；*CPS5*的表达抑制导致转基因丹参比野生型矮小，叶片短小羽状化且花也更小；表明丹参CPS1和KSL1是催化丹参酮前体合成的关键酶，且CPS5和KSL2参与丹参赤霉素的生物合成。

在植物萜类的生物合成过程中，CYP450单加氧酶能够对萜类骨架化合物进行氧化修饰从而产生结构多样的萜类化合物。Guo等（2013）从Ag^+处理丹参毛状根的转录组数据中筛选出6个CYP450s，转入能够合成次丹参酮二烯的人工酵母系统中鉴定其催化功能，发现CYP76AH1能够催化次丹参酮二烯合成铁锈醇（ferruginol），优化后铁锈醇在酵母中产量达10.5 mg/L。此外，对基于比较转录组学筛选的*CYP76AH3*和*CYP76AK1*进行RNAi转基因株系分析及体外酶促活性研究，发现CYP76AH3催化铁锈醇可以同时合成11-羟基铁锈醇（11-hydroxy ferruginol）、柳杉酚（Sugiol）和11-羟基柳杉酚（11-hydroxy sugiol），CYP76AK1可分别羟基化11-羟基铁锈醇和11-羟基柳杉酚的C-20位点生成11, 20-二羟基铁锈醇（11, 20-dihydroxy ferruginol）和11, 20-二羟基柳杉酚（11, 20-dihydroxy sugiol），11, 20-二羟基铁锈醇自氧化形成丹参酮邻苯二醌结构10-羟甲基四氢丹参新酮（10-hydroxymethyl tetrahydromiltirone）。浦香东等（2018）基于丹参的基因组及转录组数据分析，克隆到一个新的CYP450氧化酶编码基因，命名为*SmCYP71D375*，差异表达分析显示该基因在丹参的根及根周皮部位显著高表达，与丹参酮合成和积累的部位一致；进一步构建RNAi转基因毛状根体系，通过化学检测及代谢组学分析发现抑制*SmCYP71D375*表达导致羟基丹参新酮、丹参新酮、隐丹参酮、丹参酮$Ⅱ_A$等含量显著降低，证实SmCYP71D375在丹参体内催化丹参酮的生物合成。虽然丹参酮的生物合成研究已然取得显著进展，但是从次丹参酮二烯和铁锈醇到最终产物丹参酮的合成仍需要很多额外的催化步骤，由于丹参酮高度氧化的性质，其他氧化酶如2-氧化戊二酸依赖的双加氧酶（2-oxoglutarate dependent di-oxygenases，2ODDs）或脱氢酶如短链醇脱氢酶/还原酶（short-chain alcohol dehydrogenases/reductase，SDRs）可能参与丹参酮的生物合成。已有研究报道上述两个家族参与其他植物二萜类物质的生物合成。例如，在植物中存在至少136个结构多样的赤霉素，多种赤霉素分子之间的转化需要2ODDs的氧化作用，如催化GA_{12}合成GA_{53}，GA_9合成GA_{51}，GA_9合成GA_4以及GA_{12}合成GA_{15}等；在水稻（*Oryza sativa*）中，合成二萜类物质稻壳酮（momilactones）的稻壳酮A合酶（momilactone A synthase，MAS）属于短链醇脱氢酶/还原酶SDRs。这些酶是否在丹参酮合成中参与角色仍需进一步研究论证。有研究（Ref）基于丹参基因组学筛选2OGD超家族编码基因，通过系统进化分析、差异表达及共表达分析筛选与丹参酮生物合成相关的候选2OGD编码基因；并采用RNAi转基因及代谢组学技术揭示候选基因催化丹参酮合成的分子机制证实2-酮戊二酸依赖性双加氧酶（2OGD）催化丹参酮类化合物的生物合成（图7-6）。

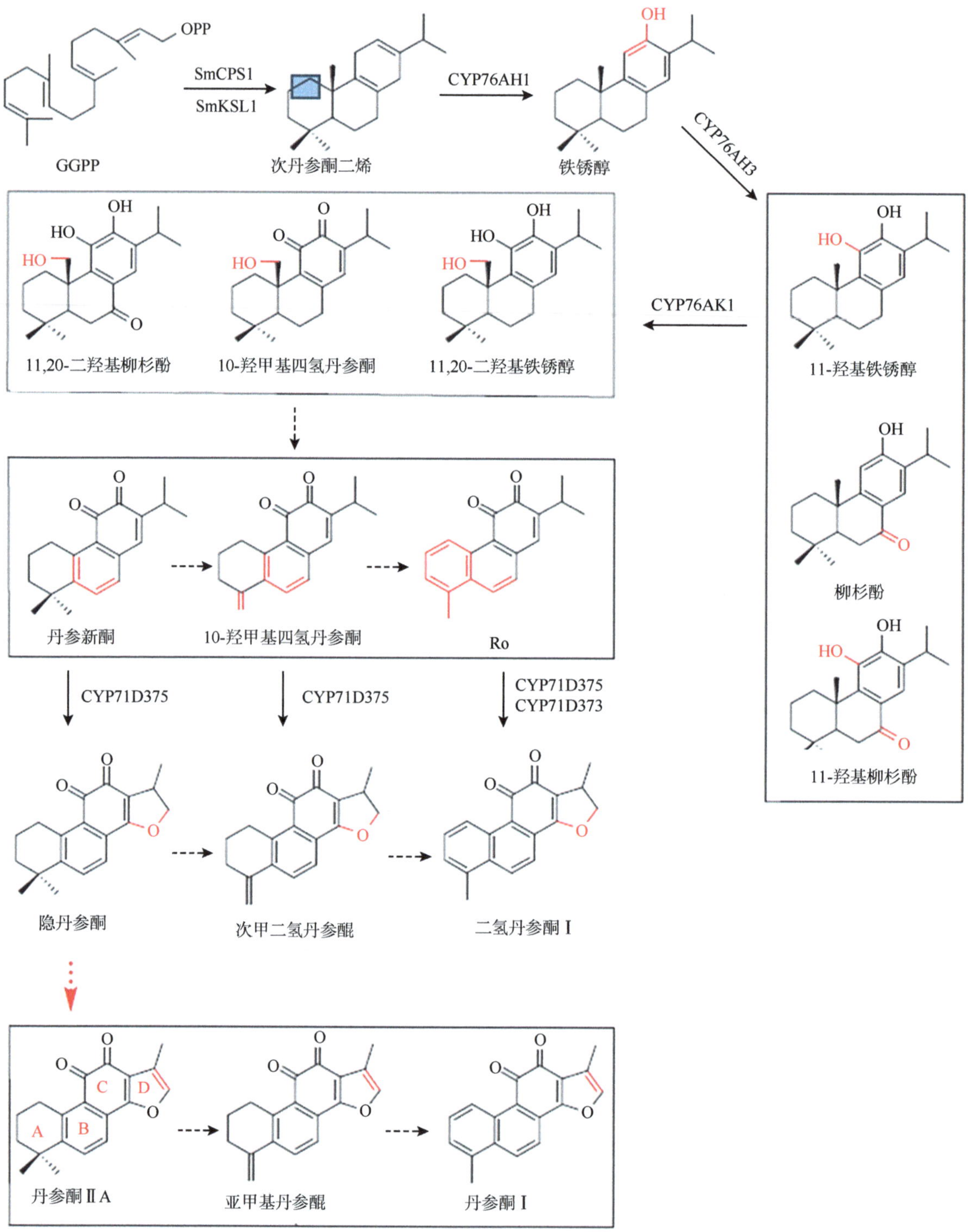

图 7-6　丹参脂溶性成分丹参酮生物合成途径推测（Song et al.，2022）

第三节　生物碱类生物合成途径

生物碱是一类主要分布在植物中的含氮有机碱，在动物和微生物中也有少量分布。目前发现的生物碱已超过12 000种，被广泛用作治疗药物、兴奋剂、麻醉剂和毒药等。不同植物生物碱种类及含量千差万别，例如，工业化提取阿托品和莨菪碱的茄科*Duboisia*杂交种，莨菪碱产量达2.5%；奎宁及相似生物碱在金鸡纳树中产量高达17%。

多数生物碱具有复杂的含氮杂环，按照含氮结构的特性，生物碱可以分为吡咯烷、哌啶、喹啉、异喹啉和吲哚等生物碱。大部分生物碱来源于氨基酸：吡咯类生物碱和托品烷类生物碱来源于鸟氨酸；吡啶类生物碱、喹诺里西啶类生物碱和吲哚里西啶类生物碱来源于赖氨酸；吡啶类生物碱来源于烟酸；苯乙胺类生物碱、四氢异喹啉类生物碱及酚氧化偶联起作用的其他生物碱来自于酪氨酸；吲哚生物碱、卡波林类生物碱、喹啉类生物碱和麦角生物碱等来源于色氨酸；喹唑啉和吖啶类生物碱来源于邻氨基苯甲酸；咪唑类生物碱来源于组氨酸。但也有些生物碱的母核并不来源于氨基酸，而是由其他类的底物经过氨基化作用生成的，这些底物来源于乙酸或莽草酸途径，也可以是甾体或萜类。这些生物碱有时也被称为“伪生物碱”，以示区别。

一、诺斯卡品生物合成途径

诺斯卡品（Noscapine，那可丁）是由Parisian Derosen在1804 年从罂粟属植物中提取得到的，作为镇咳药已有一百多年的临床使用历史，其化学名：[*S*-（*R**，*S*）]-3-（56, 7, 8-四氢-6-甲基-4-甲氧基-1, 3-二氧杂环戊稀[4, 5-g]-6, 7-二甲氧基-5-异喹啉基）-1（3*H*）-异苯并呋喃酮。诺斯卡品镇咳作用与可待因相当，但是无镇痛、镇静作用，无欣快感，无成瘾性和耐受性，不良反应小，临床应用非常广泛。此外，诺斯卡品还是潜在的抗癌药，正处于临床试验前研究，它可在人类细胞中结合微管蛋白，将细胞周期阻断在有丝分裂中期。诺斯卡品属于苯酞异喹啉类生物碱，其生物合成过程涉及多种类型的生物碱，包括苄基异喹啉类（1-benzylisoquinoline）、原小檗碱类（protoberberine）和secoberberine型生物碱等。其中，secoberberine型生物碱结构特异，相比于其他两种生物碱类，其药理药效活性研究较少，阐明其生物合成途径将促进诺斯卡品及其相关生物活性分子的商业化生产。

1. 碳骨架合成

最初假设由酪氨酸衍生物聚合产生的全去甲劳丹碱为中间骨架，经过一系列的甲基化、芳构化、分子内和分子间的氧化偶联作用产生异喹啉类生物碱。科学家用同位素标记全去甲劳丹碱和牛心果碱进行示踪实验，发现诺斯卡品、小檗碱、原阿片碱、原小檗碱衍生的生物碱碳骨架来自于酪氨酸。酪氨酸衍生物多巴胺和4-羟基-苯乙醚由norcoclaurine合酶缩合成重要的异喹啉类生物碱前体（*S*）-norcoclaurine。（*S*）-norcoclaurine通过6-*O*-甲基化生成乌药碱[（*S*）-coclaurine]，*N*-甲基转移酶催化乌药碱的*N*-甲基化合成*N*-甲基化乌药碱，*N*-甲基化乌药碱由3′-羟基化酶氧化合成3′羟基-*N*-甲基化乌药碱，4′-*O*-甲基转移酶催化合成关键分叉点中间产物牛心果碱[（*S*）-reticuline]，牛心果碱在小檗碱桥酶（BBE）的甲基化作用下形成斯氏紫堇碱[（*S*）-Scoulerine]。

2. 原小檗碱合成

由于诺斯卡品含有与四氢小檗碱相同的2, 3-甲二氧基-9, 10-氧二甲基取代形式，推测斯氏紫堇碱到诺斯卡品的初始步骤与小檗碱的生物合成途径相同，即斯氏紫堇碱在9-*O*-甲基化的作用下合成四氢非洲防已碱［(*S*)-tetrahydrocolumbamine］，然后在CYP450的氧化作用下形成甲二氧基桥生成四氢小檗碱［(*S*)-canadine］。近来，由于罂粟诺斯卡品合成相关基因簇的发现，进一步证实了PMST1和CYP719A21分别顺式催化斯氏紫堇碱（scoulerine）合成四氢非洲防已碱和四氢小檗碱，PMST1和CYP719A21的编码基因的沉默导致诺斯卡品减少以及四氢非洲方已碱和四氢小檗碱的增加。

3. 诺斯卡品合成

四氢小檗碱在*N*-甲基转移酶的作用下合成*N*-甲基四氢小檗碱。近来，在罂粟（*P. somniferum*）中研究发现一个由10个基因组成的基因簇，采用基因沉默手段对基因簇的基因功能进行验证，证实其参与诺斯卡品的生物合成，并基于基因簇推测出除*BBE*和*TNMT*外所有参与合成诺斯卡品的编码基因。Winzer等对高产吗啡HM1、蒂巴因HT1和诺斯卡品HN1的三个罂粟品种进行Roche 454转录组分析，发现三个甲基化转移酶PSMT1、PSMT2、PSMT3、4个CYP450s、1个乙酰基转移酶PSAT1、1个羧酸酯酶PSCXE1和1个短链脱氢酶PSSDR1的编码基因特异在罂粟品种HN1中共表达，在HM1和HT1中不表达，其对HN1和HM1的F2代杂交群体分析显示这10个基因在HN1中是紧密连锁的，通过构建细菌人工染色体BAC文库获得401 kb的scaffold，证实10个基因的基因簇跨越221 kb。作者通过VIGS技术分别对候选的10个基因的表达进行抑制，发现*PMST1*、*CYP719A21*、*CYP82X2*、*PSCXE1*、*PSSDR1*、*PSMT2*与诺斯卡品的生物合成有关；*PMST1*和*CYP719A21*分别顺式催化斯氏紫堇碱合成四氢非洲防已碱和四氢小檗碱；*CYP82X2*羟基化secoberbine合成3-OH-secoberbine；*PSCXE1*和*PSSDR1*顺式催化papaveroxine合成诺斯卡品。该研究证实了诺斯卡品生物合成过程中若干催化步骤的催化顺序，并推测出一条更准确的诺斯卡品生物合成途径，途径中未知的氧化及乙酰化步骤可能由CYP82X1，CYP82Y1以及PSAT1来催化完成的，但仍需进一步验证。

二、长春碱和长春新碱生物合成途径

长春花TIA生物合成途径分为上游途径和下游途径，上游途径包括生成裂环马钱子苷的环烯醚萜途径（iridoid pathway）和生成色胺的吲哚途径（indole pathway），以及由裂环马钱子苷和色胺经缩合反应生成3α(*S*)-异胡豆苷的过程；下游合成途径是指以上游途径合成的终产物3α(*S*)-异胡豆苷为共同前体。上下游途径在各自的酶促反应下经过多种不同的代谢途径最后生成各种TIA的代谢过程，如图7-7所示。目前已鉴定的长春花萜类吲哚生物碱合成途径中关键酶已超过30个（表7-3）。

1. 环烯醚萜途径

经MVA途径和MEP途径生成的IPP和DMAPP以头尾缩合的方式合成十碳化合物GPP，GPP在香叶醇合酶（geraniol synthase，GES）的催化作用下生成香叶醇（geraniol），随即便进入环烯醚萜途径。长春花中参与环烯醚萜途径的IPP的主要来源是MEP途径，MVA途径在环烯醚萜合成中仅提供少量前体。

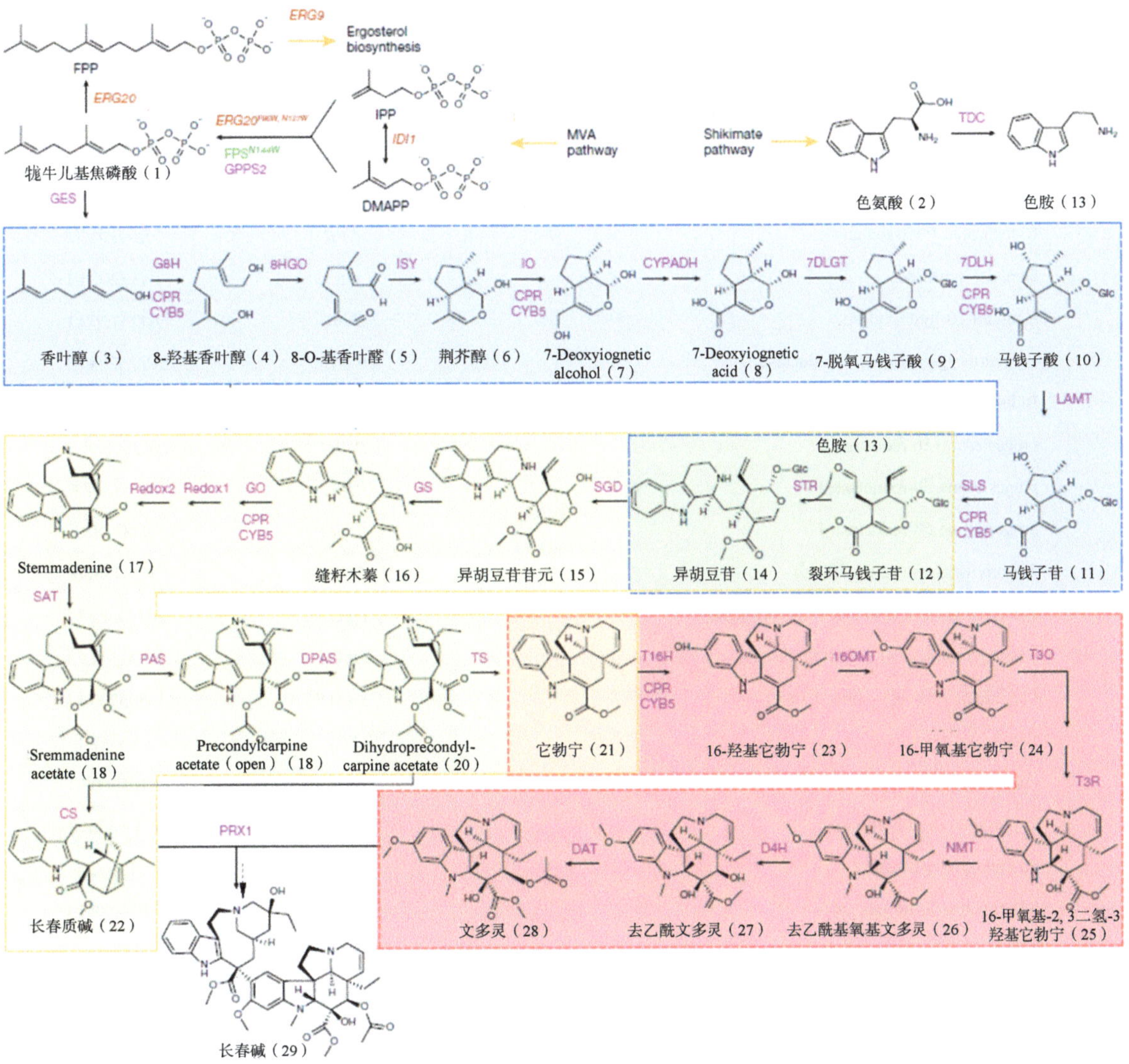

图 7-7 长春花萜类吲哚生物碱（TIA）合成途径示意图（Zhang et al., 2022）

虚线表示没有被阐明的步骤

表 7-3 长春花萜类吲哚生物碱合成途径关键酶编码基因

基因名	简称	基因登录号
Hydroxymethylglutaryl-CoA reductase	*HMGR*	M96068.1
Mevalonate kinase	*MVK*	HM462019.1
Mevalonate 5-phosphate kinase	*MPK*	HM462020.1
Mevalonate 5-diphosphate decarboxylase	*MVD*	HM462021.1
Isopentenyl diphosphateisomerase	*IDI*	EU135981.1
1-deoxy-D-xylulose-5-phosphate synthase	*DXS*	KC625536.1；DQ848672.1；AJ011840.2
1-deoxy-D-xylulose-5-phosphate reductoisomerase	*DXR*	AF250235.1
4-diphosphocytidyl-2C-methyl-D-erythritol kinase	*CMK*	DQ848671.1

续表

基因名	简称	基因登录号
2-C-methyl-D-erythritol 2, 4-cyclodiphosphate synthase	*MECS*	AF250236.1
1-hydroxy-2-methyl-2-butenyl 4-diphosphate synthase	*HDS*	JN217103.1
1-hydroxy-2-methyl-2-butenyl 4-diphosphate reductase	*HDR*	DQ848676.1
Cytochrome P450 reductase	*CPR*	X69791.1
Geraniol synthase	*GES*	JN882024.1
Geraniol 10-hydroxylase	*G10H*	AJ251269.1
10-hydroxygeraniol oxidoreductase	*10-HGO*	AY352047.1
Iridoid synthase	*IRS*	JX974564.1
progesterone 5b-reductase 1	*P5βr1*	KJ873882
progesterone 5b-reductase 2	*P5βr2*	KJ873883
progesterone 5b-reductase 4	*P5βr4*	KJ873885
7-deoxyloganetic acid synthase	*7DLS*	KJ873886
7-deoxyloganetic acid glucosyltransferase	*DLGT*	AB733667.1
7-deoxyloganic acid 7-hydroxylase	*DL7H*	KF415115.1
Loganic acid O-methyltransferase	*LAMT*	EU057974.1
Secologanin synthase	*SLS*	L10081.1
Anthranilate synthaseα subunit	*ASα*	AJ250008.1
Tryptophan decarboxylase	*TDC*	CAA47898
Strictosidine synthase	*STR*	X53602.1
Strictosidine β-d-Glucosidase	*SGD*	AF112888.1
Tabersonine 16-hydroxylase	*T16H*	FJ647194.1
Tabersonine 16-hydroxylase 2	*T16H2*	JF742645
16-hydroxytabersonine O-methyltransferase	*16OMT*	EF444544.1
Tabersonine 3-oxygenase	*T3O*	KP122967
Tabersonine 3-reductase	*T3R*	KP122966
Desacetoxyvidoline 4-hydroxylase	*D4H*	U71604
Deacetylvindoline 4-O-acetyltransferase	*DAT*	AF053307.1
Peroxidase 1	*PRX1*	AM236087.1
Precondylocarpine acetate synthase	PAS	MH213134.1
Dihydroprecondylocarpine synthase	DPAS	KU865331.1
Catharanthine synthase	CS	MF770512
Tabersonine synthase	TS	F770513
Geissoschizine synthase	GS	MF770507
Geissoschizine oxidase	GO	MF770508
Protein redox1	Redox1	MF770509
Protein redox2	Redox2	MF770510
Stemmadenine *O*-acetyltransferase	SAT	MF770511

长春花体内环烯醚萜途径由香叶醇到裂环马钱子苷的形成总共经过8个酶促反应。首先由香叶醇-10-脱氢酶（geraniol 10-hydroxylase，G10H）催化香叶醇生成10-羟基香叶醇（10-hydroxygeraniol）。10-羟基香叶醇经10-羟基香叶醇氧化还原酶（10-hydroxygeraniol oxidoreductase，10-HGO）氧化还原生成10-羟基香叶酮（10-oxogeranial），再由烯醚萜合酶（iridodial synthase，IRS）环化生成环烯醚萜（iridodial）。IRS是一种NADPH依赖的10-羟基香叶酮环化酶，2012年由Geu-Flores等挖掘并进行了功能验证。7-deoxyloganetic acid synthase（7DLS）将环烯醚萜氧化为7-deoxyloganetic acid，7-deoxyloganetic acid glucosyltransferase（7-DLGT）再将其催化为7-脱氧马钱苷酸（7-deoxyloganic acid）。2013年由Salim等通过VIGS对催化由7-脱氧马钱苷酸到马钱苷酸（loganic acid）的7-脱氧马钱苷酸羟基化酶（7-deoxyloganic acid 7-hydroxylase，DL7H）进行了功能分析，并验证了其催化功能。马钱苷酸进一步在马钱苷酸甲基转移酶（loganic acid methyltransferase，LAMT）的作用下生成马钱子苷，该酶由Murata等（2008）克隆和鉴定。最后，马钱子苷在裂环马钱子苷合酶（secologanin synthase，SLS）的催化作用下裂环生成裂环马钱子苷（secologanin）。

2. 吲哚途径

长春花中的吲哚途径由7步连续的酶促反应催化完成。参与吲哚途径的酶均已被报道，其中参与第一步反应的邻氨基苯甲酸合酶（anthranilate synthase，AS）和参与最后一步反应的色氨酸脱羧酶（tryptophan decarboxylase，TDC）是该途径的主要调节节点。AS蛋白由2个大亚基和2个小亚基组成，α大亚基与形成邻氨基苯甲酸有关，β小亚基与形成氨基有关。1984年，Noé等完成了TDC的首次分离纯化，该酶存在于植物细胞的细胞质中，只在叶片的上表皮细胞中表达。

由类萜途径而来的裂环马钱子苷（secologanin）和由吲哚途径而来的色胺（tryptamine），在异胡豆苷合酶（strictosidine synthase，STR）的催化作用下偶合生成3α（*S*）-异胡豆苷[3α（*S*）-strictosidine]。3α（*S*）-异胡豆苷是长春花TIA生物合成中1个重要的中间产物，是形成多种TIA的关键前体物质，是长春花TIA整个代谢合成途径中最为重要的1个关键酶，该酶的活性受到反应终产物文多灵、长春质碱和阿马碱等的反馈抑制。

3. 文多灵途径

文多灵途径（vindoline pathway）被认为是产生双吲哚类生物碱的限速步骤，它的合成由3α（*S*）-异胡豆苷经过它勃宁（tabersonine）及随后进行的6步连续的酶促反应催化而成。首先，它勃宁在其羟基化酶（tabersonine 16-hydroxylase 2，T16H2）的酶促作用下芳烃羟基化生成16-羟基它勃宁（16-hydroxytabersonine），随后16-羟基它勃宁在甲基氧化酶（16-*O*-methyltransferase，16OMT）作用下生成16-甲氧基它勃宁（16-methoxytabersonine）。文多灵生物合成的第3步反应是通过它勃宁3-加氧酶（tabersonine-3-oxygenase，T3O）和它勃宁3-还原酶（tabersonine-3-reductase，T3R）的协同作用，将16-甲氧基它勃宁转化为16-甲氧基-2, 3-二氢-3-羟基它勃宁（16-methoxy-2, 3-dihydro-3-hydroxytabersonine）；接下来第3步的产物在N-甲基转移酶（*N*-methyltransferase，NMR）的催化作用下生成去乙酰氧基文多灵（desacetoxyvindoline）；第5步反应是去乙酰氧基文多灵在羟基化酶（desacetoxyvindoline-4-hydroxylase，D4H）的作用下生成去乙酰文多灵（deacetyl vindoline）；最后在去乙酰文多灵-4-*O*-乙酰转移酶（deacetylvindoline-4-*O*-acetyltransferase，DAT）的作用下进一步生成文多灵（vindoline）。文多灵途径中它勃宁-16-羟基化酶、去乙酰氧基文多灵-4-羟基化酶和去乙酰文多灵-4-*O*-乙酰转移酶是该途径中的关键酶。

4. 长春质碱途径

在异胡豆苷β-*D*型葡萄糖苷酶（strictosidine β-*D*-glucosidase，SGD）的催化下，经TIA上游代谢途径产生的前体物质3α（*S*）-异胡豆苷可以水解生成异胡豆苷苷元。之后在缝籽木蓁合成酶（geissoschizine synthase，GS）和氧化酶（geissoschizine oxidase，GO）以及氧化还原蛋白1（protein redox 1，Redox1）和氧化还原蛋白2（protein redox 2，Redox2）的催化下生成

stemmadenine。Stemmadenine在stemmadenine-*O*乙酰基转移酶（stemmadenine-*O*-acetyltransferase，SAT）、前二酮乙酸酯合成酶（precondylocarpine acetate synthase，PAS）、二氢前二酮乙酸酯合成酶（dihydroprecondylocarpine synthase，DPAS）和长春质碱合成酶（catharanthine synthase，CS）的催化下生成长春质碱（catharanthine）。

5. 长春碱和长春新碱的生物合成

双吲哚生物碱长春碱和长春新碱可由单萜类生物碱长春质碱和文多灵偶合生成中间产物*α*-3, 4-脱水长春碱（*α*-3, 4-anhydrovinblastine），然后转化为长春碱，长春碱再生成长春新碱。2008年Costa等在长春花中克隆到了一个*PRX1*基因，该基因存在于长春花叶片中，故命名为*CrPRX1*。*CrPRX1*与脱水长春碱合酶基因具有相似性，进一步验证表明该基因参与长春质碱和文多灵偶合生成长春碱和长春新碱的反应，属于Class Ⅲ过氧化物酶基因。

三、喜树碱生物合成途径

喜树碱（compotothecin，CPT）是单萜类吲哚生物碱，1966年由Wall等从喜树（*C. acuminata*）茎中分离得到。经研究证实，喜树碱能够特异地使拓扑异构酶I失活导致细胞凋亡，在肺癌、直肠癌、宫颈癌、卵巢癌等恶性肿瘤的治疗中具有显著疗效，具有非常广阔的应用前景。目前已有两种水溶性的喜树碱衍生物拓扑替康（Topotecan）和依诺替康（Irinotecan）获得美国FDA批准用于临床治疗卵巢癌和结肠癌等。与其他生物碱相同，喜树碱的生物合成难度巨大，而其半合成衍生物也依赖于喜树和青脆枝（*Nothapodytes nimmoniana*）树皮和种子的分离及提取。由于喜树碱在喜树中的含量较低，已无法满足日益增长的市场需求。喜树碱的异源合成成为合成生物学新的研究热点。

近期，长春花碱合成途径解析的快速进展为喜树碱的合成生物研究奠定了基础，它们具有相似的中间代谢产物异胡豆苷或异胡豆酸。作为吲哚生物碱，喜树碱的生物合成途径也可分为上游途径和下游途径。上游途径主要为异胡豆酸的生物合成，包括吲哚途径和环烯醚萜途径。目前多种与喜树碱合成途径相关的酶已被成功鉴定，如TSB、TDC、HMGR和HMGS等。长春花通过环烯醚萜途径合成马钱子苷和裂环马钱子苷作为萜类吲哚生物碱的合成前体，而代谢组学研究证实喜树中并没有马钱子苷和裂环马钱子苷，取而代之的是马钱子酸和裂环马钱子酸。Ref利用RNAi抑制细胞色素C1基因（*CYC1*）的表达导致喜树中马钱子酸和裂环马钱子酸含量显著降低，同样证实喜树碱的生物合成途径中间代谢产物为马钱子酸和裂环马钱子酸。CYP76B6催化香叶醇合成8-羟基香叶醇，然后在8-羟基香叶醇氧化还原酶的作用下合成琉蚁二醛，再在CYP76A26的催化下合成7-deoxyloganetic acid，通过7-DLGT的糖基化和CYP72A224的羟基化合成马钱苷酸，在甲基化和裂环马钱子酸合酶的作用下合成裂环马钱子酸。吲哚途径由莽草酸途径生成*L*-色氨酸（*L*-tryptophan），随后*L*-色氨酸在TDC1的催化作用下生成色胺（tryptamine）。色胺与裂环马钱子酸在异胡豆酸合酶（strictosidine acid synthase，STRAS）的催化下生成异胡豆酸。喜树碱下游途径是以异胡豆酸为前体合成喜树碱，但是下游途径中相关的酶还没有得到充分的挖掘和鉴定。科学家通过喜树不同组织器官的代谢组学研究，推测从异胡豆酸到喜树碱的中间产物包括异长春花苷内酰胺（strictosamide）、异长春花苷内酰胺环氧化物（strictosamide epoxide）、异长春花苷内酰胺二醇（strictosamide diol）、异长春花苷乙酮醇内酰胺（strictosamideketolactam）、短小蛇根草苷（pumiloside）、脱氧短小蛇根草苷（deoxypumiloside），其中异长春花苷内酰胺环氧化物、异长春花苷内酰胺二醇、异长春花苷乙酮醇内酰胺在喜树所有组织中含量都较低，无法准确定量。值得注意的是，这些中间产物在不同组织中的含量分布趋势并不一致。代谢组学研究为下游途径相关酶的克隆和功能鉴定提供了有益的参考（图7-8）。

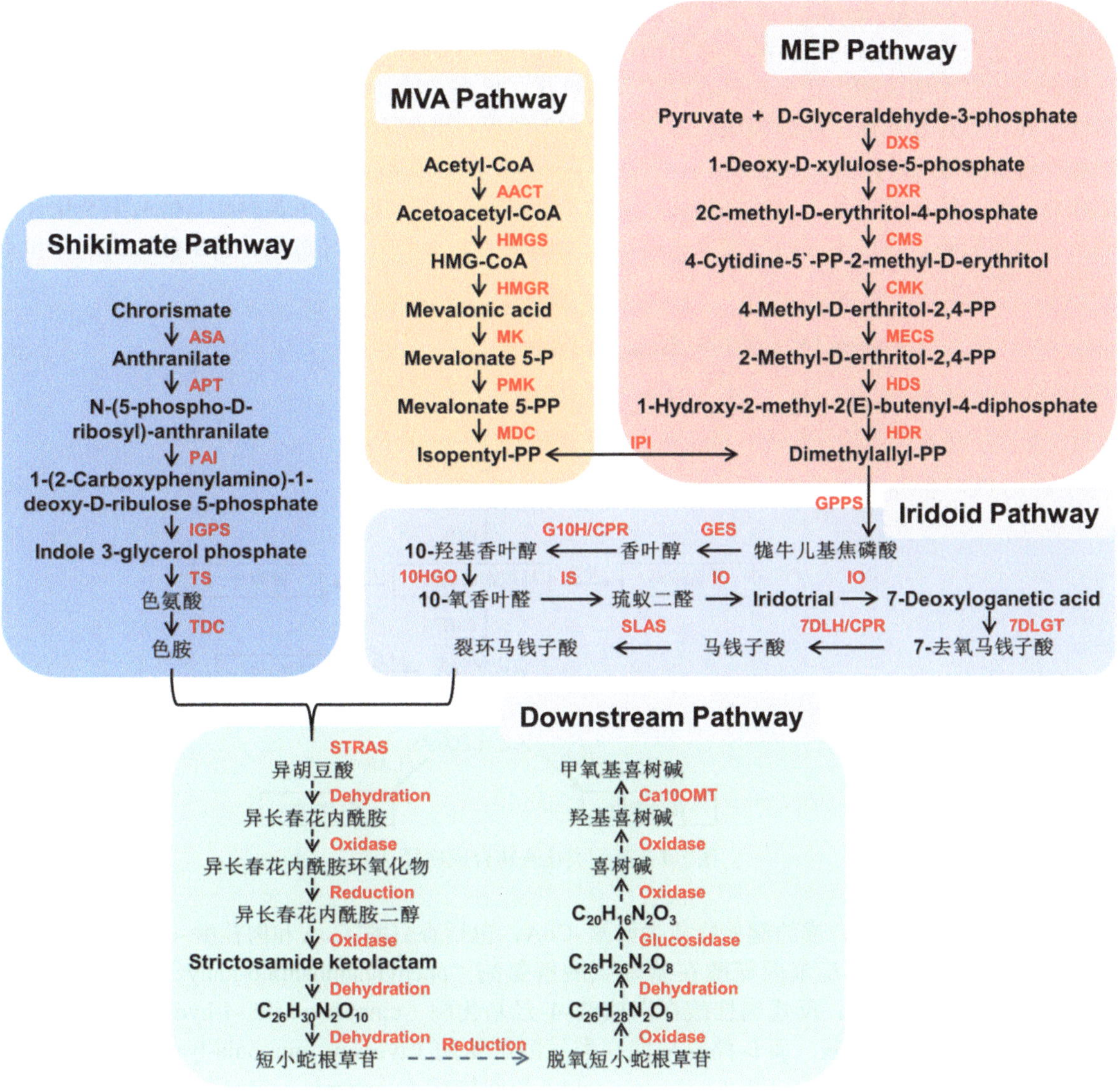

图 7-8　喜树碱的生物合成途径（Fan et al.，2022）

第四节　苯丙素类生物合成途径

苯丙素类（phenylpropanoids）是指基本母核具有一个或几个C6-C3单元的天然有机化合物类群，包括简单苯丙素类（如苯丙烯、苯丙醇、苯丙醛、丙酸等）、香豆素类、木脂素和木质素类、黄酮类，涵盖了多数的天然芳香族化合物。黄酮类化合物（flavonoids）是植物特有的次生代谢产物，指两个苯环（A-与B-环）通过中央三个碳原子相互连接形成具有C6-C3-C6基本结构的一系列化合物，由于这类化合物大多呈黄色或淡黄色，因此称为黄酮。目前已知的黄酮类化合物超过一万种，根据结构的不同可以分为二氢黄酮（2s-flavanones）、黄酮（flavones）、异黄酮（isoflavones）、黄酮醇（flavonols）、黄烷醇（flavanols）和花青素（anthoyanidins）6大类。黄酮类化合物是多种药用植物的主要有效成分，例如：黄芩（*Scutellaria baicalensis*）中的黄芩苷和黄芩素为黄酮及黄酮醇类化合物；甘草（*G. uralensis*）中的甘草素和橙皮中的橙皮素为二氢黄酮类化合物；儿茶（*Acacia catechu*）中的儿茶素为黄烷酮类化合物；葛（*Pueraria lobata*）中的葛根素为异黄酮类化合物。在植物中黄酮大多与糖结合，以黄酮苷的形式存在，少部分以游离态存在。现代药理学研究表明黄酮类化合物具有抗癌、抗氧化、抗炎、抗动脉粥样硬化、抗肿瘤等多种药理活性，在药品开发和食品保健领域具有广泛的应用前景。黄酮类化合物的生物合成首先通过苯丙烷途径将苯丙氨酸转化为香豆酰-CoA，香豆酰-CoA再进入黄酮合成途径与3分子丙二酰CoA结合生成查耳酮，然后经过分子内的环化反应生成二氢黄酮类化合物。二氢黄酮是其他黄酮类化合物的主要前体物质，通过不同的分支合成途径，可以分别生成黄酮、异黄酮、黄酮醇、黄烷醇和花色素等（图7-9）。

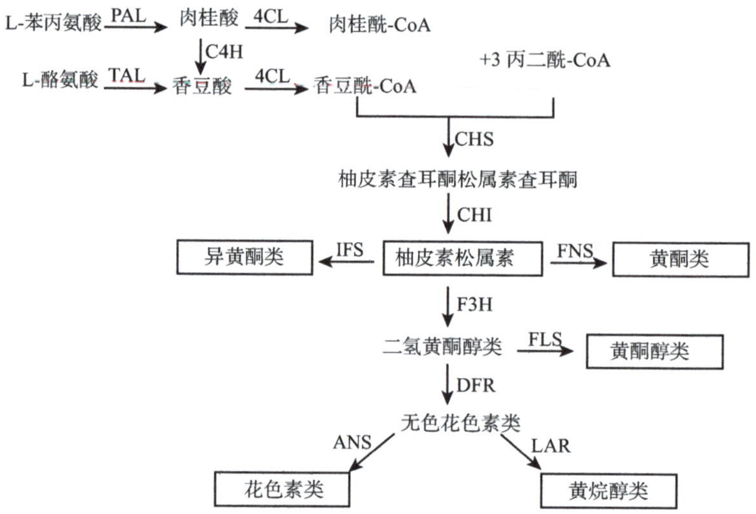

图7-9　黄酮类化合物合成途径

黄酮类化合物生物合成的起始物质为酚酰-CoA，包括香豆酰-CoA和肉桂酰-CoA，来源于*L*-苯丙氨酸或*L*-酪氨酸。*L*-苯丙氨酸在苯丙氨酸解氨酶（phenylalaninammo-nialyase，PAL）的作用下能生成反式肉桂酸，反式肉桂酸在肉桂酸-4-羟基化酶（cinnamic acid -4-hydroxylase，C4H）的作用下能转化为香豆酸，而*L*-酪氨酸能在酪氨酸解氨酶（tyrosine ammonia-lyase，TAL）的作用下直接转化为香豆酸。香豆酸（coumaric acid）和肉桂酸（cinnamic acid）在香豆酰-CoA连接酶（coumaryl -CoA ligase，4CL）的作用下分别形成相应的酚酰-CoA。在大多数药用植物中参与酚酰-CoA生物合成的基因已经得到鉴定。PAL是苯丙烷途径中的第一个关键酶，能催化*L*-苯丙氨酸非氧化性脱氨生成反式肉桂酸。Zhang等（2016）从黄花蒿（*A. annua*）中克隆到了*PAL*，该基因与其他植物的*PAL*具有高度同源性，其通过RT-PCR分析表明该基因在青蒿的嫩叶中高表达，在大肠杆菌中PAL的酶活力能达287.2 U/mg。C4H是苯丙烷途径的第二个酶，可对反式肉桂酸进行羟基化形成香豆酸，C4H在许多植物中都已得到鉴定，例如长春花（*C. roseus*）、黄芩（*S. baicalensis*）、毛果杨（*Populus trichocarpa*）等。Kong等（2014）通过分析桑氏虎眼万年青（*Ornithogalum saundersiae*）转录组数据克隆到了一个*C4H*基因，通过酵母异源表达分析表明该酶能将反式肉桂酸转化为香豆酸。4CL是苯丙氨酸途径中的关键性限速酶，可催化香豆酸和肉桂酸分别形成香豆酰-CoA和肉桂酰-CoA，Gao等（2015）从钝鳞紫背苔（*Plagiochasma appendiculatum*）中克隆到了一个*4CL*基因，在大肠杆菌中该基因能将香豆酸转化为对羟基香豆酰-CoA，酶动力学分析表明该酶的最适底物是香豆酸。

二氢黄酮主要包括柚皮素和松属素。查耳酮合酶（chalcone synthase，CHS）是黄酮类化合物合成途径中的第1个限速酶，第1个植物中的CHS是1983年在荷兰芹（*Petroselinum crispum*）中发现的，该酶能将3分子的丙二酰CoA和1分子的香豆酰-CoA或者肉桂酰-CoA结合形成一个具有C13结构的柚皮素查耳酮或松属素查耳酮。查耳酮异构酶（chalcone isomerase，CHI）是黄酮类化合物代谢途径中的第2个关键酶，*CHI*基因最先由Mehdy等于1987年从芸豆（*Phaseolus vulgaris*）中分离出来的，其能使CHS合成的柚皮素查耳酮和松属素查耳酮发生分子内环化形成柚皮素和松属素。Cheng等（2013）在银杏（*G. biloba*）叶中克隆到了*CHI*基因，在大肠杆菌中该酶能将6-羟基查耳酮转化为柚皮素。

二氢黄酮类化合物能在黄酮合酶（flavone synthase，FNS）催化下在2, 3位脱氢形成双键生成黄酮类化合物。FNS存在两种类型，分别为FNS Ⅰ和FNS Ⅱ，其中FNS Ⅰ主要分布于伞形科植物中，能直接将柚皮素转化为芹黄素，而FNS Ⅱ则在植物中普遍存在，且表现出与FNS Ⅰ完全不同的催化活性，该酶能在C2和C3脱氢生成黄酮类化合物。Han等（2014）从钝鳞紫背苔（*P. appendiculatum*）中克隆到了FNS基因，通过异源表达和体外酶活分析显示，该酶具有FNSI的催化活性，能将柚皮素转化为芹黄素和2-羟基柚皮素。金银花（*L. japonica*）中含有两个FNS基因（*LjFNSII-1.1*和*LjFNSII-2.1*），Ref从灰毡毛忍冬（*L. guillonii*）中克隆到一个FNS基因（*LmFNSII-1.1*），在酵母中表达的*LjFNSII-1.1*、*LjFNSII-2.1*和*LmFNSII-1.1*分别能将圣草酚、柚皮素和甘草素转化为木犀草素、芹黄素和7, 4'-二氢黄酮，其中LjFNSII-1.1与LjFNSII-2.1表现出不同的催化活性，主要是由于242位的氨基酸差异引起的。该研究还表明在206和381位的甲基化能显著提高LjFNSII-1.1的催化活性。

二氢黄酮类化合物能在异黄酮合酶（isoflavone synthase，IFS）的催化下能将芳香基团从2位向3位转移生成异黄酮类化合物。补骨脂（*Psoralea corylifolia*）*PcIFS*基因在补骨脂的各个组织器官中均有表达，并可以被茉莉酸甲酯和水杨酸所诱导。为了验证该基因的功能，研究人员在构建了过表达*PcIFS*的转基因烟草，显示与对照组相比过表达烟草花瓣中异黄酮含量显著升高。从大豆（*Glycine max*）EST中筛选出了两个*IFS*基因并在拟南芥中对其进行了功能验证，在表达*IFS*的拟南芥中能检测到染料木黄酮，说明IFS参与异黄酮类化合物的生物合成。

二氢黄酮类化合物能在黄烷酮-3-羟基化酶（flavanone -3-hydroxylase，F3H）的作用下生成二氢槲皮素和二氢山柰素等二氢黄酮醇类化合物，之后又在黄酮醇合酶（flavonol synthase，FLS）的作用下去饱和形成黄酮醇类化合物。F3H能在5, 7, 4, -黄烷酮 C3位进行羟基化反应，生成二氢山柰素，而该物质则是合成黄烷酮和花色素的重要中间产物，因此F3H是控制黄酮合成与花青素苷积累的分流节点，被认为是整个类黄酮代谢途径的中枢。FLS是黄酮类化合物合成途径与儿茶素合成途径的桥梁，二氢黄酮醇能在FLS的作用下去饱和形成黄酮醇类化合物。银杏（*G. biloba*）*FLS*基因在大肠杆菌中该酶能将二氢山柰酚转化为山柰酚，同时该酶也能将柚皮素转化为山柰酚，该研究表明在黄酮类化合物合成途径中FLS是一个双功能酶。二氢黄酮醇类化合物能在二氢黄酮醇-4-还原酶（dihydroflavonol-4-reductase，DFR）的作用下生成无色花色素类化合物，之后又在无色花色素还原酶（leucoanthocyanidin reductase，LAR）的作用下转化为儿茶酚等黄烷醇类化合物。DFR是花青素和鞣质合成途径中的关键酶。Cheng等（2013）从银杏（*G. biloba*）中克隆到了三个DFR基因（*DFR1*、*DFR2*、*DFR3*），体外酶促反应显示DFR1与DFR3能将二氢槲皮素转化为无色花青素，而DFR2能将二氢山柰酚转化为白天竺葵苷元。原花色素是植物应对生物及非生物胁迫的一种重要化合物，而LAR是参与原花色素生物合成的一个关键酶。研究人员从毛果杨（*P. trichocarpa*）中克隆到了*PtrLAR1*，并构建该基因的过表达植株验证其功能，发现过表达植株中的原花色素有明显的增加，同时儿茶素和表儿茶素也有显著的增加。花色素合酶（anthocyanase，ANS）是位于花青素合成途径中的倒数第二个酶，该酶能将无色花青素转化为花青素。通过体外酶促反应显示银杏ANS能将无色花青素转化为花青素，同时也能将二氢槲皮素转化为槲皮素，说明ANS在花青素和黄酮醇合成途径中是一个双功能酶。

黄芩（*S. baicalensis*）是唇形科黄芩属多年生草本植物，其以根入药，味苦、性寒，有清热燥湿、泻火解毒、止血、安胎等功效。黄芩主要的活性物质为黄酮类物质黄芩素及汉黄芩素，具有抗病毒、淬灭活性氧等功能。黄芩素等能够诱导癌细胞的凋亡且对正常细胞无副作用，有望成为防治肿瘤的候选药物。黄芩中存在两条黄酮合成途径：地上部分合成芹菜素等黄酮类化合物，地下部分合成主要的活性成分为黄芩素和汉黄芩素。2011年，科研人员从黄芩中克隆到了*CHI*基因，并构建其过表达和RNAi抑制转基因毛状根验证其功能，显示*CHI*基因过表达的毛状根中黄芩苷、黄芩素、汉黄芩素含量明显增加，而在*CHI*基因表达受抑制的毛状根中黄酮类化合物的含量明显降低。Zhao等（2016）从黄芩中发现两个CYP450酶并鉴定其功能为黄酮合成酶（FNS Ⅱ）。其显示FNS Ⅱ -1的表达抑制对黄芩素的合成没有影响，而FNS Ⅱ -2的表达抑制导致黄芩苷和汉黄芩苷的含量降低。体外酶活研究发现FNS Ⅱ -1能够催化柚皮素、松属素和圣草素多种底物，而FNS Ⅱ -2特异性地催化松属素转化为白杨素，研究证明松属素是黄芩素合成途径的关键中间产物。Zhao等（2017）分离和鉴定两个黄芩CYP450酶，SbCYP82D1.1和SbCYP82D2，功能分别为黄酮6-羟基化酶（flavonoid 6-hydroxylase，F6H）和黄酮8-羟基化酶（flavonoid 8-hydroxylase，F8H）。SbCYP82D1.1催化底物广泛，能催化白杨素和芹菜素合成黄芩素和野黄芩素；而CYP82D2的底物特异性较高，催化白杨素产生去甲基汉黄芩素。在黄芩毛状根中采用RNAi抑制*SbCYP82D1.1*的表达后，黄芩苷和黄芩素水平显著降低，同时白杨素苷在毛状根中积累。系统进化显示*SbCYP82D2*可能通过*SbCYP82D1.1*的基因复制进化而来，并保留了部分祖先酶F6H的活性。

思考题

1. 天然产物的概念及其途径解析的意义。
2. 阐述天然产物生物合成途径解析的策略。
3. 以丹参为例，简述丹参酮生物合成途径的研究进展及研究思路。

第八章　表观基因组学

表观基因组学（epigenomics）是在基因组水平上研究表观遗传修饰的学科。表观遗传修饰作用于细胞内的DNA碱基及染色质组装相关蛋白上，造成碱基修饰差异、染色质三维结构改变进而引起基因表达变化，影响细胞、组织及生物个体的表型。表观遗传修饰是表观遗传学（epigenetics）研究的主要内容。表观遗传的实质是指在基因的DNA序列没有发生改变的情况下，基因功能发生了可遗传的变化，并最终导致了表型的改变。表观遗传学是经典遗传学的补充和进一步的发展，它不同于符合孟德尔遗传规律的细胞核遗传。虽然每个多细胞个体只有一个基因组，但它却具有多种表观基因组，反映生物体不同时期生理条件下的细胞类型及其属性的多样性。基因组中，表观遗传修饰对于调控基因转录活性和染色体稳定性以及生物体的正常生命活动和生长发育至关重要。

第一节　表观基因组研究策略

生命作为开放的复杂系统，各种生命活动不是完全由基因决定的。表观基因组学以一种全新的视野来理解生命遗传现象。对于多细胞生物，不同类型的细胞都含有相同的基因组序列，但它们在形态学上可能完全不同，并具有不同的功能。表观基因组信息有助于建立和维护细胞类型特异性转录程序，调节生物体的生长发育过程。

一、表观基因组研究范畴

表观基因组学主要通过研究DNA甲基化、组蛋白共价修饰、染色质重塑、非编码RNA调控等方面内容，解析基因选择性转录表达调控、基因转录后调控、蛋白质翻译后修饰的分子机制；广泛参与调控生物体生长发育过程。这些不同类型的表观遗传修饰之间也具有复杂的调控关系（图8-1）。目前，药用生物表观基因组研究主要集中在药用植物和药用真菌全基因组水平的DNA甲基化、非编码RNA调控、染色质空间构象等。

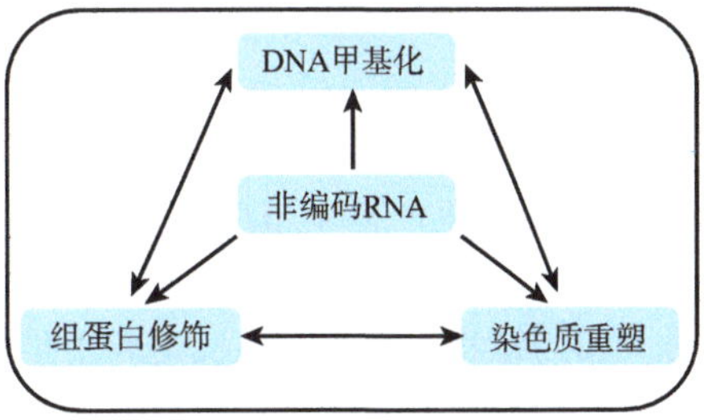

图8-1　不同表观遗传修饰之间相互调控示意（刘琬菁等，2018）

1. DNA甲基化（DNA methylation）

DNA甲基化是指通过DNA甲基转移酶（DNA methyltransferase，DNMT）的作用，在DNA分子中的碱基上添加甲基，通常是将S-腺苷甲硫氨酸（*S*-adenosyl methionine，SAM）的甲基基团转移至胞嘧啶上；部分甲基基团也可转移至腺嘌呤或鸟嘌呤，从而影响基因表达和染色质形成。DNA甲基化现象在动物、植物、微生物基因组中普遍存在。植物细胞中的DNA甲基化主要发生在CG，CHG，CHH等基序中的胞嘧啶上；而这种胞嘧啶甲基化主要发生在富含转座子的重复序列区域、着丝粒区、一些基因启动子区和高丰度表达基因的编码区等。植物中DNMT主要包括MET甲基转移酶、结构域重排甲基转移酶（domains-rearranged methyltransferases，DRM）和选择性甲基化异染色质区域DNA的染色质甲基化酶（chromomethylase，CMT）。

2. 组蛋白修饰（histone modification）

核小体（nucleosome）是真核生物细胞核内染色质的基本结构单位，主要由DNA和核心组蛋白组成。组蛋白修饰是指组蛋白在修饰酶的作用下发生乙酰化、甲基化、泛素化、磷酸化、SUMO化（small ubiquitin-mediated protein）和ADP-核糖基化（ADP-ribosylation）等修饰过程。这些修饰酶包括：组蛋白甲基转移酶（histone methyltransferase，HMT）、组蛋白去甲基酶（histone demethylase，HDM）、组蛋白乙酰转移酶（histone acetyltransferase，HAT）和组蛋白去乙酰酶（histone deacetylase，HDAC）等。通常，核小体核心组蛋白N-端尾部15～38个氨基酸会发生翻译后共价修饰（posttranslational modification）。组蛋白甲基化和组蛋白乙酰化是组蛋白修饰的主要类型。这些共价修饰由组蛋白修饰酶动态调节修饰过程。组蛋白乙酰化与去乙酰化参与基因转录、基因沉默、调控染色体易位、DNA损伤修复、细胞周期、细胞分化和增殖等过程。由于组蛋白修饰可提供特定细胞状态或基因转录状态的识别标志，又被称为组蛋白密码（histone code）。

3. 染色质重塑（chromatin remodeling）

染色质重塑指的是通过影响核小体结构来改变基因的复制和重组等过程，并改变染色质的包装状态，进而使核小体中的组蛋白以及对应的DNA分子发生改变，引起染色质构象变化，从而调控基因表达。组蛋白N端尾部的共价修饰和染色质重塑密切相关，尤其是组蛋白H3和H4的修饰直接影响核小体的结构。真核生物中以核小体为基本单位的染色质通常以激活和沉默为基本方式调控基因表达；并通过染色质重塑的方式来改变基因复制和重组等过程。染色质重塑在雄配子体发育等过程中发挥重要调控作用。

4. 非编码RNA（noncoding RNA，ncRNA）

非编码RNA是基因组转录产物的主体部分，它们不具备典型的起始密码子、开放阅读框（open reading frame，ORF）、终止密码子等结构。根据表达形式和功能的不同，ncRNA分为看家非编码RNA（housekeeping ncRNA）和调节非编码RNA（regulatory ncRNA）。看家非编码RNA在生物体中一般组成型表达，包括核糖体RNA（ribosome RNA，rRNA）、转运RNA（transfer RNA，tRNA）、核小RNA（small nuclear RNA，snRNA）和核仁小RNA（small nucleolar RNA，snoRNA）等。调节非编码RNA在生物体的组织/器官发育或细胞分化过程中特异性表达，或在外界环境产生的应激反应中特异性表达。根据序列长度差异，调节非编码RNA分为小RNA（small RNA，sRNA）和长链非编码RNA（long noncoding RNA，lncRNA）；后者的碱基组成为200～100 000 bp。lncRNA可以长链形式或通过产生miRNA或siRNA的方式在生物体内发挥作用。还有一类lncRNA，它们类似于mRNA，可以剪接、加帽和多聚腺苷酸化，所以称为mRNA-like ncRNA（mlncRNA）。mlncRNA主要产生于蛋白质编码基因的重叠区和基因间区；其功能类似lncRNA，有的是miRNA的前体，有的是siRNA的前体，有的以长链的形式发挥作用；它们往往具有很强的组织/器官特异性，参与植物发育、次生代谢和干旱、高温等胁迫响应过程，调控植物生长发育。

ncRNA通过转录后调节作用产生转录抑制和基因沉默效应，在染色质重塑、基因转录、蛋白质翻译后修饰及转录后修饰等过程中发挥重要作用（图8-1）。sRNA主要包括微小RNA（microRNA，miRNA）和小干扰RNA（small interfering RNA，siRNA）。其中，miRNA是一类长度为21～24 nt的内源性非编码小分子单链RNA，它们在转录水平和转录后水平调控基因表达。siRNA通常为21～25 nt的RNA片段，主要参与真核生物体内的内源性或外源性RNA降解，引发RNA沉默（RNA silencing）或基因沉默（gene silencing）。RNA沉默是广泛存在于植物、动物、线虫和真菌等真核生物中的一种高度保守的、序列特异的RNA降解机制。RNA沉默对于调控发育、维持基因组的稳定性以及生物和非生物胁迫响应等具有重要作用。

二、主要研究方法

随着测序技术的飞速发展，表观基因组研究方法从定性检测向定量分析方向发展，表观修饰检测的灵敏度和特异性得到显著提高，从个别修饰位点检测向高通量的“组学”检测水平发展。

1. DNA甲基化检测方法

近年来，DNA甲基化检测技术从最初以限制性内切酶为基础的检测技术，发展到利用甲基化敏感性限制酶（methylation-sensitive restriction enzyme，MRE）与测序技术相结合的MRE-seq技术，可以预测全基因组DNA甲基化水平；也可利用甲基化DNA免疫沉淀方法（methylated DNA immunoprecipitation，MeDIP）检测基因组甲基化水平。MeDIP方法是用5-甲基胞嘧啶特异性抗体或用含有甲基结合结构域的蛋白质通过免疫沉淀，富集基因组中甲基化或未甲基化片段。

目前，通用的DNA甲基化检测方法是亚硫酸氢盐测序（bisulfite sequencing，BS-seq）技术以及BSP克隆测序法（bisulfite Sequencing PCR，BSP）。基于BS-seq技术开发了TAB-seq、oxBS-seq、redBS-seq、CAB-seq和MAB-seq等技术以及全基因组亚硫酸氢盐测序（whole-genome bisulfite sequencing，WGBS）技术。

高通量测序技术可以实现在单碱基分辨率下构建DNA甲基化的基因组图谱，如“相对甲基化的综合高通量阵列”（comprehensive high-throughput arrays for relative methylation，CHARM）技术可用于全基因组水平的胞嘧啶修饰的高通量检测。单分子测序技术能直接分辨出未修饰的胞嘧啶和甲基化胞嘧啶，可以精确检测DNA链上甲基化位点。该方法的原理是当核酸外切酶消化单链DNA后，单个碱基落入纳米孔中并与纳米孔内特定物质发生瞬间相互作用，由此阻碍了穿过纳米孔中的电流通道。A、T、C、G四种碱基以及甲基化胞嘧啶都有各自特有的电流振幅以及特有的平均停留时间。通过将电流振幅转化成DNA序列，即可对甲基化胞嘧啶进行识别。

2. ncRNA检测方法

通常从总RNA中分离纯化ncRNA，再对ncRNA进行高通量测序，去除低质量序列，比对到相应物种的基因组、转录组或EST序列，或利用UEA sRNA tool软件将rRNA、tRNA、snoRNA等序列进行过滤并去除，再通过与miRBase（http://www.mirbase.org/）数据库或PNRD（http://structuralbiology.cau.edu.cn/PNRD/index.php）等数据库中的序列进行比对可以对ncRNA进行分类；还可以使用mfold软件预测sRNA位点及附近序列的二级结构，也可利用miRDeep2、miREvo、miRPlant、MIREAP等软件进行分析。最后，利用BLAST、psRNATarget、NONCODE database等进行靶基因预测，也可利用RNA ligase-mediated RACE（RLM-RACE）、降解组测序等方法对miRNA靶基因进行验证。目前，改进的5’RLM-RACE（modified RNA ligation-mediated rapid amplification of 5’ cDNA Ends）方法是较常用的一种验证靶基因的方法。该方法的原理是miRNA与靶位点反向互补配对后，会在miRNA第10到第11位（从5’端开始）对应的位置将靶序列切割成两条序列，通过克隆并测序miRNA切割产物中后半部分的5’端序列，可以确认靶基因是否真的被miRNA切割。该方法是一种简单、高效的验证miRNA靶基因的方法，但一次只能验证一个或少数几个靶基因，不适合大规模验证靶基因。

此外，基于比较表观基因组的表观遗传学研究方法在药用生物表观基因组研究中发挥重要作用。微阵列和测序技术的进步使得在单核苷酸甚至单细胞分辨率下可以进行全基因组的表观遗传学分析。基于微阵列和高通量测序比较表观遗传学研究，可以鉴定道地产区和非道地产区的药用生物表观遗传信息的差异与变异情况，解析道地产区的环境因子对药材品质形成的影响，揭示表观遗传修饰在药材道地性形成中的作用机制。

三、应用方向

表观基因组学在基因组水平探讨外界因素导致的表观遗传效应及其对基因表达的影响，揭示外界环境信息与基因的相互作用机制。药用生物表观遗传修饰与药效品质形成具有一定相关性。表观基因组将通过研究不同生长环境下（如道地产区与非道地产区等）的药用生物表观遗传信息变异，探索环境与基因、环境与表型的相互作用机制，解析环境因素引发的药用生物表观遗传修饰的特点，为探索中药性味以及道地性药材品质形成的分子机制提供基础数据，也将为阐释道地药材形成的生物学实质提供理论基础。

1. 表观遗传调控药用生物生长发育和形态建成过程

表观遗传修饰通过调控激素合成与代谢、转运及信号转导过程实现对植物生长发育的调节作用。野生人参（*P. ginseng*）和栽培人参具有显著的形态差异和生理学差异，Li等（2015）通过比较两者遗传信息，发现栽培人参具有更低比例的胞嘧啶甲基化模式，尤其是在CHG甲基化位点的比率更低。因此，推测这些胞嘧啶甲基化模式的改变可能与栽培人参形态变化相关。张逸等（2012）在对不同地区丹参（*S. miltiorrhiza*）居群的遗传信息和表观遗传修饰研究中发现，不同地区丹参的DNA甲基化变异主要存在于居群内部，DNA甲基化变异在丹参不同居群中具有普遍性；栽培丹参与野生丹参之间的DNA甲基化模式不完全一致，体现了丹参不同居群内DNA甲基化变异的多样性。

Yang等（2011）对不同培养年限的地黄（*Rehmannia glutinosa*）进行测序，并通过差异分析鉴定到89个保守的miRNA和6个新的miRNA；通过与拟南芥（*A. thaliana*）中已鉴定的miRNA和靶基因比较，预测miR156和miR157的靶基因为*SPL*（*Squamosa promoter-binding-like*）转录因子，预测其他miRNA的靶基因为*ICU2*和生长素响应因子（*Auxin response factor*，*ARF*）基因等，这些基因可能调节植物开花、不定根发育等，暗示这些miRNA可能与地黄块根发育相关。

2. 表观遗传调控药用生物抗病、抗逆反应

外界环境条件如光、温度、湿度、生物/非生物胁迫可在不改变植物遗传信息的情况下，诱发植物体内的表观遗传变异而使植物获得表观遗传修饰的表型，引发长期的表型效应，并通过改变基因表达来调节植物发育，以适应外界环境。植物系统获得抗性是植物应对生物或非生物胁迫的一种生理反应机制。植物后代当面临相同的胁迫条件时可产生“获得性记忆”，这种“记忆”可被保留在染色质构象中，以及配子体的细胞质和发育的胚中，并使植物获得胁迫诱导的表观遗传修饰，用以促使植物通过改变基因表达来适应环境。

菘蓝（*Isatis indigotica*）具有清热解毒、凉血消肿的功效。为了解菘蓝应对各类环境胁迫时的应激反应机制，杨飞等（2013）利用甲基化敏感扩增多态性（methylation sensitive amplification polymorphism，MSAP）技术研究了盐胁迫下菘蓝基因组内CCGG位点的DNA甲基化变化情况。检测发现，通过盐胁迫处理，菘蓝基因组中共44个CCGG位点发生甲基化状态改变，并有31个位点发生超甲基化，还有13个位点发生了去甲基化。这些结果证明，在盐胁迫条件下，菘蓝基因组DNA甲基化模式发生改变。有研究发现在环境压力下，DNA甲基化模式的改变可以缓解外界环境对植物产生的压力，推测基因组超甲基化可能与植物适应非生物环境胁迫相关。

Wu等（2012a）在人参（*P. ginseng*）中利用对体外培养的胚性愈伤组织分别进行脱水和热处理，分析基因差异表达情况，分别鉴定得到5个脱水响应和10个热激响应的miRNA，并且这些miRNA在应对非生物胁迫时显示出不同的表达模式，说明不同miRNA在应激反应中可能具有不同的生物学功能。Galla等（2013）在贯叶连翘（*Hypericum perforatum*）中鉴定了7个pre-miRNA，它们的靶基因参与代谢、胁迫响应、花发育和植物繁殖过程。Zhu等（2015）通过紫芝（*G. sinensis*）全基因组测序，并进行全基因组水平的甲基化分析和小RNA鉴定，阐述紫芝多样性

的防御机制；并在紫芝基因组中鉴定出63个miRNA，预测这些miRNA的靶基因多为MFS（major facilitator superfamily）类转运体的编码基因，它们可能参与紫芝细胞内的膜转运过程。

3. 表观遗传调控药用生物活性成分生物合成途径

表观遗传如DNA甲基化和ncRNA调控次生代谢途径的研究已经得到广泛开展。倪竹君等（2014）利用5-azaC处理金钗石斛（*Dendrobium nobile*）组培苗，进行去甲基化处理，分析金钗石斛幼苗生长变化与生物活性成分含量及其相关基因的表达变化，发现5-azaC处理导致金钗石斛组培苗多糖含量和生物碱含量明显上升，编码石斛生物碱生物合成相关酶基因的相对表达量均显著上调，说明5-azaC对金钗石斛组培苗的去甲基化修饰处理可能激活了金钗石斛生物碱和多糖合成相关基因的表达，证实了DNA去甲基化修饰对石斛次生代谢产物的生物合成具有调控作用。

Hao等（2012）利用RNA-seq测序技术分析了变种南方红豆杉（*T. mairei*）叶片中miRNA和降解序列标签，并通过实时逆转录聚合酶链式反应和降解组测序技术鉴定了一段来自紫杉二烯合酶的内含子序列的miRNA和部分miRNA的靶基因；发现编码紫杉烷13*α*-羟化酶（taxane-13*α*-hydroxylase）和紫杉烷2*α*-*O*-苯甲酰基转移酶（taxane-2*α*-*O*-benzoyltransferase）的基因分别是miR164和miR171的靶基因，表明这两个miRNA可能调控紫杉醇的生物合成。Zhang等（2015）认为植物细胞长期培养会造成代谢产物下降，因此，通过对中国红豆杉（*T. chinensis*）两个不同传代年限的培养细胞系（NA和CA）进行高通量测序并进行比较分析。发现67.17%已知的和60.63%新发现的差异表达miRNA在传代时间较长的NA株系中具有上调表达趋势，并对这些miRNs的靶基因进行分析，发现这些靶基因参与植物初生代谢、次生代谢和细胞信号转导等过程。值得一提的是，研究者检测了CA株系中上调的miR8154和miR5298b对次生代谢产物合成的影响，发现在miR8154和miR5298b的过表达株系中，参与紫杉醇、苯丙烷和黄酮类化合物合成的关键酶基因均显著上调表达，但这些酶基因并不是这两个miRNA的靶基因。推测miR8154和miR5298b可能通过靶向调控次生代谢途径的转录因子而间接调控次生代谢产物的生物合成过程。Li等（2013）对人参转录组功能注释后发现14个miRNA，并预测它们的靶基因可能参与人参生长发育和防御相关的转录因子（AP2，MYB）、转运体等。Vashisht等（2015）对胡黄连（*Picrorhiza scrophulariiflora*）转录组进行分析，鉴定到18个miRNA，并预测miR4995的靶基因为3-脱氧-*D*-阿拉伯-庚酮糖-7-磷酸合酶（3-deoxy-7-phosphoheptulonate synthase），该酶通过参与苯丙素途径而参与肉桂酸的合成；而肉桂酸是胡黄连苦苷-Ⅰ合成所必需的底物之一，因此，推测miR4995可能参与胡黄连苦苷-Ⅰ的生物合成。Wu等（2012）在毛地黄（*Digitalis purpurea*）中鉴定到了2660个mlncRNA，并预测了部分mlncRNA的靶基因，这些靶基因可能参与次生代谢、冷害和脱水胁迫等逆境响应过程；还鉴定了13个miRNA，预测其中部分miRNA的靶基因为*ARF*、*AP2*（*APETALA2*）、*GRF*（growth-regulating factor）等转录调控基因，这些靶基因可能间接调控毛地黄次生代谢产物的生物合成。

研究药用生物表观遗传修饰在药用植物和真菌生长发育及逆境胁迫响应过程中的调控作用，探索外源/环境物质改变（化学/物理因素等）引起的药用生物表观基因组图谱的变化，开发与药材道地性相关的表观遗传标记（QTLsepi或SNPsepi）用于道地药材的检测分析和优良品种选育，都将是表观基因组的研究方向。不断更新的测序技术为研究药用生物表观基因组提供了良好技术平台，越来越多的药用生物表观遗传信息将被揭示。表观基因组研究将在基因组水平探讨外界因素对药用生物表观遗传修饰产生的生理效应，阐明外界环境信息与基因组相互作用机制，进一步揭示中药材道地性品质形成过程中的关键性作用因子。

第二节　非编码RNA

基因组的转录产物分为信使RNA（messenger RNA，mRNA）和非编码RNA（noncoding RNA，ncRNA）。在人类基因组序列中，编码蛋白质的序列只占基因组的2%。在其他真核生物基因组中，生物体结构越复杂、越高级，不编码蛋白质的部分在基因组中所占比例越大。最初研究认为，不编码蛋白质的序列没有生物学功能。然而，现代研究表明生命形式的多样性与基因组中不编码蛋白质的序列和大量的未知序列有关。

ncRNA在生物体的组织发育或细胞分化过程中特异表达，或对外界环境产生的应激反应中特异表达；它们在转录水平和转录后水平调控基因转录，广泛参与药用植物的生长发育、逆境应答和信号转导等过程的调控。目前，人参、丹参、毛地黄等30余种药用植物中的ncRNA得到了系统鉴定和分析（表8-1），为后续研究ncRNA在药用生物中的生物学功能奠定基础。本节内容以人参、丹参和毛地黄中非编码RNA的系统分析和鉴定为例，介绍ncRNA的研究方法及研究进展。

表8-1　药用植物miRNA研究进展

中文名称	拉丁文	miRNAs 数目	靶基因功能预测
白木香	*Aquilaria sinensis*	27个新的miRNA，74个可能的保守miRNA	应激反应、沉香形成
黄花蒿	*A. annua*	6个可能的miRNA	青蒿素生物合成、信号转导、发育
红花	*Carthamus tinctorius*	236个已知miRNA	植物生长发育和胁迫反应
姜黄	*Curcuma longa*	12个可能miRNA	信号转导和细胞凋亡
铁皮石斛	*D. officinale*	1047个miRNA候选基因	激素信号传导、植物发育、激素信号转导
毛地黄	*Digitalis purpurea*	13个miRNA	代谢、转录调节、信号转导
银杏	*G. biloba*	83个保守miRNA，53个假定新的miRNA	代谢、应激反应
贯叶连翘	*H. perforatum*	7个pri-miRNA	代谢、应激反应、花发育和繁殖
忍冬	*L. japonica*	148个miRNA，MIR2911来自煎剂	流感病毒mRNA
枸杞	*Lycium chinense*	60个保守miRNA，30个可能新的miRNA	果实成熟、番茄红素生物合成、信号通路
薄荷	*Mentha haplocalyx*	12个miRNA，11个miRNA家族	精油生物合成、植物激素和腺毛发育
苦瓜	*M. charantia*	27个成熟miRNA	植物生长发育
罗勒	*Ocimum basilicum*	9个miRNA候选基因	应激反应、次生代谢调节
人参	*P. ginseng*	101个miRNA，42个家族	植物发育、胁迫反应
三七	*P. notoginseng*	316个保守miRNA，52个新的miRNA	代谢途径、次生代谢产物的生物合成
罂粟	*P. somniferum*	316个保守miRNA，11个新的miRNA	应激反应、次生代谢产物合成过程
胡黄连	*P. scrophulariiflora*	18个保守miRNA	信号转导、核酸代谢、抗病、发育过程和次级代谢
虎掌	*Pinellia pedatisecta*	101个miRNA，22个miRNA家族	转录因子活性、植物发育
半夏	*Pinellia ternata*	54个miRNA，23个miRNA家族	无
广藿香	*P. cablin*	miR156a	萜类合成反应
印度萝芙木	*Rauvolfia serpentina*	15个保守miRNA，13miRNA个家族	生长发育、初级和次级代谢、疾病抗性和应激反应
生地黄	*R. glutinosa*	89个保守miRNA 6个新的miRNA	生物调节、应激反应、发育、代谢过程

续表

中文名称	拉丁文	miRNAs 数目	靶基因功能预测
蓖麻	*R. communis*	86 个保守 miRNA	生长发育过程
丹参	*S. miltiorrhiza*	452 个已知 miRNA，40 个新的 miRNA	丹参酮生物合成
南欧丹参	*Salvia sclarea*	18 个保守 miRNA	转录、代谢、非生物胁迫反应
欧洲千里光	*Senecio vulgaris*	10 个可能的 miRNA	无
中国红豆杉	*T. chinensis*	871 个成熟 miRNA，869 个 miRNA 前体	紫杉属特异性生物过程
苍耳	*Xanthium strumarium*	1185 个保守 miRNA，37 个新的 miRNA	信号转导、代谢、应激反应
姜	*Zingiber officinale*	16 个可能的 miRNA 家族	细胞信号转导、代谢过程和应激反应

一、人参非编码RNA

人参（*P. ginseng*）是名贵中药材，具有补气固脱，健脾益肺，宁心益智，养血生津的功效。Wu等（2012a）从人参的根、茎、叶和花的总RNA中分离获得sRNA，利用Illumina 测序技术对sRNA文库进行测序，获得12 000 591 条长度为18～30 nt的序列；经质量控制和筛选得到1 502 664条sRNA序列。该结果显示人参基因组中存在大量的sRNA。此外，30 240条sRNA可比对到人参叶绿体基因组，暗示一些sRNA可能起源于叶绿体基因组。

1. 人参miRNA

使用SOAP2程序，发现有1727条sRNA可比对到已知植物miRNA前体（不大于2个错配）。分析发现，有些前体序列的不同区域可以产生不同的miRNA。最终鉴定得到了661条sRNA属于73个保守的miRNA（33个家族）；另有41条序列比对到22个miRNA，分属于9个基因家族。在这33个miRNA基因家族中，其中22个是植物中高度保守的家族，其他11个在进化上保守性较低，表明人参miRNA具有特异性和复杂性。

为了尽可能多地鉴定出人参非保守miRNA，研究者利用SOAP2程序将sRNA比对到31371个人参转录本（不允许有错配），再利用mfold程序预测那些有sRNA比对的人参转录本的二级结构。另外，研究者也使用MIREAP软件（http：//sourceforge.net/projects/mireap/）从人参转录本中预测miRNA的前体，最终鉴定出25个miRNA前体，它们共产生28个成熟的miRNA。基于序列相似性，这25个miRNA前体被分成了9个miRNA基因家族。

人参miRNA有以下特点：①有的miRNA前体聚集成簇。动物miRNA前体具有聚集成簇的特点，少数植物miRNA前体也可成簇排列。利用生物信息学预测发现，人参转录本 put-183a-panax_ginseng-17125中，miR482a和miR2118的前体聚集成簇排列。而在人参sRNA数据库中发现了miR482a* 和miR2118*，表明预测结果是正确的。聚集成簇的mi*R482a*和mi*R2118*前体能产生miR482a和miR2118成熟体序列。miR482a和miR2118位于发夹结构的3′臂上且单向排列。在一个转录本中存在两个miRNA前体，它们生成的miRNA具有协同调控并可能调控细胞过程。另外，miR482a和miR2118具有高度序列相似性，推测它们可能调控相同的靶基因或者调控人参同一基因家族中的不同成员。②有的miRNA前体可产生不止一种miRNA。如FW1NBNE01BEGNB产生miR6136a.1和miR6136a.2两种miRNA成熟体序列，PUT-183a-Panax_ginseng-16660产生miR6143b-5p和miR6143b-3p两种miRNA，而PUT-183a-Panax_ginseng-7458产生miR6135e.1和miR6135e.2两种miRNA。miR6135e.1和miR6135e.2皆位于发夹结构的5′臂，miR6136a.1和miR6136a.2皆位于发夹结构的3′臂，而miR6143b-5p和miR6143b-3p则位于发夹结构的不同臂端。人参中从一个前体产生多种miRNA的机制尚待阐明。③有的miRNA前体可能双向转录。这些前体包括PUT-183a-Panax_ginseng-5770和FW1NBNE01BEGNB。PUT-183a-Panax_ginseng-5770产生miR6135d；它的反义转录本产生miR6135i。FW1NBNE01BEGNB产生MIR6136家族中的两个成员miR6136a.1和miR6136a.2；它的反义转录本产生miR6136b。双向转录的miRNA前体也在动物和其他植物中也存在，但由于人参转录本的转录方向不明确，上述人参miRNA的转录方向是单向或双向仍有待进一步研究。

通过在线软件psRNATarget对人参miRNA的靶基因进行预测，分别得到了28个保守miRNA家族对应的99个靶基因，以及7个非保守miRNA家族对应的31个靶基因。每个miRNA家族的靶基因的数量为1～8个。每个被预测的靶基因都对应一个保守的miRNA，而FW1NBNE01A3PPX（TIR-NBS抗病蛋白基因）是个例外；它是pgi-miR482和pgi-miR1510的共同靶基因。miR160，miR168，miR319，miR1024和miR894没有预测到靶基因。这可能是由于人参转录组信息有限，或在人参转录组文库中这些miRNA的靶基因表达水平较低导致的。99个预测的人参保守miRNA的靶基因中，有26个是在多种植物中存在的保守基因，说明一些miRNA在植物的生长发育过程中发挥保守调节作用。大多数保守靶基因为转录因子，包括6个受miR156调控的*SPL*基因，4个受miR167调控的生长素响应因子（auxin response factor，ARF）基因，3个受miR171调节的GRAS转录因子家族基因，2个受miR166调节的同源亮氨酸拉链蛋白基因（homeobox-leucine zipper protein）。此外，NAC-domain protein、CCAAT-box binding factor、AP2 domain-containing protein和growth-regulating factor等基因家族中各有1个基因分别受miR164、miR169、miR172和miR396调控。除了转录因子基因，其他7个保守靶基因包括4个受miR393和miR394调控的F-box基因，1个受miR395调控的ATP硫酸化酶基因，1个受miR397调控的漆酶基因，以及1个受miR2118调控的TIR-NBS-LRR抗病蛋白基因。利用改进的5′RLM-RACE法，研究者用实验验证了6个miRNA的8个靶基因。7个人参非保守miRNA家族的31个靶基因中，多数与代谢、信号转导和胁迫响应相关，其他约1/3的靶基因编码未知功能蛋白质。

利用RT-qPCR技术，对人参非保守miRNA的组织特异性表达谱以及受脱水、高温诱导表达情况进行了分析。结果表明，miRNA的表达具有明显的组织特异性。另外，鉴定得到了5个脱水响应和10个高温响应的miRNA。

2. 人参mlncRNA

通过生物信息学分析，Wang等（2015）鉴定了3688个人参的mlncRNA，其中大多数是人参特有的mlncRNA。比对人参sRNA数据发现，近40%的mlncRNA可能通过产生sRNA发挥调控作用，其中11条既可以产生miRNA又可产生siRNA。有些mlncRNA可以从一条链或从两条链上产生以21-nt、22-nt，或24-nt相位排列的siRNA。有些mlncRNA形成长链发夹结构，进而产生相位排列的siRNA。利用RACE技术，克隆了一条可能具有多种生物学功能的mlncRNA的全长序列，命名为MAR（multiple-function-associated mlncRNA）。在3688个mlncRNA中，MAR产生的siRNA最多，其中24-nt占的比例最大；有些siRNA呈相位排列。利用psRNA Target软件，预测了对应于71个MAR-siRNA的228个靶基因，其中包括与类黄酮生物合成、三羧酸循环（tricarboxylic acid cycle，TCA）以及半乳糖代谢等多个途径相关的基因。利用降解组数据，验证了对应于37个MAR-siRNA的68个靶基因。利用RT-qPCR技术，分析了MAR、MAR-siRNA及其靶基因的组织表达以及受MeJA诱导表达情况。结果表明，MAR在花中表达量最高，叶中其次。受到MeJA诱导后3h表达量最高。部分MAR-siRNA及其靶基因在受到MeJA诱导后表达模式呈负相关。该研究结果为阐释lncRNA在人参植物体内的功能奠定基础。

二、丹参mlncRNA

丹参（*S. miltiorrhiza*）是唇形科鼠尾草属药用植物，具有活血调经、祛瘀止痛等功效。Li等（2015）通过拼接GenBank中约800万条丹参RNA-seq序列和PlantGDB（resources for plant comparative genomics）中5624条丹参EST数据共得到44 422条转录本。基于Nr、KEGG、Swiss-Prot、GO与COG等数据库注释了其中77.92%的转录本。为了筛选丹参mlncRNA，将未被Nr注释的11 464条转录本与覆盖了大约92%的丹参基因组信息的丹参基因组进行比对。为了减少因拼接错误带来的影响，去除了未比对到丹参基因组的83条转录本。为了避免筛选出的mlncRNA是已知蛋白质编码基因的非翻译区（untranslated region，UTR）或是已知蛋白质编码基因的ORF和UTR之间的序列，将与转录本比对的丹参基因组序列上下游各延长1000 bp后再次进行Nr注释。其中5468条转录本被Nr注释，说明其可能来源于蛋白质编码基因的转录本。余下5913条转录本，去除3条简单重复序列后，进行mlncRNA预测分析。采用ESTScan2软件以ORF为100aa阈值来区分新的蛋白质编码转录本和ncRNA，发现452条序列的ORF大于等于100aa，推测它们是新的未被Nr注释的蛋白质编码基因。用BLASTN程序将ORF小于100aa的丹参ncRNA与Rfam数据库中的ncRNA比对，筛选出15条看家ncRNA和5446条mlncRNA。在看家ncRNA中，包含1条tRNA前体、2条rRNA前体和12条snoRNA前体。该研究中筛选到的看家ncRNA只有15条，而前期筛选出的mlncRNA为5446条。可见看家ncRNA的数量远远少于mlncRNA的数量，因此，筛选出的绝大部分转录本为mlncRNA，长度主要集中在200～600 bp。尽管不能排除一些mlncRNA可能是片段较小的转录本或者是蛋白质编码基因的部分片段，但是筛选出的长度较长的mlncRNA，如长度大于900 bp则可能是真正的mlncRNA。

为了鉴定一些mlncRNA是否是miRNA的初级转录本，研究者采用BLASTN程序将筛选出的mlncRNA与miRBase数据库中植物miRNA序列进行比对（Released19，http：//www.mirbase.org/），并采用mfold在线分析RNA的二级结构（http：//www.bioinfo.rpi.edu/applications/mfold）。根据植物miRNA的注释信息和RNA的二级结构，鉴定了两条pri-miRNA，编号分别为转录本16661_All和转录本5483_All，推测两者均可以产生保守的MIR156家族成员。

使用psRNATarget在线软件进行miRNA靶基因的预测（http：//plantgrn.noble.org/psRNATarget/），参数*E*值设置为2.5，其余为默认参数。研究者发现在44 422条转录本中，丹参miR156a和miR156b的靶基因为编码SPL的转录本9660_All和转录本16386_All。SPL是植物特异的转录因子，在植物的生长发育过程中起着重要的调节作用。目前已在丹参基因组中发现了15条*SmSPL*基因，实验证明其中8条*SmSPL*是miR156的靶基因，说明miR156在丹参的生长发育过程中可能起关键调节作用。另外，研究结果也暗示有的mlncRNA很可能作为miRNA的初级转录本，在丹参生长发育过程中发挥功能。

为了研究mlncRNA功能，研究者将5444条mlncRNA（排除了两条miRNA的初级转录本）进行了家族分类。结果表明，在这些mlncRNA中，有2030条分属于470个家族；每个家族成员的数量为2～530个。余下的3414条mlncRNA与其他mlncRNA没有同源性。

大部分植物mlncRNA的保守性较低。为了分析丹参mlncRNA的保守性，用BLASTN程序将5444条mlncRNA与NONCODE数据库中已知的ncRNA和PLncDB数据库中的lncRNA进行比对，发现32条保守的mlncRNA，其中有3条（CL3766.Contig2_ALL，CL4282.Contig1_All和CL4282.Contig1_All）与激素调节相关的*GUT15*基因具有序列相似性，有2条（转录本14038_All和转录本7516_All）与磷缺失胁迫响应相关的*TPSI1*基因具有序列相似性。

为了初步阐明丹参mlncRNA的功能，研究者采用RT-qPCR方法分析丹参18条大于900 bp的mlncRNA的器官表达情况。选用两年生丹参的根、茎、叶和花作为实验材料，以*SmUBQ10*作为内参基因。除mlncR12未检测到转录本外，其余17条mlncRNA在丹参的各个器官中具有不同的表达模式：mlncR1、mlncR2、mlncR3和mlncR5主要在花中表达；mlncR4、mlncR6、mlncR7、mlncR11、mlncR14、mlncR15和mlncR16在叶中的表达量较高；mlncR8、mlncR10和mlncR17在根中的表达量最高；mlncR9在叶和茎中的表达量较高；mlncR13和mlncR18在根、茎和叶中表达较高。这表明丹参mlncRNA的表达具有显著的器官特异性。

已有研究发现mlncRNA参与植物对寒冷和干旱等逆境胁迫的响应。为了分析丹参mlncRNA是否参与胁迫响应，研究者分析了在酵母抽提物（YE）和Ag^+组合诱导处理12h、24h和36h的丹参毛状根的RNA-seq数据中mlncRNA的表达水平变化。具体过程如下：从GenBank数据库下载经YE（100 μg/mL）和Ag^+（30μM）处理的丹参毛状根的RNA-seq数据（登录号为SRR924662），再采用SOAP2软件将筛选的mlncRNA与下载的RNA-seq数据进行比对。结果显示，约有2.68%～3.16%的RNA-seq 序列比对到3044条mlncRNA上，占mlncRNA总数的55.69%。以未被诱导子组合YE+Ag^+处理的数据为对照，发现1904条mlncRNA是差异表达的，既有在一个时间段中差异表达的，也有在2～3个时间段中差异表达的。例如，1244条只在12h差异表达，43条只在24h差异表达，28条只在36 h差异表达，216条在12h和24h中都差异表达，141条在12h和36h中都差异表达，32条在24h和36h都差异表达，另外200条在12h、36h和48h都差异表达。在12h差异表达的1801条mlncRNA中，893条上调表达，其余908条下调表达；在24h差异表达的491条mlncRNA中，151条上调表达，其余340条下调表达；在36 h差异表达的401条mlncRNA中，163条上调表达，余下238条下调表达。由此推测，大部分mlncRNA可能参与丹参的胁迫响应。

MeJA是植物生物与非生物胁迫响应中重要的信号因子，在丹参的丹参酮和酚酸类化合物生物合成中起着重要的激发作用。为进一步分析mlncRNA在丹参胁迫响应中的作用，研究者采用RT-qPCR方法，分析大于900 bp的17条mlncRNA在MeJA处理12 h、24 h、36 h和48 h后的表达水平，每个处理设3个生物学重复，以MeJA的载体溶液（含0.1%聚山梨酯-20和5%乙醇）处理的植株为对照。结果表明，在经MeJA处理后丹参的叶片中，有15条mlncRNA在至少1个时间点差异表达，其中包括14条在不同的处理时间点均显著下调表达。这表明大部分mlncRNA在MeJA处理后表达下调；且大多数mlncRNA对MeJA处理有显著响应。

三、毛地黄mlncRNA

毛地黄（*D. purpurea*）是一种重要的药用植物，具有强心、利尿、抗肿瘤、保护肝脏、抗病毒等功效。Wu等（2012b）通过分析毛地黄454高通量测序结果，并进行了毛地黄候选mlncRNA基因的鉴定。首先，将未被Nr注释的7906条转录本去掉，再将长度小于300 bp的4010个转录本去掉；接着使用ESTScan2软件以ORF长度300bp（100aa）作为阈值区分新的蛋白质编码转录本（1 215个）和ncRNA。最后，筛选出21条看家ncRNA和2660条mlncRNA。筛选出2660条长度在300bp～600bp的mlncRNA，还有22个长度为600bp～699bp和30个大于700bp的mlncRNA。长度大于600bp的mlncRNA可能是真实的mlncRNA，尽管不能排除一些mlncRNA可能是蛋白质编码基因的UTR序列，或者是蛋白质编码基因的部分ORF和UTR。

采用BLASTN程序将miRbase数据库中的植物miRNA序列（Released17，http：//www.mirbase.org/）与毛地黄的转录本进行比对（允许3个碱基错配）。再将比对上的转录本采用mfold软件分析其二级结构，共鉴定出13个miRNA基因，其中12个是mlncRNA。通过在线psRNATarget软件（使用默认参数），共预测出了25个可能受这些miRNA调控的蛋白质编码基因。其中一些预测的靶基因在不同的植物物种间高度保守，这包括受miR160调节的两个生长素响应因子基因（*ARF*），受miR172调节的一个APETALA2基因（*AP2*）以及miR396靶向的生长素调节因子*GRF*基因。其余的21个靶基因是非保守的，它们参与代谢、RNA加工、转录调节和信号转导过程；这与其他植物（如杨树）中的研究结果一致。功能预测发现，这些物种特异的靶基因在生物和非生物胁迫反应中起重要作用。例如，受miR408调节的两个包含KH结构域的蛋白质，其与At5g56140至少有75%的序列一致性，在拟南芥中参与低温胁迫相应过程。Contig05310编码1个热激蛋白，是miR396的1个预测的靶基因，与拟南芥HSP 90.1有91%的序列一致性，而HSP90.1参与各种生物和非生物胁迫。这些结果表明miRNA可能在毛地黄发育和胁迫反应中发挥重要作用。

为了研究mlncRNA功能，研究者对不产生miRNA的2648个候选mlncRNA进行了基因家族分类。依据家族成员数目至少有两个的原则，把320个mlncRNA分为了140个家族；其余的2328个mlncRNA为单基因家族。为了分析毛地黄mlncRNA的保守性，用BLASTN程序将2648条mlncRNA与NONCODE数据库中已知的ncRNA进行比对。结果仅发现了8条保守的mlncRNA，其中2条与GUT15同源，而GUT15在拟南芥和烟草中可能参与激素响应，其余6个功能未知；多数是毛地黄特有的mlncRNA。研究者对29个长度大于700 bp的mlncRNA进行了组织表达分析，结果除了mlncR8和mlncR11未检测到表达，暗示着它们在器官中表达水平较低，其余的27个mlncRNA至少在一个器官中表达。mlncR1、mlncR4、mlncR10、mlncR23、mlncR29和mlncR30在叶片中高表达，而mlncR17 和mlncR24 主要在根中表达；mlncR2、mlncR3、mlncR6、mlncR14和mlncR26在叶片和根中的表达水平高于在茎和花中的表达水平；而mlncR15、mlncR18 和mlncR28在叶片和茎中的表达水平高于花和根中的表达水平。

毛地黄植株能忍受各种环境胁迫，为此研究者使用毛地黄幼苗分析了上述29个mlncRNA在冷和脱水胁迫条件下，不同处理时间点（0、1、5、10、24 h）的表达模式。结果表明，除了mlncR7和mlncR11没有检测到表达外，其余的27个mlncRNA均表达；以至少两个时间点表达量差2倍为阈值，共发现了24个既响应冷胁迫又响应脱水胁迫的mlncRNA，此外，还发现了3个只响应脱水胁迫的mlncRNA。

为了阐明毛地黄mlncRNA和蛋白质编码基因之间的相互关系，研究者通过BLASTN比对分析，发现了417个蛋白质编码基因与375个mlncRNA转录方向相同或有互补区域；其中373个蛋白质编码基因分别对应一个相应的mlncRNA，而其余的分别对应2～9个mlncRNA。与此对应，对于这375个mlncRNA来说，其中51个对应2～10个蛋白质编码基因。上述结果表明，mlncRNA和蛋白质编码基因的相互作用关系较为复杂。通过分析4对mlncRNA对应的编码基因响应冷胁迫和脱水胁迫的表达模式，发现编码基因与对应的mlncRNA转录方向相同，二者的表达呈正相关；而互补时则呈负相关。暗示这些编码基因与其比对的mlncRNA之间存在着某种关系。该研究系统鉴定和分析了毛地黄中的mlncRNA，揭示了mlncRNA的特点，推测一些mlncRNA在毛地黄次生代谢（表8-2）和胁迫反应中发挥作用。

表8-2　毛地黄中与次生代谢相关蛋白质编码基因具有序列同源性的mlncRNA

mlncRNA ID	蛋白质编码基因的 ID	酶的名称	参与途径
Contig03310（mlncR8）	JO463639	4-hydroxy-3-methylbut-2-en-1-yl diphosphate synthase	三萜
FXAT9O005F8J63（mlncR31）	JO463507	solanesyl diphosphate synthase	泛醌和质体醌
FXAT9O005FZSI2	FXAT9O005FZ5UJ	dihydroflavonal-4-reductase	黄酮
FXAT9O005GD1W7	FXAT9O005GCP3D	phytoene dehydrogenase	查耳酮
FXAT9O005FYD4C	FXAT9O005FK4AG	aromatic amino acid decarboxylase	生物碱

第三节　DNA甲基化

DNA甲基化是一种表观遗传学调控机制，能够在不改变DNA一级结构的情况下改变遗传表型。DNA甲基化是在DNA甲基化转移酶作用下，在基因组CpG二核苷酸的胞嘧啶5′碳位共价键结合甲基基团，从而对DNA起到修饰作用。DNA甲基化现象在真核生物中普遍存在。在真菌中，粗糙脉孢菌（*Neurospora crassa*）、布拉克须霉（*Phycomyces blakesleeanus*）、灰盖鬼伞（*Coprinus cinereus*）、双色蜡蘑（*Laccaria bicolor*）、绵腐卧孔菌（*Poria vaporaria*）等的甲基化现象已经得到验证，并且具有较为相似的甲基化特征。

基因组的甲基化与序列组成有一定的相关性。以人基因组为例，正常情况下，人类基因组“垃圾”序列的CpG二核苷酸相对稀少，并且总是处于甲基化状态；与之相反，人类基因组中大小为100～1000 bp左右且富含CpG二核苷酸的CpG岛则总是处于未甲基化状态，并且与56%的人类基因组编码基因相关。人类基因组序列草图分析结果表明，人类基因组CpG岛约为28 890个，大部分染色体每1 Mb就有5～15个CpG岛，平均值为每Mb含10.5个CpG岛；CpG岛的数目与基因密度有良好的对应关系。

不同物种、同一物种不同器官/组织、不同发育时期其基因组甲基化水平不同。DNA甲基化主要调控植物基因表达、细胞分化、代谢等生理生化过程。基因或基因组甲基化程度的高低会对植物的生长发育产生影响。目前在金钗石斛（*D. nobile*）、菘蓝（*I. indigotica*）、人参（*P. ginseng*）和丹参（*S. miltiorrhiza*）等药用植物中开展了DNA甲基化研究（表8-3）。本节主要介绍紫芝的基因组水平的DNA甲基化研究。

表8-3　药用植物DNA甲基化研究

中文名称	拉丁文名	鉴定方法	功能预测
羊乳	*Codonopsis lanceolata*	MSAP和凝胶印迹分析	甲基化差异引起再生体变化
金钗石斛	*D. nobile*	5-氮杂胞苷去甲基化处理	去甲基化调节生物碱和多糖含量
菘蓝	*I. indigotica*	MSAP分析	甲基化缓解盐胁迫
欧洲柳穿鱼	*Linaria vulgaris*	印迹分析、原位杂交	甲基化导致不同花型
人参	*P. ginseng*	MSP、MISP数据比对	甲基化影响生长形态
丹参	*S. miltiorrhiza*	AFLP和MSAP分析	甲基化差异形成产地性差异

Zhu等（2015）使用重硫酸盐处理紫芝（*G. sinensis*）DNA样品，使用HiSeq2500进行测序。测序序列使用bismark软件进行分析，预测甲基化位点。最后，使用Perl语言程序对甲基化位点进行注释及统计，获得紫芝全基因组水平的DNA甲基化谱，发现紫芝中存在普遍的DNA甲基化现象。紫芝DNA甲基化的全基因组分析共检测到482 466个甲基化位点，约1.8%的胞嘧啶发生了甲基化。甲基化模式分析显示CG，CHG，CHH（H为A/C/T）分别占甲基化位点的98.7%、1.1%和0.2%，其中，CG二核苷酸是DNA甲基化过程主要的结合位点。通过分析紫芝DNA甲基化位点在基因、外显子、内含子和转座元件上的分布，研究者发现甲基化水平在不同元件上存在差异（图8-2）。转座元件上的甲基化水平最高，并且低甲基化的位点占大多数。据统计，转座元件区域33%的CpG二核苷酸都发生了甲基化。同时，研究者考察了DNA甲基化在染色体上的分布，发现DNA甲基化在转座元件附件呈富集趋势。

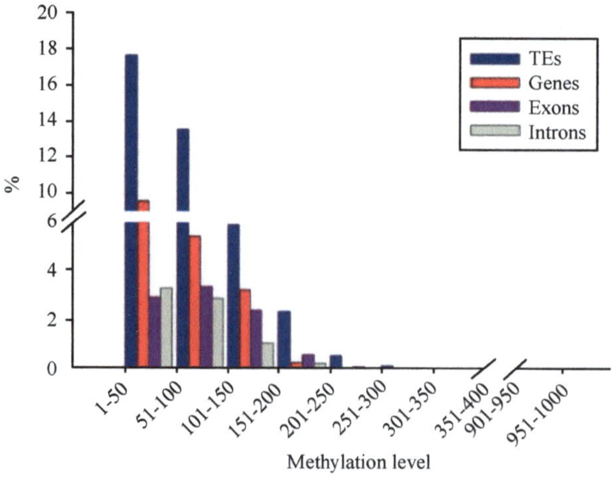

图8-2　紫芝DNA甲基化水平在转座元件、基因体、外显子和内含子区域的比例（Zhu et al.，2015）

DNA甲基化抑制基因转录。在紫芝的菌丝期，受到DNA甲基化作用的基因达到2905个，占基因总数的20%。其中，有1915个基因在菌丝、原基和子实体期均不表达，而这些沉默的基因都具有较高的甲基化程度。这些受到甲基化影响的基因分类广泛，涉及一些转录因子、转运体和*CYP450*基因。转录因子的甲基化可能导致受调控基因的转录水平发生变化。在菌丝期，至少有74个转录因子基因被甲基化，其中有许多CCHC和Cys_2His_2类型的转录因子位于转座元件富集区域。RNA-Seq结果显示，甲基化的转录因子中有93%的基因没有表达。在这74个转录因子中，有7个位于次生代谢基因簇中，且有5个发生了基因沉默。同样，有36个转运体发生了显著的DNA甲基化并产生了基因沉默。CYP450是多功能的氧化还原酶，参与多种次生代谢过程。在紫芝中，发现了44个*CYP450*位于次生代谢基因簇中，*CYP5035T1a*基因可能受到DNA甲基化影响而沉默。此外，*CYP450*位于转座元件富集区域更容易发生甲基化，至少有99个*CYP450*位于该类区域，其中有7个*CYP450*发生了高度甲基化，它们属于*CYP5035*、*CYP5150*和*CYP5359*基因家族。在甲基化的*CYP5150*家族中，有3个成员（*CYP5150D27a*、*CYP5150D27b*、*CYP5150D27c*）的序列相似度达到90%，并且处于相邻位置。通过进一步分析发现，3个*CYP450*基因所处的位置为一个不到10 kb的串联重复区。

在真核生物中，主要包括3种DNA甲基转移酶：DNMT1，DNMT2和DNMT3。通过同源性分析和系统进化分析，发现了紫芝中含有至少3个DNMT，分别为*DNMT1a*、*DNMT1b*和*DNMT2*，它们与卧孔菌（*Poria placenta*）的*DNMT1a*和*DNMT1b*分别有46%和36%的同源性，与灰盖鬼伞的DNMT2有53%的同源性。分析显示，*DNMT1a*和*DNMT1b*都包含1个DNMT1-RFD（PF12047）结构域、2个BAH（PF01426）结构域和1个DNA_methylase（PF00145）结构域，而*DNMT2*仅有1个DNA_methylase结构域（图8-3）。根据RNA-seq结果，这3种DNMT基因的表达程度不一，*DNMT1a*表达量较高，而*DNMT1b*表达量较低，*DNMT2*完全不表达，这在一定程度上说明*DNMT1a*是主要的DNMT。

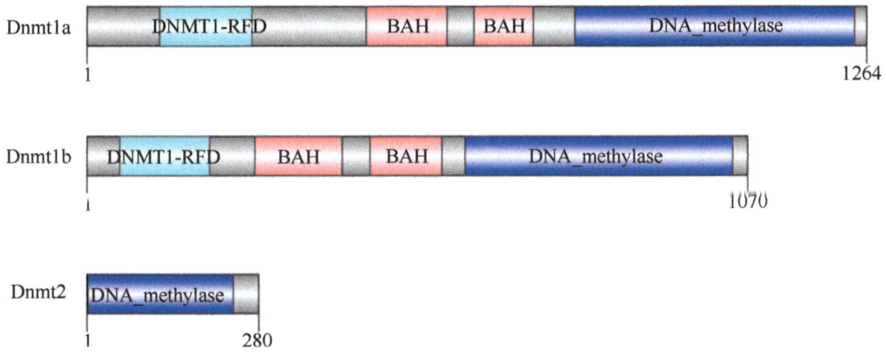

图8-3 紫芝中DNA甲基转移酶的结构域（Zhu et al.，2015）

DNMT在真菌中普遍存在。研究者比较了灵芝属和其他22个真菌的DNA甲基转移酶，发现所有真菌中都没有*DNMT3*基因。一些真菌的DNMT差异较远，如黑曲霉（*Aspergillus niger*）的*MASC1*和粗糙脉孢菌（*N. crassa*）的*DIM-2*和*RID*基因，尽管都是DNMT，且与*DNMT1*和*DNMT2*的聚类关系较近，但由于亲缘关系较远，在进化树上显示为独立的分支。研究者对真菌的DNA甲基转移酶进行了结构域分析，发现大部分DNMT1基因家族都包含BAH，DNA_methylase和DNMT-RFD结构域，DNMT2大多只有DNA_methylase结构域。

另外，DNA甲基化与组蛋白H3赖氨酸K9（trimethylation of histone H3 on lysine9，H3K9me3）的三甲基化密切相关，H3K9三甲基化受到一种组蛋白H3特异的组蛋白转移酶（H3-specific histone methyltransferase，HMTase）的修饰作用。该研究，在紫芝中也鉴定到编码HMTase的基因——*GS01733*，该基因编码的HMTase包含pre-SET、SET和post-SET3个特异结构域。此外，与组蛋白甲基转移酶相关的组分蛋白也得到鉴定，包括CUL4（Cullin4），DDB1（Damaged DNA Binding Protein-1）和HP1（Heterochromatin Protein 1）。

DNA甲基化与基因组防御相关。基因组中的转座元件包括转座子和逆转座子，它们能够通过两种不同的方式在基因组上移动，有些时候这种移动对生物个体来说是致命的。经过长期的进化过程，基因组为了防御来源于自身转座元件及外界遗传物质的危害已经演化出多种基因组防御机制。在粗糙脉孢菌（*N. crassa*）中，DNA甲基化以其独特的转录沉默机制与重复序列诱导的点突变机制（repeat-induced point mutation，RIP）具有类似的防御功能。Zhu等（2015）对紫芝的RIP和DNA甲基化进行了初步研究，发现紫芝中也存在RIP特征。通过对重复序列进行比较，发现紫芝重复序列突变以胞嘧啶到胸腺嘧啶为主，CpG二核苷酸是发生突变的主要位点。同时，DNA甲基化与RIP位点的分布较为紧密，在转座元件附近分布密集，这与粗糙脉孢菌的研究结果基本一致。

该研究通过重硫酸盐处理的DNA甲基化测序与分析，发现紫芝中大约有1.8%的胞嘧啶发生了DNA甲基化。与其他真核生物相同，在紫芝中CpG二核苷酸依然是主要发生DNA甲基化的位点。*DNMT1a*是紫芝中起主要作用的DNA甲基转移酶基因。此外，组蛋白甲基转移酶及其组件也被鉴定，它们催化组蛋白H3赖氨酸K9的三甲基化。根据文献报道，H3K9的三甲基化对DNA甲基化的位置具有一定指引作用。根据DNA甲基化与RIP位点的相关性，以及DNA甲基化抑制基因表达的作用，在一定程度上说明转座元件区域大量的DNA甲基化可能成为紫芝基因组抑制转座元件移动的有效机制。

拓展阅读

与DNA甲基化机制不同，RNA编辑（RNA editing）是一种转录后调控机制，是转录后基因修饰与表达调控的一种新机制。RNA编辑是指在mRNA水平上改变遗传信息的过程，通过改变RNA序列使基因产物更加丰富。在基因转录产生的mRNA分子中，由于核苷酸的缺失、插入或置换，导致基因转录产物的序列与基因编码序列不互补，由此产生了翻译生成的蛋白质的氨基酸组成与基因序列中的编码信息不同的现象。

通常，RNA编辑作用发生在转录后RNA成熟过程中，通过核苷酸的插入、缺失或替换的方式改变mRNA携带的遗传信息，可抵消移码突变造成的基因失活，也可导致翻译出的蛋白质序列发生改变，还可以通过影响RNA二级结构和三级结构而发挥作用，从而产生多种生理效应，具有重要生物学意义。因此，RNA编辑可调控基因表达、增加蛋白质多样性等。RNA编辑现象在病毒、植物、动物以及真菌中均存在，各种RNA（如mRNA、tRNA、rRNA、sRNA等）都会受到RNA编辑的影响。在生物体内，发生与表观遗传信息改变相关的RNA编辑属于表观遗传学范畴。下面主要介绍赤芝基因组水平的RNA编辑。

赤芝RNA编辑

Zhu等（2014）对赤芝基因组的RNA编辑现象利用以下的RNA编辑预测流程进行预测分析。分析流程主要包括序列比对、变异位点检测、数据过滤以及位点注释等步骤。具体步骤如下：①序列比对，将转录组序列比对到基因组上；②变异位点检测；③数据过滤（Illumina数据使用SOAP软件，454数据使用SSAHA软件）。对于Illumina数据，至少有5条序列支持的位点被用于后续分析，重复比对的序列被排除，且变异位点应位于序列的15 bp以内以减少因低质量测序导致的测序错误。对于454数据，由于序列覆盖度较低，序列数应大于2。杂合位点被排除，由Illumina和454共同检测到的位点被预测为RNA编辑位点。④预测得到的RNA编辑位点被注释到基因模型上。经预测，总计8906个灵芝RNA编辑位点被鉴定，其中有73%（6 526个）的编辑位点位于2991个编码基因上。在这些编辑位点中，6 014个位点位于基因编码区，103个位点位于内含子区，96个位点位于5′-UTR，313个位点位于3′-UTR。另外，其他位点也主要位于编码基因上游和下游的UTR区。为了验证灵芝RNA编辑预测的准确性，研究者对预测的RNA编辑位点进行了验证。在97个位点中，有94个位点得到实验验证，表明RNA编辑位点的预测准确率达到96.9%。这些被验证的位点中包括主要的编辑类型以及低编辑度、中等编辑度和高编辑度的位点。这表明预测流程对于低编辑度位点依然有很好的鉴定准确性。

赤芝4种主要的RNA编辑类型为C→U，A→G，G→A和U→C。编辑度被用于评价RNA编辑位点的编辑程度，利用发生编辑的序列占该位点总序列数的比例来计算编辑度。经统计分析，发现灵芝的RNA编辑度主要在40%～50%，与其他物种的RNA编辑度相当。RNA编辑位点附近的序列被用于分析RNA编辑的识别位点。使用MEME软件，对编辑位点两侧–20到+20之间的序列进行模体（Motif）分析，发现4种主要类型分别包括4个15 bp长的模体。其中，编辑类型为A→G和G→A的模体相似度较高，C→U和U→C的模体相似度较高。另外，核酸组成被用于考察编辑位点周围单核苷酸的偏好，C→U和U→C突变类型的下游第一个碱基偏好于鸟嘌呤，而A→G和G→A上游的第一个碱基偏好于胞嘧啶。

RNA编辑酶是RNA编辑过程中的核心酶。RNA腺嘌呤脱氨基酶（adenosine deaminase acting on RNA，ADAR）通过腺嘌呤的脱氨基作用将腺嘌呤转换为次黄嘌呤。然而，在真菌中RNA腺嘌呤脱氨基酶并不存在，因此，tRNA腺嘌呤脱氨基酶（adenosine deaminases acting on tRNA，ADAT）更有可能参与真菌的RNA编辑过程。在灵芝中，3个*ADAT*基因被鉴定，分别是*GlADAT1*，*GlADAT2*和*GlADAT3*。系统进化分析显示，灵芝的*ADAT*基因与酿酒酵母的*ADAT*基因具有更高的同源性，如图8-4所示。结构域分析结果显示，*GlADAT1*包含1个腺嘌呤脱氨基酶结构域，*GlADAT2*包含1个胞嘧啶脱氨基酶结构域，*GlADAT3*则包含1个脱氧胞苷酸脱氨酶，这意味着这些脱氨基酶可能具有不同的功能。此外，在胞嘧啶脱氨基酶中，存在1个载脂蛋白B信使RNA编辑酶结构域，该结构域也存在于*GlADAT2*和1个脱氧胞苷酸脱氨酶中。在植物叶绿体中，RNA编辑类型主要为C→U，而U→C则较为罕见。PPR蛋白（pentatricopeptide repeat，PPR）与植物细胞器中RNA编辑位点的识别有关。在灵芝中，通过搜索Pfam和InterPro数据库，共有7个PPR蛋白被鉴定，每个PPR蛋白包含至少1个PPR模体，但它们的相似度很低。

由于大量RNA编辑位点位于编码基因上，所以RNA编辑将有可能对基因功能产生一定影响。通过KEGG富集分析，发现有33个通路的351个基因发生了较为显著的富集，这些通路涉及初生和次生代谢过程，如丙酮酸代谢、脂肪酸代谢、萜类骨架的生物合成以及卟啉和叶绿素代谢等。另外，GO分类结果也显示大部分被编辑的基因参与代谢过程，并具有催化和结合活性。

赤芝RNA编辑涉及次生代谢物的生物合成。在赤芝中，有13个基因编码的11个酶为MVA途径的关键酶，参与三萜化合物骨架合成，下游有16个*CYP450*基因可能参与三萜化合物结构修饰。研究发现，参与MVA途径的8个基因（编码7个酶）受到RNA编辑的作用，其中3-羟基-3-甲基戊二酰基-CoA合酶（3-hydroxy-3-methylglutaryl-CoA synthase）即*GlHMGS*基因的RNA编辑位点最多。另外，有53个*CYP450*发生编辑，其中有10个是与羊毛甾醇合酶（lanosterol synthase，LSS）基因共表达。一些MVA途径的酶基因也发生RNA编辑现象，其中*AACT*、*HMGS*、*HMGR*、*MK*、*PMK*和*LSS*均含有RNA编辑位点。此外，参与多糖合成过程的编码10个酶的14个基因发生了RNA编辑，包含51个RNA编辑位点。其中，GL20535和GL24465编码1, 3-β-葡聚糖合酶（1, 3-beta-glucan synthase），其在酵母1, 6-β-葡聚糖合成过程中起关键作用。

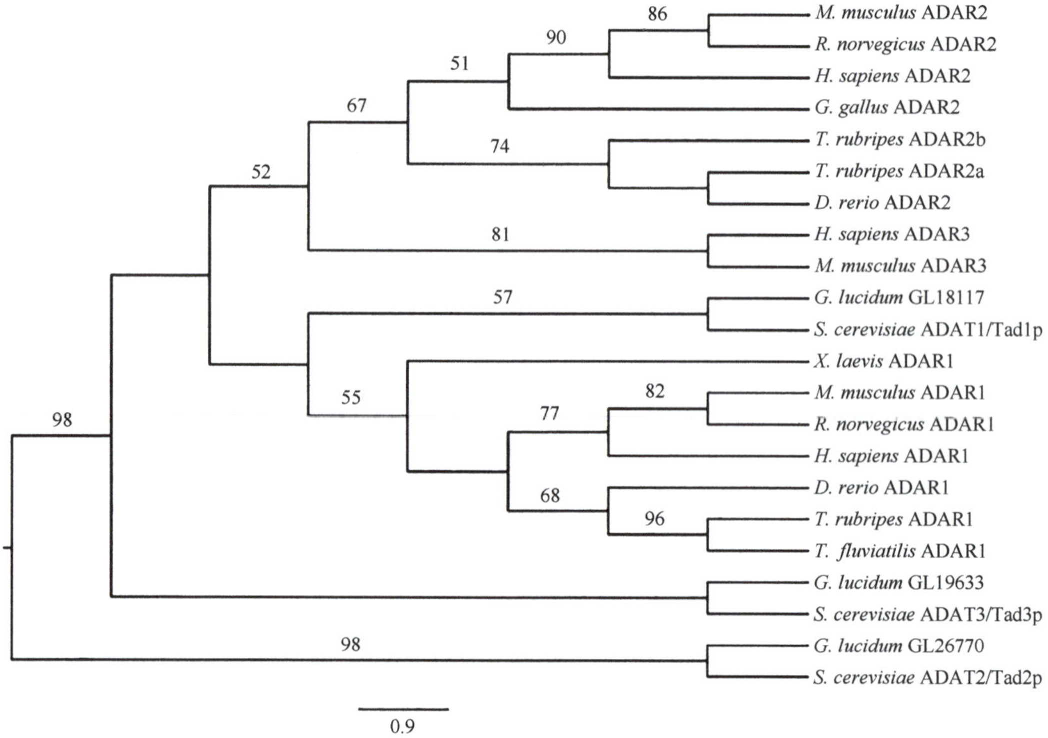

图8-4 赤芝腺嘌呤脱氨基酶的进化分析（Zhu et al.，2014）

Bootstrap值设为1000用于测试系统进化树的可信度，图中仅显示bootstrap大于50的值

该研究第一次在真菌基因中进行了RNA编辑分析。与其他真核生物相比，人类基因组中主要的RNA编辑类型为A→G，植物中主要的编辑类型为C→U和U→C，赤芝RNA编辑类型更具有多样性。在灵芝中，RNA编辑影响三萜化合物、多糖、丙酮酸、脂肪酸以及卟啉和叶绿素代谢相关基因，说明RNA编辑可能通过转录后调控来影响这些代谢过程。该研究为解析赤芝转录调控机制奠定基础。

第四节　染色质三维结构

一、染色质三维结构的研究进展

基因组DNA以高度折叠并浓缩成染色质的方式储存在细胞核内，具有特定的高级空间结构和构象。其三维构象在DNA复制、基因转录调控、染色质聚合和分离中都发挥着不可或缺的作用。在人类和其他模式生物中已经开展较深入的三维基因组的研究现，并生成不同层级、不同尺度、不同分辨度的三维基因表达谱图。根据染色质在细胞核中所处空间位置的差异，可以将基因组由大到小被划分为不同层级的染色质结构（图8-5），依次为染色体疆域（chromosome territory，CT）、染色质区室（chromatin compartment A/B）、拓扑关联结构域（topological associated domain，TAD）和染色质环（chromatin loop，CL）。

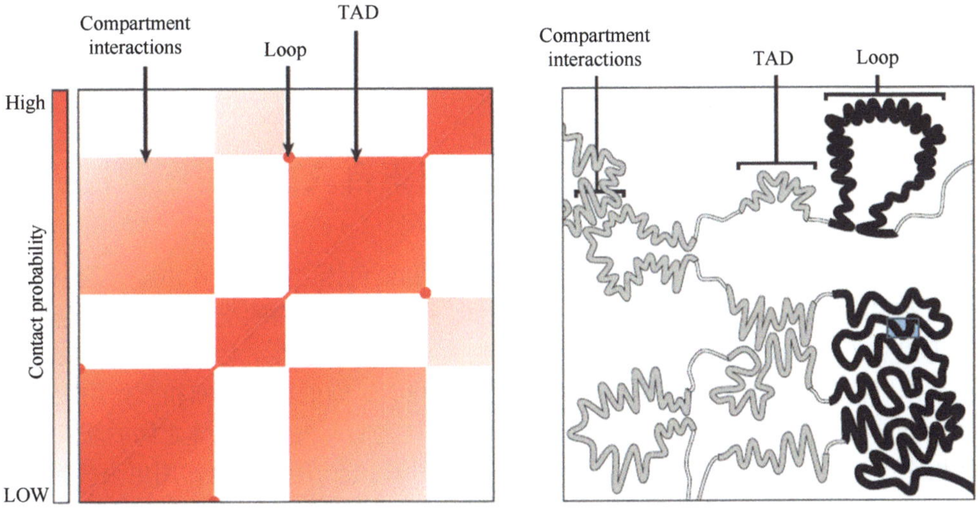

图8-5　Hi-C技术揭示不同层级染色质结构（Kyle P E，2018）

单条染色体折叠形成染色质区室。通过主成分分析（principal components analysis，PCA）计算染色质区室，可以将其分为两类，A区室的染色质松散，基因密度高，其间基因多呈现转录活跃的状态，B区室的染色质压缩，基因密度低，其间基因往往呈现转录抑制的状态。A和B两类染色质区室具有组织、时期、状态的特异性，在不同组织或不同时期或疾病状态间能够发生转换，这种转换往往和基因的表达调控有一定关系。当染色体上某区域发生区室状态的转化，会影响基因的转录活性。染色质区室由拓扑相关结构域组成，是一段具有折叠结构的DNA序列，是基因组在空间结构中的基本结构，在不同类型的细胞核物种间有一定的保守性。拓扑相关结构域内部的互作频率会显著高于毗邻的两个区域之间的互作频率。研究人员在不同染色质状态和转录因子的结合位点区域发现了大量的转录调控元件，但因为它们之间的距离较远很难被测定。染色质环是一种染色质纤维折叠形成的环状结构，其DNA在CTCF等蛋白质的介导下形成远距离互作，同样染色质环的结构在不同时空下（组织、发育阶段、状态等）会有一些动态变化，且通过染色质环锚定的位点中包含启动子、增强子、沉默子等（图8-6）。有研究发现，大量的远距离启动子元件，因其三维空间的距离较近，能引起基因转录调控的变化，与细胞的生命活动密切相关。然而，基于染色质三维结构还有很多问题尚未解决，比如远端调节元件，如增强子，如何影响启动子，以及绝缘子如何可以消除这些影响。

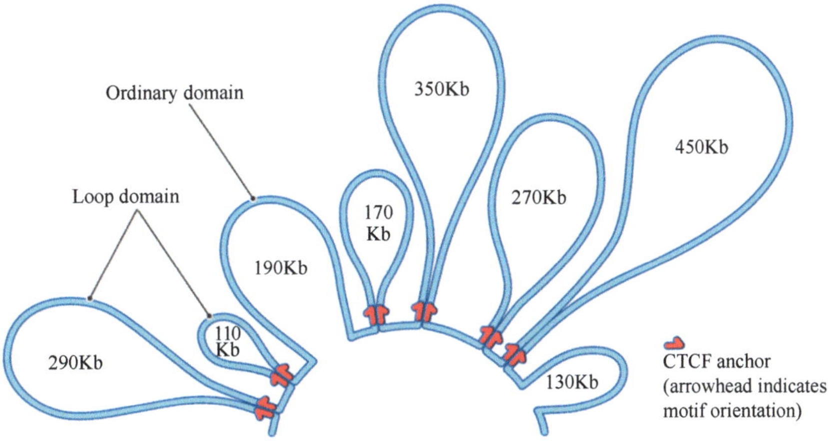

图8-6　染色质环结构（Rao et al.，2014）

测序技术的发展和高质量参考基因组的涌现无疑加快了对染色质三维结构的认知。相应的也产生了大量的生物信息学分析学方法和算法，这些算法对于更好地理解药用生物的生命活动也同样具有重大的意义。

二、染色质三维结构参与银环蛇毒素合成关键基因调控机制

1. 银环蛇染色质三维结构特征分析

基于银环蛇基因组，用 Hi-C 数据建立染色体内部和染色体之间的互作矩阵并绘制热图。根据不同组织和不同时间的Hi-C交互矩阵结果，发现同一条染色体之内的交互作用比染色体之间的交互作用更为强烈（t检验，$P < 0.05$，图3-8）。根据大小染色体之间，大染色体和小染色体之内的染色体相互作用情况，能够发现小染色体（Chr12-Chr18）之间的染色体间相互作用频率显著高于大染色体（Chr1-Chr11）之间，大染色体之内、小染色体之间和大小染色体之间的交互频率。与其他染色体相比，小染色体所占的染色体区域在空间上更为接近，所以交互作用更为频繁。

在银环蛇未排毒毒腺，排毒三天后毒腺和肌肉组织的染色质交互图中，也可以观察到正负特征向量交替的AB两种染色质区室模式。银环蛇18条染色体区室之间的转换形式结果为：肌肉和未排毒毒腺相比分别有31.0%和29.4%的区室由A室和B室组成；未排毒毒腺和排毒三天后的毒腺中A室和B室分别占23.9%和24.1%。在不同组织中，约有39.6%的区室转化为相反的区室（A 区室转化为B 区室或B 区室转化为A区室）。统计不同排毒时间的区室分布情况，发现大约有52.0%的区室发生了相互的转换。区室转化之间与小染色体间的相互作用存在着密切的关系。通过分析不同的组织和不同毒液补给时间的银环蛇组织样本，发现小染色体间区室转变的模式是相似的。且在银环蛇不同组织组的Chr12、Chr14及Chr16和不同毒液排放时间组的Chr12、Chr13、Chr15及Chr16中，大约有占区室总长度10%的区域，区室由从开放转换为关闭。与未排毒毒腺相比，肌肉组织的Chr1、Chr4及Chr5和排毒三天后毒腺的Chr1、Chr2及Chr4中，大约有24.9%的关闭区室开放转变为开放区室。

A区室和B区室由100kb-1Mb的TADs组成，在同一个TAD内部区域，基因表达水平可以被共同调控。在未排毒毒腺、排毒三天后毒腺和肌肉组织的Hi-C交互矩阵中，分别鉴定出1026、1044和41个TADs。且发现在肌肉组织没有特异性的TADs，其鉴定出的TADs在未排毒和排毒三天后的毒腺组织中都存在；然而在未排毒毒腺和排毒三天后的毒腺中，分别检测出49和78个组织特异性的TADs。

染色质环指将远处的调节元件连接在一起的染色质结构，还可以将增强子和其他转录元件结合在一起，以促进RNA Pol II的招募。在未排毒毒腺、排毒三天的毒腺和肌肉组织中，分别检测到了11 213个peak loci和6083个染色质环，6750个peak loci和3623个染色质环，以及3711个peak loci和951个染色质环（图3-14）。绝大多数的peaks（98.2%）在距离为1Mb的位点之内识别出染色质环。对染色质环分布区室区域的分析结果显示：在A区室和B区室中分别鉴定出6480个染色质环和5171个染色质环，大部分长度为50～100 kb。染色质区室的开放和关闭与染色质环数无显著关系。

2. 银环蛇毒素合成关键基因调控机制

为了了解银环蛇不同层级的染色质状态变化会不会对毒液相关基因的表达产生影响，对染色质区室、TAD和loop水平中的基因进行了表达水平的统计和分析，发现不同排毒时间显著表达基因多富集在区室转变发生频率高的区域。对富集的特异性基因进行富集分析发现这些基因与毒素活性（toxin activity），金属离子活性（metal ion binding）和丝氨酸蛋白酶抑制剂（serine-type endopeptidase inhibitor activity）等功能相关。

根据基因表达量分布情况，对银环蛇转录组样本的表达水平进行分类。染色质环中的基因多

处于高表达水平（FPKM＞20）。利用GO和KEGG通路富集分析来确定位于染色质环高表达区域的基因的功能和代谢通路。在排毒三天后毒腺染色质环中的基因大多数富集在RNA活动相关的功能中，如血管生成的正向调节（positive regulation of angiogenesis），蛋白酶体介导的泛素依赖性蛋白分解代谢过程的正向调节（positive regulation of proteasomal ubiquitin-dependent protein catabolic process）和细胞凋亡信号通路的负调节（negative regulation of intrinsic apoptotic signaling pathway）等，以及必需代谢通路的功能中，如碳代谢（carbon metabolism）、锌指蛋白DZIP1（zinc finger protein DZIP1）和氨基酸的生物合成（biosynthesis of amino acids）等。在未排毒毒腺中基因主要富集在高尔基膜转运（Golgi membrane），蛋白质转运（protein transport），内质网到高尔基泡的转运（endoplasmic reticulum to Golgi vesicle-mediated transport）和适应性免疫反应（adaptive immune response）等功能上。在银环蛇肌肉组织中，染色质环的基因大多与肌肉和骨组织发育相关，如肌动蛋白细胞骨架组织（actin cytoskeleton organization）和丝状肌动蛋白（filamentous actin）等生物学功能相关。

发现9个分布在5条染色体上的PLA2基因。4个基因（*BM09280*、*BM19392*、*BM19393*、*BM19395*）串联排列在Chr2上，称为I组PLA2（GI-PLA2s，眼镜蛇毒素）。位于Chr17上的两个基因（*BM17086*和*BM12915*）被注释为II组PLA2s（GII-PLA2s，蝰蛇毒素组）。另外3个基因（*BM08037*、*BM12016*、*BM19731*）位于Chr5、Chr3和Chr10上被注释为GIB-PLA2s（图3-18A）。为了探讨三维基因组结构和表观遗传学特征与毒素编码基因表达水平之间的相关性，在构建了银环蛇毒蛋白编码基因家族的三维染色质结构后，在未排毒毒腺（图3-18B），排毒三天后毒腺（图3-18C）和肌肉组织（图3-18D）中建立组蛋白修饰、染色质特征、PLA2基因家族和基因表达之间的关联图谱。在Chr2上一个约7Mb的区域（180 500 000～187 500 000），未排毒毒腺染色体之间的交互频率更为紧密。在染色质区室上，与未排毒毒腺相比，肌肉和排毒三天后毒腺上有16.9%的区室由封闭区室转变为开放区室。在排毒三天后的毒腺中，发现在I组PLA2基因（*BM19393*、*BM19395*）所在的区域，绝大部分的区室都是关闭的。在未排毒毒腺和排毒三天后的毒腺中，分别有3个和5个TAD，25个和18个染色质环在Chr2上被检测到。且位于同一个染色质环上的3个基因（*BM09280*、*BM19383*、BM19385）的表达水平较高。转录活跃组蛋白H3ac在未排毒的，排毒三天后的毒腺以及肌肉组织中都高度富集，然而抑制性组蛋白H3K27me3多富集在排毒三天后的毒腺中。这些结果表明三维基因组结构和组蛋白修饰对银环蛇PLA2毒素编码基因的表达具有重要意义。

三、黄花蒿染色质三维结构分析

利用高产黄花蒿株系（HAN1）和低产黄花蒿株系（LQ9）进行染色质三维结构分析。在黄花蒿的高低产株系中，发现9条染色体之内的相互作用比染色质之间的相互作用更为频繁（t检验，$P < 0.05$）。使用100 kb分辨率分割染色质交互矩阵图，获得开放和关闭的区室后，分析了不同种源黄花蒿三维基因组中染色质区室的变化。在黄花蒿高产和低产株系中，区室的组成相似。在高产青蒿素植株和低产青蒿素植株的9条染色体中，共有23.7%的区域位于转录活跃区室，15%的区室位于转录抑制区室。此外在高低产黄花蒿植株中，约有61.3%的转化为对立的区室；在Chr1、Chr2、Chr5和Chr6中，约有总长度的67.9%的区室由A室转化为B室。

高低产黄花蒿植株的染色质结构和区室转换上都有很大的不同，但在高产青蒿素植株和低产青蒿素植株中仍分别有约为38.47%和59.94%的TAD边界是相同的。分析TAD边界序列模体结构显示，bHLH、C3H、C2H2、MYB、FAR1、WRKY、bZIP和ERF的结合位点高度富集。在高产株系中，检测到了7404染色质环与11 442染色质环的所在位点；在低产株系发现了9507个染色质环与8570染色质环的所在位点。

基于不同种源黄花蒿中大量的染色质区室转换的情况，对高低产黄花蒿的区室转换区域的基因表达情况进行了研究。发现染色质区室转换区域的基因表达水平有明显的差异。其中，转录活性区域区室的表达水平普遍高于转录抑制区域区室的表达水平。在HAN1的开放区室到LQ9的关闭区室的转换区域中，有3469个差异表达基因，其中1842个基因上调，1627个基因下调。在HAN1的关闭区室到LQ9的开放区室的转换区域中，有1293个差异表达基因，其中800个基因上调，493个基因下调。在识别出HAN1染色质区室转换区域的差异表达基因后，对HAN1叶片染色质开放区域中的差异表达基因进行代谢途径富集分析，发现其多富集在磷脂代谢过程（phospholipid metabolic process，PMP），类异戊二烯代谢过程（isoprenoid metabolic process，IMP），脂质生物合成过程（lipid biosynthetic process，LBP）和倍半萜合酶活性（sesquiterpene synthase activity，SSA）这些功能途径上。

为了找出119个ABP和GST相关基因的表达量与染色质结构之间的联系，在黄花蒿三维染色质结构建立后，对高低产黄花蒿的染色质特征（染色质区室、TAD、loop），基因数量以及基因表达之间的关系进行了研究。在染色质区室层面上分析，大多数ABP相关基因在高低产黄花蒿的开放区室区域内富集，而CYP71AV1在低产青蒿素株系的开放区室中富集，在HAN1的开放区室区域几乎不表达。约有80.58%和42.72%的腺毛合成相关基因分别在高产黄花蒿和低产黄花蒿的染色质开放区域富集。在高低产黄花蒿的Chr2上分别检测到399 365个TAD边界和10 331 412个染色质环。ABP相关基因（*DBR2*、*ADH1*、*ALDH1*）位于三个loop区域，其中DBR2基因位于同一个loop内部。这一结果表明，染色质三维结构在青蒿素合成相关基因的表达中发挥重要作用。在高低产黄花蒿中，检测到在HAN1中TBL基因家族的四个基因（*chr2g00294041*、*chr2g00298691*、*chr2g00302851*、*chr2g00323681*）位于长度为3M的区域内，分布在4个不同的染色质环上。GST和ABP相关的基因被注释到了对植物的发育至关重要的KEGG通路中（图4-14），如MYB转录因子家族（transcription factor MYB-plant，TFM）和倍半萜、三萜类合成途径（sesquiterpenoid and triterpenoid biosynthesis，STB）。

思考题

1. 表观基因组学有哪些主要研究内容？
2. 非编码RNA有哪些种类？
3. 药用生物表观基因组研究具有怎样的应用前景？

第九章 药用植物宏基因组学

宏基因组学（Metagenomics），又称为微生物环境基因组学、群落基因组学、或元基因组学等，是一门直接研究自然状态下微生物群落多样性、开发新活性物质、筛选新功能基因的学科。早在1986年，Olsen等就首次应用非纯培养的分子生物学技术，通过直接克隆环境中的核糖体小亚基DNA（16S ribosomal DNA，16S rDNA）对其微生物多样性进行了研究（Olsen et al，1986）。Healy等在1995年通过构建木素纤维素底物富集的混合微生物基因组文库，筛选到相关降解功能的酶类基因（Healy et al，1995）。Stein等在1996年通过构建海水原核微生物基因组文库，筛选到未培养过的古菌16S rRNA基因，确立了微生物环境基因组学在微生物学研究中的地位（Stein et al，1996）。Handelsman等在1998年正式提出宏基因组的概念，即环境中全部微小生物DNA的总和（the genomes of total microbiota found in nature）（Handelsman et al，1998）。宏基因组学是在宏基因组的概念上发展而来，通过直接提取生态环境中微生物群体DNA的方法，从整体上对遗传序列进行拼接、分析、筛选出功能基因，进而成为挖掘未知基因、合成新化合物、研究微生物多样性的新途径（贺纪正等，2008）。

宏基因组技术起源于环境微生物学研究，可了解生态系统中微生物的多样性并分析其群落结构，同时有助于了解微生物与生态环境的互作关系，产生指示环境变化程度的信息，达到监控、评价和干预的目的。随着相关工作的开展，宏基因组的研究范围涉及植物、动物。例如运用该技术分析自然界中动、植物群体的组成进而解析动植物的进化关系；通过高通量测序分析混杂药材、凉茶等材料的组成进而鉴定其成分类型；该技术可解析肠道微生物群的组成及多样性，揭示体内微生物的变化等。

药用植物宏基因组学是应用分子生物学技术分析药用植物微生物多样性、群体结构、进化关系、功能活性以及药用植物与微生物在周围环境中的相互作用的一门新兴学科。本章节主要涉及药用植物栽培环境及内生微生物群落的多样性及组成。

第一节　药用植物宏基因组学研究策略

药用植物宏基因组学通过利用分子生物学手段，研究药用植物生长环境和内生微生物群落组成等。本章节主要介绍药用植物生长环境及内生微生物的多样性、种群结构及微生物与药用植物相互作用等内容。

根际微生物（rhizospheric microorganism）的改变是影响药材产量及质量的重要因素之一。宏基因组学突破了微生物研究的瓶颈，实现了跨越预先培养环节来研究整体微生物群落结构，能更加精确地反映微生物群落的活性及时空变化，为了解药用植物生境、改进药用植物培育技术、克服部分药用植物连作障碍等提供有效策略。

内生菌（endophyte）是指在生活史的某一阶段或全部阶段生活在健康植物组织和器官内的真菌、细菌或放线菌，被感染的宿主植物不表现外在症状。植物内生菌种类丰富，并对宿主植物具有多种作用，内生菌与其宿主药用植物在长期协同进化过程中形成了互惠共生关系。植物与内生菌呈互利共生关系：植物把光合作用产物、水和矿物质提供给内生菌；同时，内生菌代谢产物能刺激植物生长发育，提高宿主对环境胁迫的抵抗力。内生菌与药用植物的“协同进化”关系决定了某些内生菌具有产生与宿主植物相同或相似的生物活性物质的能力。内生菌产生的活性物质，在生物制药、农业生产及发酵等方面都表现出良好的应用前景，受到广泛关注，但药用植物内生菌研究中对内生菌的分类和培养依然存在问题，例如，有些内生菌在脱离了药用植物体内环境后会出现难以培养的特性，即使用不同的培养基来分离植物组织的内生菌，也不能保证所有生活在植物体内的内生菌全部被分离出来。因此，将宏基因组学应用于药用植物内生细菌研究，克服了传统分子生物学方法通量低的缺陷，从基因组水平上解析微生物群落结构，突破了很多厌氧内生微生物尚不能被分离培养的技术瓶颈，可以检测到以往没有检测到的低丰度植物内生菌种类，丰富了药用植物内生菌资源，更准确地反映了药用植物内生微生物中不同丰度菌群的组成和比例，从整体水平上揭示药用植物内生微生物的群落结构及多样性。

目前，国际上关于微生物群落组成的研究方法主要包括：基因克隆文库、DNA指纹图谱技术及高通量测序技术。基因文库克隆主要包括单克隆质粒、转化细胞构建及Sanger双脱氧法测序。DNA指纹图谱技术主要包括变形梯度凝胶电泳（DGGE）及末端片段长度多态性（T-RFLP）等。高通量测序技术第二代主要使用Illumina测序平台、华大智造测序平台等，第三代测序主要为Pacbio的SMRT、Oxford的Nanopore以及其他一些尚处于实验室阶段的技术。高通量测序已成为样品宏基因组最主流检测手段。目前，关于宏基因组的研究内容主要包括微生物多样性检测及宏基因组的*de novo*测序。微生物多样性检测是对环境、植物等样本中微生物16S /18S rRNA高变区或ITS的PCR产物的高通量测序，分析该样本中微生物群落的多样性。宏基因组的*de novo*测序是对样品中的微生物群落进行高通量测序，经过序列组装和基因注释之后，完成宏基因组的全基因组分析。本章节主要介绍高通量测序技术的实验流程。

一、概　　念

宏基因组通过直接从环境样品中提取全部微生物的DNA，构建宏基因组文库，利用基因组学的研究策略研究环境样品所包含的全部微生物的遗传组成及其群落功能。它是在微生物基因组学的基础上发展起来的一种研究微生物多样性、开发新的生理活性物质（或获得新基因）的新理念和新方法。其主要含义是：对特定环境中全部微生物的总DNA（也称宏基因组，metagenomic）进行克隆，并通过构建宏基因组文库和筛选等手段获得新的生理活性物质；或者根据rDNA数据库设计引物，通过系统学分析获得该环境中微生物的遗传多样性和分子生态学信息。

二、实验及分析流程

提取样品基因组DNA，将16S /18S rRNA高变区或ITS的PCR产物进行纯化、富集、定量，或将基因组总DNA片段化，将获取的PCR产物或片段化的DNA进行测序文库的构建，将构建的文库上机测序，高通量测序数据的生物信息学分析，解析样品微生物群落多样性、结构、组成及功能的变化（图9-1）。

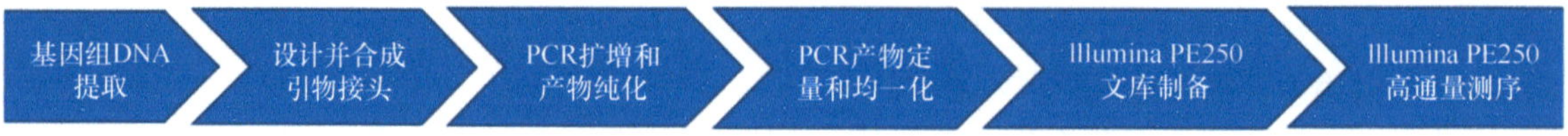
基因组DNA
提取
设计并合成
引物接头
PCR扩增和
产物纯化
PCR产物定
量和均一化
Illumina PE250
文库制备
Illumina PE250
高通量测序

图9-1 宏基因组学试验流程（以Illumina PE250测序为例）

针对微生物群落多样性的数据分析流程主要包括：将测序得到的PE reads首先根据overlap关系进行拼接，同时对序列质量进行质控和过滤，区分样本后进行OTU（operational taxonomic unit）聚类分析和物种分类学分析，基于OTU可以进行多种多样性指数分析，基于OTU聚类分析结果，可以对OTU进行多种多样性指数分析，以及对测序深度的检测；基于分类学信息，可以在各个分类水平上进行群落结构的统计分析（图9-2）。

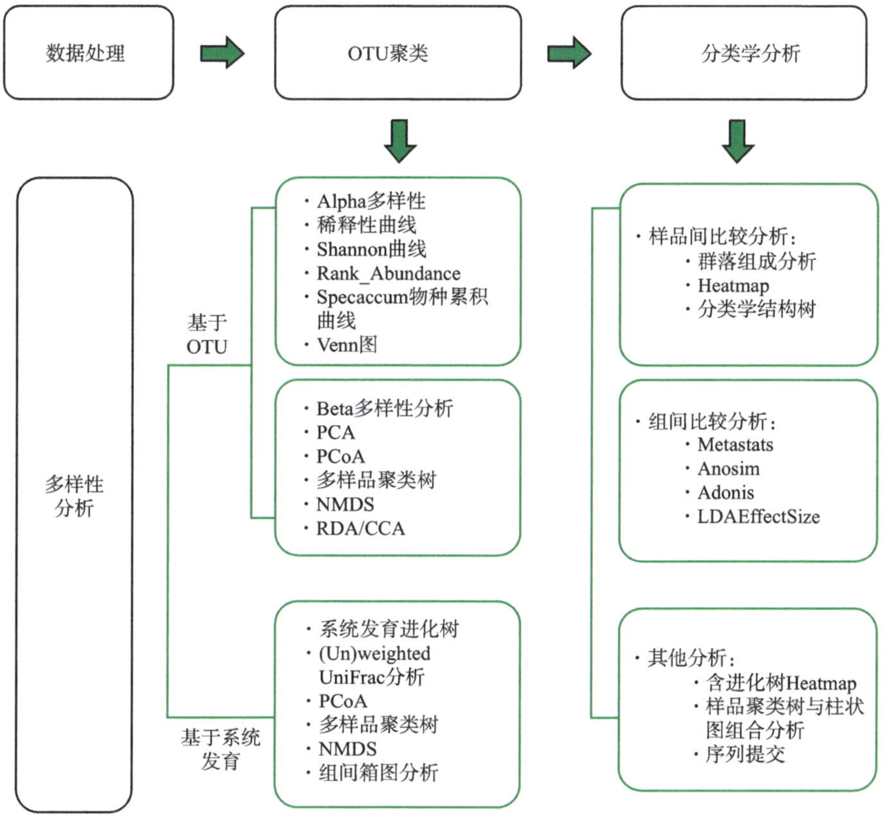

图9-2　微生物多样性的常规分析流程

针对宏基因组*de novo*测序分析流程主要包括：下机原始序列通过拆分、质量剪切以及去除污染等优化处理，进行拼接组装和基因预测，对得到的基因进行物种和功能上的注释以及分类，包括NR（NCBI non-redundant protein sequences，https：//www.ncbi.nlm.nih.gov/guide/proteins/），KOG（euKaryotic ortholog groups，http：//www.ncbi.nlm.nih.gov/KOG/），COG（clusters of orthologous Groups of proteins，http：//www.ncbi.nlm.nih.gov/COG/），KEGG（Kyoto encyclopedia of genes and genomes，http：//www.genome.jp/kegg/）等。在上述分析的基础上，进行相似聚类、分组排序、差异比较等多方向的统计分析和探索，并对结果进行可视化展示，挖掘数据中的有效信息，揭示隐含的规律，验证实验假设和发现新问题（图9-3）。

三、应用及前景分析

宏基因组学可应用于道地药材的研究。道地药材通常指来自特定产区、生产历史悠久、栽培加工技术精细、质地优良、疗效显著的药材，是某些调节植物代谢产物合成的关键酶基因时空差

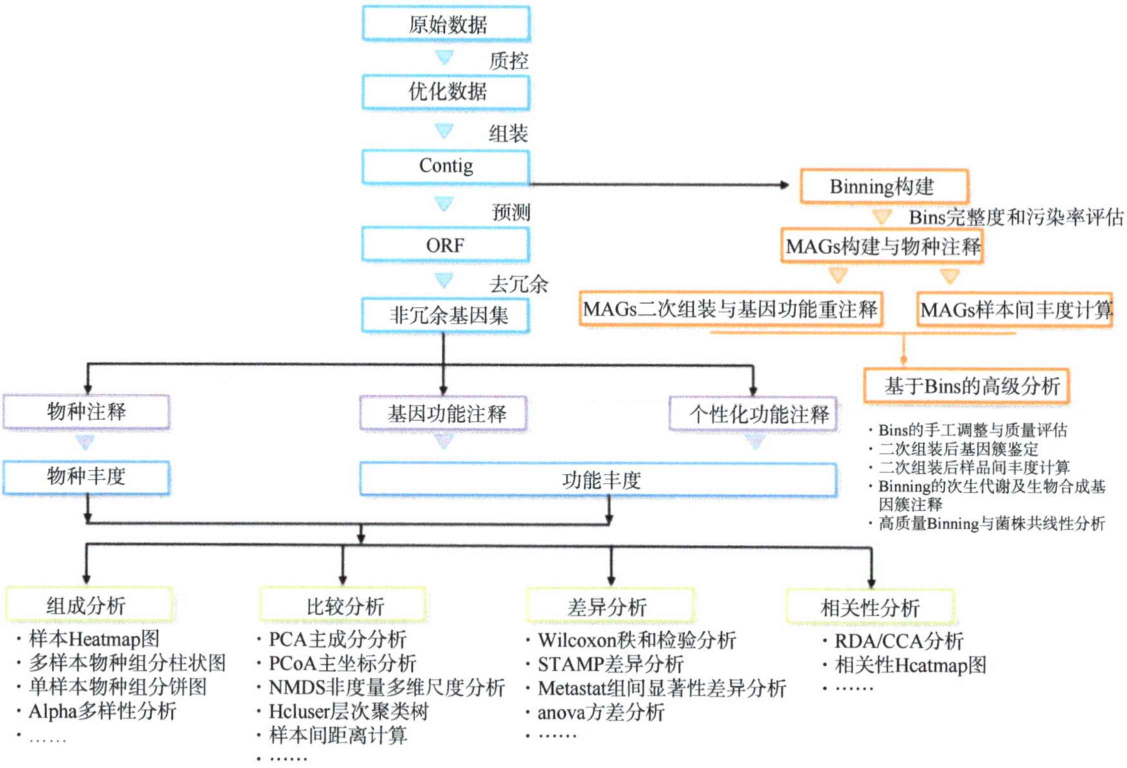

图9-3 宏基因组学 *de novo* 数据分析流程

异表达形成的（郭宝林等，2005）。生态型（ecotype）是指一个种对某一特定生境发生基因型反应的产物。中药品质优劣和疗效差异在于其所含化学成分的不同，而实质上这种差异是由于生态型不同，植物个体在形态、生理、生化上的变化所导致。根际微生物对药用植物次生代谢合成起关键作用。影响道地药材生长的环境因素有很多，其中根际微环境在药用植物次生代谢产物形成中起着重要作用。道地药材不同生态型根际微生物种群结构存在差异，而不同微生物类群的生物学功能不同，从而影响药用植物次生代谢。目前虽无直接应用宏基因组学研究道地药材的报道，但土壤微生态环境已成为药材道地性的一个研究热点。朱毓霞等采用稀释平板法对汶川地震前后土壤真菌、放线菌、细菌进行计数，采用最大或然数法测定土壤功能菌群落多样性、均匀性，认为灾区土壤震后两年可恢复震前水平。吴小丽等研究在整个生育期内道地药材怀牛膝的土壤微生物和酶活性，认为怀牛膝在增重期土壤微生物数量和酶活性均最大。宏基因组学是一种整体性的研究策略，可研究不同生态型土壤微环境对道地药材形成的影响。从环境样本中直接提取微生物DNA，将DNA片段克隆到载体上，转化宿主菌，构建宏基因组文库，对文库进行随机序列测定以研究微生物群落的组成或筛选文库以发现特异的基因。基于高通量测序技术，运用宏基因组的研究手段对道地药材生长的土壤微生物群落和结构进行研究，比较不同生态型道地药材根际土壤的微生物基因组，分析基因组结构，寻找编码分泌蛋白、与道地药材次生代谢产物合成相关的基因。探索微生物对于道地药材的生长、次生代谢产物的合成等方面的影响，为道地药材形成的土壤微环境的研究开辟了新道路。

利用宏基因组探索药用植物连作障碍也是当前研究热点。同一作物或近缘作物连作以后，即使在正常管理的情况下，也会产生产量降低、品质变劣、生育状况变差的现象，称作连作障碍。导致连作障碍的因素主要有土壤理化性状改变、土壤生物学环境变化、药用植物自毒作用等（张子龙等，2009）。连作障碍加剧了药用植物-土壤之间的矛盾。同一种药用植物对土壤中的营养元素具有单一消耗的作用，从而引起土壤物理、化学、生物活性等方面的改变。连作障碍一直以来都是药用植物种植面临的困境之一，是一项迫切需要解决的棘手问题。目前已报道存在连作障碍的药用植物有人参（*P. ginseng*）、三七（*P. notoginseng*）、太子参（*Pseudostellaria heterophylla*）、地黄（*R. glutinosa*）、薯蓣（*Dioscorea polystachya*）、当归（*Angelica sinensis*）、牛膝（*Achyranthes bidentata*）等（张鸿雁，2010）。栽种过人参的土壤俗称“老参地”，这类土壤栽种人参会出现烧须、病害加剧、产量降低等严重后果。而目前仍缺乏有效的措施解决连作障碍的问题，使得人参产业的发展严重受阻。杨利民等从土壤微生物引起病害、根际化感作用和土壤营养不足3方面总结了人参、西洋参连作障碍的可能因素。乔卿梅等分析了根际微生物在克服药用植物连作障碍中的潜力，从根际真菌、促生菌以及其他微生物菌剂几个方面进行了探讨。根际微生物是导致药用植物连作障碍的重要因素之一。随着种植年限的延长，导致栽培土壤障碍因素日益突出，病害在连作土壤中的发生率可达85%左右，尤其是土传细菌及真菌病害。利用宏基因组学技术对连作土壤中根际微生物样本进行基因组学分析，采集连作前后土壤样品，提取总DNA，应用高通量测序技术，将得到的数据进行序列拼接、注释，利用与数据库中已提交的已知微生物种类进行对比，分析连作前后土壤微生物种类、数目的变化，为解决药用植物连作障碍提供新的研究思路。

宏基因组学作为研究微生物种群分布、遗传特征及基因相互作用的一门新兴学科在未来会遇到更多、更大的机遇和挑战。随着大规模测序技术的发展，基于高通量测序的宏基因组学将会在生物学研究中发挥越来越重要的作用。与基因组学研究相类似，目前宏基因组学发展的瓶颈在于如何高效分析高通量测序产生的海量数据。生物信息学在宏基因组学研究中具有至关重要的作用，它贯穿于宏基因组学的数据收集和存储、数据处理和分析等各个阶段，既是宏基因组学推广的最大瓶颈，也是目前宏基因组学研究发展的关键所在。此外，宏基因组学与宏转录组学及宏蛋白质组学的结合也是未来研究领域一项新的切入点。本章将宏基因组学理论与药用植物有机地结合起来，进一步阐明土壤微生物对药用植物连作障碍形成的影响，并为探索植物内生菌多样性提出新的研究思路。

第二节 药用植物根际微生物宏基因组

不同的药用植物之间或相同的药用植物在不同的发育时期，具有不同的根际微生物的群落结构，而不同的群落结构反映土壤质量的改变，土壤微生物和药用植物之间存在共生关系，通常情况下土壤微生物与药用植物生长发育相平衡，但在长期连作情况下，会导致病原真菌、细菌及线虫等数量增多，破坏土壤微生物和药用植物之间的共生关系，使药用植物不能正常生长。土壤微生物多样性及组成影响土壤的生产力、作物产量及品质。如土壤微生物群落多样性及组成的平衡被打破，将导致土壤功能异常，进而引起作物死亡。土壤微生物多样性及组成与环境因子及栽培品种相关，可作为药用植物栽培过程中土壤健康度的生物学指标。研究表明，土壤微生物多样性与植物根系疾病发病率呈明显负相关（Benizri et al.，2005）。高继海等（2017）研究发现附子根系影响了土壤真菌的结构组成，阿太菌、总状毛霉等是附子根腐病的致病菌群，而被孢霉属、青霉菌属等又组成病害菌的拮抗菌群。陈慧等（2007）研究地黄连作障碍的土壤微生物区系的结果表明，连作土壤中有益根际细菌，如氨化细菌、好气性固氮菌、好气性纤维素分解菌、硫化细菌、硝化细菌的数量减少，真菌的生长也受到植物连作的抑制，而根际土壤中的放线菌、反硝化细菌、反硫化细菌数量增多。

同一种植物或近缘植物在同一块土地上连续多年种植以后即使在正常管理情况下也会出现生育状况变差、病虫害严重、产量降低、品质变劣的现象称为连作障碍。自毒作用、土壤理化性状劣变、微生物失衡和土传病害增加导致作物连作障碍，其中土壤微生物群落的失衡是连作障碍的重要关联指标。土壤菌群参与关键的生态过程，包含大量土传病害的致病因子及拮抗因子。Berg等（2009）在某连作体系的土壤中发现，散囊菌目（Eurotiales）、球囊菌目（Glomeromycota，AM fungi）、肉座菌目（Hypocreales）和银耳目菌类（Tremellales）丰度增加，而鸡油菌目（Cantharellales）、伞菌目（Agaricales）、盘菌目菌类（Pezizales）丰度减少，推断在连作体系中不同的菌类扮演不同角色及不同菌体间的竞争也是导致土壤微环境变化的潜在机制。连作体系下真菌群落多样性及组成发生变化，致病群落丰度增加，易引起或加重连作障碍。

关于药用植物对连作障碍土壤适应性及其质量变化规律，如何有效利用现有种植地使药用植物能连续在同一地块生长，稳定我国的中药种植产业，实现中药资源的可持续发展，成为亟待解决的重大课题。连作障碍发生原因的复杂性、随机性及药材的差异性，给解决连作障碍问题带来很大困难。药用植物连作障碍的研究尚处于初级阶段，而宏基因组技术突破微生物研究的瓶颈，实现了跨越预先培养环节来研究整体微生物。其通过描绘根际土壤微生物群落的“全景图”，能更加精确地反映微生物群落的活性及时空变化，界定土传病原微生物及益生菌的范围，为病害防治及有益微生物的挖掘提供依据。在本节中，应用宏基因组技术，对药用植物根际微生物进行探讨，为解决连作障碍等提供依据。

一、三七根际微生物宏基因组

连作障碍是阻碍三七产业健康可持续发展的核心难题。连坐障碍会导致三七的存苗率下降，土传病害增加，三七的产量和品质下降，极大影响三七产业健康可持续发展。三七作为多年生的草本植物，一般种植三年才可收获，三七每年都有一个完整的生育期（营养生长期、花期以及根部生长期）。根际微生物与植物的生长发育、健康以及产量是密切相关的。不同的基因型、生长阶段、地理位置、气候因素等都会影响植物根际土壤微生物的多样性和组成。多年生三七不同生育期如何驱动根际土壤微生物组的，目前尚不清楚。本部分通过介绍对三七不同生育期根际土壤微生物的多样性和组成的研究，解析三七根际微生物组在不同生育期的动态变化；通过跨域网络揭示了三七不同生育期根际细菌和真菌的互作，发现三七收获期真菌占据跨域网络的核心地位；通过解析了不同产量三七根际微生物组的功能，相关性分析确认了与三七产量相关的功能特征。

三七的整个生育期根际土壤微生物群落的多样性呈现先增长后降低的趋势；细菌的多样性在移栽前的大田土壤到两年生根部生长期阶段呈现上升的趋势，两年生根部生长期到三年生花期阶段保持平稳状态，三年生根部生长期显著下降；而真菌的多样性移栽前的大田土壤到两年生营养生长期阶段呈上升趋势，两年生营养生长期到三年生花期阶段保持平稳，三年生根部生长期显著下降（图9-4）。三七不同生育期驱动根际土壤微生物群落组成存在显著变化。三七在移栽前后根际土壤细菌群落组成存在差异，两年生花期和两年生根部生长期的群落组成与三年生营养生长期、三年生花期和三年生根部生长期存在差异，三年生根部生长期（收获期）的根际微生物群落组成与其他生育期存在差异；真菌的群落组成三年生根部生长期时期区别于其他生育期。

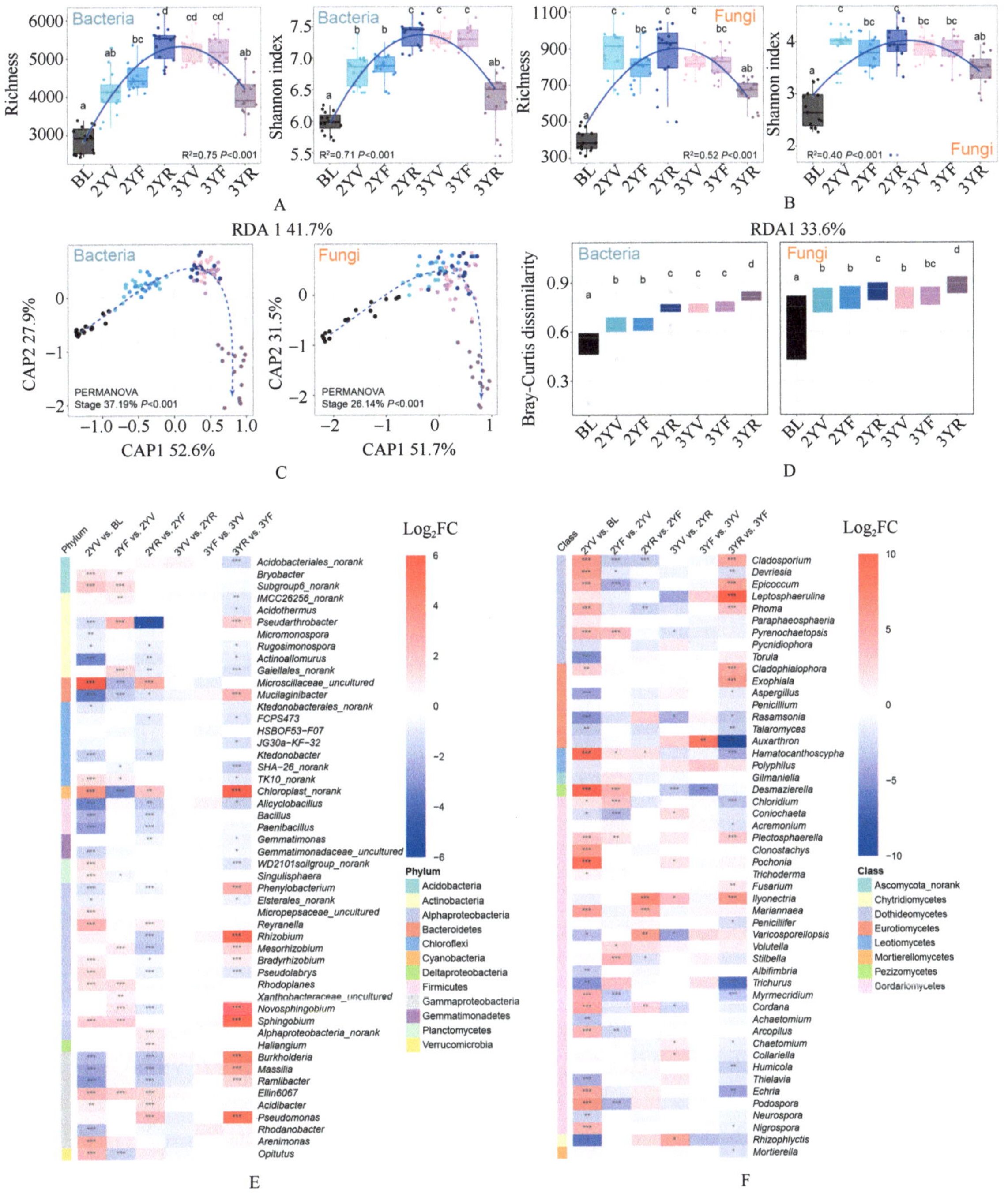

图9-4　三七不同发育期微生物多样性变化

BL，移栽前的大田土壤作为对照土壤；2YV，两年生营养生长期；2YF，两年生花期；2YR，两年生根部生长期；3YV，三年生营养生长期；3YF，两年生花期；3YR，三年生根部生长期（Wei et al，2022）

三七种植降低了跨域网络的稳定性显示，移栽前的大田土壤到两年生根部生长期阶段网络的稳定性持续下降（图9-5）。移栽前的大田土壤到两年生根部生长期阶段网络的节点数、总连接数目以及平均节点度均呈现持续上升的趋势移栽前的大田土壤到三年生花期阶段细菌居于网络的核心地位，而三年生根部生长期阶段真菌居于网络的核心地位。

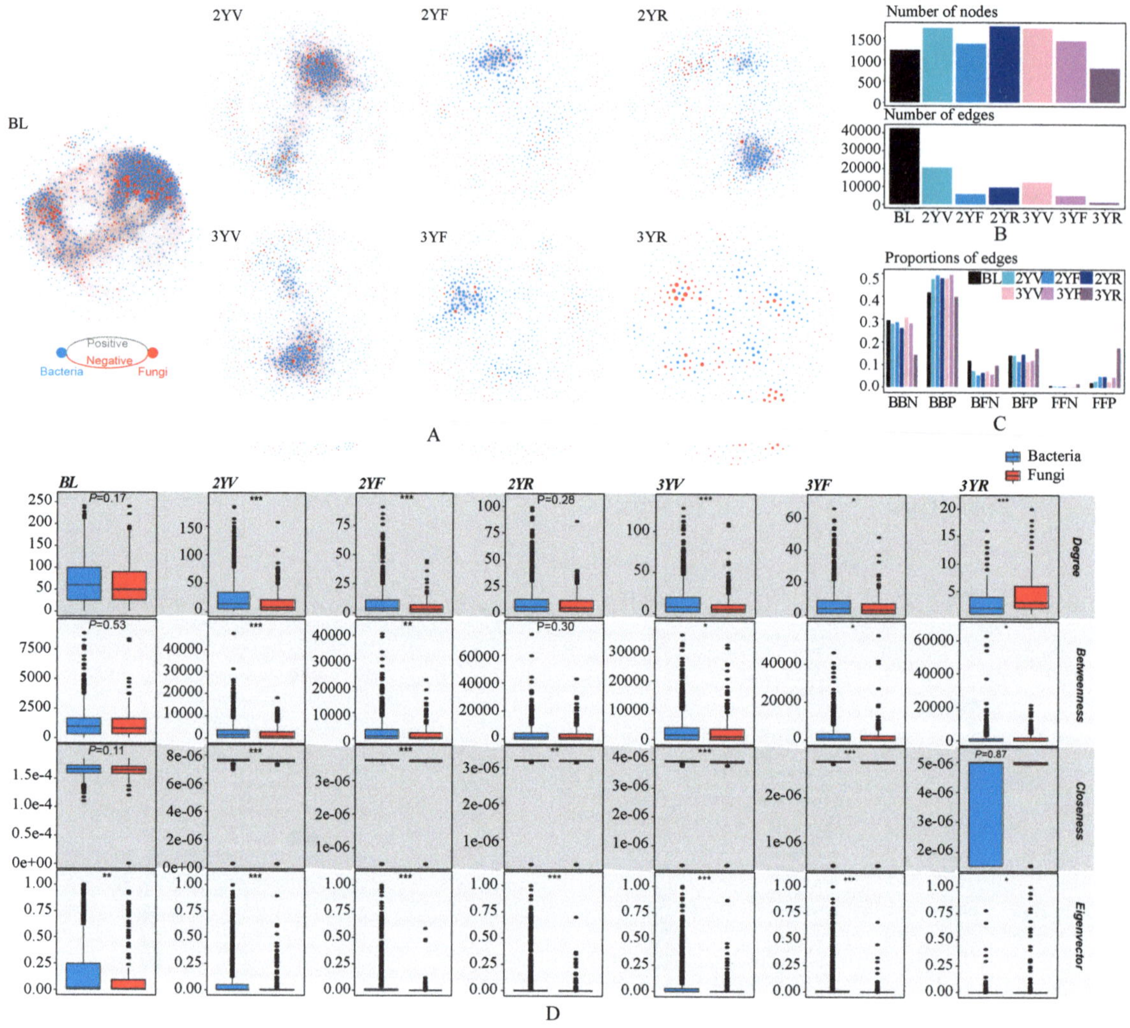

图9-5 三七不同发育期微生物网络拓扑结构（Wei et al，2022）

收获期产量差异的五个试验点的微生物多样性、组成和功能存在差异分析显示，YS和QB的α-多样性指数Shannon显著高于平坝A、平坝B和平坝C；β-多样性结果显示YS和QB在群落组成上区别于平坝A、平坝B和平坝C；放线菌门（Actinobacteria）的相对丰度在YS和QB显著高于平坝A、平坝B和平坝C；KOs涉及细菌分泌系统（bacterial secretion systems）、鞭毛组装（flagella assembly）、细菌趋向性（bacterial chemotaxis）、双组分系统（two-component system）、植物与病原互作（plant-pathogen interaction）以及ABC转运蛋白（ABC transporters）等植物与微生物互作以及微生物与微生物互作的途径，在5个试验点的根际土壤中有较高的相对丰度。三七收获期根际土壤细菌属与三七产量相关性系数$|R|>0.5$的为127个，正相关的属为63个，负相关的属为64个，*Acidothermus*、*Altererythrobacter*、*Aquicella*、*Caenimonas*、*Crossiella*、*Domibacillus*、*Georgfuchsia*、*Hydrogenispora*、*Lysinibacillu*、*Modestobacter*、*Rugosimonospora*、*Sporichthya*和*Sporosarcina*与三七的产量显著性相关（$P<0.05$）；三七收获期根际土壤真菌属与三七产量相关性系数$|R|>0.5$的属为57个，正相关的属为26个，负相关的属为31个，*Aspergillus*、*Leptosphaeria*和*Preussia*与三七的产量显著性相关（$P<0.05$）。在KEGG level 3的水平85个功能traits与三七产量显著性相关（$P<0.05$），其中与三七产量正相关的为12个，与三七产量负相关的为73个；功能特征类固醇生物合成和MAPK 信号通路与三七的产量正相关，功能特征例如细菌分泌系统，ABC转运蛋白，细

胞色素P450介导的异生物质代谢和细胞色素P450介导的药物代谢与三七产量负相关（图9-6）。

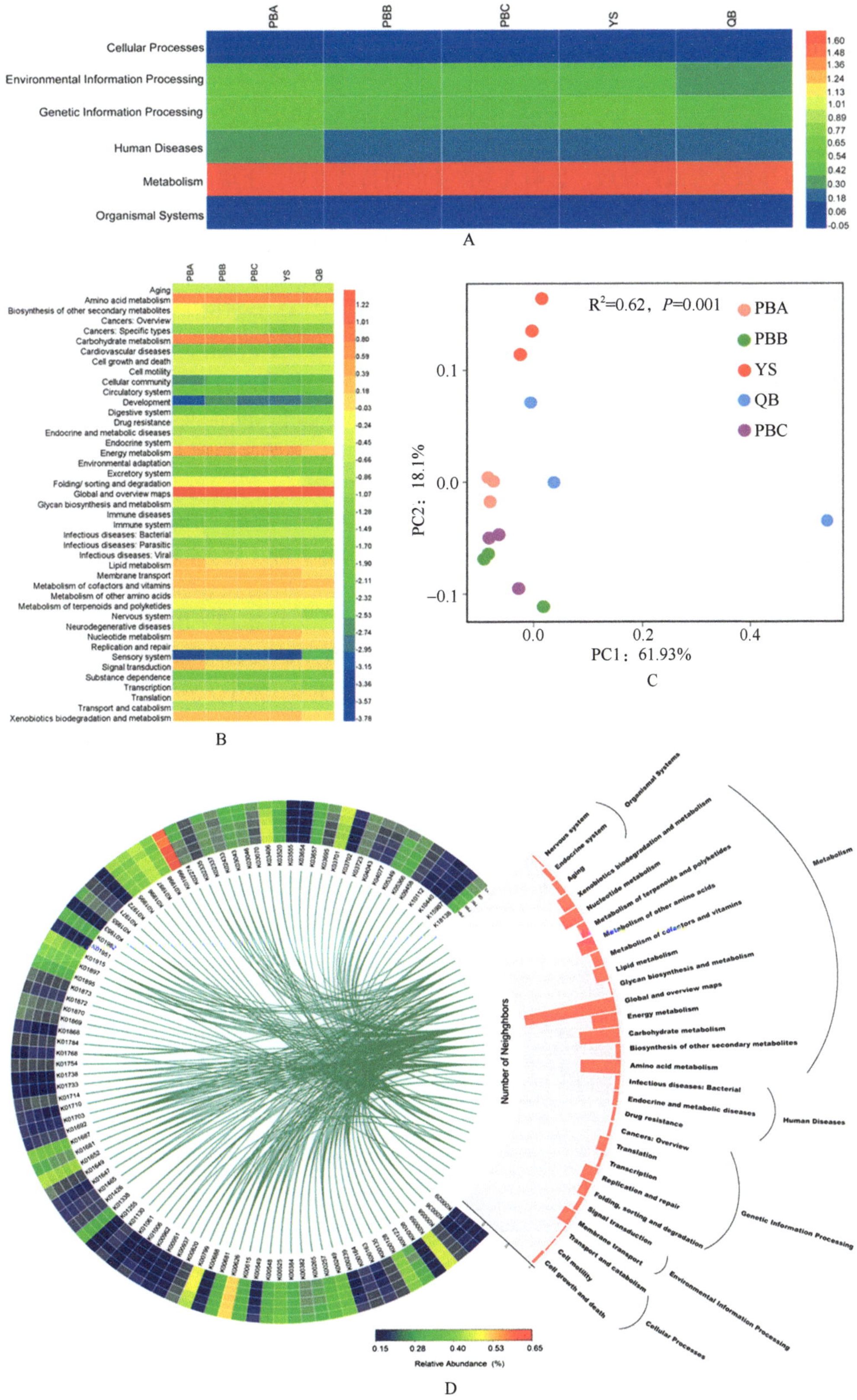

图9-6　三七微生物与皂苷含量相关图（Wei et al，2022）

以上工作揭示了三七不同生育期驱动根际土壤微生物组的变化，三七的种植降低了根际微生物跨域网络的稳定性，通过宏基因组的测序解析三七收获期根际微生物组的功能，最后确认了与三七产量相关的微生物群落和功能原件。

二、人参根际微生物宏基因组

连作障碍导致人参减产减收，影响人参产业的可持续发展。土壤菌群多样性及组成的变化与连作障碍相关。通过采用高通量测序技术，分析人参根际土壤真菌群落多样性及组成的变化，阐述人参栽培模式对根际微生态的影响，可为克服连作障碍提供策略。Ref研究显示，与森林土壤相比，人参根际土壤微生物多样性增加，且随着种植年限的增加，多样性增加趋势下降；真菌群落粪壳菌纲（Sordariomycetes）、Alatospora、Eurotiomycetes、锤舌菌纲（Leotiomycetes）、酵母菌纲（Saccharomycetes）、毛霉菌目（Mucorales）和盘菌纲（Pezizomycetes）的丰度增加。皮尔森相关分析表明，土壤理化指标影响人参根际真菌群落的丰度，pH与座囊菌纲（Dothideomycetes）和Alatospora的丰度显著相关，有效钾含量与座囊菌、Alatospora和Mucorales的丰度显著相关，土壤总氮含量与粪壳菌和Mucorales的丰度显著相关。结果表明，施肥是影响人参根际微生态的关键因素之一，优化施肥体系是克服人参连作障碍的有效途径之一。

与森林土相比，人参根际土壤真菌（shannon）多样性指数、Chao1和群落种类显著增加，而随着人参种植年限增加，真菌多样性指数增加趋势下降（图9-7）。与对照相比，在门水平人参根际土壤中子囊菌门（Ascomycota）和球囊菌门（Glomeromycota）的丰度分别增加了9.5%～22.2%和1.2%～2.4%；担子菌门（Basidiomycota）、芽枝霉门（Blastocladiomycota）和壶菌门（Chytridiomycota）丰度分别下降了6.9%～31.6%，27.4%～54.8%和0.7%～33.2%；1年生人参根际Neocallimastigomycota的丰度增加了15.1%，而2年生及3年生人参根际的丰度分别下降了22.1%和45.4%（图9-8）。

基于分类距离矩阵分析，人参根际土壤真菌结构发生变化，且与种植年限相关。基于Unifmc距离矩阵分析，第一轴（总变异为20.76%）区分1年生和2年生人参根际真菌群落与森林土和3年生人参根际真菌群落；而第二轴（总变异为15.76%）区分3年生人参根际与森林土的真菌群落。基于Bray-Curtis距离矩阵分析，第一轴（总变异为17.79%）区分了人参根际及森林土真菌群落，第二轴（总变异为15.16%）区分了3年生人参根际真菌群落与1年生、2年生人参根际真菌群落及森林土真菌群落。

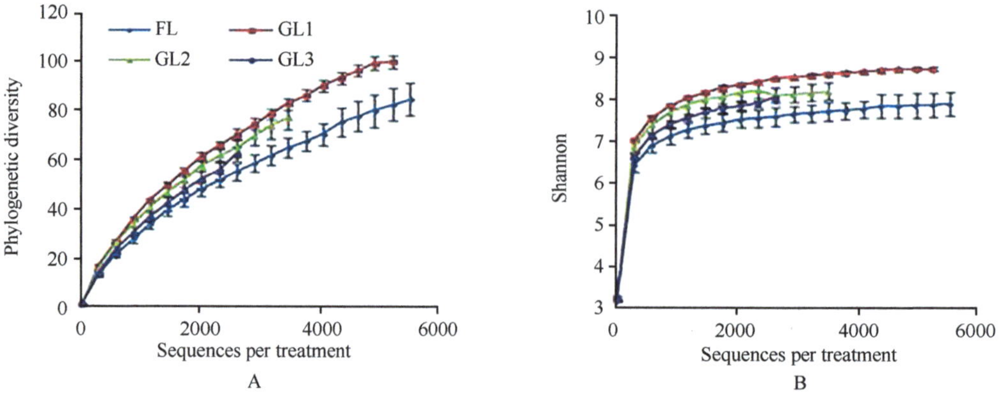

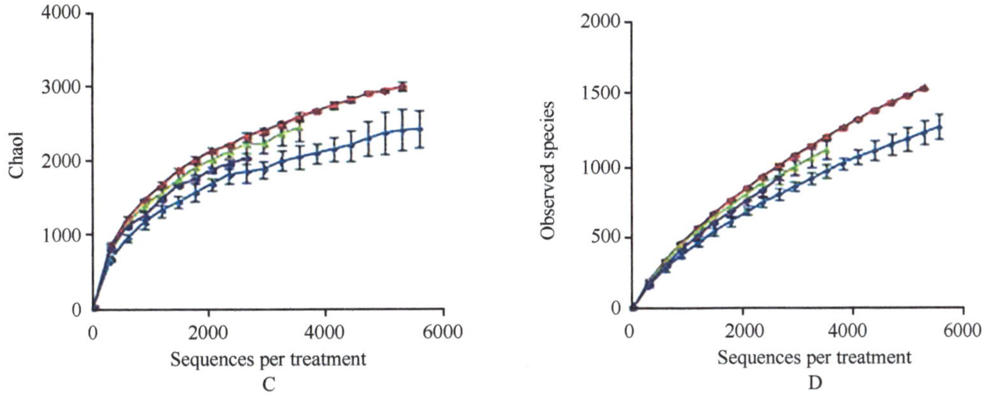

图9-7 土壤真菌群落的多样性（Dong et al，2017）

A. 真菌群落分类多样性；B. 真菌群落香农指数；C. 真菌群落Chaol指数；D. 真菌群落种类。数据为3次数据的平均值±标准差。FL表示森林土、GL1种植1年、GL2种植2年和GL3种植3年的人参根际土。

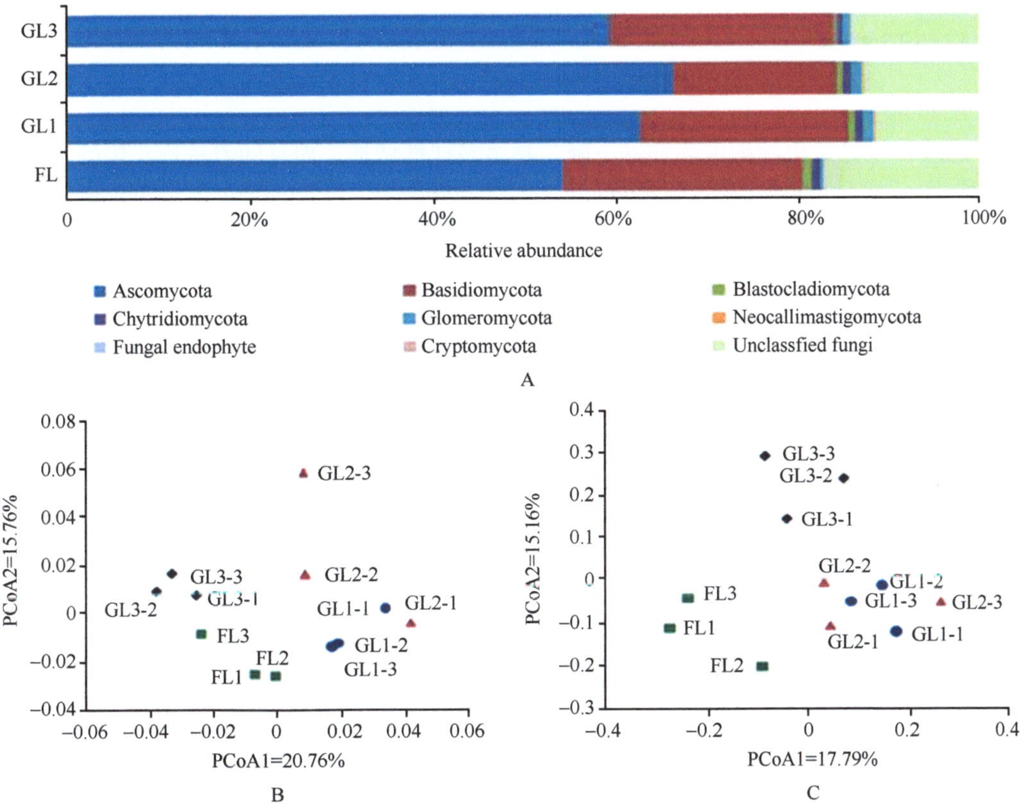

图9-8 土壤真菌群落的组成（Dong et al，2017）

A. 土壤真菌群落门水平（丰度>1.0%）的差异；B. 基于Unifrac矩阵的主成分分析；C. 基于Bray-Curtis矩阵的主成分分析。n=3，FL、GL1、GL2和GL3分别表示森林土、种植1年、种植2年及种植3年的人参根际土。

土壤理化性状影响真菌群落的丰度。皮尔森相关分析表明，真菌群落的丰度与土壤理化性状相关（图9-9）。*Dothideomycetes*的丰度与土壤pH（R=0.712，P<0.05）及有效钾含量（R=0.712，P<0.05）显著相关；*Sordariomycetes*的丰度与土壤总氮含量显著正相关（R=0.719，P<0.05）；*Alatospora*的丰度与土壤pH（R=–0.669，P<0.05）及有效钾含量（R=0.737，P<0.05）显著相关；

*Mucorales*的丰度与土壤总氮（R=0.624，$P<0.05$）及有效钾含量（R=0.781，$P<0.05$）显著正相关。

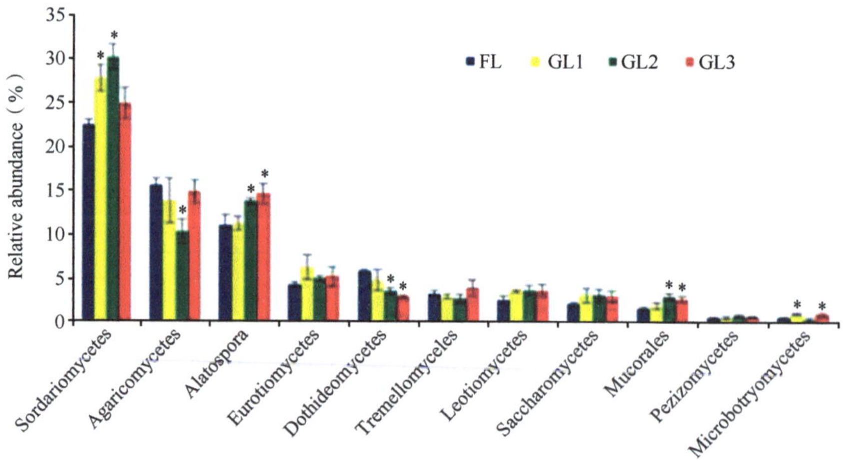

图9-9 真菌群落科水平丰度（丰度大于0.5%）变化（董林林等，2017）

FL、GL1、GL2和GL3分别表示森林土、种植1年、种植2年及种植3年的人参根际土。数据为3次数据的平均值±标准差，*表示人参根际土壤与森林土的真菌群落在0.05水平差异显著

人参连续种植导致根际细菌多样性下降，真菌多样性增加，而且随着种植年限的增加，有益微生物群落，如*Luteolibacter*，*Cytophagaceae*，*Luteibacter*，*Sphingomonas*，*Sphingomonadaceae*和*Zygomycota*丰度下降，而潜在的致病微生物群落如*Brevundimonas*，*Enterobacteriaceae*，*Pandoraea*，*Cantharellales*，*Dendryphion*，*Fusarium*和*Chytridiomycota*，其丰度增加。针对人参根腐病的问题，Dong等利用宏基因组技术结合共培养的技术，筛选出根腐病致病菌尖孢镰刀菌（*Fusarium oxysporum*）的拮抗菌枯草芽孢杆菌（*Bacillus subtilis*）50-1，通过回接有益微生物，使连作体系下人参死苗率显著降低（图9-10），结果表明，通过回接益生菌调控根际微生物群落可以有效缓解人参连作障碍（Dong et al，2018）。

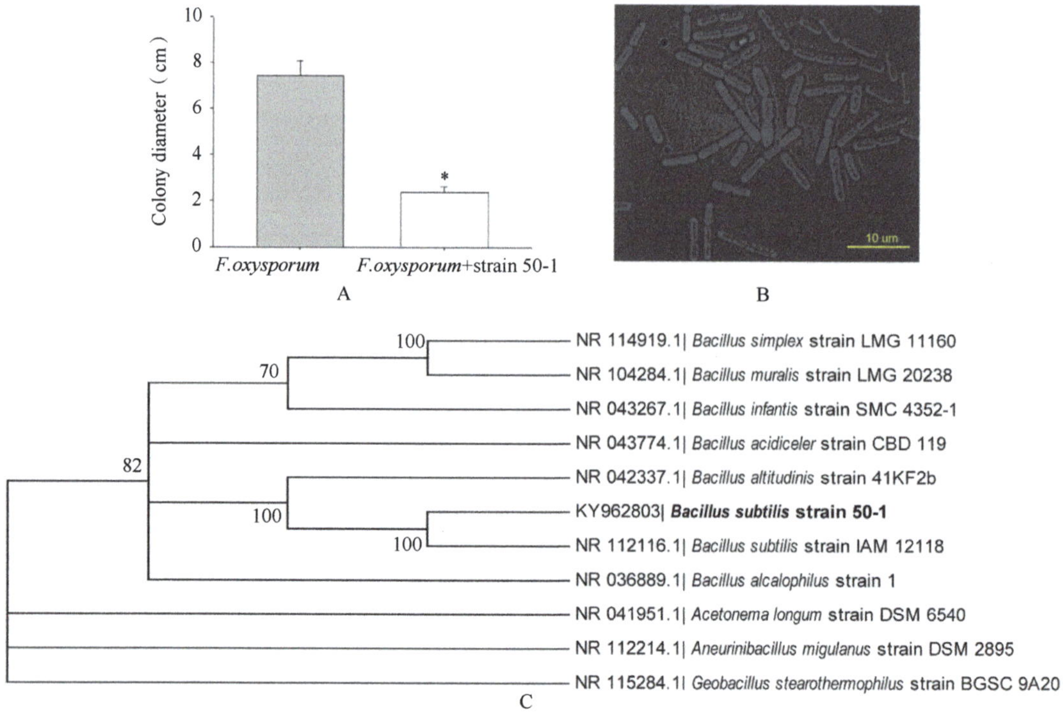

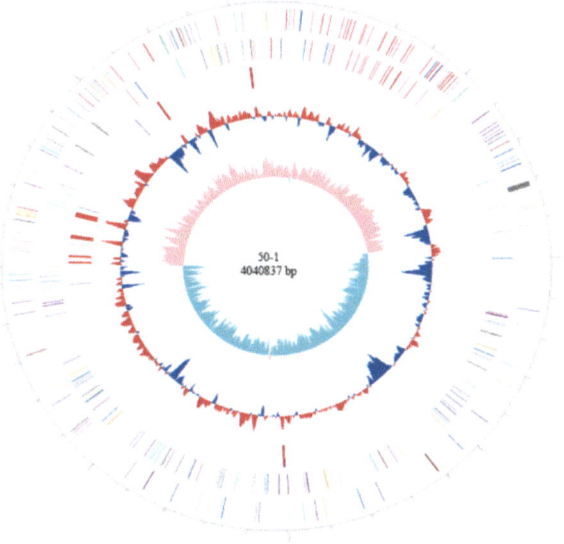

图9-10 枯草芽孢杆菌（*B. subtilis*）50-1的筛选与鉴定（Dong et al，2018）

（A）对峙实验；（B）形态鉴定；（C）分子鉴定；（D）基因组鉴定

土传病害是人参种植的主要障碍因子，通过调控根际微生物群落结构及组成可有效缓解土传病害。宏基因组学在解析药用植物连作障碍机制方面起到重要的推动作用，为解决药用植物连作障碍的问题提供有效策略。

三、党参根际微生物宏基因组

根际微生物群落是党参生态系统的重要组成部分，在提高植物抗旱性方面具有不可替代的作用。Liang等（2021）采用Illumina MiSeq二代测序技术对党参样品的根际微生物进行研究。通过Alpha多样性分析，计算干旱处理前后样本的多样性指数，衡量样本物种多样性；分析样本Beta多样性，比较多组样本之间的差别度量，并利用Unifrac算法计算样本距离。利用随机森林模型筛选与土壤水分含量变化密切的根际微生物群落，将筛选的微生物群落与党参耐旱的关键代谢物进行斯皮尔曼相关性分析，获得与党参耐旱性相关的微生物，进而阐明党参根际微生物与植株的耐旱性可能的潜在关系。

从根际土壤中获得1 086 737个可分类的16S rRNA序列，每个样本的平均可分类序列数为60 374条；共有获得真菌可分类序列1 124 412条，平均每个样品有62 467条。干旱胁迫下根际土壤微生物组的H′和Chao1指数与对照处理相比没有显著变化（图9-11 A）。PCA结果表明，干旱胁迫根际微生物群落与对照组差异不明显（细菌，R^2 = 0.102，P＜0.001；真菌，R^2 = 0.133，

P＜0.001；图9-11 B）；根际细菌群落主要包括*Rhizobiales*、*Solirubrobacterales*、*Betaproteobacteriales*和*Gaiellales*；根际真菌群落主要由*Hypocreales*、*Glomerellales*和*Mortierellales*组成。与对照组比较，干旱组根际土壤微生物群落的相对丰度在目水平上基本无变化。结果表明，干旱胁迫下根际土壤微生物多样性和组成与对照相比没有显著变化，这可能是由于干旱胁迫下根际土壤微生物组的种类较多，网络结构复杂，促进了微生物组间的相互作用，促进了根际土壤微生物组的稳定。干旱胁迫处理根际土壤中*Arthrobacter*、*Polycyclovorans*、*Rhizoctonia*和*Subulicystidium* 的丰度较对照处理增加18.3%～718.5%，且其丰度与党参耐旱物质（海藻糖、棉子糖、蔗糖和松三糖）含量显著正相关（图9-12）。因此，党参根际微生物与植株的耐旱性密切相关。根际核心微生物群落受干旱胁迫的驱动，其丰度与根际耐旱物质-碳水化合物含量有关。大量微生物在根系周围将有机物转化为无机物，为植物提供有效的营养，同时微生物可以分泌碳水化合物、激素和维生素促进植物生长，并对环境胁迫作出反应，对党参适应逆境具有重要意义。

四、地黄根际微生物宏基因组

连作条件下的地黄产量及质量都会严重下降，Wu等（2015）田间实验表明，四年连续单一栽培会极大抑制地黄的生长。无菌组培条件下根系分泌物中的酚酸具有累积效应，但这种效应并没有在田间连作状态下的根际土壤中发现。这一现象表明，土壤微生物可能参与了连作地黄根系分泌物中酚酸的降解和转化。该研究主要发现了连作障碍下地黄根际环境中有益菌假单胞菌（*Pseudomonas adaceae*）和致病菌尖孢镰刀菌（*F. oxysporum*）的丰度变化。

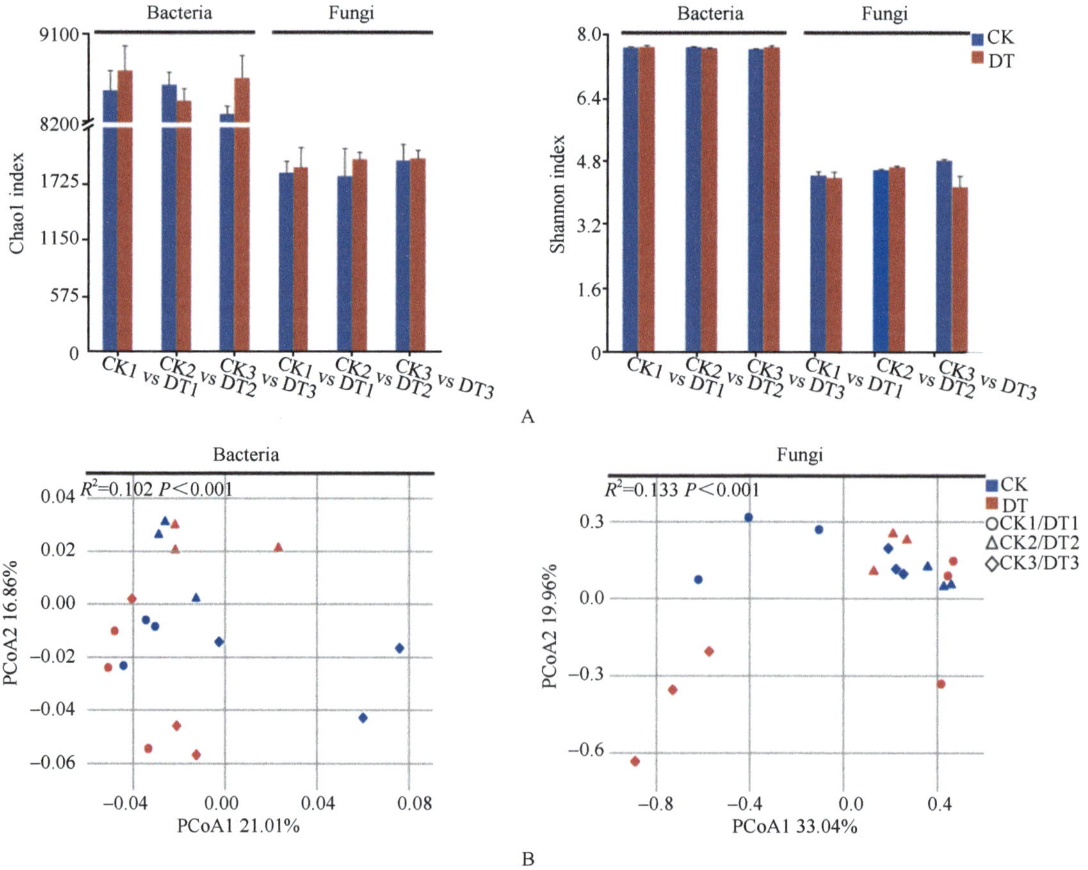

图9-11 党参根际微生物多样性分析（Liang et al，2021）

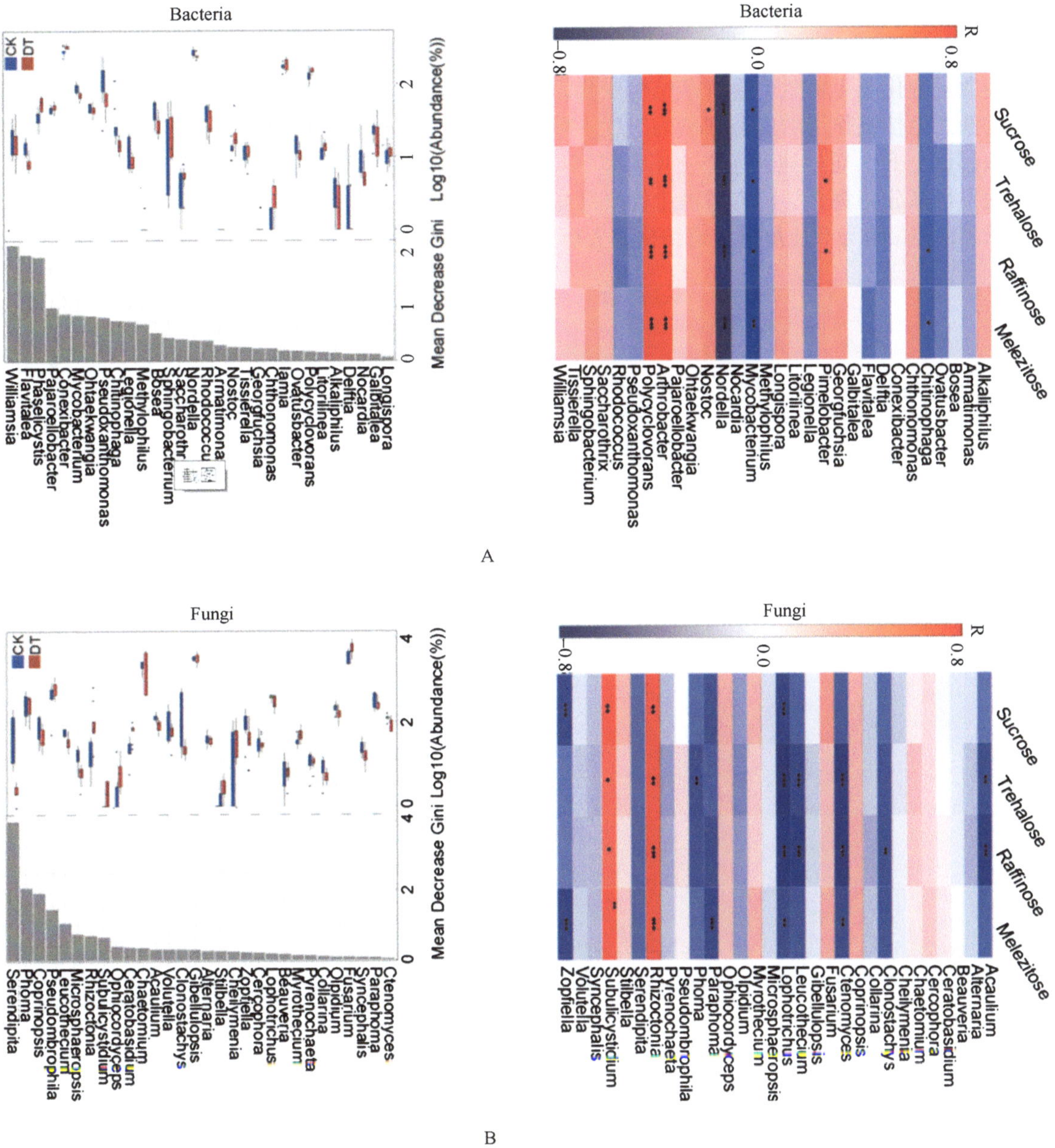

图9-12 党参根际微生物随机森林模型和相关性分析（Liang et al，2021）

在该研究中，土壤微生物群落的分析采用SoilGen DNA kit（CWBIO，中国）提取土壤总DNA，扩增真菌ITS片段及细菌16S rRNA片段，采用T-RFLP和qPCR技术，应用ABI 3730xl DNA测序仪测定末端限制性片段长度，利用GeneMarker软件进行序列分析，采用NMDS分析用于检测微生物构成的相对相似度，应用PRIMER软件进行基于T-RFLP数据的多元统计分析和聚类分析。共得到了45个细菌物种序列和45个真菌物种序列，并发现连作土壤的微生物群落结构与新土壤的微生物群落结构存在明显区别（图9-13）。使用qPCR技术测量尖孢镰刀菌（*F. oxysporum*）和假单胞菌（*P. adaceae*）的菌落丰度，发现延长连作会明显上调尖孢镰刀菌（*F. oxysporum*）的丰度，并下调假单胞菌（*P. adaceae*）的菌落丰度。在连作土壤中，拮抗病原菌尖孢镰刀菌的假单胞菌数量明显下降。从对两个菌种使用单一成分酚酸和酚酸混合液培养结果中发现，与根系土壤酚酸比例相似的混合的酚酸液可以促进致病菌尖孢镰刀菌的菌丝生长、孢子形成以及毒素的合成，并同时抑制有益菌假单胞菌W12的生长。该研究结合不同连作背景下地黄的生长状况比较、根系分泌物中酚酸含量变化及土壤微生物群落结构变化，揭示了导致地黄连作障碍的两点因素：一是连作下对致病菌产生拮抗作用的有益细菌的丰度下降；二是由于致病微生物主导下，长势缓慢的地黄的疾病敏感度上升。通过地黄连作土壤宏基因组测序证明，地黄连作会改变地黄根际微生物环境，从而引发根系分泌物介导的有益微生物丰度相对减少、致病微生物丰度相对增多，导致毒素的产生和积累，并最终导致土壤微生态结构的失衡。

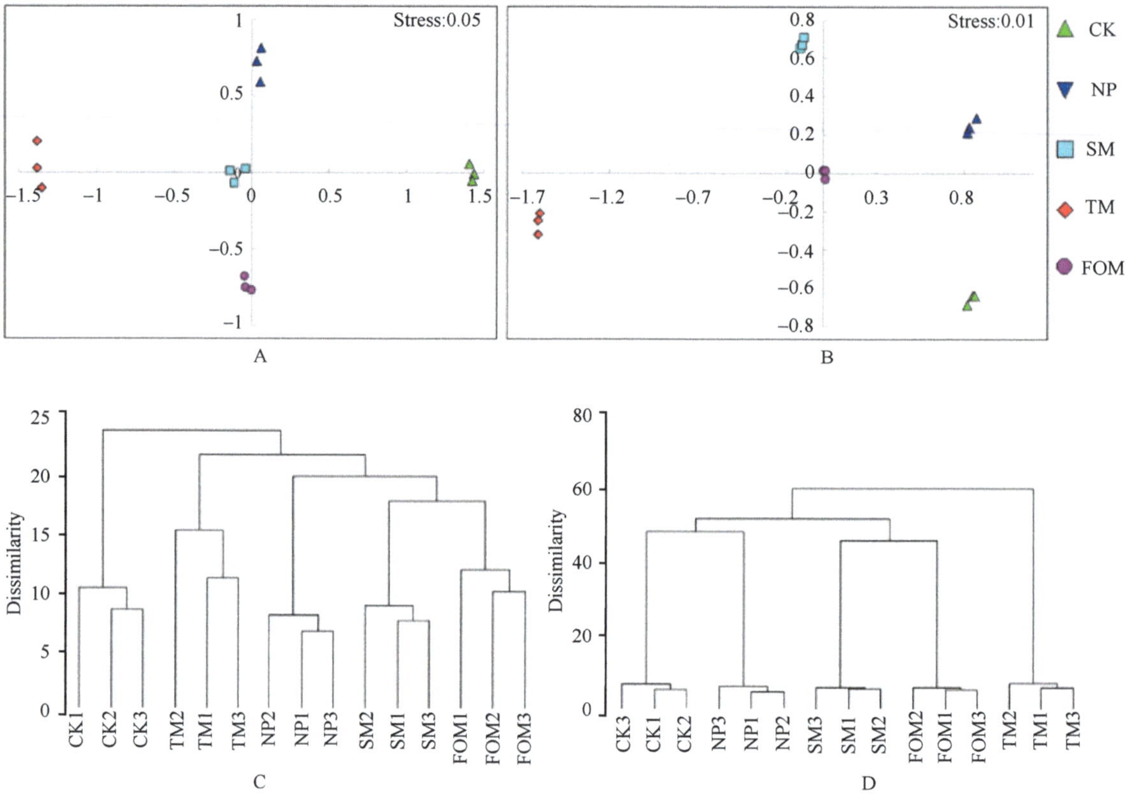

图9-13 微生物群落结果（Wu et al，2015）

第三节 药用植物内生菌宏基因组

药用植物内生菌资源丰富，在不同宿主植物、相同宿主植物不同地域，不同群体，不同植株，同一宿主植物不同部位、不同发育阶段均呈现高度的生物多样性。药用植物内生菌包括内生细菌、内生真菌和内生放线菌。药用植物内生菌可通过产生植物生长激素，促进药用植物对氮、磷、钾等营养成分的吸收，以及改善药用植物生长的土壤微环境等方式刺激药用植物生长。药用植物内生菌也是一大类产生抗菌物质的微生物，能产生多种具有不同抗菌活性的抗生素，可抑制药用植物病原菌的产生。内生菌可通过其在药用植物体内的存在形式、功能，以及诱导宿主植物产生系统抗性等方式来提高药用植物对不利自然条件的抗性。此外，内生菌可作为天然活性物质的重要来源，有着良好的开发前景。

随着研究领域的不断拓宽和研究方法的不断深入，药用植物内生菌的生态和生理作用及其作为潜在的生防资源和外源基因载体，在农业和医药领域中具有巨大应用潜力。例如，江曙等（2010）从4个产地的明党参植株中共分离到8属116株内生真菌，并显示经内生真菌镰刀菌（*Fusarium sp.*）诱导子处理后的明党参细胞的生长量和多糖量分别比对照提高了31.86%和38.01%。张瑞芬等（2010）从盾叶薯蓣根状茎中分离并鉴定了9株内生真菌，经悬浮培养14天后分别制备灭活菌丝和菌液浓缩物进行盾叶薯蓣无菌苗和细胞培养，显示内生尖孢镰刀菌Dzf17能有效地提高盾叶薯蓣无菌苗和培养细胞薯蓣皂苷元的含量及产率，且灭活菌丝的诱导效果要强于菌液浓缩物。陈倩倩等（2014）对通过16S rDNA测序对福建金线莲根部内生菌进行群落分析，研究发现内生菌主要是不可培养细菌（uncultured bacterium）、不可培养堆肥细菌（uncultured compost bacterium）、肠杆菌科（Enterobacteriaceae）、类芽孢杆菌属（*Paenibacillus sp.*）、芽孢杆菌属（*Bacillus sp.*）和短芽孢杆菌属（*Brevibacillus sp.*）的微生物，为挖掘金线莲内生菌资源奠定基础。

一、三七内生菌

Wei等（2021）研究发现三七不同部位代谢物图谱内生菌多样性、组成和网络结构存在部位特异性，鉴定了人参皂苷Rb_1、Rg_1、Re、Rc和Rd等可作为不同部位生物标志物，二醇型皂苷主要分布在根和叶中，而三醇型皂苷主要分布在根中；内生细菌在根组织中最高，在茎和叶中比较低；而内生真菌呈现相反的趋势（图9-14）。

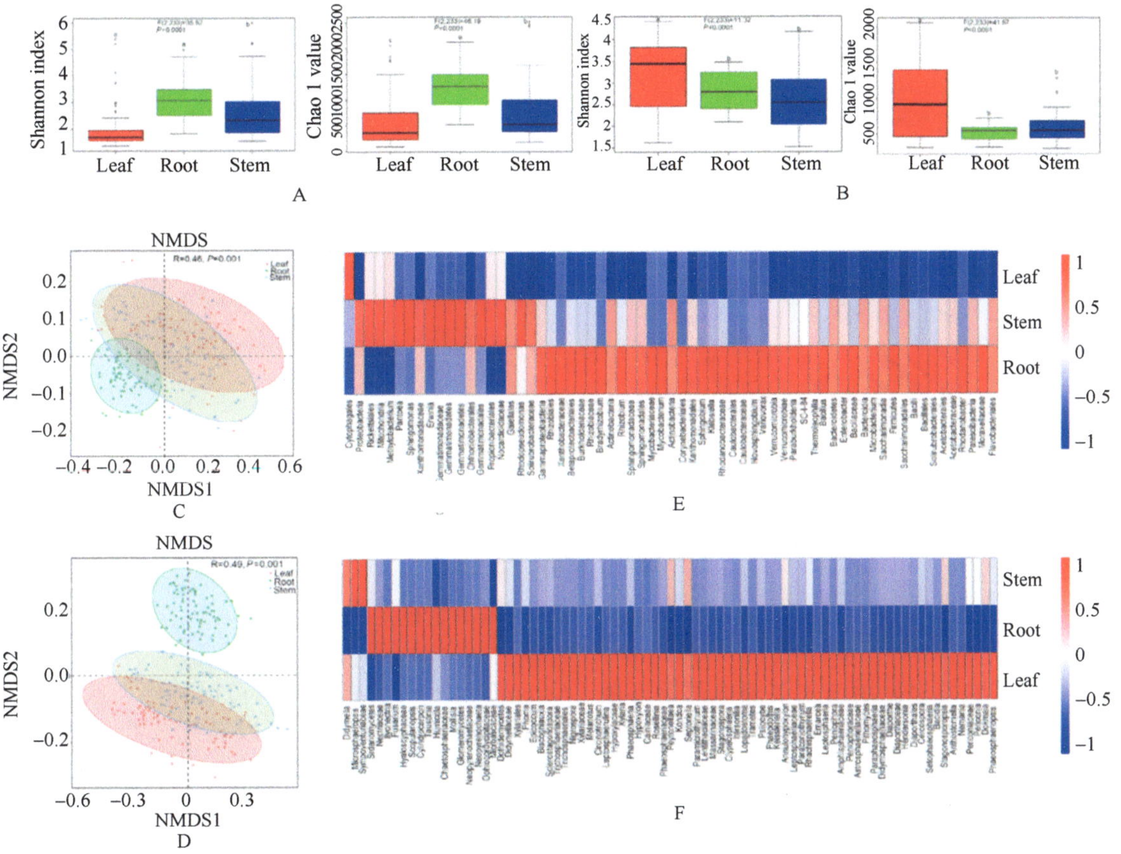

图9-14　三七不同部位内生菌分布情况（Wei et al，2021）

LEfSe（LDA Effect Size）分析鉴定了内生细菌*Rhizobium*、*Bacillus*、*Pseudomonas*、*Enterobacter*、*Klebsiella*和*Pantoea*等标志物和内生真菌*Phoma*、*Epicoccum*和*Xylariales*等标志物。斯皮尔曼相关

性分析发现分别有133、140、131、89、102、221、220和100个内生菌的丰度与三七皂苷R_1、人参皂苷Rg_1、Re、Rb_1、Rd、Rc、Rb_2和总皂苷含量呈显著正相关（$P<0.05$）。三七中共分离了363个内生细菌，其中根、茎、叶中分别有120、110和133个；共分离到209个内生真菌，其中根、茎、叶中分别有53、79和77个（图9-15）。

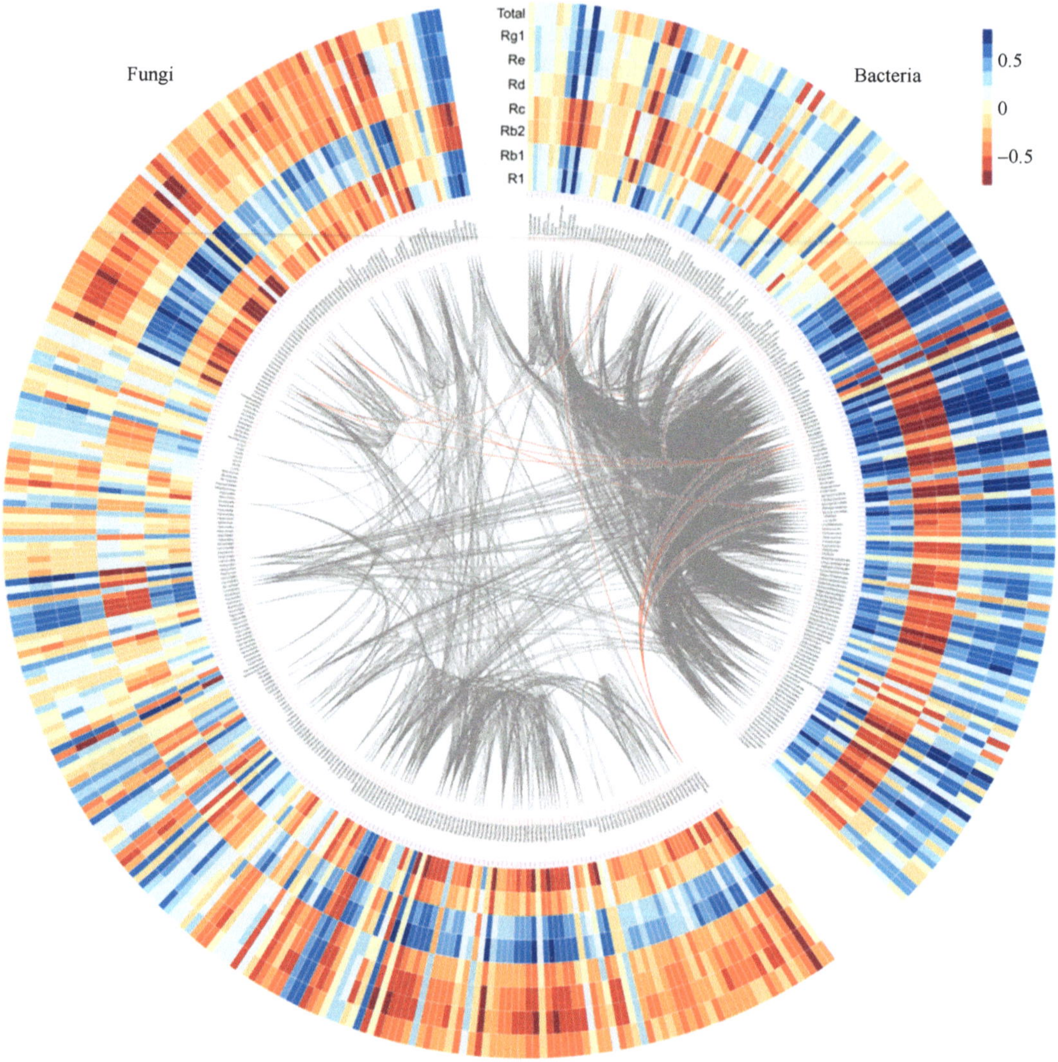

图9-15 三七内生菌与皂苷含量相关图

转化试验结果显示内生细菌成都肠杆菌（*Enterobacter chengduensis*）可以转化人参皂苷Rg_1为F_1，转化率为13.24%；内生真菌康氏木霉（*Trichoderma koningii*）可以转化人参皂苷Rb_1为Rd，转化率40.00%，转化Rb_1为Rg_3，转化率为32.31%；鲜红青霉（*Penicillium chermesinum*）可以转化人参皂苷Rb_1为Rd，转化率为74.24%。该研究明确了三七各部位内生菌和皂苷分布的组织特异性，阐述了皂苷和内生菌的互作网络，预测和挖掘了影响皂苷种类和含量差异的内生菌，分离并筛选到了具有皂苷转化能力的内生菌，为实现将人参主皂苷转化为稀有人参皂苷奠定基础（图9-16）。

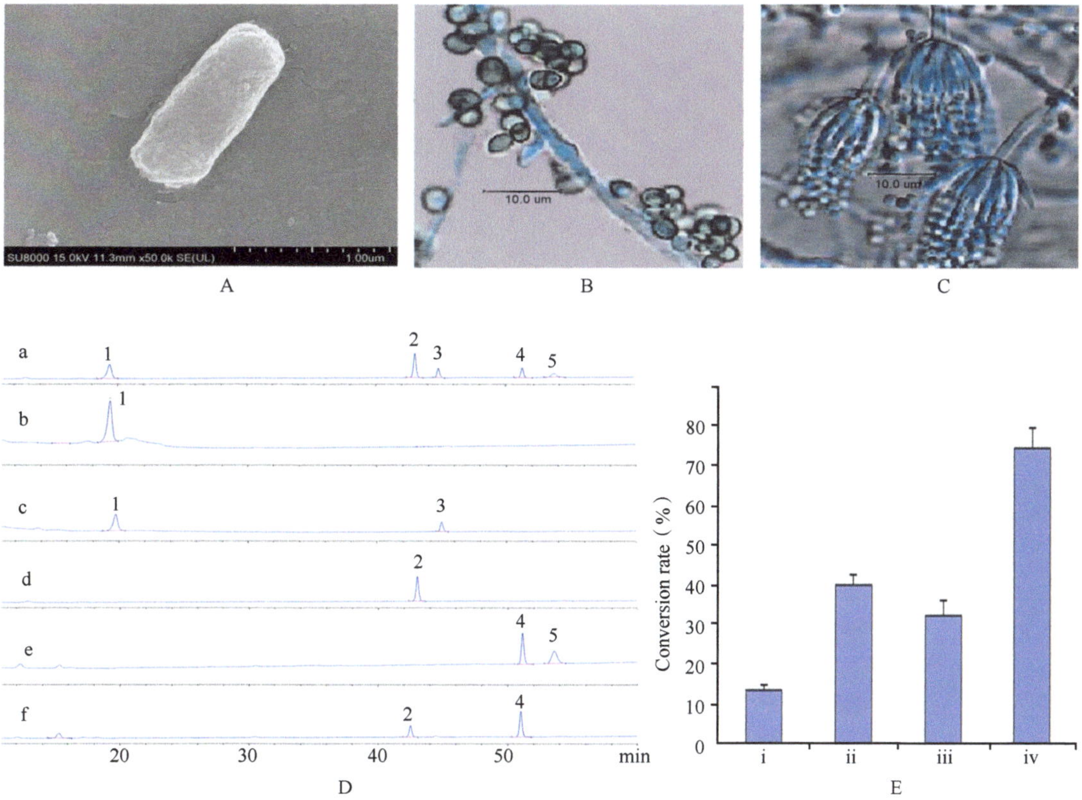

图9-16　内生菌转化主人参皂苷为稀有皂苷

二、党参内生菌

Liang等（2021）采用Illumina MiSeq二代测序技术对党参样品的内生菌进行研究。通过Alpha多样性分析，计算干旱处理前后样本的多样性指数，衡量样本物种多样性；分析样本Beta多样性，比较多组样本之间的差别度量，并利用Unifrac算法计算样本距离；利用随机森林模型筛选与土壤水分含量变化密切的内生菌群落，将筛选的微生物群落与党参耐旱的关键代谢物进行斯皮尔曼相关性分析，获得与党参耐旱性相关的潜在内生微生物。此外，运用LEfSe和Spearman's相关分析筛选参与党参药效物质积累的潜在内生菌群落，利用共培养技术对筛选的微生物群落进行功能验证试验。

结果表明干旱处理组内生菌的“香农”指数和Chao1指数均显著高于对照组。PCA分析，干旱胁迫处理的党参根系中的内生菌群落与对照组中微生物群落显著不同，真菌群落是以Hypocreales目为主，在每个样本中的相对丰度都超过40%，细菌群落的主要目为Rickettsiales和Rhizobiales，干旱处理后，党参内生菌的组成发生显著变化。综上所述，党参内生菌群对干旱敏感，能快速响应干旱胁迫，微生物多样性的增加和组成的变化可能有利于增强内生菌、内生菌与内生菌、内生菌与植物的相互作用，以应对干旱胁迫。与对照组比较，干旱组样本中的内生菌*Hyalangium*、*Methylophilus*、*Pseudorhodoplanes*和*Tahibacter*的丰度显著增加33.7%～966.7%，且其丰度与党参耐旱物质（海藻糖、棉子糖、蔗糖、松三糖和麦芽糖）含量显著正相关（图9-17A）。干旱组真菌*Clonostachys*、*Podospora*和*Thanatephorus*的丰度较对照提高22.9%～225.0%，它们的丰度与海藻糖、棉子糖、麦芽糖和松三糖的含量呈正相关。因此，党参内生菌与植株的耐旱性密切相关（图9-17B）。

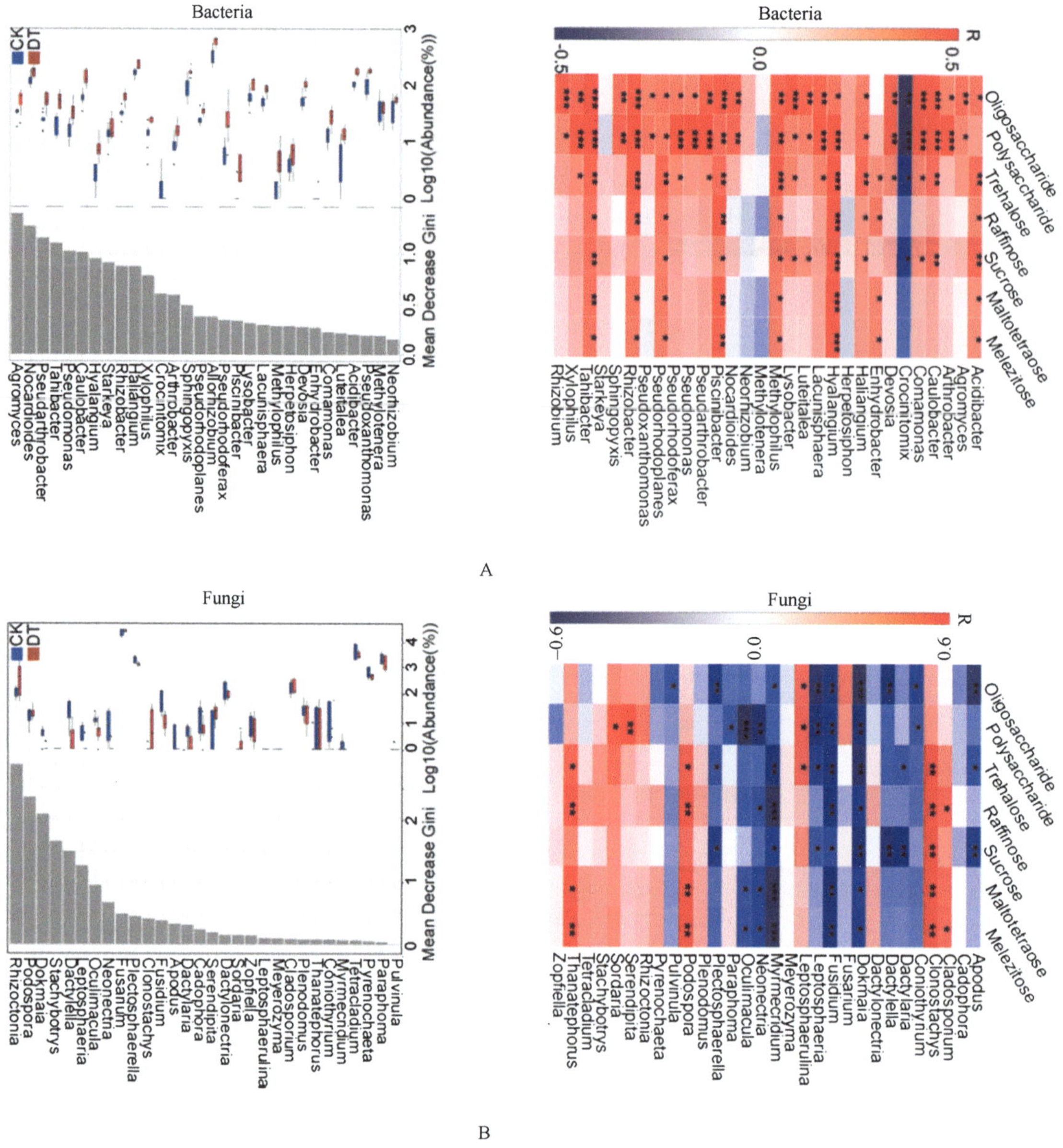

图9-17 党参内生菌随机森林模型和相关性分析（Liang et al，2021）

LEfSe分析未处理和干旱处理组，分别有14、10和64个细菌类群在党参叶片、茎和根部位富集，为潜在的生物标志物，主要属于Firmicutes，Cyanobacteria、Verrucomicrobia、Planctomycetes、Acidobacteria、Chlorolexi和Proteobacteria。与对照组相比，干旱组叶片、茎和根部位的11、5和58个潜在生物标志物的丰度分别增加20.00%～95.24%、52.27%～84.91%、10.96%～78.03%。相关性分析结果表明，叶部位9、10、1个细菌生物标志物的丰度与药效物质（炔苷、紫丁香苷、白术内酯Ⅲ）含量呈显著正相关；茎部4、4、2个生物标志物的丰度与炔苷、紫丁香苷、白术内酯Ⅲ含量呈正相关；根部28、46和40个生物标志物分别与上述三种药效物质含量呈正相关（图9-18）。LEfSe分析分别筛选48、10和44个真菌类群作为叶、茎和根部分的潜在生物标志物，主要属于Basidiomycota、Mucoromycota、Olpidiomycota和Ascomycota。与未处理组相比，干旱处理后叶、茎和根中44个、10个和38个潜在生物标志物的丰度分别增加了121.00%、824.00%

和33.60%以上；叶组织中14、14和37个真菌生物标志物丰度分别与炔苷、紫丁香苷、白术内酯III含量呈显著正相关；茎部10个、1个和8个生物标志物丰度分别与炔苷、紫丁香苷、白术内酯III含量呈正相关；根部9、10、16种生物标志物与三种药效物质含量呈正相关。这些结果表明，干旱胁迫下，内生真菌的存在可能与药效成分含量有关，可能参与药效成分的积累。进一步验证内生菌在代谢产物积累中的作用。共培养实验发现，党参粉末分别和*Epicoccum thailandicum*、*Filobasidium magnum*、*Paraphoma rhaphiolepidis*和*Pseudomonas nitroreducens*共培养，使炔苷、紫丁香苷和白术内酯III含量增加11.12 %～119.36%，表明内生菌参与药效物质的积累（图9-19），为开发利用内生菌，提高党参的疗效和品质奠定坚实的基础。

三、铁皮石斛内生菌宏基因组

铁皮石斛为兰科多年生附生草本植物，内生真菌对石斛属植物种子萌发、抵御病原菌侵染、总生物碱及多糖积累、促进幼苗生长有重要的作用，同时内生真菌也是生物活性物质的重要来源。陈泽斌等（2015）采用Illumina MiSeq二代测序技术对铁皮石斛内生真菌种类组成进行研究，结果表明，铁皮石斛内生真菌主要分布在子囊菌门，仅有少量分布于担子菌门；从纲的分类水平来看，

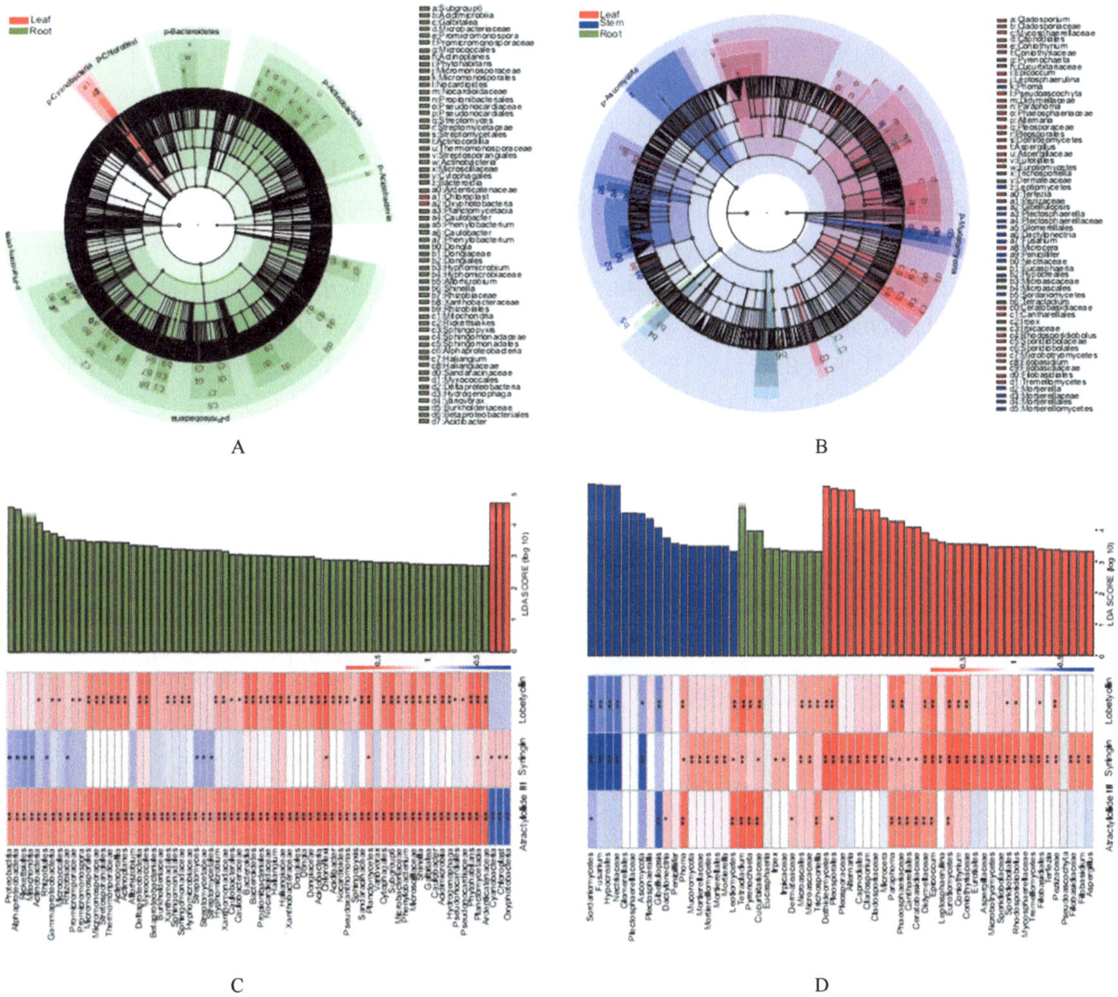

图9-18　党参内生群落的LEfSe及其相关性分析（Liang et al，2021）

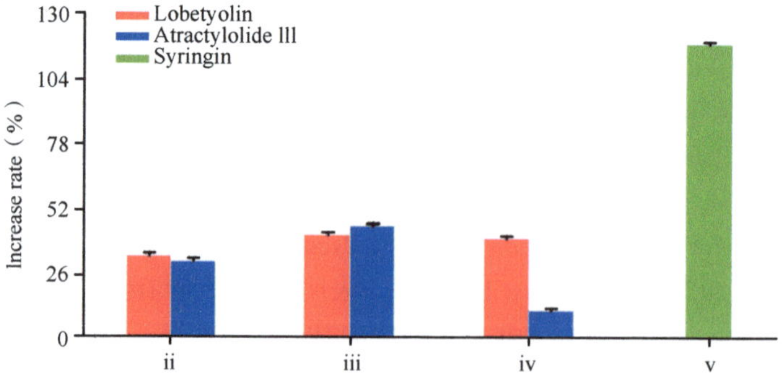

图9-19 党参中炔苷、紫丁香苷、白术内酯III含量（Liang et al，2021）

铁皮石斛内生真菌主要分布在散囊菌纲（Eurotiomycetes），少量分布于座囊菌纲（Dothideomycetes）、茶渍纲（Lecanoromycetes）、锤舌菌纲（Leotio-mycetes）、粪壳菌纲（Sordariomycetes）、伞菌纲（Agaricomycetes），其次还有0.01%的尚无物种注释信息序列。从目的分类水平来看，铁皮石斛内生真菌主要分布于散囊菌目；从科的分类水平来看，铁皮石斛内生真菌主要分布于发菌科；从属的分类水平来看，铁皮石斛内生真菌主要分布于裸胞壳属；从种的分类水平来看，铁皮石斛内生真菌主要为构巢裸壳孢菌，由此可见，构巢裸壳孢菌为铁皮石斛内生真菌的优势种群。该研究证实铁皮石斛中确实存在内生真菌，高通量测序技术能准确地反映植物内生微生物中高丰度菌种的组成和真实比例。

采用高通量测序技术对中国7个不同地理区域的21份铁皮石斛样品内生真菌的种类丰富度、多样性和群落组成进行了比较研究。使用rDNA的内部转录间隔区（ITS）序列进行扩增和Illumina测序，得到398 065个reads，平均读长有316 bp。宏基因组reads的分类学分析表明，真菌群落是多样性的，并且最丰富的子囊菌门占主导优势，其中镰刀菌属（*Fusarium*）占32.73%，*Glomerella*占7.58%和枝孢菌属（*Cladosporium*）占6.48%。此外，铁皮石斛部分地区的真菌群落中含有丰富的*Mycena*，*Colletotrichum*和*Alternaria*等有益菌种，其中一些有益菌通常具有促进铁皮石斛生长等功能，可能还具有其他潜在的重要作用。另外，不同地理区域的铁皮石斛和不同组织部位中，真菌群落的丰富性和多样性也不尽相同。因此，高通量测序技术方法可为研究铁皮石斛真菌群落和内生真菌作用提供一个很好的选择。

思考题

1. 药用植物宏基因组学主要研究方法。
2. 阐述药用植物宏基因组学研究思路、意义及应用。
3. 以药用植物根际微生物宏基因组为手段解析某一药用植物根际微生态的变化规律。

第十章 药用模式生物研究

在生命科学中，为了揭示生命现象的一般规律，回答生命科学的基本问题而被广泛和深入研究的生物被称为模式生物（model organisms）。模式生物在当今生命科学和医学研究中发挥着重要作用，小鼠、斑马鱼和拟南芥等模式生物已被广泛应用于分子遗传学和发育生物学等多个生物学分支，发挥了巨大的作用。据统计在*Nature*、*Science*和*Cell*等高水平学术期刊上发表的有关生命过程和机制的研究中，80%以上借助模式生物完成。

模式生物的概念起源于20世纪初叶（图10-1）。1900年Correns等人重新发现和证实了孟德尔遗传规律，生物学家认为基因作用的本质可以通过突变分析进行研究。玉米、小鼠和黑腹果蝇因为在前期研究中积累了大量的突变品系而成为生物学家首选的实验材料，这些物种是最早的一批模式生物。随着相互关联的遗传和表型信息的积累，以及信息从DNA到细胞活动，直至发育等多个层面的整合，这些生物逐渐成为“高连通性”的模型，显示出模式生物研究策略的独特优势：从模式生物研究中获得的遗传规律和机制可以适用于相近物种，甚至整个生物界。20世纪三四十年代，关于大肠杆菌、沙门氏杆菌及其噬菌体的研究打开了分子生物学的大门。当生物学家从分子水平上研究DNA复制、转录和翻译这些存在于整个生物界的基本生命过程时，需要一些更简单的模式生物，酿酒酵母、大肠杆菌、T噬菌体等微生物成为这一时期的新晋模式生物，并一直沿用至今。通过对模式微生物的研究，生物学家揭示了一些基本生物过程的分子机制或至少对这些机制有了框架性的认知。此后一批生物学家把研究的重心转移到更复杂，更高等的生物，相继出现了拟南芥和秀丽线虫等一批新的模式生物，对于小鼠和果蝇的研究也重新活跃起来。近年来随着基因组测序技术的不断进步和生命科学研究的进一步深入和细化，模式生物的范畴还在不断扩大（图10-1），在一些特定的生物学分支中，针对不同研究方向和科学问题，出现了一些新的模式生物，例如80年代起用于神经发育研究的模式动物-斑马鱼和最近兴起的用于抗盐研究的模式植物-盐芥（*Thellungiella halophila*）。主要粮食作物水稻（*O. sativa*），因其关注度高且基因组小而组装完整，物理图谱清晰，以及成熟的遗传转化体系建立和群体构建技术，成为研究植物发育，特别是植物生殖发育的模式生物。

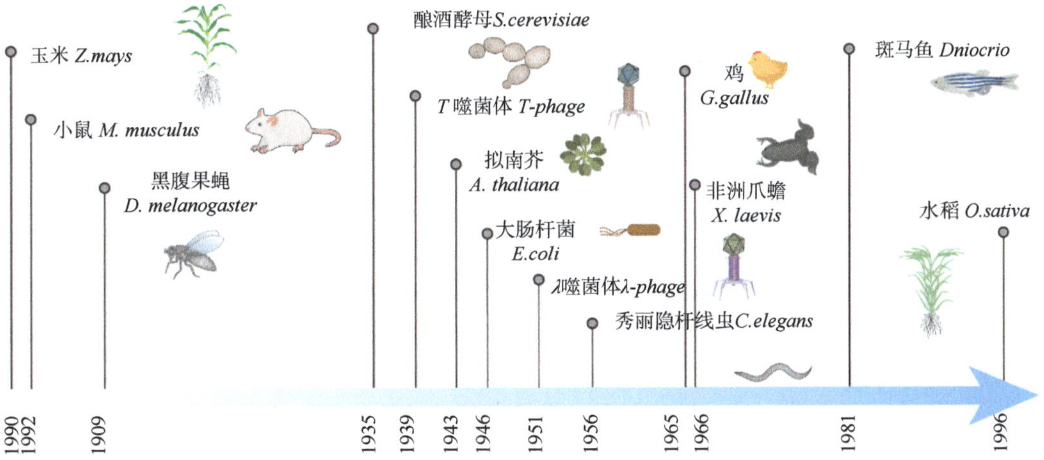

图10-1 部分模式生物及其提出时间（徐江等，2014）

药用生物是对可用于疾病治疗的所有生物的统称。药用生物的主要有效成分往往是其次生代谢产物，因此次生代谢产物的合成与调控机理的阐释是药用生物研究的核心问题。自然界中，已经发现数十万种次生代谢产物，但是它们都来源于有限的前体或模块，这些前体或模块的生源合成途径仅有10余种，这表明次生代谢途径具有一定的保守性。次生代谢是生物对外界环境信号的响应，研究发现，一定范围内这种响应机制也具有保守性，如高等植物中茉莉酸甲酯（MeJA）是很多次生代谢途径响应外界信号的共同信号分子。因此，从进化的角度看，不同生物之间次生代谢产物的合成与调控必然存在着共有的规律和机制，以模式生物为对象的研究策略可以在药用生物研究中发挥重要作用。而且模式生物的研究相对比较深入，技术体系更成熟，可以为其他生物的研究提供借鉴和启示。

第一节　药用模式生物研究策略

药用生物研究还缺少成熟的模式生物研究体系，这也是药用生物研究与其他生物学领域相比还相对落后的一个重要原因。在未发现良好的药用模式生物的情况下，拟南芥、酿酒酵母等经典模式生物曾作为次生代谢的研究模型，但是由于缺乏特有的次生代谢产物合成路径，或者次生代谢产物富集器官（如分泌型腺毛）或者一些重要的药用活性成分合成的关键酶，经典的模式生物在用于次生代谢产物合成和调控研究时受到极大的限制，亟待建立以药用生物为对象的模式生物研究系统，即药用模式生物研究系统。药用模式生物研究策略是利用现代生命科学的新技术、新方法对药用生物次生代谢领域的一般规律进行研究和阐释，将带动药用生物研究的整体发展，推动药用生物研究进入生命科学前沿领域。

一、药用模式生物的选择

药用生物资源丰富，种类繁多，仅药用植物就超过10 000种。如何从众多的药用生物中选择少数合适的物种作为模式生物，是药用模式生物研究的首要问题。药用模式生物的选择需要遵循一定的原则。

大多数药用生物的药效物质基础是次生代谢产物，因此药用模式生物应该具有代表性的药用活性成分及典型的次生代谢途径。按照合成的起始分子不同，次生代谢产物可以分为萜类、生物碱、脂肪酸和苯丙烷类等；合成途径主要包括丙二酸途径、莽草酸途径、甲戊二羟酸途径、2-甲基-*D*-赤藻糖醇-4-磷酸途径、氨基酸途径等（图10-2）。同一次生代谢产物可能由不同途径独立生成，也可能由多条途径共同合成，不同生物合成次生代谢产物的种类和能力不同，因此，针对不同途径有必要推选不同的药用模式生物。

药用模式生物应该具有模式生物的共同特征。从模式生物的一般生物学属性上看，通常具有世代周期较短、子代多，表型稳定等特征。世代短可以节省实验观察周期，子代多有利于突变表型的发现。基因组序列是开展分子生物学研究的基础和捷径，因此，基因组相对较小，易于进行全基因组测序，或具有清晰的基因组物理图谱是目前新的模式生物筛选的一个重要标准。

与其他生命科学研究领域相比，药用生物学研究还相对落后，因此良好的前期研究是药用模式生物筛选的一个考察因素。研究基础包括有效活性成分分析与制备、室内栽培、遗传转化、遗传信息等。室内培养有利于稳定生物的环境因素，遗传转化操作是基因功能验证的重要步骤。目前，多种药用生物已可室内栽培，丹参、灵芝、人参、地黄、长春花等药用生物的遗传转化体系已取得了初步的研究成果。对一些具有重要经济价值的药用生物已进行较为深入的遗传学研究。例如，抗疟活性化合物青蒿素的生源植物黄花蒿（*A. annua*），在2018年发布了其基因组序列，在

2022年又发布了其染色体级分型基因组图谱，并入选2022年度中医药10大学术进展，这些都为开展黄花蒿的分子生物学和遗传学研究提供了极大的便利。随着测序技术的进步，一些药用生物的基因组逐渐被解析，如灵芝和丹参等的基因组精细图谱已完成。基因组的测序完成将极大地推进该物种的分子生物学研究，为其发挥模式作用奠定基础。

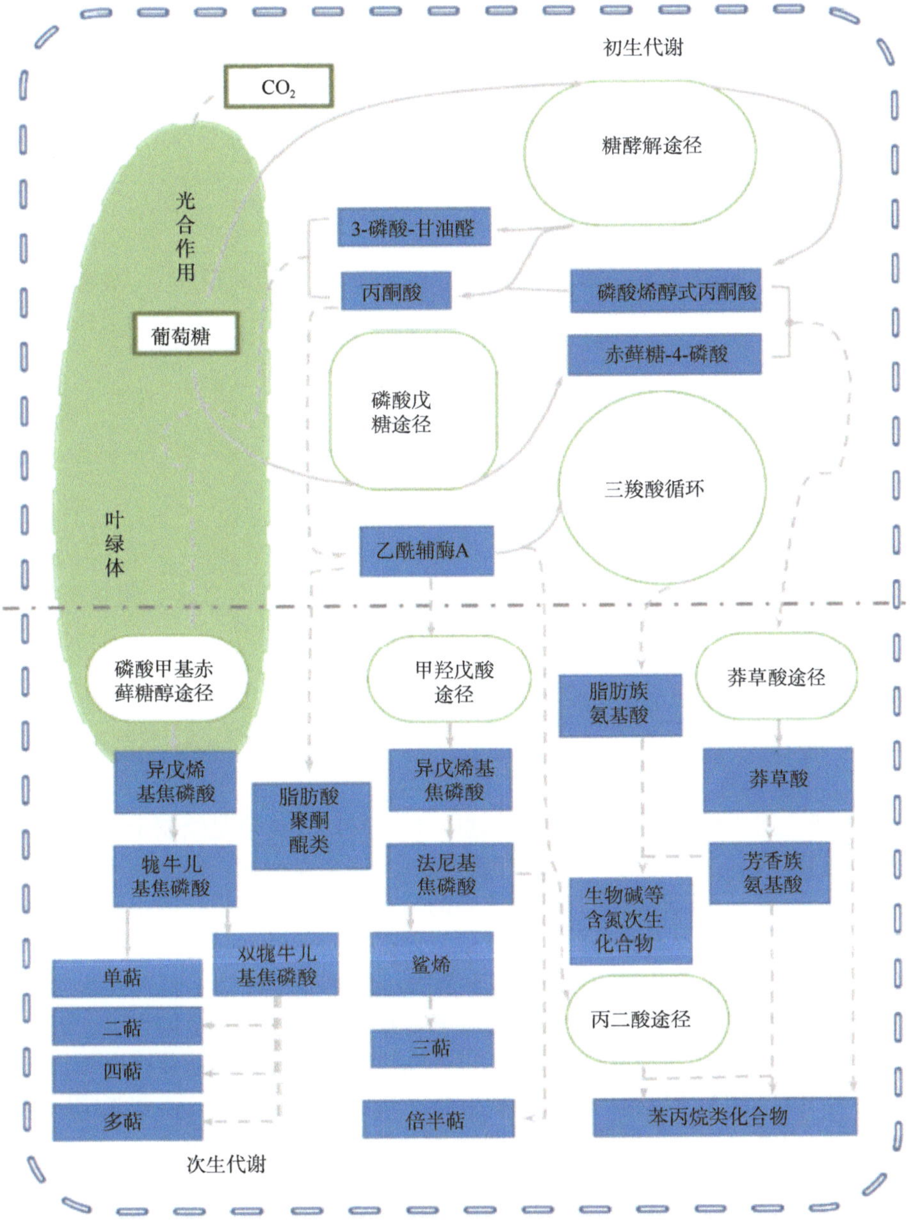

图10-2　药用植物的主要代谢途径（徐江等，2014）

图中简要描述了药用植物及药用真菌的主要次生代谢途径，虚线表示中间有省略步骤

二、药用模式生物研究体系的建立

模式生物研究体系包括4个基本方面：第一，高精度的遗传信息；第二，高效的遗传转化体

系；第三，高覆盖度的突变体库；第四，适合的次生代谢产物生产研究系统。本部分笔者就这四个方面对完善现有药用模式生物研究体系及建立新的模式药用生物研究体系的策略和技术进行简要阐述（图10-3）。

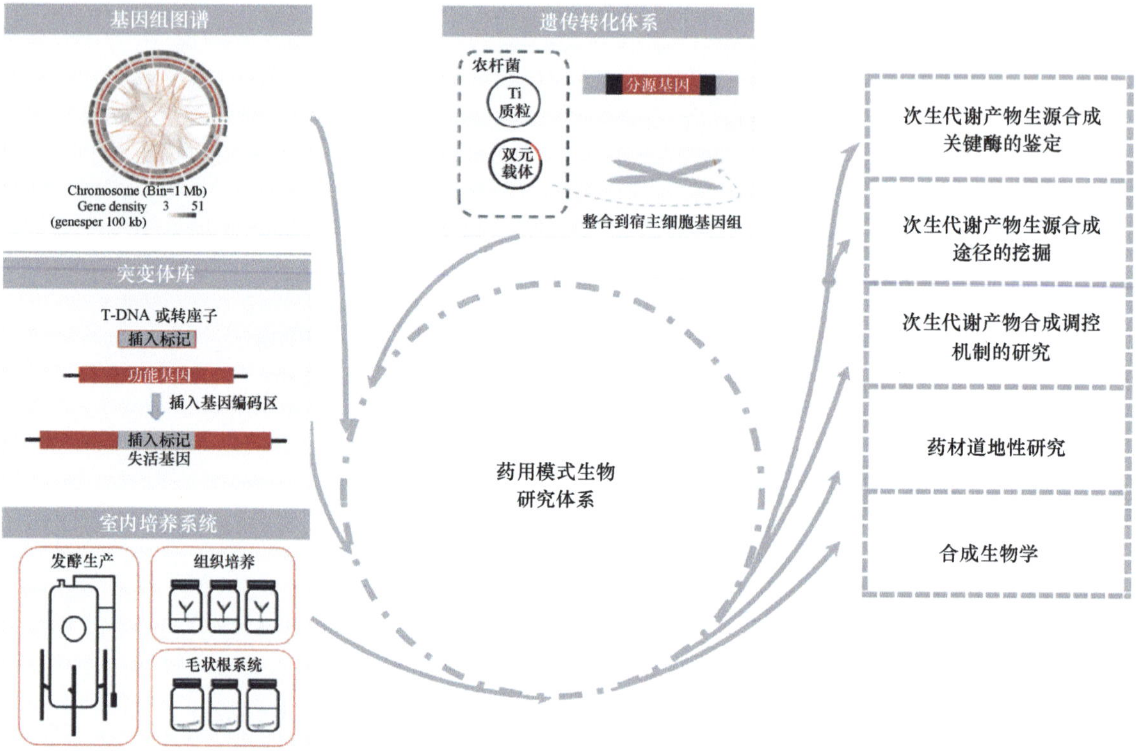

图10-3 药用模式生物研究体系建立策略及应用方向（徐江等，2014）

模式物种的研究需要较清晰的遗传背景信息，最直接的方法就是绘制全基因组图谱。基因组图谱绘制包括材料获取、遗传图谱或物理图谱构建、测序文库构建、序列测定、序列组装、基因注释和后期分析等。材料获取是基因组图谱绘制的第一步，纯合体是基因组测序的最优选择。单倍体加倍或者多代自交是纯合系获得的主要方式。获得单倍体的方法有花粉花药培养、基于种间杂交的染色体消除、诱导孤雌生殖等。《自然》杂志还报道了一种基于着丝粒改造的单倍体获得技术，为植物单倍体获取提供了新的思路。随着测序技术和生物信息学的发展，近年来进行全基因组测序已不再需要纯合体，二倍体的杂合子也可以进行完整拼接。遗传图谱和物理图谱可以辅助序列的拼接、定位以及大片段基因结构变异分析。当前高通量测序技术和光学图谱技术的应用有效地缩短了遗传图谱及物理图谱的建立周期，其中二代测序技术通量高，三代技术偏重序列的长度，多种测序平台和建库策略混合使用是目前基因组测序策略的主流。新测序技术的引入，海量数据的涌现对生物信息提出了更高的要求，序列拼接是很多基因组项目的瓶颈。主流的拼接程序主要基于图论，包括应用于OLC（overlap/layout/consensus）方法的重叠图和基于贪婪算法的 *de Bruijn* 图。序列拼接、组装、定位需借助遗传图谱和物理图谱，有时也可参考近缘物种对组装完成的基因组图谱进行系统的准确性验证。

自1972年，Berg实验室报道将噬菌体和大肠杆菌半乳糖操纵子插入到病毒SV40中以来，遗传转化技术已成为当前生物技术领域的重要组成部分，也是研究基因功能的重要手段。已报道的外源基因转化方法多达十几种（表10-1），其中农杆菌介导的遗传转化由于其受体类型多样、转化效率高、随机插入和转化子稳定等特点在植物转化中广泛使用。最近，一些新的转化方法如叶绿体转化方法、人工微小染色体转化方法等出现，这些新的转化手段可以一次性转入多个基因，并避免插入位点导致的基因沉默，尤其适用于次生代谢途径的研究和改造。转化事件的检测借助于标记基因，包括选择标记基因和报告基因。很多标记基因兼具选择标记和报告两种功能。常用的选择标记基因主要有：抗生素抗性标记、抗代谢物标记、除草剂抗性标记、激素代谢标记、氨基酸代谢标记及糖代谢标记等；常用的报告基因有β-葡萄糖醛酸糖苷酶（β-glucuronidase，GUS）、萤火虫荧光素酶（luciferase，LUC）、绿色荧光蛋白（GFP）、花青素生物合成调节基因等。

表 10-1 常用原核/真核生物转化/转染方法（徐江等，2014）

方法名称	方法简述	优点	缺点	作用对象
农杆菌介导	农杆菌侵染植物伤口，T-DNA 插入植物基因组中	拷贝数低，转化效率高，稳定性高	受宿主范围限制	植物、真菌
PEG 介导	用聚乙二醇（PEG）促进原生质体吸收外源质粒 DNA	不受宿主范围限制，操作简便	原生质体再生困难，转化率低	细菌、真菌、植物、动物
基因枪法	外源 DNA 吸附到金属颗粒表面，高压下轰击射进受体细胞	不受宿主范围限制，操作简便，可控性高	轰击细胞损伤较大，拷贝数高，会导致基因重排现象及转化后代不稳定	细菌、真菌、植物、动物
电激法	高压脉冲作用在原生质体膜上电激形成瞬间通道，将质粒 DNA 导入受体细胞中	不受宿主范围限制	原生质体再生困难，转化率低	细菌、真菌、植物、动物
超声法	低声强脉冲超声波造成细胞膜出现可逆小孔，外源 DNA 进入细胞	不受宿主范围限制，操作简便	损伤细胞，易使外源 DNA 分子发生断裂	细菌、真菌、植物、动物
显微注射法	将外源 DNA 直接注射到受体细胞质或细胞核中	转化效率高	操作困难，细胞不易固定，表达不稳	细菌、真菌、植物、动物
花粉管通道法	授粉后，外源 DNA 经花粉管注入子房，转化入尚未分化的卵、合子或早期胚胎细胞	无须继代培养，操作简便	只适用开花植物，转化率低	植物
脂质体法	包含外源 DNA 的脂质体与原生质体融合	操作简便	原生质体再生困难，转化率低	细菌、真菌、植物、动物
叶绿体转化	基因枪法介导的叶绿体转化	不通过花粉传播，安全性高	缺少有效的选择标记基因，外源基因不稳定	植物
纳米基因载体转化法	外源基因吸附在纳米微粒表面或包埋于内部形成复合物，与细胞表面受体结合，导入细胞	不受宿主范围限制，操作简便	应用较少，转化率低	细菌、真菌、植物、动物

观察突变体功能缺失表型是一种研究基因功能的直接方式。早期，人工突变体主要由理化诱变方法，如化学诱变、电离辐射等生成；目前，插入突变是人工突变体库构建的主要方式。插入突变是将转移DNA（Transferred DNA，T-DNA）或转座子标签插入到受体基因组中，插入位点的基因功能受到破坏从而产生基因敲除突变体。T-DNA标签突变是一种以农杆菌介导的遗传转化为基础的插入突变研究方法，其利用根癌农杆菌的Ti质粒上可以整合到植物基因组中稳定表达的T-DNA，将外源基因随机插入植物基因组中。目前模式生物酿酒酵母、拟南芥及水稻中已建立了相对较为完善的T-DNA标签插入突变体库。一些模式生物中已被构建完善的突变体库形成了相对稳定的种质资源，可以为全世界的科研工作提供帮助，例如可以从拟南芥综合网站TAIR（https://www.arabidopsis.org/）或者拟南芥突变体种质资源ABRC网站（https://abrc.osu.edu/）购买到。

转座子诱导的突变体库利用转座子激活子（activator，Ac）/分离（dissociation，Ds）系统，也是一种常用的建立突变体库的方法。通过对插入标签的分离可以确定插入位点在基因组中的位置，并通过表型鉴定相应基因功能。附表为部分模式生物及其突变体库（表10-2）。

表10-2 部分模式生物突变体库（徐江等，2014）

物种	数据库	网址
大肠杆菌（*E. coli*）	CGSC	http：//cgsc.biology.yale.edu/
酿酒酵母（*S. cerevisiae*）	PhenoM	http：//phenom.ccbr.utoronto.ca/
秀丽隐杆线虫（*Caenorhabditis elegans*）	NBRP：C.elegans	http：//www.shigen.nig.ac.jp/c.elegans/index.jsp
果蝇（*Drosophila melanogaster*）	FlyBase	http：//flybase.org/
小鼠（*Mus musculus*）	PBmice	http：//idm.fudan.edu.cn/PBmice/
拟南芥（*A. thaliana*）	CSHL Trapper DB	http：//genetrap.cshl.org/TrPhenotypes.html
水稻（*O. sativa*）	Rice Mutant Database	http：//rmd.ncpgr.cn/

很多药用生物自身生长周期较长，活性成分也多在特定发育阶段或特定的部位富集，因此在药用模式生物研究中，选择恰当的发育阶段或合适的培养方式，建立优化的研究系统，使目的产物产量最优，也可有效稳定实验条件，缩短实验周期，降低实验背景噪声。发酵和毛状根培养是常用的次生代谢产物研究系统。灵芝中应用二阶段发酵法其三萜酸总含量可占到菌丝干重的4%，单一化合物7-乙氧基灵芝酸O（monomeric 7-ethyoxyl ganoderic acid O）的得率达到1.5 g/100 g。毛状根作为生物反应器合成次生代谢产物在植物中应用广泛。野生型发根农杆菌诱导产生的毛状根中次生代谢产物明显提高，毛状根相比悬浮细胞培养具有生长快、易转化、稳定性高、次生代谢产物产量高等优势，在长春花、丹参、人参、黄芩、甘草等药用植物中已比较成熟，并且在毛状根基础上利用过表达、基因沉默、基因编辑等基因工程等手段来研究药用植物关键酶基因及转录因子功能等也受到广泛关注。

三、药用模式生物的应用

基因过表达、基因沉默、基因敲除、基因编辑等技术是模式生物基因功能研究的通用策略，在药用生物次生代谢产物关键基因的功能研究上有着巨大的应用潜力。

过表达是利用高活性的组成型启动子或特异型启动子，通过转化使目的基因获得高水平的表达量从而观察基因功能的方法。诱导型超表达可部分实现基因在时间、空间和数量上的可控制性，非诱导条件下，基因处于沉默状态，不会影响生物的正常功能，也不会导致多重效应。

基因沉默技术是基于反义技术人工合成与DNA或RNA互补的寡核苷酸，使其抑制目的基因的表达，它可在转录水平和翻译水平调节基因的表达。在转录水平上，反义寡核苷酸可与基因组目标区域形成三螺旋或D环抑制靶基因的表达；在翻译水平上，可与目标mRNA形成双链，诱导RNaseH降解目标mRNA，阻滞mRNA的翻译。病毒介导的基因沉默技术（VIGS）是一种新的基因沉默技术，能够快速观察基因沉默效果且不需要稳定的转化体系。该方法可以同时干涉一个特定基因或者多个同源的基因。VIGS的过程主要包括整合目的基因片段到病毒载体、侵染以及植物防御过程。近年来应用VIGS技术进行药用植物次生代谢产物调控的研究取得诸多重要成果，包括那可汀和甜菜红素的生物合成等。利用微小RNA（microRNA，miRNA）进行的病毒介导的基因沉默（VIGS using miRNAs，MIR-VIGS）是VIGS的一个发展，是以病毒载体介导的人工miRNA进行基因沉默。该方法不同于传统的VIGS技术，它可以通过计算设计出人工miRNA用来调节靶标基因的表达量，从而达到基因沉默的目的。该技术也可用来研究物种本身miRNA的功能。

基因编辑，又称基因组编辑，是一种新兴的比较精确的能对生物体基因组特定目标基因进行修饰的一种基因工程技术或过程。早期的基因工程技术只能将外源或内源遗传物质随机插入宿主基因组，基因编辑则能定点编辑想要编辑的基因。其中基因敲除是最常用的基因编辑技术，其通过构建目标基因突变或缺失的同源序列，利用重组方法获得嵌合体，进一步通过交配获得突变纯合子。基因编辑依赖于经过基因工程改造的核酸酶，也称“分子剪刀”，在基因组中特定位置产生位点特异性双链断裂，诱导生物体通过非同源末端连接或同源重组来修复，因为这个修复过程容易出错，从而导致靶向突变，这种靶向突变就是基因编辑。基因编辑以其能够高效率地进行定点基因组编辑，在基因研究、基因治疗和遗传改良等方面展示出了巨大的潜力。类转录激活因子效应物核酸酶（transcription activator-like effector nuclease，TALEN）技术是一种经典基因编辑技术。TALEN技术通过表达一个重组核苷酸酶，在靶点识别结构域的作用下，识别靶点序列，发挥内切酶作用，由于在DNA双链修复中会引入错误，因而目标基因有一定的概率被失活，从而达到基因敲除的目的。目前，TALEN技术已经在人及小鼠、斑马鱼、爪蟾、拟南芥、水稻等模式生物中广泛应用。CRISPR-Cas系统是目前应用最广泛的基因编辑工具，并获得了2020年诺贝尔化学奖。2018年Zhou等已成功将基因编辑技术用于丹参基因的敲除（图10-4）。

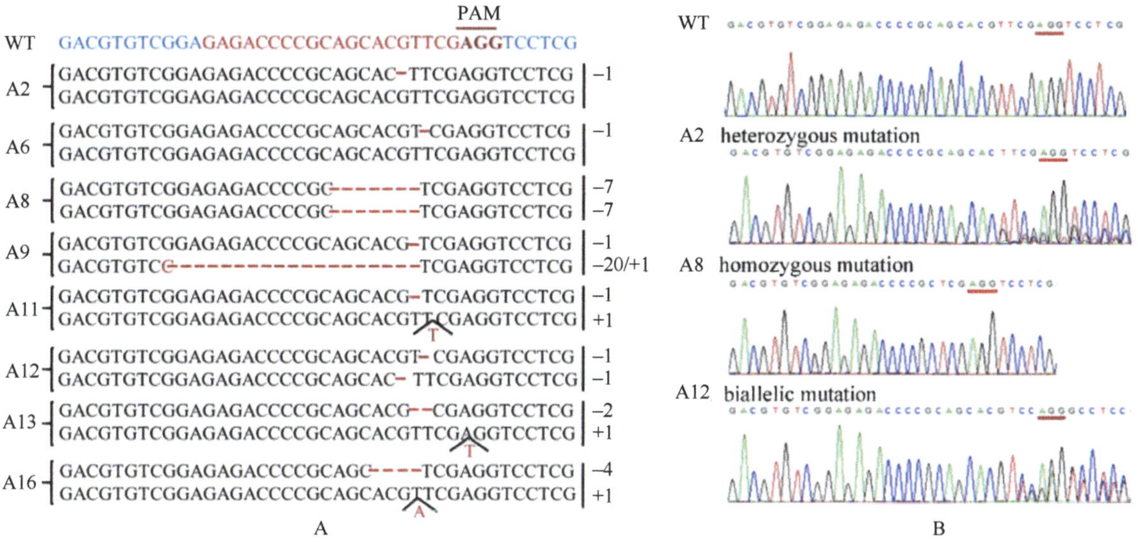

图10-4　CRISPR-Cas9应用于丹参获得的不同基因编辑株系（Zhou et al，2018）

次生代谢产物生源合成途径的挖掘及形成机制在经典的模式生物研究中已取得阶段性成果，比如燕麦素是三萜类衍生物合成关键酶为β-香树精合酶的鉴定。燕麦素及其衍生物由多步修饰完成，包括乙酰化、糖基化等。β-香树精合酶及相关修饰酶的编码基因在燕麦基因组中以基因簇的形式存在。Field和Osbourn发现（2018）拟南芥中去饱和*Thiliandiol*合成的关键酶*At5g47980*编码基因是燕麦β-香树精合酶的近缘基因。去饱和*Thiliandiol*是拟南芥根特异表达的一种三萜化合物，其下游途径主要由3步反应完成。在拟南芥中，催化这三步反应的3个酶位于一个30 kb左右的区间内，成簇存在。尽管*At5g47980*与燕麦β-香树精合酶近缘，去饱和*Thiliandiol*基因簇和燕麦素基因簇并非来自同一祖先，也不是水平转移的产物，因此，进化中的选择压力是这两个基因簇形成的原因。去饱和*Thiliandiol*基因簇的发现是利用模式生物研究策略发现和鉴定次生代谢产物生源合成途径的一个成功范例，同时它首次揭示了植物中以基因簇的形式合成次生代谢产物的产生机制。

药用生物次生代谢途径是一个复杂的动态过程，受到外界诱导因子的刺激和内在调控机制的影响。代谢调控机制包括转录因子层面的调控，也包括基因组甲基化、组蛋白修饰、非编码RNA等表观遗传学层面的调控。模式生物研究系统同样在次生代谢途径调控的研究中起到不可替代的作用。以拟南芥花青素的生物合成为例，通过突变体库筛查，发现转录因子AtMYB113、AtMYB114、AtMYB75 和AtMYB90可激活苯丙烷合成途径，调控拟南芥中花青素的含量。miRNA在花青素合成过程中也起着重要作用，如miRNA156可降解SPL转录本，稳定拟南芥中MYB-bHLH-WD40 复合体从而促进花青素的合成。

药用模式生物研究系统也有助于中药材替代资源的开发。当前，我国经济高速发展，由此带来的城镇化规模迅速扩大，生态环境破坏严重，可用耕地持续紧缺，中药材的野生资源供给和人工生产都面临着巨大的压力。合成生物学为中药材短缺的问题提供一条可行的途径。基因元件的挖掘和标准化、合成途径的装配和底盘系统的优化是天然药物的合成生物学最关注的三个问题。当前合成生物学应用的大部分底盘系统都来源于模式生物，元件的标准化工作也基于相应的底盘系统展开。药用模式生物是很好的天然药物合成系统，次生代谢产物合成酶一般高效，合成过程中代谢流分配合理，在相同物质输入的前提下更易获得大量目的产物，在元件发掘、改造和适配性等方面对合成生物学具有重要的借鉴意义；药用模式生物遗传信息清晰，遗传操作方便，有条件进行系统的基因组简化和改造，且较其他生物而言，对自身高产的天然药物具有较强的耐受性，有机会为天然药物合成生物学提供新的底盘系统。药用模式生物研究体系和合成生物学的结合有利于天然药物的人工合成，为中药材提供替代资源。

药用模式生物研究策略利用现代生命科学的新技术、新方法对药用生物次生代谢领域的一般规律进行研究和阐释，有助于汇集中医药行业内不同地域和单位的研究力量，统一对中药研究方向的共同认识，完成对关键问题的重点突破，从而提升整个领域的研究水平。不可忽视的是，新技术新方法对研究策略影响巨大，在突破性的创新技术出现时，研究策略也会相应发生变化，药用模式生物研究策略也不例外。应该看到，现有的药用模式生物体系还不足以覆盖天然药物生源合成的全部问题，因此，新的药用模式生物也会继续涌现，不同物种的研究基础存在差别，具体到特定的物种，药用模式生物研究策略也会有所调整。在一段时间内，药用模式生物及其研究体系将是我国药用生物研究中新的学科生长点。

第二节　药用模式真菌——灵芝

灵芝（*G. lucidum*）为担子菌门大型真菌，是我国传统的名贵中药材，也是目前研究较为深入的药用生物之一。灵芝拥有模式生物的鲜明特征，例如：世代周期短、子代多、基因组小、易于在实验室内培养和繁殖、能够进行遗传转化、对人体和环境无害等。同时，灵芝编码多种次生代谢产物合成途径，并拥有复杂的次生代谢调控网络，是研究次生代谢的理想模式生物。染色体水平的灵芝基因组精细图的绘制完成为充分发挥灵芝的模式作用奠定了坚实的基础。

一、灵芝作为药用模式生物的特点与优势

灵芝为大型担子菌，在其有性生殖世代中经历了显著的形态变化。灵芝的生长发育主要包括4个阶段——担孢子、菌丝体、原基和子实体。灵芝的生长发育周期从担孢子萌发开始，首先形成单核的初级菌丝，继而初级菌丝融合形成双核的次级菌丝，融合的次级菌丝在基质表面扭结形成原基，原基发育形成成熟的子实体，子实体弹射新一代担孢子完成世代循环（图10-5）。灵芝生命周期短，在人工栽培条件下3个月左右可以完成一个有性世代循环，每个子实体可以产生干重100 g以上的担孢子，子代多有利于发现产生遗传突变的个体。

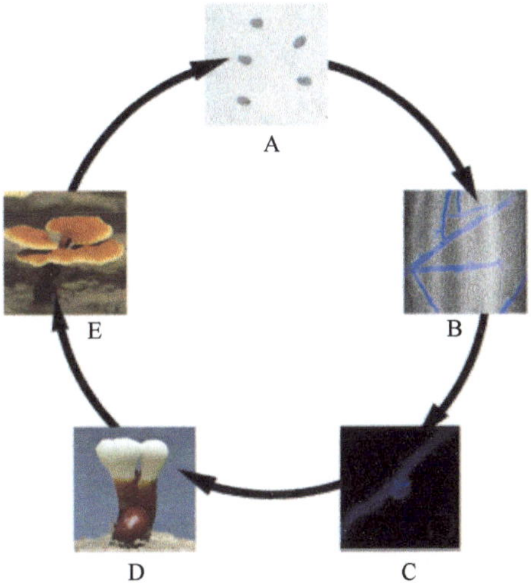

图10-5 灵芝的生活史（孙超等，2013）
灵芝的有性世代经历了担孢子、单核菌丝、双核菌丝、原基和子实体等阶段。灵芝担孢子（A）萌发形成单核菌丝（B），不同配型的单核菌丝经过质配形成双核菌丝（C），清晰可见的锁状结合，是双核菌丝的典型特征。双核菌丝可在培养基质表面积聚扭结形成原基（D），继而发育成为伞状子实体（E）。子实体的子实层存在担子，担子内发生核配和减数分裂，形成新一代担孢子完成世代循环。图A为40X光学显微镜结果，图B、C为calfour white染色后，激光共聚焦显微镜100X油镜观察结果

灵芝的形态建成是一个综合的发育过程。菌株受环境信号的诱导和自身发育的调节，经过一系列细胞间或细胞内信号转导事件，启动灵芝形态建成的决定基因。灵芝是典型的四极异宗真菌，灵芝初级菌丝的融合受两对交配型座位（A和B）的控制。座位A由一对包含同源异型结构域的转录因子组成，与线粒体介质蛋白（MIP）紧密连锁。灵芝交配型座位B包括6个费洛蒙编码基因和7个费洛蒙受体编码基因。座位A控制锁状结合的形成，座位B控制细胞核的迁移。灵芝发育受光信号的调控，不同光质和光强对灵芝的生长发育有显著影响。例如，灵芝菌丝在黑暗中生长速度最快，绿色光质照射下生长速度最慢，白光照射下灵芝菌丝生物量积累最高。灵芝菌丝的分化必需经过400～500 nm的蓝光诱导。在原基期，当光照强度适度时，灵芝才可以形成正常的菌盖。对于子实体，经绿色光质处理的灵芝菌盖最厚，黄色光质处理的灵芝菌盖大但偏薄。原基期和子实体期的灵芝生长都表现出趋光性。从原基期起灵芝菌丝发生显著分化，根据形态和功能，可以分为生殖菌丝、骨架菌丝和联络菌丝。这一时期起，灵芝可观察到角质化的皮壳层和木栓化的菌肉层。皮壳层内有树脂质和色素积累，使灵芝表面具有漆状光泽并呈现各异的颜色。与酵母等低等真菌相比，灵芝发育过程中经历了显著的形态变化，使其可以在真菌发育和次生代谢相关性研究中发挥更大的作用。

易于在实验室内培养，并能够在实验室条件下完成生命周期是作为模式生物的一个必要条件。与灵芝栽培相比，菌丝发酵具有培养时间短、条件可控、质量稳定等优点。碳源、氮源、酸碱度、氧气、光照、机械应力、化学诱导剂等多种因素对灵芝菌丝发酵的影响已得到了广泛研究。目前，应用二阶段培养法，灵芝三萜酸总含量可占到灵芝菌丝干重的4%以上，单一化合物7-乙氧基灵芝酸O的得率达到1.5 g/100 g菌丝。7-乙氧基灵芝酸O能作为灵芝酸T等II型灵芝酸的合成前体，有很高的应用价值。通过在培养基中加入外源Ca^{2+}离子，可显著提高发酵菌丝总灵芝酸含量，进一步推测外源Ca^{2+}信号可能通过胞内钙调磷酸酶途径影响MVA途径中关键酶的表达从而影响灵芝酸的合成。另外，直接增加MVA途径中关键酶的表达量也可以提高发酵菌丝中灵芝酸的含量。

由于灵芝有巨大的经济价值，野生灵芝难以满足商业和科研的需求，灵芝的人工栽培技术得到了广泛研究。在中国大部分地区都可以在温室或大棚内进行灵芝的人工栽培，椴木栽培和袋料栽培是最主流的两种灵芝栽培技术，包括超过22科42属70余种的木材都适合作为灵芝栽培的木料。由于温度、湿度、光照、二氧化碳和氧气浓度都是灵芝子实体形成的重要条件，因此，在培养过程中需注意喷水、通气和照明的管理。Sanodiya等（2009）出了灵芝生产的标准条件，认为出芝前菌丝应在温度（30±2）℃黑暗中培养；原基培养时应保持温度（28±2）℃，湿度95%，光照800 lx，CO_2浓度1500 ppm；子实体期根据灵芝发育情况降低温度、湿度和CO_2浓度，照明条件保持不变。成熟的室内栽培技术对于构建突变体库和研究灵芝发育和形态建成的相关机理具有重要意义。

灵芝在中国被称为“仙草”，已有两千多年的应用历史。现代药理学研究表明灵芝具有提高免疫力、抗肿瘤、调节血糖血脂、延缓衰老等多种疗效。灵芝含有丰富的生物活性成分，目前已从

灵芝中分离得到超过400种活性物质，包括多糖、蛋白质、氨基酸、萜类、甾醇类和生物碱等。通过对灵芝基因组的分析进一步证实，灵芝具有三萜、倍半萜、聚酮、非核糖体多肽等多条次生代谢合成途径。灵芝三萜是灵芝的主要活性成分，目前已从灵芝中分离得到了150多种，它们通过MVA途径合成。羊毛甾醇合酶（LSS）是合成灵芝酸环状骨架-羊毛甾醇的关键酶（图10-6），在该合成途径中LSS之前共有11种酶参与，在灵芝中乙酰辅酶A乙酰基转移酶（AACT）和法尼基二磷酸合成酶（FPS）含有两个拷贝，其他酶都是由单基因编码的（表10-3）。灵芝三萜是高度氧化的羊毛甾醇衍生物，因此推测有多个CYP450单加氧酶参与了羊毛甾醇的修饰。灵芝含有22个倍半萜合酶，这些酶可以以MVA途径中的法尼基二磷酸（FPP）为底物催化形成环状的倍半萜产物。多糖是灵芝中另一类主要的活性物质，主要由水溶性的1, 3-β和1, 6-β糖苷组成。灵芝中含有两个1, 3-β糖苷合酶和7个含有SKN1结构域的β糖苷生物合成相关蛋白，后者被认为在1, 6-β糖苷合成中具有重要作用。此外，灵芝基因组还编码1个非核糖体多肽合酶、5个聚酮合酶和2个拷贝的真菌免疫球蛋白LZ-8，LZ-8已被发现具有抗肿瘤活性和免疫调节活性。

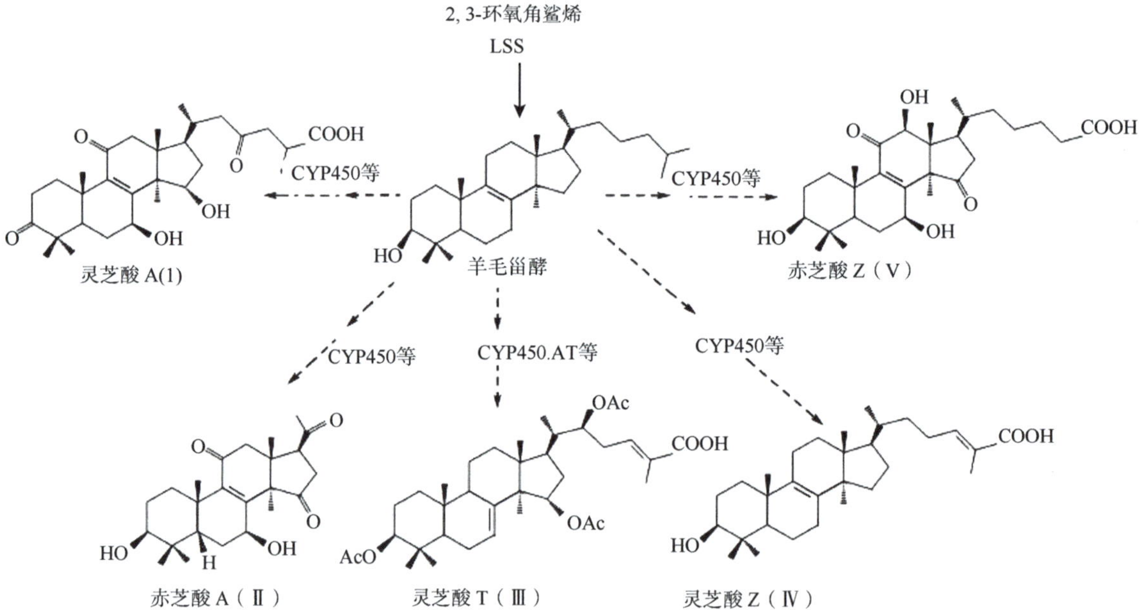

图10-6 灵芝三萜的主要类型及其可能的生物合成途径（孙超等，2013）

目前已发现的所有灵芝三萜都是由羊毛甾醇衍生而成的，图中显示了5种灵芝三萜的主要类型（Ⅰ～Ⅴ）的代表化合物及其可能的生物合成途径。AT. 乙酰基转移酶

表10-3 灵芝三萜上游合成途径中的关键酶基因（孙超等，2013）

基因名称	缩写	基因发现方法
乙酰辅酶A乙酰基转移酶	AACT1	基因组分析
	AACT2	基因组分析
3-羟基-3-甲基戊二酸合成酶	HMGS	基因组分析，同源基因克隆
3-羟基-3-甲基戊二酸还原酶	HMGR	基因组分析，同源基因克隆
甲羟戊酸激酶	MK	基因组分析
磷酸甲羟戊酸激酶	PMK	基因组分析
焦磷酸甲羟戊酸脱羧酶	MVD	基因组分析，同源基因克隆
异戊烯基二磷酸异构酶	IDI	基因组分析

续表

基因名称	缩写	基因发现方法
法尼基二磷酸合成酶	FPS1	基因组分析，同源基因克隆
	FPS2	基因组分析
鲨烯合酶	SQS	基因组分析，同源基因克隆
鲨烯单加氧酶	SE	基因组分析
羊毛甾醇合酶	LSS	基因组分析，同源基因克隆

在真菌中，同一条代谢途径的相关基因往往以基因簇（gene cluster）的形式存在。利用antiSMASH 软件对灵芝全基因组进行扫描，共发现17个潜在的基因簇，在一些基因簇中，除了代谢途径相关的骨架合成酶和修饰酶外，有时还含有途径特异性的转录因子和参与次生代谢产物运输的转运子（transporter）。

灵芝编码600多个转录调控蛋白，其中包括途径特异性的调控蛋白如锌指蛋白家族，广域调控蛋白Velvet蛋白家族和LaeA蛋白及表观遗传修饰因子等，表明灵芝具有复杂的多级次生代谢调控网络。在子囊菌中，Velvet蛋白和LaeA蛋白在次生代谢和真菌发育中具有重要作用，LaeA和Velvet蛋白家族中的VeA，VelB形成三聚复合体协同调控子囊菌的次生代谢和子实体发育。灵芝中存在相应的同源蛋白，其表达与LSS正相关，但功能还需要进一步研究。表观遗传修饰因子在次生代谢调控中也具有重要作用。在灵芝中发现了33个GCN5相关蛋白，15个PHD相关蛋白，19个SET相关蛋白和8个HDAC相关蛋白，这些蛋白是否参与了灵芝次生代谢调控还需要进一步研究。

基因组序列是模式生物更好发挥其模式作用的前提和保障，几乎所有模式生物都已完成或者正在进行全基因组的测序工作。陈士林等利用高通量测序技术对单倍体灵芝的基因组进行了测序，并利用光学图谱技术辅助基因组组装，获得了染色体水平的灵芝基因组精细图，并根据基因组解析结果首次提出将灵芝作为药用模式真菌。测序的灵芝基因组由13条染色体组成，全长43.3 Mb，重复序列约占灵芝基因组的8.15%，其中主要重复类型为长末端重复序列（LTR），约占灵芝基因组的5.42%。灵芝基因组编码16 113个预测蛋白，其中包括大量与次生代谢产物合成及其调控相关基因，及与木质素降解相关基因。灵芝基因组精细图的完成，为灵芝功能基因学研究和灵芝三萜等次生代谢产物的合成及调控研究奠定了基础。

简单重复序列（SSR）是遗传标记最丰富的来源之一，已被广泛应用于种群遗传学、系统发育学及遗传图谱绘制等研究领域。在灵芝基因组中共发现2674个SSR位点，相对丰度为62 SSR/Mb，单碱基重复是其最丰富的类型。SSR分布于所有基因组区域，非编码区比编码区更丰富。除三碱基和六碱基重复外，超过50%的其余种类的SSR均分布于基因间区。SSR相对丰度最高的是内含子区（108 SSR/Mb），其次为基因间区（84 SSR/Mb）。684个SSR分布于588个蛋白编码基因中，其中81.4%为三碱基或六碱基重复。在这些含有SSR的基因中有28个基因与生物活性化合物的合成相关，其中包括1个HMGR基因，3个多糖合成相关基因及24个*CYP450*基因。

很多研究组已开展灵芝遗传转化的研究。Sun等（2001）首次利用电击法，以灵芝原生质体为受体，草胺膦乙酰转移酶（bialaphos resistance bar）基因作为选择标记基因，成功将香菇*GDP*启动子驱动下的报告基因*GUS*和*GFP*基因转入灵芝。李刚等（2004）利用PEG 介导法，以潮霉素抗性基因作为选择标记，将报告基因*GUS*转入灵芝原生质体，转化频率约为5～6个转化子/ 10^7个原生质体。Shi等（2012）用农杆菌介导侵染灵芝的原生质体，并用灵芝的内源*GDP* 启动子驱动报告基因，以潮霉素为抗性标记基因，获得了转化灵芝。转化效率为200个转化子/10^5个原生质体。Xu等（2012）利用突变的灵芝琥珀酸脱氢酶（succinate dehydrogenase，sdhB）基因作为选择标记基因，用除草剂萎锈灵（carboxin）作筛选压力，提高了转化灵芝的安全性。灵芝遗传体系的初步建立，为开展灵芝功能基因组学研究提供了有力技术支撑。

灵芝的功能基因组学研究主要集中在灵芝三萜合成途径相关酶的克隆和鉴定方面。在灵芝全基因组测序完成之前，灵芝三萜合成上游途径中编码*HMGS*、*HMGR*、*MVD*、*FPS*、*SQS*基因和LSS的基因已通过同源基因扩增的方式进行了克隆和鉴定（表10-3）。灵芝基因组测序的完成为从超基因家族筛选参与灵芝三萜合成的修饰酶提供了条件。例如，灵芝中包含219个*CYP450*编码基因，分属于42个家族，其中22个*CYP*编码基因是假基因，除*CYP51*已被克隆和鉴定外，大部分灵芝*CYP450*功能未知。根据与*LSS*的共表达分析，及与其他参与甾醇类物质修饰的真菌*CYP450*的进化分析，Ref筛选出16个可能参与灵芝三萜合成的*CYP450*基因，这些*CYP450*的功能验证正在进行中。此外，Joo等人克隆了灵芝漆酶基因*GLlac1*，并揭示该酶参与了灵芝对木质素的降解过程。随着灵芝基因组精细图的完成和灵芝转化体系的进一步完善，使得通过基因缺失和RNAi等反向遗传学技术研究和鉴定灵芝功能基因变得更具可行性，从而加速灵芝功能基因组学研究进程。

二、灵芝作为药用模式生物的应用前景与意义

灵芝是具有复杂形态建成和高度细胞分化的大型药用真菌，其主要活性成分灵芝三萜的含量随着灵芝的发育过程而发生明显改变，在菌丝阶段的含量很低，在原基期含量最高，而到子实体期灵芝三萜含量大约是原基期的1/2。此外，灵芝三萜的种类在灵芝发育过程中也存在显著变化，例如菌丝阶段的灵芝三萜主要是3α取代灵芝酸，而在原基期和子实体期的灵芝三萜主要是3β取代和3位羰基取代的灵芝酸。令人感兴趣的是，催化2, 3-环氧角鲨烯环化形成灵芝三萜骨架的LSS在灵芝发育过程中的表达变化与灵芝三萜含量的变化呈现高度的正相关性，这种关联进一步证明灵芝三萜合成相关基因的表达与灵芝发育存在协同作用，并受到严格调控。因此灵芝是研究高等担子菌发育与次生代谢协同作用的理想模式系统。

在担子菌中，发育与次生代谢相关性研究进展缓慢，对于真菌发育与次生代谢协同作用的知识主要来源于对子囊菌构巢曲霉（*Aspergillus nidulans*）的研究。在构巢曲霉中，LaeA蛋白与Velvet蛋白家族的两个成员VelB和VeA形成三聚体，在真菌的发育和次生代谢调控中发挥核心作用。已发现的Velvet家族成员共有4个，分别是VeA、VelB、VosA和VelC。在灵芝中已经发现了Velvet蛋白家族所有成员和LaeA蛋白的同源基因，但是这些蛋白在灵芝生长发育和次生代谢调控中的作用还有待于进一步的研究。灵芝基因组精细图的完成和灵芝转化体系的建立，有助于利用反向遗传学策略鉴定这些调控蛋白在灵芝体内的功能，进而为揭示灵芝发育与次生代谢协同作用的分子机制奠定基础（图10-7）。

根据子囊菌中Velvet蛋白家族的研究结果和灵芝中发现的Velvet相关蛋白，孙超等（2013）提出了Velvet蛋白在灵芝发育和次生代谢中可能的作用机制，作为进一步研究的框架和蓝图。在暗培养时，VeA/VelB二聚体在KapA蛋白的辅助下进入细胞核，光抑制这一进程。VeA/VelB二聚体可以促进真菌的有性发育，也可与LaeA形成三聚体协调真菌次生代谢与发育。另一方面，VeA降解后VelB可形成二聚体，VelB进一步与velvet蛋白家族另一成员VosA形成二聚体抑制真菌的无性生长。LaeA可抑制VeA的降解及VosA/VelB二聚体的形成。

次生代谢产物虽然种类繁多，但是其合成途径具有一定的保守性，通过有限的前体或模块合成。次生代谢产物多样性产生的主要来源包括：①参与次生代谢的酶有多个拷贝，不同的酶可以催化相同的底物产生不同的产物；②酶的产物专一性不强，即同一个酶可以催化相同的底物合成多个不同的产物；③酶的底物专一性不强，即同一个酶可以利用多种底物产生多个不同产物。

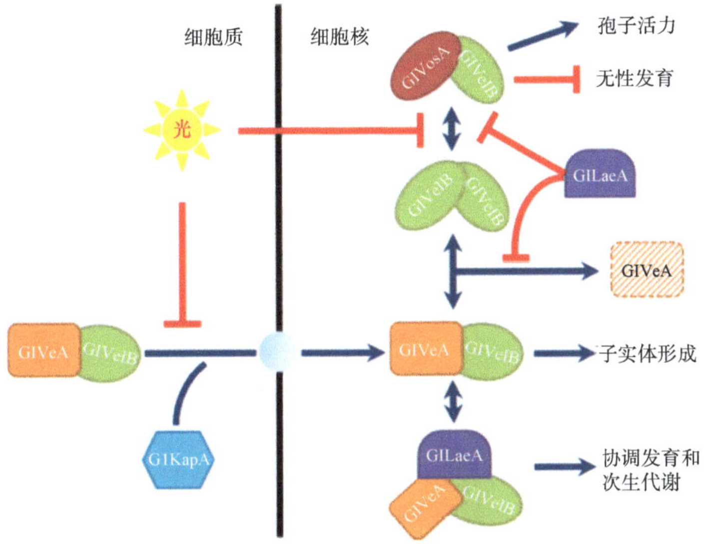

图 10-7　Velvet蛋白在灵芝发育和次生代谢中可能的作用机制（孙超等，2013）

灵芝含有丰富的次生代谢产物，为次生代谢产物多样性的形成和演化研究提供了有利条件。例如，目前科研工作者已从灵芝基因组中发现了20余种倍半萜合酶基因，从而推测骨架合成酶的多样性是灵芝倍半萜多样性产生的主要原因。根据对来源于灰盖鬼伞（*C. cinereus*）和橄榄类脐菇（*Omphalotus olearius*）的倍半萜合酶研究发现，产物专一性差也是真菌倍半萜多样性产生的重要原因。灵芝含有150多种灵芝三萜，它们都是由共同的环状骨架羊毛甾醇修饰产生的，因此灵芝三萜的多样性主要是由于CYP450等修饰酶的种类和功能的多样性造成的。由于基因组重复、缺失和突变及基因水平转移等因素造成的次生代谢相关酶的种类和功能多样性是次生代谢产物多样性的遗传基础。近来次生代谢多样性的起源和演化研究正逐步成为国内外研究的热点，例如，Li等（2012）发现非种子植物江南卷柏（*Selaginella moellendorfii*）同时拥有种子植物和微生物类的萜类合酶，揭示植物萜类合酶可能具有多个进化起源。Nelson等（2011）更是提出了以CYP450为中心的植物代谢进化研究策略。由于真菌基因组较小，目前已测序真菌基因组的数量远大于植物，并且两者之间测序数量差距正在迅速扩大，真菌已积累了丰富的次生代谢相关基因资源，因此，与植物相比，真菌更适合用于对次生代谢的起源和进化的系统研究。作为模式生物的灵芝将会受到更多研究者的关注，从而推动对灵芝自身的生理、生化及功能基因组学研究，为合成生物学研究提供丰富的调控元件和合成酶基因。此外，由于模式生物的遗传背景最为清晰，目前所有的底盘细胞都来源于模式生物。灵芝因含有丰富的药理活性成分而被誉为“治疗性真菌生物工厂”（therapeutic fungal biofactory），有可能通过基因组改造和删除使其成为高效合成某些次生代谢产物的底盘系统。

目前次生代谢产物生物合成相关研究进展缓慢，仅有紫杉醇、青蒿素等少数次生代谢途径得到了较为详尽的研究。灵芝次生代谢途径及其调控元件的解析也将为其他药用生物中合成生物学相关元件的发掘提供借鉴，丰富合成生物学的元件和模块库，解决目前天然药物合成生物学研究中相关元件极端匮乏的困境，为构建天然药物的生物合成技术平台奠定基础。利用该技术平台一方面可以大规模生物合成已有的天然药物，另外也可以通过重构和改造天然药物的生物合成途径，为创新性药物的研发提供新化合物。

三、灵芝药用模式生物体系的建立与展望

灵芝固有的生物学特征和较好的研究基础使其已具备成为药用模式生物的基本条件，但是要充分发挥灵芝的模式作用，还有赖于对灵芝自身生物学的进一步研究。灵芝基因组精细图的完成为开展灵芝功能基因组学研究奠定了良好基础，灵芝遗传转化体系的进一步完善也将为定点突变、基因删除和突变体库构建等主流生物学技术的引入创造条件。此外，现有灵芝属分类体系还存在着较多争议，加之目前我国灵芝种质资源比较混乱，这给灵芝研究带来了许多困扰。因此建立灵芝模式生物的标准株并加以推广应用，是使灵芝药用模式生物研究走向标准化和规范化的重要步骤。

模式生物研究策略将会改变目前药用生物研究中研究对象分散凌乱的局面，整合领域的优势力量对药用模式生物进行重点研究，一方面可以揭示有关次生代谢的普遍规律，另一方面可以将先进的现代生命科学技术引入到药用生物研究中，提升该领域的整体研究水平。目前大多数药用生物来源于植物，因此，作为药用真菌的灵芝，其模式作用受到一定的限制。此外，次生代谢产物种类繁多，针对不同类别的代谢途径可能需要不同的模式生物。因此，随着药用生物研究的逐步深入，将会需要更多的药用模式生物。模式生物研究策略已在多个生物学领域获得了令人瞩目的成绩，因此，成熟的药用模式生物体系的建立将为药用生物研究注入新的活力，推动该领域研究进入一个高速发展阶段。

第三节　药用模式植物——丹参

国际传统药物学迫切需要借助现代生命科学研究的最新成果，加速建立药用模式生物研究体系，促进自身跨越式发展，满足国际国内市场对创新药物的需求。丹参作为最常用的中药之一，在治疗心脑血管疾病、抗氧化方面具有显著疗效，其药理活性成分基本清楚。丹参基原植物具有生命力强、世代周期短、组织培养和转基因技术成熟、基因组小、染色体数目少等特点，被认为是中药研究的理想模式生物。中药活性物质是许多化学药物的重要原料，目前1/3以上的临床用药来源于药用植物提取物或其衍生物。阐明中药活性成分生源合成途径及其调控机制将为中药材栽培管理和质量控制提供理论基础，也将为创新性药物生产提供新的生物合成手段。但是由于缺乏有效的模式物种，中药材活性成分生源途径相关研究进展缓慢。丹参为唇形科鼠尾草属多年生草本植物，随着丹参全基因组测序的完成，丹参酮等有效成分合成途径研究的逐步深入，丹参将在中药活性成分生物合成及其调控、生态环境因子对药用植物活性成分形成调控机制的研究等诸多方面发挥更加突出的模式作用。

一、丹参作为药用模式生物的特点与优势

丹参的主要活性成分包括脂溶性的二萜醌类化合物和水溶性的酚酸类化合物。目前丹参中已分离到40余个二萜醌类化合物（丹参酮类）和20余个酚酸类化合物（丹酚酸类），前者主要存在于丹参根皮中，包括丹参酮I、二氢丹参酮、隐丹参酮、丹参酮II_A、丹参酮II_B、异丹参酮等，具有橙黄色或橙红色的特征性颜色；后者包括丹酚酸A、咖啡酸、丹酚酸B、丹参素、原儿茶醛和迷迭香酸等。这两类化合物的生物合成途径研究均取得显著进展，多数合成相关的基因已被克隆鉴定（表10-4）。

表 10-4　克隆获得参与丹参酮类化合物生物合成相关基因（宋经元等，2013）

基因名称	缩写	GenBank 登录号
MEP/DXP 途径		
1- 去氧木糖 -5- 磷酸合成酶	SmDXS	JN831116|JN831117||EU670744|FJ643618
1- 脱氧 -*D*- 木酮糖 -5- 磷酸还原异构酶	SmDXR	DQ991431| FJ476255|FJ768959
4-（5'- 二磷酸胞苷）-2-C- 甲基 -*D*- 赤藓醇激酶	SmCMK	EF534309
2- 甲基赤藓糖 -2, 4- 环二磷酸合成酶	SmMCS	JX233816
羟甲基丁烯基 -4- 磷酸合成酶	SmHDS	JN831098
羟甲基丁烯基 -4- 磷酸还原酶	SmHDR	JN831099|JN831100|JX233817
异戊烯焦磷酸异构酶基因	SmIPI	EF635967| JN831106
MVP 途径		
乙酰 CoA 酰基转移酶	SmAACT	EF635969|JN831101
3- 羟基 -3- 甲基戊二酰辅酶 A 合成酶	SmHMGS	DQ243700|FJ785326
3- 羟基 -3- 甲基戊二酰辅酶 A 还原酶	SmHMGR	EU680958| JN831102|JN831103|FJ747636 |GU367911|DQ243701
甲羟戊酸激酶	SmMK	JN831104
磷酸甲羟戊酸激酶	SmPMK	JN831095|
5- 焦磷酸甲羟戊酸脱羧酶	SmMDC	JN831105
下游途径		
牻牛儿基牻牛儿基焦磷酸合成酶	SmGPPS	FJ178784| JN831112|JN831113|JN831107
法呢基焦磷酸合成酶	SmFPS	HQ687768
柯巴基焦磷酸合酶基因	SmCPS	EU003997|JN831120|JN831114|JN831121|JN831115|
类贝壳杉烯合酶基因	SmKSL	EF635966|JN831119|

大多酚酸类是咖啡酸的衍生物，其中迷迭香酸是最丰富的咖啡酸二聚物。借鉴其他物种迷迭香酸类化合物的生物合成途径，丹酚酸类化合物生物合成途径包括苯丙氨酸支路和酪氨酸支路两条平行支路。在许多植物中，苯丙烷类代谢途径和酪氨酸代谢途径的多个关键酶基因及转录因子已被克隆，主要包括苯丙氨酸解氨酶基因（*PAL*）、肉桂酸-4-羟化酶基因（*C4H*）、酪氨酸氨基转移酶基因（*TAT*）、4-香豆酰-CoA-连接酶基因（*4CL*）、羟苯丙酮酸还原酶基因（*HPPR*）、迷迭香酸合成酶基因（*RAS*）等，为研究丹酚酸类化合物的生物合成途径提供依据。丹酚酸类化合物生物合成途径中已被克隆和鉴定的基因见表10-5，主要包括两条丹参*4CL*基因（GenBank登录号为AY237163和AY237164），*SmPAL*基因，*SmC4H*基因（GenBank登录号为DQ355979），*SmTAT*基因（GenBank登录号为DQ334606），*SmHPPR*基因（GenBank登录号为DQO99741）和*SmHPPD*基因（GenBank登录号为EF157837）。Xiao等（2011）基于迷迭香酸的合成途径，通过基因工程手段，在丹参毛状根中生产迷迭香酸和紫草酸B，为利用毛状根作为生物反应器大规模生产迷迭香酸和紫草酸B提供了有效方法。在后续工作中，有望进一步鉴定参与丹酚酸合成的其他关键基因，包括可能参与合成的*CYP450*基因等。

表 10-5 克隆获得参与丹酚酸类化合物生物合成相关基因（宋经元等，2013）

基因名称	缩写	GenBank 登录号
苯丙烷类代谢途径		
苯丙氨酸解氨酶基因	SmPAL1	EF462460|GQ249111|DQ408636
肉桂酸 -4- 羟化酶基因	Sm C4H	DQ355979|GQ896332|EF377337
4- 香豆酰 -CoA- 连接酶基因	Sm4CL	AY237163|AY237164|GU263826|EF458150|EF458149|AY237163
酪氨酸代谢途径		
酪氨酸氨基转移酶基因	Sm TAT	DQ334606|EF192320
羟苯丙酮酸还原酶基因	Sm HPPR	DQO99741|EF458148
对羟苯基丙酮酸双氧化酶	SmHPPD	EF157837
下游途径		
羟基化香豆酰转移酶	SmHCT	GU647199
迷迭香酸合成酶	SmRAS	FJ906696

丹参生物技术研究一直备受关注，目前其冠瘿组织培养、毛状根培养及诱导条件优化、愈伤组织培养等研究方面均取得显著进展，为开展丹参遗传转化研究提供了良好基础。早期研究主要集中在利用农杆菌侵染丹参后获得毛状根，进一步检测毛状根的丹参酮含量。也有转基因植物性状研究报道，例如张荫麟等（1997）比较了发根农杆菌和根癌农杆菌转化后的丹参再生植物的形态差异，发现用发根农杆菌转化的丹参节间缩短、植株矮化、地下部毛状须根发达；用根癌农杆菌转化后的丹参再生植物生长旺盛，地上部分较原植物高大，根系发达，根产量和丹参酮含量都高于原植物。Han 等（2007）将小麦中的胚胎发育晚期丰富蛋白（TaLEA1）用农杆菌介导的叶盘法转入丹参，通过将农杆菌与丹参的外植体共培养的方法，在2～3个月内能够获得转基因丹参苗。Lee（2008）首次构建了丹参的激活标签突变体库，并筛选出了丹参酮类化合物的含量显著提高的突变愈伤组织细胞系。张蕾等（2009）报道了用发根农杆菌介导牻牛儿基牻牛儿基焦磷酸合酶基因的RNAi载体转化丹参的研究结果，建立了发根农杆菌介导外源基因转化丹参的体系。以上研究显示丹参的遗传转化相对容易，转基因植物也较易获得，这一特点有利于丹参作为模式药用植物开展功能基因组研究和突变体库构建（表 10-6）。

表 10-6 丹参的遗传转化研究（宋经元等，2013）

转化方法	外植体	侵染菌株	选择标记基因
农杆菌转化法	须根	LBA9402，ATCC15834，TR105，R1601，A41027	——
农杆菌转化法	悬浮细胞	C58	——
农杆菌转化法	无菌苗	15834/LBA9402 和 C58	——
农杆菌转化法	无菌苗	EHA105	卡那霉素
农杆菌转化法	叶片	EHA105	卡那霉素
农杆菌转化法	愈伤组织	EHA105	潮霉素
农杆菌转化法	叶片	ACCC10060	卡那霉素

丹参药用模式植物转录组学和基因组学的研究取得了较大的进展。崔光红等（2007）报道了通过构建cDNA芯片来研究丹参根部转录表达谱的研究结果，共获得4 354条表达序列标签（ESTs）。为发掘丹参活性成分合成的关键基因，李滢等（2010）完成了两年生丹参根的转录组454测序，获得了近5万条ESTs，拼接获得18 235个转录本，其中27个转录本编码15个丹参酮生物合成关键酶，29个转录本编码11个丹参酚酸生物合成关键酶。Hua 等（2011）利用Solexa测序方法完成了丹参不同生长发育时期及不同部位的转录组测序，共获得56 774个独立基因，其中2 545个独立基因被注释到各种代谢途径中，发现了参与苯丙烷类和萜类化合物生物合成途径的全部基因；同时还发现了686个转录因子，它们是拟南芥中转录因子的同源基因。该结果为进一步开展丹参功能基因研究奠定基础。此外，Feng 等（2011）用蛋白质组学方法寻找丹酚酸B作用的直接靶点蛋白和下游信号关联蛋白，显示表皮生长因子受体（EGFR）是丹酚酸B作用最可能的直接靶点蛋白，从EGFR到热激蛋白27（HSP27）和mitofilin是最重要的信号级联反应，进一步借助生物信息学网络分析将靶点形成网络并进行验证。

2016年Xu等发表了丹参全基因组，发表在国际著名植物学期刊*Molecular Plant*。该研究应用二代和三代测序技术对紫花和白花丹参的遗传信息进行系统研究，显示丹参基因组约5 338Mb，重复序列占54.44%，杂合度较高，每千碱基基因组约含2.76个单核苷酸多态性位点（2.76个SNP/1Kb），蛋白质编码基因30 478个。丹参基因组的成功测定为其次生代谢产物的合成与调控机制研究发挥了重要作用，如在基因组中注释了1602个转录因子、82个萜类合酶和437个*CYP450*蛋白编码基因，并鉴定了包括参与丹参酮合成相关酶基因*SmCPS1*、*SmCPS2*、*CYP76AH1*、*CYP76AH3*和*CYP76AK1*及参与赤霉素代谢必需因子SmCPS5在内的*CPS1*、*CPS2*、*CPS5*和*CPS7*等4对*CPS/CYP*相连的基因簇，发现*SmCPS1*基因簇和*SmCPS2*基因簇可能来自同一个*CPS/CYP76AH*基因对的扩张，编码萜类、芪类、二苯基庚烷类和姜辣素类化合物的基因家族可能与丹参酮、丹酚酸类化合物的合成均存在一定的相关性等（图10-8）。

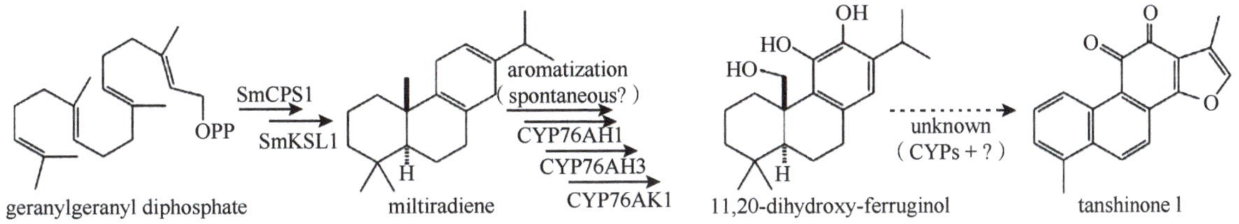

图10-8 推测的丹参酮生物合成路径从GGPP到丹参酮I（Xu ct al，2016）

2021年，Ma等构建了自交6代纯合的丹参株系，并对其进行了基因组测序，获得了较好的基因组序列信息，发表在国际著名期刊*Nature Communications*。该研究通过深入分析基因组信息，发现形成丹参酮前体母核的二萜合酶/*CYP450*基因以gene cluster的方式特异存在于鼠尾草属植物中。在此基础上，利用基因扩张和收缩分析，发现一个在丹参中明显扩张的CYP71D亚家族，通过共表达分析，锁定4个候选基因，进行植物体内和体外功能研究。结果表明这些基因中有3个在丹参酮生物合成途径中发挥重要作用，其中两个能够催化丹参酮特征五元呋喃环的生成，一个与丹参酮类化合物C20位脱甲基化过程相关。与唇形目植物的共线性分析，展示了CYP71D家族如何特异在鼠尾草属植物中通过基因复制和蛋白质功能进化从而获得催化杂环形成的新功能。这些研究结果为丹参酮类以及唇形科广泛分布的松香烷型二萜类化合物的生物合成的起源和进化提供了研究思路（图10-9）。

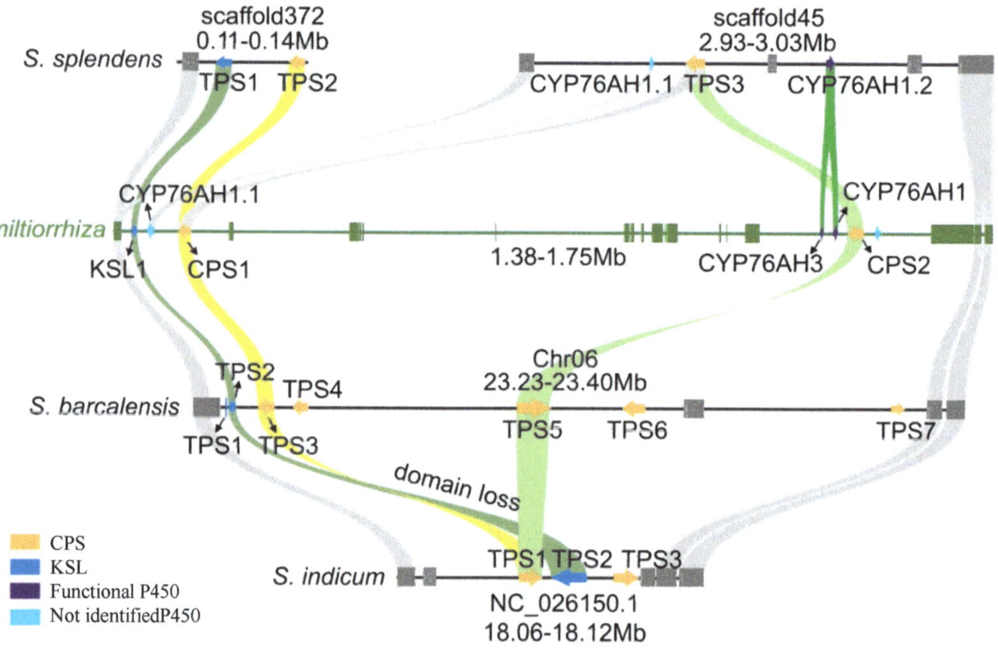

图10-9 丹参中丹参酮生物合成基因簇与一串红、黄芩和芝麻的同构性分析（Ma et al，2021）

2022年Li等（2022）完成了丹参同属唇形科鼠尾草属药用鼠尾草的全基因组序列，通过与丹参的代谢组学与比较基因组学分析，揭示了鼠尾草属植物二萜成分的进化特征和丹参酮合成途径的形成机制。该研究团队测序、组装和注释了药用鼠尾草7条染色体的高质量基因组，大小为480 Mb。比较分析发现，药用鼠尾草中二萜合成基因簇上含有两套二萜合酶基因，分别在叶和根中表达，为地上与地下部分的松香烷二萜合成途径提供了骨架，而丹参基因组相应的位置仅保留了一套根特异表达的萜类合酶基因，它们与共表达的氧化修饰酶一起作用，塑造了两种鼠尾草属植物不同的二萜化合物种类和积累特征。药用鼠尾草为多年生常绿灌木，丹参为多年生宿根草本植物。进化分析表明，丹参在与欧洲鼠尾草类群分化之后丢失了地上部分拷贝的萜类合酶基因，这与东亚和欧洲地中海地区的气候差异相对应。研究揭示了植物在进化过程中，化合物积累特征与环境相适应的微进化过程，并为解析丹参酮与丹酚酸等重要活性成分的合成途径提供了基础（图10-10）。

2023年，陈万生教授团队Hu等在*Nature Communications*发表研究论文，提出了“以属内进化为视角”的多组学联合分析创新研究策略，阐明了鼠尾草属中松香烷型二萜类化学多样性的形成机制，创新性发现催化酶基因功能缺失可作为天然产物结构多样化的驱动力。鼠尾草属（*Salvia* L.）是唇形科最大的属，其中以我国大宗药材丹参（*S. miltiorrhiza*）以及欧洲草药鼠草（*S. officinalis*）的应用最为广泛。为阐明鼠尾草属中松香烷二萜类化合物的结构多样性特质及其形成机制，本研究首次以植物属内进化为第一分析视角，首先广泛收集了覆盖全世界的3个主要鼠尾草分布中心的大量物种，构建了丰富的鼠尾草种质资源库，对其中71个典型物种进行深入转录组测序；同时，进行深入的代谢组、转录组、祖先性状与基因重构、演化模型构建分析，揭示了鼠尾草属中独有的CYPP450亚家族CYP76AK是松香烷二萜类群性特异分布的决定因素；各类群中的CYP76AK分支对于松香烷型二萜骨架C-20位的氧化模式存在严格的类群性差异，这成为各类群中松香烷型二萜的合成途径分化的“岔道开关”。本研究不仅讲述了丹参酮这一重要的中药药效成分在丹参中特异合成累积的演化故事，更为拓展丹参酮活性成分的药用资源提供了理论基础，丰富了中药品质形成机制的科学内涵（图10-11）。

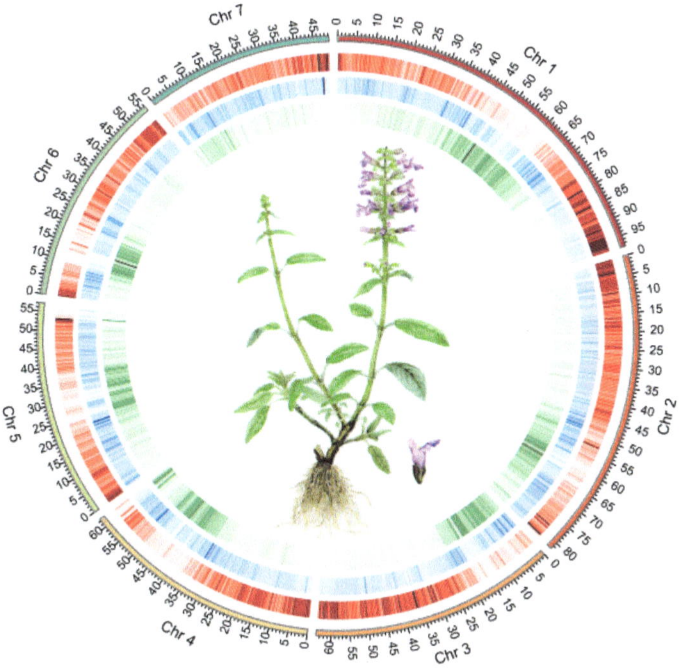

A

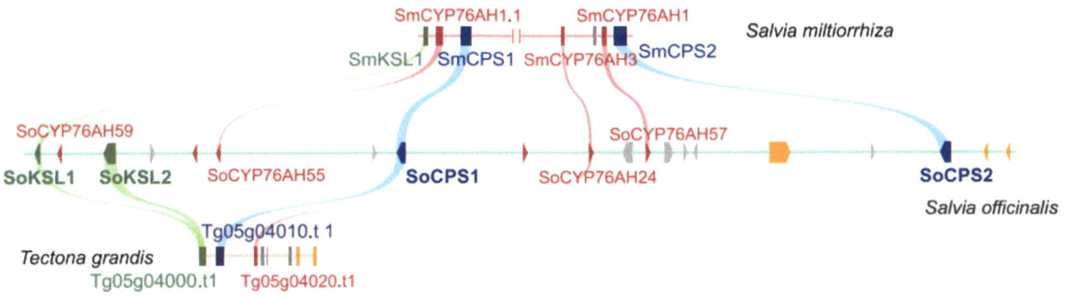

B

图 10-10　药用鼠尾草基因组图及二萜生物合成基因簇在药用鼠尾草、丹参、柚木（唇形科）中的共线性关系（Li et al，2022）

A. Genome sequencing of *Salvia officinalis*; B. A dual-core diterpene biosynthesis gene cluster in sage genome

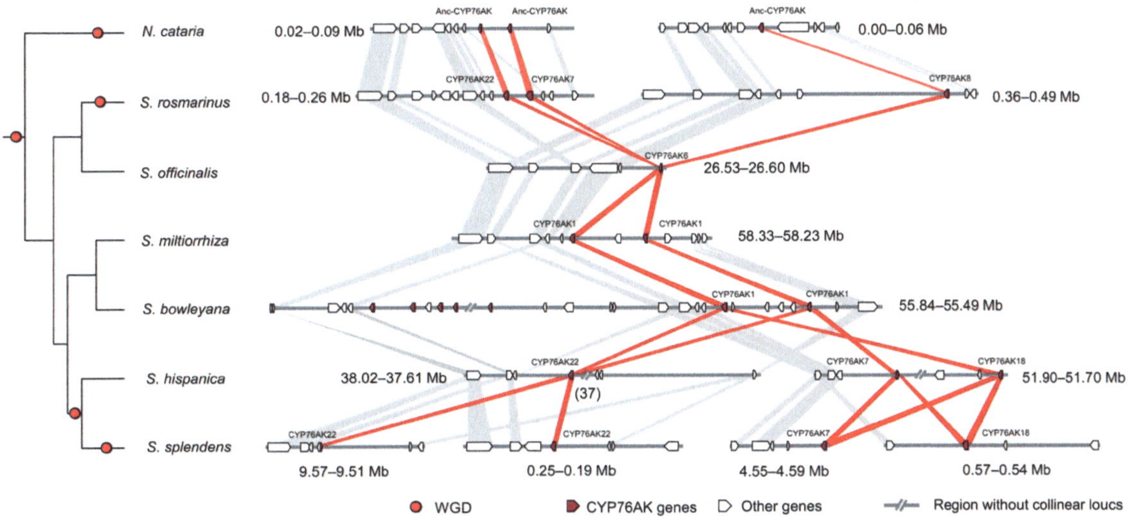

A

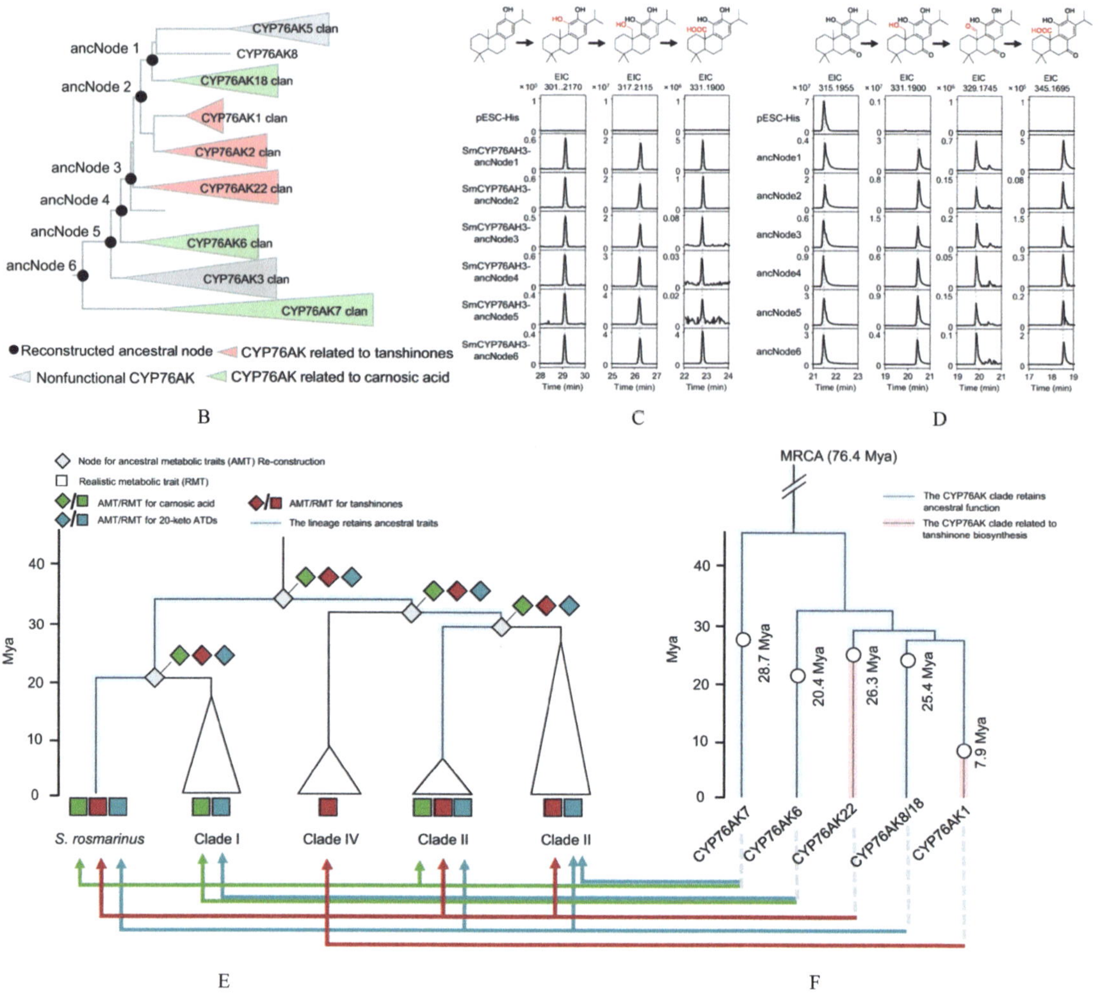

图10-11 鼠尾草属物种CYP76AK亚家族的进化模型（Hu et al，2023）

二、丹参作为药用模式生物的应用前景与意义

药用植物有效成分多为次生代谢产物，而次生代谢产物的产量通常较低，即使近些年的许多研究表明多种诱导子的添加都能在一定程度上提高药用植物中有效次生代谢产物的含量，但仍不能实现产业化生产。因此，如何有效提高药用植物生产次生代谢产物的能力一直是科研工作者们关注的焦点。现代生物技术的快速发展和广泛应用，为利用植物基因工程技术手段提高次生代谢产物含量开辟了新的途径。如将生物合成途径中的关键酶基因导入到药用植物中，获得转基因的毛状根或再生植株，进行大规模培养，在培养过程中结合诱导子添加等技术，可提高次生代谢产物含量并拓展其来源。通过深入研究次生代谢产物生物合成途径关键酶基因及相关调节因子的功能，可为提高次生代谢产物产量提供更有效手段。

对丹参脂溶性活性成分生物合成途径研究表明，丹参DXP途径中的第一步限速反应是由DXS催化的，在拟南芥、宽叶薰衣草和番茄中过量表达DXS基因，萜类物质含量明显提高，说明DXS可能是萜类代谢途径的重要调节基因。DXR是DXP途径上的第二步催化酶，DXR基因表达量升高后，丹参酮含量也提高，说明DXR可能是丹参酮生物合成代谢调控的靶点。如前所述，借助丹参基因组框架图，该途径所有关键酶的候选基因已被鉴定，通过进一步基因克隆和功能验证，将为人工重建合成途径奠定基础，从而实现定向控制所需活性成分的生产。在丹参基因组研究基础上，水溶性活性成分生物合成途径所有关键酶的候选基因也被发现。丹参的遗传转化体系已经建立，因而有可能对丹参次生代谢途径关键酶影响终产物生产量等方面进行系统研究，为其他药用植物提高次生代谢产物产量的研究提供示范。

基于全基因组的非编码RNA研究将有利于阐明活性成分生产调控的分子机制，与生源途径关键酶基因一起作为合成生物学的生产元件和调节元件，变成即插即用的活性成分生产组件，将对传统药物或天然药物生产产生革命性影响。

中药材的分布和生产离不开一定的自然条件，因此中药材生产多受地域性限制，且产地与产量、质量有密切关系。古代医药学家经过长期使用、观察和比较，发现即使分布较广的药材，由于自然条件不同，各地所产药材其质量优劣不同。从生物学角度而言，道地药材的形成是药用植物基因型与环境之间相互作用的产物。药用植物的某些基因在特定环境下使药材具有某种性状、组织结构、有效成分含量及疗效。

以丹参为药用模式植物，利用其基因组精细图，分析、克隆和鉴定生长发育相关基因、抗性基因等，结合药材质量分析，研究光照、水分、温度、土壤、环境微生物等生态因子以及地质背景对药材质量的影响，有助于揭示中药道地性形成的生态机制。利用重测序和三代测序技术，可能揭示丹参质量形成的表观调控机制，为道地药材形成的表观遗传研究提供模式系统。上述研究将为阐明中药药性形成的关键环境因素，以及环境与基因相互作用提供范例。

优良品种是生产优良中药材的物质基础，在整个中药材产业中具有举足轻重的地位，是当前中药材产业全面发展面临的重要课题。中药材良种选育除了和普通农作物一样观察产量、抗逆性等，还必须对整个生育期以药用成分为指标的质量监控。在中药材育种工作中，根据药用植物种类，材料变异和优良程度，与改良性状的遗传特点及育种任务等相结合，灵活应用选育方法。药用植物次生代谢产物的合成需要许多酶参与，编码这些关键酶的基因遗传变异会直接影响药材的功效。此外，许多控制生长发育的基因遗传变异也间接影响药材成分和功效。因此，不同种质在基因和染色体水平上的丰富变异，必然导致不同种质在形态结构、生长发育、生理代谢等多个层次上产生丰富变异，这些变异直接或间接影响药材品质和药性。

三、丹参药用模式生物体系的建立与展望

模式植物基因组精细图是功能基因组学研究的重要基础，对确立丹参药用模式植物地位具有决定性作用。为了尽快获得丹参基因组精细图，需结合新一代测序技术，如二代测序和三代单分子测序，综合利用两者各自的优势：二代测序可产生宏量测序质量较高的短序列，三代测序的序列读长较长，两者可分别在基因组的序列校正和组装方面发挥各自优势，加速基因组精细图绘制进程。同时，仍需结合新一代测序技术，构建丹参的遗传图谱和/或物理图谱。遗传图谱和（或）物理图谱除了可完善丹参基因组的组装外，还可为植物育种及品种选育提供理论指导。此外，分析丹参的叶绿体基因组、线粒体基因组，可为分子鉴定标记基因的开发、研究丹参雄性不育的分子机制等提供理论依据。

构建和筛选突变体库是在模式植物中高通量研究基因功能的重要方法。构建突变体库可采用化学合成的方法或酶切的方法制备用于转化的混合小RNA库或短发卡状RNA文库（多用于动物细胞的转化），或利用RNA干涉方法，构建带有长双链发卡状RNA的二元载体转化植物获得突变体库。模式植物拟南芥、水稻等物种的大规模突变体库多是通过T-DNA插入构建获得的。目前，丹参的遗传转化体系已经建立，探索一种适合构建丹参突变体库的方法是高效获得丹参突变体库的前提条件之一。因此，RNA干扰或T-DNA插入等方法均可尝试用于丹参突变体库的构建和

筛选。利用突变体库可快速筛选与丹参活性成分合成与调控相关的功能基因，建立丹参酮和/或丹酚酸的合成代谢调控网络，为优良品种选育提供基础。此外，突变体还是优良种质的直接来源。

模式植物的功能基因组学研究可为解析植物的生长发育规律、抗病抗逆等特性的分子机制提供理论基础。丹参作为药用模式植物，其功能基因组学的研究有待进一步加强。结合新一代测序技术，综合利用基因组学、转录组学、生物信息学、蛋白组学等多学科理论和方法，全面开展丹参功能基因组学研究，主要方向包括丹参生长发育分子机制、丹参活性成分生物合成途径及其调控网络、丹参抗病抗逆分子机制以及丹参新品种选育等方面。详细解析丹参活性成分的生物合成途径将为开展利用合成生物学的方法生产丹参酮/丹酚酸等化合物的研究提供制论基础。

第四节　其他相关模式生物

一、长　春　花

长春花（*C. roseus*）为夹竹桃科（Apocynaceae）长春花属（*Catharanthus*）植物，可产生130多种具有生物活性的萜类吲哚生物碱（terpenoid indole alkaloids，TIAs），作为抗癌药物长春碱和长春新碱的唯一来源，其TIA生物合成的研究得到广泛关注。长春花具有生命力强、易于栽培、易于组织培养和转基因技术应用广泛等特点，同时含有种类繁多且结构各异的生物碱类次生代谢产物，是研究TIAs生物合成的模式植物。

长春花在国内外栽培比较普遍，中国主要在长江以南地区栽培，广东、广西、云南、海南、贵州、四川以及江浙一带等省市均有分布。长春花生长周期短，为一年生花卉栽培植物，几乎全年可开花。抗热性强，耐干旱，对土壤要求不严格，开花期长。龚一富等（2005）用携带目的基因的改良发根农杆菌对长春花外植体进行遗传转化，显示*Orca3*和*G10h*基因共转化的长春花毛状根中TIA含量显著提高。该遗传转化方法所获得毛状根系数量大、发根生物碱含量高、遗传稳定且所需时间短。通过发根农杆菌介导的长春花遗传转化体系已在长春花 TIA代谢调控研究中得到广泛的应用。Carqueijeiro等（2015）通过VIGS方法有效地沉默八氢番茄红素脱氢酶，使长春花叶产生强烈的可再生的光褪色，这个转化方法也被用于沉默生物碱生物合成途径中的环烯醚萜苷氧化酶基因。

Murata等（2006）首次构建了长春花EST数据库，从构建的长春花幼叶和根的cDNA文库中挑选出9 824个克隆进行单向测序，经过聚类拼接后得到5 023条平均长度592.73bp 的EST序列。Van Moerkercke等（2013）基于RNA-seq数据，构建了长春花代谢途径数据库CathaCyc（http://www.cathacyc.org），它包括了涵盖初级代谢和次生代谢的390个途径以及1，347个酶。Prakash等（2015）使用Illumina HiSeq1000平台测序，构建了长春花叶片的小RNA文库，其中大多MicroRNAs 的长度介于19～24 nt，共获得48 279 056条reads，约25 906 982条序列属于892种不同类别的非编码RNA（nc RNAs）。其中，最丰富的ncRNAs包括rRNA（60.49%）、tRNA（25.71%）、snRNA（1.75%）、snoRNA（6.07%）等。目前长春花的转录组和蛋白质组资源已经非常丰富，这些信息大大加快了TIA生物合成相关基因的发现，通过获得全基因组序列可进一步揭示这些重要代谢产物的生产、调控和进化机制。利用全基因组鸟枪法测序技术，Kellner等（2015）获得了长春花栽培品种SunStorm TM Apricot的基因组草图了，使用MAKER注解软件包注释出33 829个基因，这些基因包括甲基赤藓糖醇磷酸（MEP）上游萜类生物合成、环烯醚萜生物合成、下游生物碱生物合成和两个已知的能够调节TIA生物合成的转录因子基因。长春花丰富的基因组资源为其成为研究TIA次生代谢产物的模式生物奠定了基础。

长春碱和长春新碱是由单萜吲哚生物碱TIA前体长春质碱和文多灵转化而来。由水甘草碱生成文多灵的生物合成途径在分子和生化水平上已经得到了广泛的研究。Qu等（2015）应用VIGS

鉴别并克隆了CYPP450水甘草碱3-加氧酶（tabersonine 3-oxygenase，T3O）和水甘草碱3-还原酶（tabersonine3-reductase，T3R）基因，在文多灵合成途径中，16-甲氧基水甘草碱在T3R和T3O的协同作用下，转化成中间产物16-甲氧基-2, 3-二氢-3-羟基水甘草碱（16-methoxy-2, 3-dihydro-3-hydroxytabersonine）。复合酶的生化检测表明最后产物的形成，只能是T3O和T3R的协同作用，因为T3O的反应产物是环氧化物，不能作为T3R的底物。T3O和T3R的转录本在长春花数据库中被发现，它们优先在长春花的叶片表皮中表达，接下来的反应产物由叶子的表皮转移到特定的叶肉异细胞和乳汁管细胞中去完成这些TIA的生物合成。

环烯醚萜途径是近年来才被全面阐明的单萜类途径，它由香叶醇开始，在环烯醚萜合酶（iridoid synthase，IS）等8个酶的作用下，经过一系列的氧化、还原、糖基化生成裂马钱子苷。IS属于黄体酮5β-还原酶（progesterone 5b-reductase，P5bR）家族，它可以还原8-羟基香叶醇生成环烯醚萜。Jennifer等（2015）使用长春花转录组的数据库，鉴别出其他5个与IS序列高度类似并且收入NCBI数据库的*P5bR*基因，随后克隆并进行相关特征鉴别。CrP5bR蛋白的相关特征鉴别表明除了CrP5bR3，其他的CrP5bR蛋白可以还原黄体酮。其中的3个CrP5bR1、CrP5bR2 和 CrP5bR4可以还原α，β-不饱和羰基化合物，并且也能还原IS的底物8-羟基香叶醇。进一步通过蛋白质亚细胞定位，基因表达分析，原位杂交等分析表明，CrP5bR1、CrP5bR2 和 CrP5bR4参与长春花中单萜类吲哚生物碱的生物合成。

Van Moerkercke等（2015）通过对长春花的转录组分析，发现了调控环烯醚萜途径的转录因子BIS1，属于bHLH转录因子家族IVa。BIS1转录因子反式激活编码催化萜类前体GPP生成环烯醚萜马钱子苷酸所有酶的基因表达。BIS1是以乙烯响应为特点的，反式激活编码催化马钱子苷酸向下游TIA转化的一些酶的基因的转录因子ORCA3的补充。相比于ORCA3，BIS1的过表达极大地促进了环烯醚萜和TIA在长春花悬浮细胞培养液的产生。因此，BIS1是在长春花植物或培养液中产生TIA的代谢工具。Van Moerkercke等（2016）还鉴别了同是bHLH转录因子家族Iva中的BIS2，它是一种优先在韧皮部实质细胞中表达的bHLH转录因子，能反式激活环烯醚萜生物合成基因并且能与BIS1形成异二聚体，其在烟草原生质体中证明BIS2可以反式激活*IS/P5βR5*、*GES*、*8HGO*、*G8O*、*7DLH*和*7DLGT*基因。长春花悬浮细胞中BIS2的过表达增加了MEP和环烯醚萜途径基因转录本的积累，对其他的TIA基因和萜类基因没有作用。转录分析表明BIS2的表达是可以循环扩增的，因为它受BIS2或BIS1的过表达诱导。相应的，虽然有BIS1的存在，长春花悬浮细胞中BIS2的沉默，仍会终止环烯醚萜途径基因的茉莉酸诱导的上调和接下来TIA的积累。这表明BIS2在长春花合成TIA中是必不可少的。

2023年，Sun等（2023）通过第三代全长DNA测序与单细胞转录组测序联合分析，获得首个药用植物长春花的单细胞转录组图谱，揭示了长春碱生物合成途径在长春花叶片中的分布情况，及在不同细胞类型中发挥不同生物学功能。此外，作者还发现多个细胞特异性的转运蛋白可能参与了单萜吲哚生物碱在细胞间/内的跨膜转运过程，而单萜吲哚生物碱转运蛋白可能作为分子育种和转运蛋白合成生物学研究的潜在靶点，为研究植物药和中药有效成分的生物合成、转运等机制开辟了新途径。本研究将药用植物有效成分生物合成研究从组织器官深入到单细胞水平，从而挖掘药用植物有效成分发挥作用的关键机制与潜在靶点（图10-12）。

二、拟　南　芥

拟南芥（*A. thaliana*）为十字花科两年生草本植物，又名鼠耳芥或阿拉伯芥。它是目前植物遗传和发育研究中最重要的模式植物，近30年来几乎所有植物分子生物学的重要发现均基于拟南芥的研究或由拟南芥验证，可以说，拟南芥就是植物研究中的小鼠和果蝇。Laibach早在1943年就提出拟南芥具有成为模式植物的潜力，但其研究地位的上升还是在1983年拟南芥遗传图谱公布以后。

1986年，Meyerowitz实验室才完成拟南芥中一个基因的克隆，同年，Horsch完成了T-DNA对拟南芥进行的遗传转化。拟南芥分子生物学上的研究进展无疑是植物学研究的重大机遇，之后植物分子生物学和遗传学的发展也验证了这一论断。

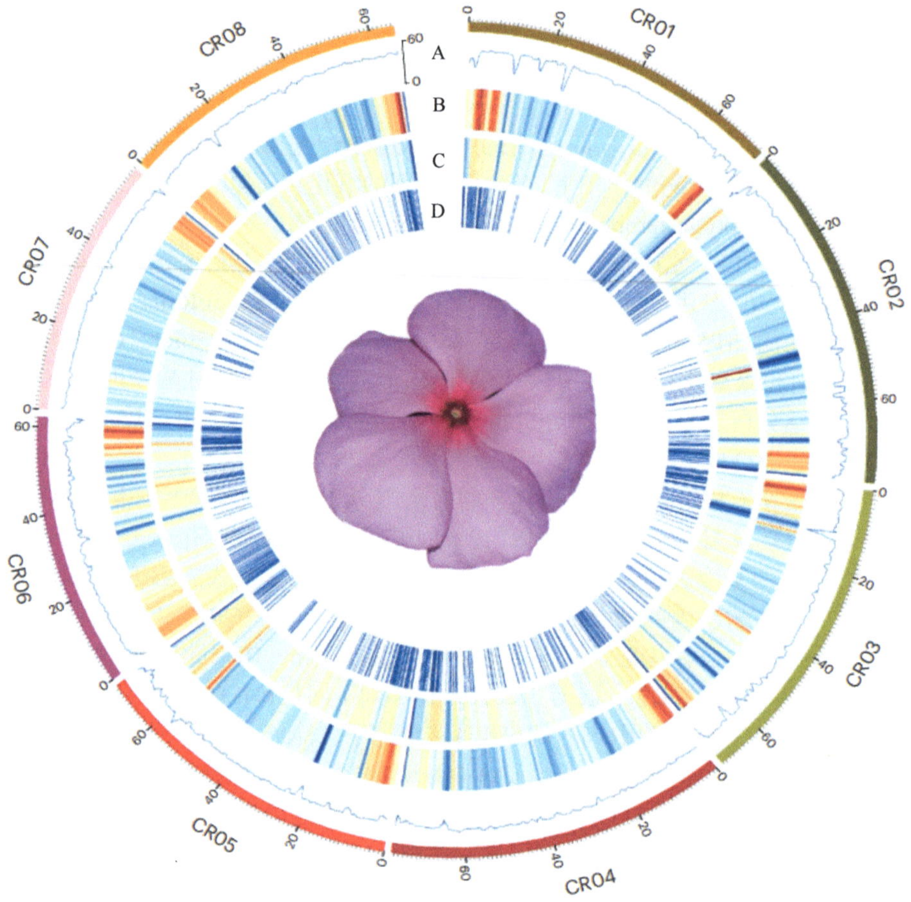

图10-12 长春花基因组特征（Sun et al，2023）

拟南芥个体小，在有限的空间内可实现批量种植，单株产种可达10 000粒以上。拟南芥具有双子叶植物的完整世代，其生命周期也经历细胞的分裂增殖、植株的生长发育、器官的分化以及个体的衰老死亡。拟南芥世代周期短，从种子萌发到收获只需要6～8周的时间，一年可完成7～9个世代数据，相较于其他植物，极大缩短了遗传研究的周期。拟南芥是第一个基因组被完整测序的植物，研究显示，拟南芥包含5条染色体，基因组大小约125 Mb，约25 000个基因，与大部分有花植物基本一致。基因组序列的测定表明拟南芥具有植物生长发育的核心基因，彻底打消了人们对拟南芥是否可以作为模式生物的疑虑，奠定了拟南芥模式植物的研究地位。同时，拟南芥基因组研究证明植物和动物具有共同的真核祖先，拟南芥不仅可以作为一种模式植物，更是一种通用的模式生物。基因组测序将拟南芥抬进了“模式生物安理会”，成为“模式中的模式”。

拟南芥作为重要的模式生物，在次生代谢研究领域对其萜类合成酶系的研究最为广泛。Field等（2008）利用燕麦皂苷基因的标志物来扫描拟南芥基因组，发现在拟南芥基因组中有13个包含氧鲨烯环化酶的基因簇，包括一个催化合成thalianol新基因簇，这个基因簇由4个在基因组上头尾紧密相连的基因构成，能够独立合成完整的thalianol，不需要其他基因的参与。过表达结果表明THAS、THAH和THAD负责 thalianol合成途径的三步连续合成与修饰过程。在已有模式生物中通过基因组搜索发现并验证thalianol成簇基因的发现是利用模式生物系统发现和鉴定次生代谢产物骨架合成途径的一个典型的成功案例。

此外，一批次生代谢产物修饰酶也被发现。CYP450是一类血红素蛋白家族，大部分CYP450蛋白都具有单加氧功能，是次生代谢产物的重要修饰酶，目前对CYP450的研究非常广泛。随着基因组测序进程的发展，已有超过1万条CYP450核酸序列得到了鉴别和注释，对CYP450进化和功能的阐释起到了很大的推动作用。据报道在拟南芥中发现有246个*CYP450*基因，其对苯丙烷类、萜类、生物碱类及植物激素的生物合成至关重要。

药用植物次生代谢途径是一个复杂的动态的调控过程，既受到植物本身遗传背景、生长发育进程的调控，又受到生态环境、营养水平、养分形态及病虫害胁迫等各种诱发因子的刺激。目前对于其代谢调控机制的挖掘多集中在转录因子、基因组甲基化、非编码RNA抑制等分子生物学层面。目前，对于转录因子参与次生代谢途径的研究较为广泛，它可以特异性地结合靶基因的调控区域来调节转录速率。在模式生物拟南芥中，转录因子AtMYB113、AtMYB114、AtMYB75和AtMYB90可激活整个苯丙烷合成途径来调控营养组织中花青素的含量。MYB转录因子家族不仅可以独自执行调节功能，还可协同其他家族的转录因子共同作用，如与转录因子GL3、eGL3和TT8相互作用形成转录调节复合体MYB-bHLH-WD40，激活花青素合成酶促进花青素的合成。非编码RNA，如microRNA在次级代谢产物的合成过程中也起着重要的作用，SPL转录因子家族蛋白SPL9作为负调控因子对MYB-bHLH-WD40复合体的激活作用及花青素合成酶的活性均具有抑制作用，而microRNA156可靶向SPL基因的mRNA，负调控转录因子SPL的表达从而促进花青素的合成。此外，基因组的甲基化对次生代谢产物的合成也能进行有效的调控。Liu等（2012）在探索OgCHS基因在两种不同文心兰中表现的不同表达模式对花青素合成的调控机制的研究中发现，CHS基因5’上游启动子区域的甲基化可抑制花青素的合成。亦有研究发现在拟南芥中利用特异性抑制剂阻断MVA途径和DOXP/MEP途径中任意一条代谢途径后，异戊二烯类化合物合成所需的基本前体，并不能够单纯的从另一途径中得到补偿。这些研究暗示着植物次生代谢调控机制具有多样型，而模式生物体系的建立及相应研究技术的应用有助于这些调控机制的解析。

在紫杉醇（taxol）的生物合成途径中，GGPP在taxadiene合酶（TXS）的作用下生成taxadiene，后者经过大约12步酶促反应最终合成紫杉醇。在拟南芥中组成型表达紫杉（*Taxus baccata*）TXS基因，转基因植株积累taxadiene的同时表现出生长迟缓和光合色素含量减少；采用诱导表达系统，用糖皮质激素处理后，taxadiene含量比组成型表达得到的转基因植株提高30倍。上游调控酶对taxadiene的产量也有影响，将组成性表达紫杉TXS基因的转基因拟南芥分别与组成型表达番茄HDR基因的转基因拟南芥及表达拟南芥DXS基因的转基因拟南芥杂交，其后代taxadiene的含量分别是组成型表达紫杉TXS基因的转基因拟南芥的13倍和6.5倍。

三、水　稻

水稻（*O. sativa*）为禾本科一年生水生草本植物，种下主要分为籼稻和粳稻两个亚种。水稻不仅是重要的单子叶模式植物，也是最主要的粮食作物之一，养活了全世界超过一半的人口。鉴于水稻重要的经济价值，使其成为继拟南芥之后第二个完成全基因组测序的高等植物，基因组测序完成极大地推动了水稻的生物学研究，从而进一步巩固了水稻的模式植物地位。

水稻基因组测序计划始于1991年，首先由日本提出，我国于1992年正式宣布开展水稻基因组测序。1998年2月由日本和中国牵头的“国际水稻基因组测序计划”（International Rice Genome Sequencing Project，IRGSP）正式启动，该计划以粳稻“日本晴”作为测序对象。2001年，中国启动了对另一个主要亚种籼稻的基因组测序计划。2002年4月，北京华大基因研究中心和美国的Syngenta公司分别在Science上发表籼稻品种9311和粳稻品种日本晴的全基因组工作框架图。2002

年12月，IRGSP工作组在日本东京宣布粳稻基因组测序工作结束，“粳稻基因组草图”绘制完成。2005年8月，IRGSP工作组在Nature上发表“粳稻基因组精细图”，标志着“国际水稻基因组测序计划”圆满完成，水稻成为第一个完成基因组测序的作物。组装的粳稻基因组大小约为370 Mb，编码37 544个非转座子相关蛋白基因。2016年，中国华中农业大学和美国亚利桑那大学亚利桑那基因组学研究所（AGI）合作在PNAS上发布了两个籼稻品种的参考基因组序列。该研究选用两个籼稻品种珍汕97和明恢63进行全基因组测序，组装完成珍汕97基因组序列346.9 Mb，基因组覆盖率90.6%；明恢63基因组359.9 Mb，基因组覆盖率93.2%。两个基因组序列的准确率均在99.99%以上，是迄今为止公布的最高质量的作物基因组序列。

水稻转基因技术研究始于20世纪80年代末，3个不同的科研小组在1988年以水稻原生质体为转化对象采用电击法或PEG法同时获得了转基因水稻再生植株。1991年，基因枪转化的方法在水稻中获得成功，并成为水稻遗传转化的常用方法之一。1993年，Chan等人首先采用农杆菌介导的方法获得了转基因水稻。1994年Hiei等以成熟胚诱导的愈伤组织为转化对象，对农杆菌介导的粳稻遗传转化体系进行了系统的优化，使得粳稻整体转化效率大大提高。由于遗传背景差异的原因，籼稻转化在一段时间内一直存在障碍，因此，研究人员对农杆菌介导的籼稻遗传转化体系也进行了系统的摸索与优化，使得籼稻的转化效率也得到了一定程度的提高。目前水稻遗传转化的主流方法为农杆菌介导的遗传转化法，其优点为转化效率高、转化系统稳定、外源基因拷贝数较低、整合机理相对清楚、成本相对较低以及适合大规模工厂化操作。现有的水稻遗传转化平台基本上可以突破不同品种之间基因型的限制，但整体上来看粳稻转化体系依然优于籼稻转化体系。大规模突变体库是水稻功能基因组学研究的重要平台。目前全世界多个研究团队已构建了大规模的水稻突变体库，包括T-DNA插入突变体库，转座子突变体库，逆转座子突变体库，以及化学/辐射突变体库等。

作为模式生物，水稻也被用于次生代谢研究。例如，华中农业大学罗杰教授研究团队利用代谢组学方法研究了酰胺和类黄酮在水稻中生物合成。酚胺是一类广泛分布在植物界的次生代谢产物，在植物的生长，发育以及应对各种生物、非生物胁迫反应中发挥重要作用。其利用自然群体和人工群体分析了不同水稻品种中酚胺类物质的含量、分布以及酚胺在水稻不同组织间的差异，进而利用全基因组关联分析（GWAS）和数量性状位点（QTL）分析鉴定了8个控制水稻酚胺合成的酰基转移酶基因，包括4个编码控制水稻芳香族酚胺的双功能酶；在此基础上，通过同源比对和底物特异性分析，鉴定了决定不同底物特异性的关键氨基酸序列；进而通过进化和生化分析，揭示了控制芳香族酚胺合成的酰基转移酶在单子叶特别是禾本科中特异性的保守进化。上述研究解析了水稻酚胺类自然变异遗传及生化基础，展示了通过多组学结合进行高效基因功能鉴定的新方法，为作物遗传改良实践提供了新资源和新思路。类黄酮是一类广泛分布在植物界的次生代谢产物，在植物的发育，花色的形成，植物微生物互作以及应对各种生物、非生物胁迫反应中发挥重要作用。研究人员对在水稻自然群体中所检测的黄酮代谢组数据进行GWAS分析，确定了4个控制氧糖基黄酮自然变异的位点。结合体外生化实验及对转基因植株的代谢谱分析，鉴定了包括两个主效基因：黄酮-5-氧糖基转移酶（F5GlcT）和黄酮-7-氧糖基转移酶（F7GlcT）基因在内的12个氧糖基转移酶基因，且上述两个主效基因分别通过改变转录及酶活力水平的等位变异控制不同水稻品种中5-氧糖基黄酮及7-氧糖基黄酮的含量。另外，F5GlcT和F7GlcT强弱功能等位变异组合的分布与水稻品种在不同紫外强度下的地理分布显著相关，且其超量表达均能显著提高植株紫外耐受，证明F5GlcT和F7GlcT在水稻紫外耐受的自然变异中发挥重要作用。这些研究揭示了水稻氧糖基黄酮自然变异的生化基础及其在紫外耐受方面的作用，为作物遗传改良实践提供了新资源。

四、烟　草

烟草（*Nicotiana tabacum*）为茄科一年生或有限多年生草本植物，是世界上广泛种植的重要经济作物，也是生命科学研究中应用最多的高等模式生物之一。烟草为异源四倍体（$2n=4\times=48$），含24对染色体，基因组大小约4.5 Gb。一般认为烟草是由林烟草（*N. sylvestris*）和拟绒毛烟草（*N. tomentosiformis*）种间杂交后染色体加倍产生的。林烟草和绒毛状烟草各含12对染色体，基因组大小约2.4 Gb。2013年Sierro等人发表了林烟草和绒毛状烟草的全基因组测序结果，2014年Sierro等人发表了3个烟草栽培品种的基因组序列。中国于2010年启动中国烟草基因组计划，目前已绘制完成了全球第一套烟草全基因组图谱，包含栽培烟草"红花大金元"、两个祖先种绒毛状烟草、林烟草全基因组序列图谱和物理图谱（3张序列图谱和3张物理图谱），"3＋3"张图谱是世界第一套、也是唯一的一套烟草基因组图谱。其中普通烟草全基因组序列图谱是目前已知植物基因组序列图谱中基因组最大、组装质量最好的图谱。本氏烟草（*N. benthamiana*）是烟草的一个近缘种，也常被用于植物分子生物学研究。本氏烟基因组草图已经公布，基因组大小约3.1 Gb，是含19对染色体的二倍体。

烟草是最早开始组织培养和遗传转化研究的物种之一，遗传转化体系已经非常成熟，农杆菌介导的遗传转化体系是目前最广泛的体系。为了对烟草进行功能基因组学研究，多个研究团队进行了烟草突变体库的构建，其中中国已建成了世界上规模最大的烟草突变体库，累计获得19.4万份突变体种子。

烟草生物碱是烟草中的主要次生代谢产物，包括烟碱（尼古丁，nicotine）、降烟碱（nornicotine）、新烟草碱（anatabine）和假木贼碱（anabasine）。烟碱占烟草生物碱的90%左右，是最重要的一种生物碱。烟草中烟碱含量受多种因素影响，包括生态环境、栽培技术以及烟草品种等。烟碱主要在烟草根部合成，通过微管组织运输到叶片的叶肉，并储存于液泡内。腐胺（putrescine）在腐胺-*N*-甲基转移酶（putrescine *N*-methyltransferase，PMT）的作用下催化合成烟碱，这也是植物中烟碱合成的主要途径。在此过程中腐胺通过PMT获得1个甲基后转化为*N*-甲基腐胺（*N*-methyiputrescine），*N*-甲基腐胺在*N*-甲基腐胺氧化酶（*N*-methylputrescine oxidase，MPO）催化下形成4-甲氨基丁醛，随后与提供吡啶环部分的烟酸衍生物发生缩合反应形成烟碱。在合成过程中，PMT是烟碱合成的关键酶，是调控烟碱合成代谢最重要的酶。

本氏烟草常被用作代谢工程或合成生物学研究的底盘系统。例如，环烯醚萜途径是合成萜类吲哚生物碱中萜类部分的分支途径，在长春花中，该途径的最终产物是裂环马钱子苷，从香叶醇到裂环马钱子苷包括一系列氧化、还原、糖基化和甲基化反应等。Miettinen等实验烟草瞬时表达系统实现了长春花中环烯醚萜途径最后4个关键酶的功能鉴定，完成了该途径的完全解析（Miettinen et al，2014）。他们将环烯醚萜途径的8个酶在本氏烟中进行表达，但是仅检测到了中间产物7-脱氧马钱子酸。当通过渗透注入硫蚁二醛、硫蚁三醛或7-脱氧马钱子酸后，则可以产生裂环马钱子苷，这说明途径的后半部分也是有功能的。该研究为通过合成生物学方法合成有价值的环烯醚萜类和生物碱类化合物奠定了基础。此外，Lau等（2015）在受伤的桃儿七中发现了一些基因，它们能产生去氧鬼臼毒素，这是一种鬼臼毒素的前体，只有在植物受伤后才会产生。将29种途径候选基因转入本氏烟中进行筛选，研究人员最终找到6种酶，其中2个酶能将去氧鬼臼毒素转化成依托泊苷苷元，与依托泊苷相比仅仅少了一个二糖基。同时，该苷元是更好的依托泊苷前体，与鬼臼毒素相比，需要更少的步骤就可以半合成得到依托泊苷。加上之前已知的四种酶，研究人员构建了完整了依托泊苷苷元生物合成途径，并得到了基因改造的植株，可以生成依托泊苷苷元。

思考题

1. 什么是药用模式生物？药用模式生物具有哪些共同的特征？
2. 如何建立药用模式生物研究体系？
3. 常见药用模式生物有哪些？各有哪些特点和用途？

第十一章 中药合成生物学研究

天然产物合成生物学（synthetic biology of natural products）是一门以工程学思想为指导，对天然生物系统进行重新设计与改造，并设计与构建新的标准化生物元件、组件与系统的新兴学科。它是生物化学、细胞生物学、分子生物学、系统生物学与工程学、数学、计算机科学等相融合的交叉学科，已在医药、能源、环境等领域取得了令人瞩目的成果。中药合成生物学是在基因组学研究的基础上，对药用天然产物生物合成相关元器件进行挖掘和表征，借助工程学原理对其进行设计和标准化，通过在底盘系统中装配与集成重建人工生物合成途径和代谢网络，从而实现药用活性成分的定向、高效合成的一门学科。其旨在解决天然药物研发和生产制造中的一系列重大科学问题。该学科的设立和发展将提升中国天然来源创新性药物的研发能力和医药产业的国际核心竞争力。

天然产物在药物的发现和研制中发挥着重要作用，以天然产物为基础研制和开发新药一直是化学界和生物医药界重点关注的领域。1981—2014年间批准上市的1562个药物中约有半数与天然产物有关；1940—2014年间，国际上共有175个小分子药物被批准用于癌症治疗，其中有85个（约49%）来源于天然产物或其衍生物。但是大多数天然产物在原物种中含量低，化学提取成本高且会对资源环境造成破坏，有些天然产物由于含有多个手性中心，化学全合成难度极大。因此，传统的天然提取或者人工化学合成的方法难以满足现代科研和新药研发的需求，中药合成生物学是解决这一矛盾的有效途径。

中药活性物质的生物合成在近几年兴起并进入一个快速发展时期。其中最具代表性的工作是加州大学伯克利分校Jay Keasling研究团队利用合成生物学的策略，实现了中草药植物黄花蒿（*A. annua*）中青蒿素前体青蒿酸的异源生物合成，并进一步通过化学半合成转化，实现了青蒿素的全合成。在此工作的启发下，一些中药的功效成分如人参皂苷、紫杉醇前体紫杉烷、丹参素A、天麻素、灯盏花素等在微生物系统中都陆续实现异源生物合成。随着测序技术的高速发展及功能基因的不断挖掘，通过合成生物学的策略将实现更多中药功效成分的发酵生产，同时通过系统优化，提高异源体系中发酵生产中药功效成分也是未来研究的重点方向。

目前人们对于药用植物中天然产物生物合成途径以及微生物代谢调控的认知还有限。通过设计、重构目标化合物的高效生物合成途径，借助改造后宿主的大部分或全部基础代谢，利用发酵生产目标化合物的“半合成生物学”，可以有效地弥补有机合成化学在复杂天然产物类药物生产方面的不足，为来源稀缺的复杂天然产物类药物的发现和开发提供持续、稳定、经济的原料供给。这一阶段中，所利用的微生物宿主的主要代谢途径及合成的成分有：①乙酸-丙二酸途径（acetate-malonate pathway，AA-MA 途径），这一途径可产生脂肪酸类、酚类、蒽酮类等化合物；②甲羟戊酸途径（mevalonic acid pathway，MVA 途径）：主要生成萜类、甾类化合物；③莽草酸途径（shikimic acid pathway）：苯丙素类、香豆素类等芳香类化合物由此途径产生，由莽草酸经桂皮酸再到苯丙素类化合物的合成途径也被称为桂皮酸途径；④氨基酸途径（amino acid pathway）：是青霉素、头孢菌素以及大多数生物碱类化合物的生物合成途径；⑤复合途径：许多次级代谢产物都是由上述4种代谢途径复合而成的，如吲哚生物碱由氨基酸和甲羟戊酸途径合成。

中药合成生物学的目标是根据化合物的结构需要，在工程学思想的指导下，基于化学原理，通过设计并构建新的生物合成元件或组件（parts）和设备（devices），进而从头设计并构建新的生物合成途径（pathway）和系统（systems），并在改造好的高效微生物宿主中实现单一目标化合物的生物全合成。

中药合成生物学首先是在底盘细胞（如大肠杆菌、酵母、枯草芽孢杆菌）中构建中药功效成分的合成途径，实现底盘细胞生产中药功效成分。由于基因元件来源多为植物来源，其在微生物体内蛋白表达量普遍较低，加上底盘细胞自身复杂的代谢流，需进一步通过优化体系来提高目标功效成分的发酵浓度。

中药功效成分可以通过多种途径获得，如直接从药源植物中提取，这也是现今中药功效成分获取的主要方法；此外，还有化学合成、半化学合成以及一些其他方法。然而这些方法都有很大的局限性，急需一种高效、简便的方法来满足中药功效成分的工业化生产以及市场的大规模需求。合成生物学方法利用微生物易于培养、不受环境影响且生长周期短、生产系统规范化、反应条件温和易于控制，产物成分较为单一、易于分离和提取以及环境友好等优点，成功解决了药物活性成分来源稀缺、化学合成困难以及造价高等一系列问题，为中药功效成分的工业化生产以及可持续利用提供了一个新的可行性方法。虽然合成生物学起步较晚，但发展迅猛，各种高效、简便的生物学技术也相继诞生，如高通量测序技术、不同尺度的DNA合成组装技术以及一些文库如启动子文库、核糖开关文库等，都极大地推动了该学科的发展。通过合成生物学技术，利用微生物发酵来进行中药功效成分的异源合成已经取得的一系列成果，如青蒿素、人参皂苷、丹参酮等生物学合成，尤其是青蒿素的生物合成方面更是显示出了其在中药功效成分合成方面的巨大潜力和优势。随着合成生物学的发展，通过对工程菌株中代谢合成途径的设计、重构和优化，能够为中药功效成分的工业化生产提供一条稳定、持久、经济、高效的合成途径。

第一节 中药合成生物学体系创建

中药合成生物学的目的是将复杂的自然生物代谢系统改造为简单的、可控的模块或零件，经计算机辅助设计对其进行模拟预测，从而构建出由天然或非天然的功能元件或模块组成的生物系统，实现生物系统在各领域的模块化应用。

中药合成生物学的研究思路：首先，对目标中药植物进行基因组或功能基因组研究，在组学基础上对目标成分的合成途径进行挖掘和解析，获得合成目标成分的所有基因元件；随后，将元件组成的合成途径组装入底盘菌株/植株，通过底盘体系的优化，提高目的产物浓度，进而工业化生产中药功效成分。基因元件的挖掘，除了通过常规解析目标成分所在物种的代谢途径外，也可利用定制合成的策略，即通过在数据库中寻找其他物种中具备相同催化功能的基因元件，并通过酶工程改造策略来提高其催化活性，可以在目的产物源植物的生物合成途径未被解析情况下，打破物种界限，通过设计反应，建立全新的人工代谢途径，实现目的产物的定制生物合成。

中药合成生物学的核心研究方法：通过对目的产物的合成元件进行合理设计，构建并组装于大肠杆菌、酵母或者植物等底盘生物中，同时对底盘细胞代谢流进行优化调控，使其流向目标成分合成方向，提高发酵生产目的产物浓度。其核心方法即底盘细胞的基因编辑，其中主要包括基因表达、基因组装和基因删除。基因表达可以质粒形式表达蛋白，也可将外源基因整合到染色体上进行表达，质粒有高拷贝质粒也有低拷贝质粒，可以选择不同的质粒控制蛋白的表达水平高低。质粒操作灵活，适合实验室操作，但长时间发酵传代质粒容易丢失，因此工业化生产主要以染色体整合的基因表达方式为主。基因删除主要是基于同源重组交换原理，删除掉基因的编码框，以达到抑制基因表达的目的。详细基因编辑技术具体见第十五章。

一、中药功效成分合成路径的创建

目前，中药功效成分的合成途径构建可以分为两种模式。第一种模式是对原代谢途径的直接转移、重构和工程化，在充分了解目标天然代谢产物代谢途径的基础上，最低限度的改变生物中固有的代谢途径，新构建的代谢途径与原植物代谢途径基本一致，这是中药功效成分代谢途径重构的主要研究模式；另一种模式是根据目的产物或其合成过程中的中间体的化学结构，对其代谢途径进行重设计、筛选、组装和程序化。采用这种模式构建的代谢途径可能与原底盘细胞中固有的代谢途径相差比较大，这种模式的构建是建立在丰富的元件库基础上，不需要对代谢途径有深入的了解。

1. 原代谢途径的直接转移

这种模式对新代谢途径的构建可分为三种方式。

第一种方式是将不同来源的、与目的产物合成有关的基因元件整合到底盘细胞中，利用底盘生物的主要和次要代谢所提供的前体物质，通过异源基因的表达将其转化为目的产物。这种基于基因工程基础上的构建方式是目前最为简单的构建方式，被广泛的应用到了不同的底盘细胞中去，但它的目的主要是对所设计的代谢途径在不同底盘细胞中重构的可行性进行检验。

第二种代谢方式也是基于底盘细胞固有的中间体供应机制，在第一种方式的基础上，导入中药功效成分生物合成模块和底物调控模块，通过调节底物合成量来提高目的产物的合成量。比如，Martin等在构建产紫穗槐-4, 11-二烯的大肠杆菌工程菌株时，除了导入必需的紫穗槐-4, 11-二烯合成酶（*ADS*）基因之外，还导入了3个含1-脱氧-*D*-木酮糖-5-磷酸（DXP）途径中的限速酶基因的模块，紫穗槐-4, 11-二烯产量为原来的3.6倍；Ro等（Ref）通过抑制鲨烯合酶编码基因*ERG9*的表达减少FPP流向角鲨烯，使紫穗槐-4, 11-二烯产量提高了2倍。

第三种方式是在第一、第二种方式基础上，同时导入底物合成模块、底物调控模块以及中药功效成分生物合成模块，这种方式可以不依赖于底盘细胞的底物供应，既可以在无底物供应的情况下完成目的产物或其前体物质的合成，还可以同时利用底盘细胞供应的前体以及新引入的底物供应途径提供的底物进行目的产物及其中间体的合成。最经典的是Keasling实验小组在构建的产紫穗槐-4, 11-二烯的大肠杆菌中，将来自于酿酒酵母的甲羟戊酸合成模块（底物调控模块）、FPP合成模块（底物合成模块）以及紫穗槐-4, 11-二烯合成模块（中药功效成分生物合成模块）这3个模块同时导入底盘菌株中，成功构建了产青蒿素前体物质紫穗槐-4, 11-二烯的工程菌株，后经优化操作，紫穗槐-4, 11-二烯产量达27.4 g/L。上述3个模块都是由可拆卸的即插即用元件组成，这将众多复杂的生物合成途径变成了可以随时拆卸的工程化生物系统。Ajikumar等利用代谢工程多元模块法，以产异戊烯焦磷酸IPP为节点，将紫杉醇生物合成途径分为2个模块，即IPP的内源性MEP途径的上游模块和合成异源萜类化合物途径的下游模块；将下游模块导入底盘细胞中并过表达上游模块，经优化后，紫杉醇二烯合成量最高达1.02 g/L。

2. 中药功效成分的新合成路径创建

这种模式是基于对所需合成的目的产物或其中间体的化学结构了解比较清楚的情况下，在底盘细胞中对中药功效成分或中间体的合成路径进行重新设计，然后根据这条路径从基因数据库中筛选出与目的产物合成有关联的酶基因，将这些酶基因导入受体细胞，在底盘细胞中进行组装和表达，从而构建出一条全新的、与原植物中的合成路径相差很大的合成路径。采用这种模式构建的代谢途径与原底盘细胞中固有的代谢途径相差比较大，需基于深厚的化学和生物功底，但不需要对代谢途径有深入的了解。Yuan等将酵母中的丙酮酸脱羧酶ARO10、内源性ADHs、来自红景天的糖基转移酶UGT73B6导入*E. coli*中，第一次成功地在*E. coli*中合成了红景天苷。随后，江南大学杨海泉团队经过一系列的基因操作，使得红景天苷产量高达9.34 mg/L，提供了一个操作简单、经济高效的红景天苷获取方法。

二、对中药功效成分合成路径计算机模拟设计

选定要生产的目的产物后，首先要确定该产物的最优合成途径。新一代测序技术和生物信息学分析技术的发展，为合成路径的发现提供了新的选择，即参考代谢流分布，设计一些启发式的假设（如菌体最大生长量、产物最大合成量等），进行通量平衡（FBA）和最小代谢调整（MOMA）等计算机模拟分析（*in silico* analysis），通过各种各样的细胞代谢模型对细胞代谢进行系统的模拟操作，利用计算机模拟出最高的物质产出（流平衡分析），确定最优的合成途径。目前，基于化学计量学原理构建的基因组尺度代谢模型是最常用的一种模型，它能够对整体代谢网络及对如何将中心路径引入到其他细胞的新陈代谢中进行深入思考。

最早、最简单的化学计量学模型（基因尺度或非基因尺度）是发现产物的最大理论产量和最高产量中代谢的流量分布。这些方法已经取得了巨大成功，如Alper等通过应用MOMA方法，鉴定并验证了缺失7个基因的*E.coli* JE660菌株中番茄红素的合成量显著提高（比原菌株高约40%），成功完成了*E. coli*中能够改善番茄红素合成的靶基因位点的预测及鉴定工作；2011年，Song等利用基因组规模代谢网络和流量平衡分析，确定2个氨基酸和4个维生素作为必要化合物补充到培养基中可以提高曼琥珀酸的产量（比原培养基中提高15%）。Sun等提出了一种基于约束条件，通过计算机模拟生物可达到的最佳反应速率，基于模拟结果，确定能够改善萜类物质潜在的敲除位点，使得大多数单突变体紫穗槐二烯的产率比野生型增加8～10倍。

第二节　中药合成生物学体系优化策略

中药涉及的次生代谢途径十分复杂，除了紫杉醇和青蒿素等少数成分外，大多数药用活性成分的生物合成途径仍不清晰，已成为阻碍中药合成生物学发展的主要瓶颈。随着本草基因组学研究的逐步深入，将极大地加快次生代谢途径的解析进程，为中药合成生物学研究奠定坚实的前期基础。经过30多年的发展，遗传操作和转化技术已非常成熟，将特定次生代谢途径中的所有基因导入酵母或大肠杆菌等微生物中，实现某种中药用活性成分的合成途径重建，并不存在技术困难。但是，由于宿主对密码子的偏好性、不同合成元件之间可能的低匹配性以及宿主本身生理调控机制的影响等原因，将导致基因表达量不高或蛋白产物无活性，进而引起目标次生代谢产物无法合成或产量低下，甚至造成大量有毒中间产物的积累。因此，目的产物的产量达到工业化生产水平依然是一项非常富有挑战性的任务。本节提出了天然产物合成生物学体系的优化策略（图11-1）：综合运用单个元件、外源代谢途径、底盘系统和发酵条件的优化技术，对宿主细胞进行改造，人工精确调控外源基因，实现多基因的联合协同表达，使生物合成系统最优化，目的产物的产量最大化，为天然药物的研发提供新的先导化合物。

一、单个元件的优化

合成生物学中的元件包括调控元件（核糖体结合位点、复制起始位点、启动子、终止子）、催化元件以及转运元件等。单个元件的微调能有效改善基因线路的性能、增加途径中酶基因的表达量和生化反应的效率。

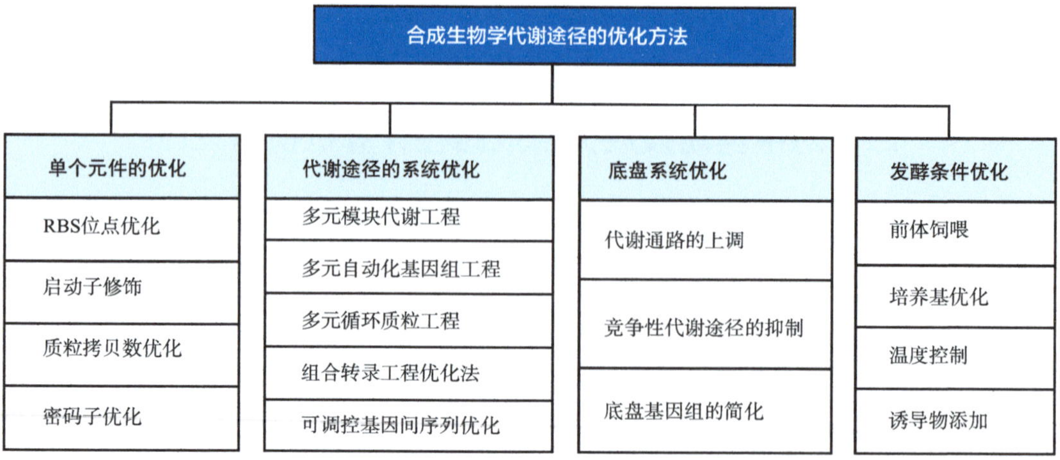

图11-1 合成生物学代谢途径的优化策略（Awan et al，2016）

1. RBS位点优化

核糖体结合位点（ribosome-binding site，RBS位点）是调节翻译强度的重要元件，人工设计的RBS文库可以方便地通过引物设计和PCR扩增来实现与特定基因的连接，从而在翻译水平上对基因的表达强度进行调节。可以通过RBS计算器（RBS calculator）或者RBS设计器（RBS designer）对RBS文库的范围和强度进行预测。目前，许多研究者已经成功地应用RBS文库来增加异源代谢途径目的产物的产量。

2. 启动子修饰

启动子是结构基因上游起始转录的一段序列。启动子结构会影响其本身与RNA聚合酶的亲和力，从而影响该启动子对基因的转录效率。启动子的强度决定了结构基因的转录强度。对启动子进行修饰（如对启动子进行突变、改变启动子序列的长度或使用强启动子）可以调控途径中酶基因的表达效率。Redding-Johanson等的实验表明，使用强启动子能增加甲羟戊酸激酶和磷酸甲羟戊酸激酶的表达活性，进而提高工程菌中紫穗槐-4, 11-二烯（AD）的产量。Anthony等通过优化启动子的长度来平衡甲羟戊酸激酶和紫穗槐-4, 11-二烯合酶（*ADS*）基因的表达，使抗癌药物的前体紫穗槐-4, 11-二烯的产量提高了5倍。

3. 质粒拷贝数优化

增加基因的拷贝数是调节异源基因在底盘系统中表达最常用工具之一。将基因克隆到多拷贝的表达质粒上，增加基因的拷贝数能使基因获得高水平表达，但会给细胞带来更大的生理负担，所以质粒拷贝数不是越高越好。Jawed等在大肠杆菌中建立了丁酸的生物合成途径，他们发现质粒的拷贝数能对丁酸的产量产生影响，使用中等拷贝数的质粒能取得最好的效果，使丁酸的产量达到1.5 g/L。

4. 密码子优化

采用宿主偏爱的密码子，减少或避免使用稀有密码子是提高途径中基因异源表达水平的重要手段。Kong等通过连续重叠PCR的方法，合成了完全用酿酒酵母偏爱密码子编码的*ADS*基因，含有该基因的酵母工程菌产生的AD产量比对照组提高了10～20倍。优化途径酶基因的密码子可以有效提高其表达水平。Xia等通过优化关键酶基因*PinD6*的密码子，使长链多不饱和脂肪酸在酿酒酵母中的产量提高了20倍。

二、代谢途径的系统优化

对生物合成途径单一元件的修饰在一定程度上能提高目的产物的产量，但局部的改善往往导致中间产物的积累，增加细胞负担，甚至可能会对细胞产生生长抑制毒性，不利于目标产物的获得。因此，通过对代谢途径的系统优化提高目的产物的含量，是中药合成生物学的重要方面，其主要包括以下几个方面：

1. 多元模块代谢工程

多元模块代谢工程（multiple module metabolic engineering，MMME）是将整个代谢途径分为不同的模块，再通过系统地改造各个模块的复制起始位点、启动子或RBS序列来协调不同模块的表达强度，只需少数模块的组合，就可以在大范围内优化代谢通路。2013年，Wu等将松属素合成途径分为4个模块，通过改变每个模块的质粒拷贝数，限制了毒性物质肉桂酰辅酶A的积累，使松属素的产量达到40.02 mg/L。Liu等在枯草芽孢杆菌中构建了*N*-乙酰氨基葡萄糖（GlcNAc）合成途径，并把整个途径分为3个模块——异源的*N*-乙酰氨基葡萄糖合成模块、*N*-乙酰氨基葡萄糖糖酵解模块和肽聚糖合成模块，使用调控小RNA来抑制*N*-乙酰氨基葡萄糖糖酵解和肽聚糖的合成，通过同时平衡3个模块中内源和外源基因的表达，使*N*-乙酰氨基葡萄糖的产量达到36.35 g/L。

2. 多元自动化基因组工程

多元自动化基因组工程（multiplex automated genome engineering，MAGE）是一种高通量修饰基因组的工具，能用目标序列同时替换基因组中多个位点。人工设计的寡核苷酸双末端均带有与基因组插入位点同源的序列，中间区域含有需要替换的DNA片段，在宿主DNA复制过程中，在λ噬菌体Red重组酶介导下进行高效同源重组。由于MAGE通过启动子替换或者核糖体结合位点序列替换这两种方式调节基因的表达，所以寡核苷酸链中间区域含有启动子序列或核糖体结合位点序列。MAGE能同时调节途径中多个基因（＞20个）的表达。Sharan等利用不同的T7启动子来替换吲哚合成途径中的12个基因的启动子，最优菌株中靛蓝的产量比原始菌株提高4倍。2009年，Wang等利用不同的RBS序列替换番茄红素合成途径中20个基因的原始RBS序列，找到了最优组合，使番茄红素的产量提高了5倍。

3. 多元循环质粒工程

与多元自动化基因组工程类似，多元循环质粒工程（multiplex iterative plasmid engineering，MIPE）也是利用寡核苷酸介导的λ噬菌体Red重组酶的同源重组，将携带多个基因的质粒和针对不同基因设计的多个寡核苷酸共同转化进入宿主细胞，用寡核苷酸目的片段替换质粒上的相应区域，使质粒产生点突变。该法与限制性酶切介导的共选择（restriction digestion mediated co-selection，RDCoS）策略相结合，每个循环用一个限制性酶切位点作为共选择标记用于质粒多个循环的筛选。2013年，Li等运用MIPE对核黄素的生物合成途径中5个基因进行了组合优化，首先从大肠杆菌基因组中克隆出这5个基因，并连接到质粒的同一个操纵子中，然后将含有不同的核糖体结合位点的寡核苷酸混合物、携带基因的质粒与用于筛选的寡核苷酸共转化大肠杆菌，质粒上核糖体结合位点区域经同源重组发生突变，经过3轮循环后，产生了1×10^7种组合，最后将核黄素的产量提高了2.67倍。

4. 组合转录工程优化法

在真核微生物中（如酿酒酵母），运用启动子工程能对途径中基因进行转录水平的优化，通常使用随机突变的方法来得到一系列不同强度的启动子。组合转录工程优化法（customized optimization of metabolic pathways by combinatorial transcriptional engineering，COMPACTER）应用于代谢通路的组合优化，能同时调节多个酶的表达水平。该技术通过将不同强度的启动子与不同代谢通路的基因进行组合，再用高通量的筛选方法来构建和筛选出最高效的代谢通路，由此实现对代谢通路中多个基因表达强度的组合优化。COMPACTER技术已经应用到酵母木糖利用途径的3个酶和纤维二糖利用途径中2个酶的优化，使工程菌株中纤维二糖的消耗加速了2.1倍，并且使乙醇的产量增加2.3倍。

优化可调控基因间区序列 通过可调控基因间区序列（tunable intergenic regions，TIGR）能在一个操纵子内对多个基因表达强度同时进行调节，且在原核生物和真核生物中都适用。TIGRs由多种控制元件组成，包括：mRNA二级结构、核糖核酸酶断裂位点和RBS隔离序列等。Pfleger等在大肠杆菌中对MVA途径中3个基因（*atoB*、*HMGS*、*tHMGR*）构建TIGR文库，优化多种控制元件，使甲羟戊酸的产量提高了7倍。采用TIGR法人工设计操纵子，能影响mRNA的稳定性或翻译起始效率，并消除不同基因的干扰，不需要多个启动子就能在转录后水平同时对多个基因的表达强度进行调节。

三、底盘系统优化

一些常见的模式微生物，如大肠杆菌、酿酒酵母、枯草芽孢杆菌等是近年来被广泛使用的异源合成底盘细胞。它们均具备作为一个优良底盘细胞所需的特征，如生长快速、易于基因工程操作、适合大规模培养、工业化控制简便等。底盘细胞的初生或次生代谢产物能为天然产物的异源生物合成提供前体，优化底盘系统能增加目标代谢途径的底物供应，促进途径通量的重新分配，增加天然产物的产量。

1. 代谢通路的上调

除了增加外源基因的表达量外，使宿主内源基因的表达上调也能促进产物的生物合成。Fatma等通过计算机软件分析，在大肠杆菌中选出可能参与长链脂肪醛转化为脂肪醇的35个内源性酶。研究发现删除*YbbO*基因会使脂肪醇的含量下降90%，证实该基因在脂肪醇合成中具有重要作用。通过优化*YbbO*基因的表达，使长链脂肪醇的产量达到169 mg/L，此外，通过调节脂肪酸和磷脂的生物合成使脂肪醇的产量进一步增加60%。通过调节途径中的转录因子也能使代谢通路上调，Santos等使用全转录工程法（global transcription machinery engineering，gTME）对*rpoA*和*rpoD*转录因子进行突变，使酪氨酸的产量达到13.8 g/L。

2. 竞争性代谢途径的下调或抑制

下调或阻断竞争性代谢支路能够限制或减少流入竞争代谢途径中的底物供应，从而维持重要前体或中间产物在底盘细胞中的含量。通过基因敲除或使用弱启动子来抑制或下调竞争代谢途径以获得更多的前体，促进途径通量的重新分配。Paradise等通过启动子替换来抑制竞争性甾体合成途径中的*ERG9*基因表达，减少进入甾体生物合成途径中的FPP代谢流，从而使进入青蒿酸生物合成途径的FPP流量增加，进而增加了目的产物紫穗槐二烯和青蒿酸的产量。Westfall等采用多种策略来提高丙二酰辅酶A在大肠杆菌中的含量，例如过表达乙酰辅酶A合酶基因和抑制竞争途径，消除丙二酰辅酶A降解途径，最终使丙二酰辅酶A在胞内的产量提高了15倍。在脂肪酸生产菌株中，敲除*ADH1*基因使脂肪酸的产量增加了1.9倍；敲除细胞质中的*ADH1s*基因使乙酰辅酶A增加了2倍，以乙酰辅酶A作为前体的正丁醇产量增加了4倍多。有时同一个前体可能同时作为不同次生代谢途径中的底物用于不同产物的合成，例如缬氨霉素和菌丝霉素合成途径竞争一个共同的前体物质2-酮异戊酸，通过使菌丝霉素合成的基因簇和相关基因失活，缬氨霉素的产量比野生型菌株提高了4倍。

3. 底盘基因组的简化

理想的底盘细胞应该具有最小化基因组，即维持细胞的生长繁殖所必须的最少基因（必需基因）。基因组的适当精简将为重要天然产物的异源生物合成提供理想的底盘细胞。基因组的简化可使细胞代谢途径得以优化，不仅能改善细胞对底物、能量的利用效率，更好地耐受引入的各种酶和代谢产物的代谢负担；还能更好地保持外源基因网络，大大提高细胞生理性能的预测性和可控性。采用CRISPR-Cas9技术、多元自动化基因组工程、基于位点特异性重组酶的同源重组等基因组编辑技术，能在基因组范围内对任意的多个位点进行同步修饰，实现底盘细胞的改造。Lieder等对恶臭假单胞菌进行了基因组的简化，删除了宿主中与鞭毛运动性有关的基因等非必需基因后，菌株的生物量比原始菌株提高40%。

四、发酵条件优化

除了对代谢途径自身进行优化外，发酵条件对异源宿主中目的产物及其前体的产量也有很大影响。即使天然产物工程菌的性能优良，如果缺乏合理的发酵工艺也难以发挥出更大潜力。通过前体饲喂、培养基优化、温度控制和诱导物添加等方式均能有效增加菌株中目的产物的产量。

1. 前体饲喂

前体饲喂是提高目的产物产量的最有效方法之一。前体或中间产物的有效供应是天然产物的合成和生产的先决条件，前体的增加对于次生代谢产物的积累有促进作用，通过中间产物的添加，降低中间产物合成的能量消耗，从而促进代谢流向目的产物。Dhakal等在诺卡氏菌中重构了阿根诺卡菌素途径，通过饲喂前体物质脯氨酸与葡萄糖并调节饲喂时间，阿根诺卡菌素的产量达到84.9 mg/L，与没有饲喂前体的菌株相比，增加了24倍。

2. 培养基优化

目前发酵产品的大规模工业化生产多采用液体培养基进行深层发酵。使用的培养基必须满足微生物生长、繁殖的需要，有利于微生物大量合成有机物。培养基成分对工程菌发酵具有重大影响，不同的生物合成途径采用不同的碳源进行发酵，常用的碳源有葡萄糖、木糖、甘油和酵母提取物等。Westfall等研究发现，将乙醇和葡萄糖作为培养基的混合碳源时，发酵产生的紫穗槐-4, 11-二烯产量显著增加，而将碳源变成半乳糖时，发酵产物中的青蒿酸产量上升明显。

3. 温度控制

每种微生物都有最适生长温度。对于某种特定的微生物而言，只能在一定的温度范围内生长，微生物的不同生理活动也需要在不同的温度条件下进行，所以发酵速度、生长速率和代谢产物积累的最适温度往往不同。例如，乳酸链球菌在40℃时发酵速度最快，在34℃时繁殖速度最快，25～30℃时细胞产量最高。所以，研究不同微生物在生长或积累代谢产物阶段时的最适温度，对于用变温发酵来提高发酵生产效率具有重要意义。

4. 诱导物添加

诱导物的种类、浓度和诱导起始时机、诱导时间均能影响产物的产量。因此，兼顾工程菌生理状态和增殖能力选择适当的诱导时机、诱导物用量和诱导时间，能够有效增加工程菌中外源途径蛋白的表达，提高目的产物的产量。油酸能作用于诱导型启动子pLIP2控制基因的表达，Sassi等利用解脂耶氏酵母作为细胞工厂生产重组蛋白，把油酸与葡萄糖的混合物（3∶2）添加到培养基中，重组蛋白的产量增加了10倍。

天然产物多具有复杂的生物合成途径，有的甚至需要几十步酶催化反应，目前人们对于天然产物的生物合成途径及相关酶催化反应的理解已经有了长足进步，然而还远没有达到自主设计的要求，依靠现有生物化学知识人们还无法推测很多结构单元的生物合成途径。因此，对含有独特化学结构和具有生物活性的天然产物进行生物合成方面的研究，将在很大程度上为合成生物学提供知识、材料和方法。如通过基因的克隆与功能鉴定增加对天然产物生物合成酶学机制的理解；通过基因组和转录组分析为合成生物学提供必要的元器件等。

在充分认识、理解天然产物的生物合成机制后，通过在发酵友好、高效的微生物中设计、构建目标化合物的生物合成途径，经系统地调控和优化重组，进而通过微生物发酵来生产来源稀缺的天然药物、前体或新化合物。表11-1总结了近年来在天然产物合成生物学体系优化研究领域的主要进展。在体系优化过程中，一个途径取得最大产量的方法可能在另一个途径并不适用，找到正确的优化方法是增加产量的关键。可选择一种高效的优化技术也可将不同技术相结合以取得产量最大化，为大规模工业化生产奠定基础。

表 11-1　天然产物合成生物学体系的优化研究进展

类别	方法	天然产物	代谢产物	异源宿主	增加产量
单个元件的优化	RBS 计算器	*L*- 天冬酰胺酶	*L*- 天冬酰胺酶	枯草芽孢杆菌	14 倍
	替换启动子	表面活性素	表面活性素	枯草芽孢杆菌	9 倍
	质粒拷贝数优化	丁酸	有机酸	大肠杆菌	—
	密码子优化	长链多不饱和脂肪酸	脂肪酸	酿酒酵母	20 倍
代谢途径的系统优化	多元模块代谢工程	*β*- 胡萝卜素	色素	大肠杆菌	8.31 倍
	多元模块代谢工程	*N*- 乙酰氨基葡糖	多糖	枯草芽孢杆菌	3.8 倍
	多元模块代谢工程	延胡索酸盐	有机酸盐	酿酒酵母	5.87 倍
	多元模块代谢工程	松属素	黄酮类化合物	大肠杆菌	10 倍
	多元自动化基因组工程	番茄红素	类异戊二烯	大肠杆菌	5 倍
	多元自动化基因组工程	靛蓝	色素	大肠杆菌	4 倍
	多元循环质粒工程	核黄素	维生素	大肠杆菌	2.67 倍
	模块化静态调控	类异戊二烯	类异戊二烯	大肠杆菌	15 倍
	功能模块分区调节	5- 羟基色氨酸	5- 羟基色氨酸	大肠杆菌	5 倍
底盘系统优化	解除底物抑制	番茄红素	*β*- 胡萝卜素	解脂酵母	1441 倍
	群体感应调控系统	红没药烯	红没药烯	大肠杆菌	1.4 倍
	删除竞争途径	缬氨霉素	抗生素	链霉菌	4 倍
	CRISPR 干扰	丁烯酸	丁烯酸	大肠杆菌	6 倍
	反义 RNA	枯草芽孢杆菌	生物素羧化酶 Ⅱ	枯草芽孢杆菌	2.1 倍
发酵条件的优化	前体饲喂	阿根诺卡菌素	抗生素	诺卡氏菌	24 倍
	前体饲喂	蓝藻素	色素	大肠杆菌	—
	培养基优化	紫穗槐 -4, 11- 二烯	萜类化合物	酿酒酵母	—
	诱导物添加	重组蛋白	蛋白质	解脂耶氏酵母	10 倍

第三节　萜类合成生物学

萜类化合物种类繁多、结构多样，包括不少重要天然药物，如紫杉醇和青蒿素等。然而，这些重要的萜类物质在原植物中往往含量低微、分离纯化困难。同时由于化学结构复杂，一般难以通过化学全合成大量获得。因此利用合成生物学方法生产这些重要的萜类化合物已成为目前研究的热点。

酿酒酵母通过MVA途径来生产麦角甾醇，因此MVA途径的代谢比较活跃，可以产生多种萜类合成的前体物质，包括倍半萜前体FPP、二萜前体GGPP和三萜前体角鲨烯等，因此酿酒酵母常被用作萜类合成的底盘系统。为了增加终产物的产量，常需要对该底盘系统进行进一步改造，促进细胞中代谢流向萜类物质的前体，增加前体物质的含量，主要策略有：①过表达截短的*HMGR*（*tHMGR*）增加MVA通路中IPP的代谢流；②过表达*upc2.1*等位基因上调MVA途径酶的表达量；③过表达内生性FPP合酶基因（*ERG*20）、GGPP合成酶（*BTS1*）、和（或）异源的双功能GGPP合酶基因，从而加大FPP或GGPP的代谢流。

天然产物的合成生物学研究往往受制于对原物种代谢途径的解析。青蒿素由于较少的生物合成步骤和巨大的商业价值成为萜类合成生物学研究的首选化合物。Keasling在青蒿素的生物合成研究领域开展了一系列开创性工作，但受限于对青蒿素合成的最后步骤缺乏了解，目前还无法实现青蒿素的全生物合成。对于生物合成途径知识更为匮乏的紫杉醇、人参皂苷、丹参酮以及甘草次酸等萜类化合物，它们的合成生物学研究主要集中在一些重要中间产物的生物合成方面。具体案例研究如下：

一、青蒿素（artemisinin）

黄花蒿是青蒿素的主要提取来源，每年全世界对青蒿素的需求都在增加，而野生黄花蒿中青蒿素含量多低于1.0%，从黄花蒿中提取青蒿素成本较高。随着参与青蒿素生物合成的各种酶的编码基因不断得到克隆，通过转基因手段在植物体内促进其生物合成或在微生物中重建其代谢途径的工作取得了较大进展。

因为大肠杆菌、酵母等菌株遗传背景清楚，生长速度快，通常作为生产天然产物功效成分的底盘细胞。由于对青蒿素最后一步过氧桥键形成机制问题解析不是很清楚，因此现今对青蒿素的生物合成主要是生物-化学组合的合成方式，即先在酵母等底盘细胞中实现青蒿酸的合成，随后将生物合成得到的青蒿酸通过简单的化学催化合成青蒿素。青蒿素的生物合成途径中从乙酰辅酶A到FPP的上游途径在黄花蒿、大肠杆菌和酵母中都存在，下游途径中FPP依次经过*ADS*、*CYP71AV1*等催化生成青蒿酸。因此青蒿酸合成并提高其产量的策略可以分为2个方面：①底盘细胞中FPP上游途径的改造，包括过表达关键酶基因以及抑制代谢旁路即节流与减排的方法，使得代谢流最大限度地流向FPP的方向，进而流向青蒿酸合成的途径；②通过黄花蒿基因在底盘细胞内的组装和底盘细胞的适配，以达到青蒿酸产量最大化。2003年Keasling实验室将密码子优化后的青蒿*ADS*基因和来自酵母的MVA途径的相关基因导入大肠杆菌，首次合成了青蒿素的关键前体物质紫穗槐二烯，通过发酵优化，其产量达到了0.5 g/L。尽管后期通过进一步限制氮源和碳源发酵策略优化，紫穗槐二烯的产量达到了25 g/L，但因为*CYP450*基因在大肠杆菌体内表达的受限，上下游代谢流不匹配，团队将青蒿酸的合成从大肠杆菌转移到酵母底盘细胞上来。2006年，其成功鉴定了催化紫穗槐二烯到青蒿酸的关键*CYPP450*基因*CYP71AV1*，该酶催化紫穗槐-4, 11-二烯的三步氧化，生成青蒿酸。将*ADS*基因连同鉴定的*CYP71AV1*和*CPR*基因同时在酵母中进行表达，成功构建了第一株产青蒿酸的酵母菌株。尽管青蒿酸的产量仍旧比较低，但是这一工作仍具有开创性的意义。2008年Covello研究小组发现DBR2在青蒿的腺毛组织中表达量很高，其对于青蒿醛这一底物具有显著的活性，在酵母中将*DBR2*基因连同*ADS*、*CYP71AV1*和*CPR*基因一起导入后，在酵母菌株中产生二氢青蒿酸。2009年，Keasling等用金黄色葡萄球菌的*HMGR*替换酿酒酵母来源的*tHMG1*，同时提出了限制性碳源的补料策略，结果产出27.4 g/L的紫穗槐二烯。*HMGR*是酿酒酵母的甲羟戊酸途径代谢途径的一个限速酶，对其进行过表达能够促进紫穗槐二烯的合成。Donald等将截短了的*HMGR1*基因（*tHMGR*）导入酿酒酵母中，增加了*HMGR1*的表达量从而使角鲨烯的合成量大大提高。由于角鲨烯合酶（*ERG9*）促使FPP流向角鲨烯，相对抑制了青蒿素的合成，因此，Ro等通过抑制*ERG9*的表达减少FPP流向角鲨烯，使紫穗槐-4, 11-二烯量提高了2倍。Pitera等通过增加*HMGR*和*ERG20*基因的拷贝数，提高了青蒿二烯的产量。Davies等发现UPC2是酵母细胞一个重要转录因子调控固醇生物合成，对其进行过表达，能够提高紫穗槐-4, 11-二烯的产量。除了增加通往青蒿素生物合成的代谢流，提高青蒿素的贮存能力也是解决青蒿素产量问题的一个有效途径。2013年Keasling团队研究发现，相比*UPC2*，*CYB5*基因能有效促进青蒿醇到青蒿醛的反应；其基于青蒿腺毛转录组数据分析鉴定了分别催化青蒿醇到青蒿醛的基因和青蒿醛形成青蒿酸的基因*ADH1*和*ALDH1*，并揭示这两个基因在酵母体内的表达大大降低了青蒿酸中间产物青蒿醇和青蒿醛的产量，大幅度提高了终产物青蒿酸的产量；其在酵母中开展一系列菌株改造工作，包括过表达上游MVA的所有基因包括*ERG10*、*ERG13*、*tHMG*、*ERG12*、*ERG8*、*ERG19*、*IDI*和*ERG20*，同时通过启动子的替换将*ERG9*基因表达强度进行弱化以减少代谢流向三萜途径，并在酵母中表达青蒿酸合成途径的下游基因包括*ADS*、*CYP71AV1*、*CYB5*、*ADH1*和*ALDH1*等基因，这些菌株改造结合优化的发酵策略，酵母产青蒿酸的产量达到了25 g/L，初步达到了工业化水平。

青蒿酸的合成是目前利用微生物合成天然产物药物成功的典范。Keasling团队构建的产青蒿酸的酵母菌株，发酵得到25 g/L的青蒿酸，再经过4步化学反应合成了青蒿素。经测算，其在100 m^3发酵车间年产青蒿素可达到35吨，相当于我国数万亩耕地的种植产量。该项研究将微生物合成青蒿素产业化进程大大向前推进了一步。相对于传统的提取方式，青蒿素生物合成策略摆脱了对植物资源的依赖，使用酵母进行发酵即可进行青蒿素的工业化生产。这不仅减少了土地的使用，也不受环境气候等影响。使用酵母等微生物发酵生产青蒿素，周期短，一周发酵即可结束获得产品，相对于黄花蒿一年的种植周期，生物合成青蒿素的生产周期大大缩短。青蒿素生物合成的工业化必将带来青蒿素生产方式的彻底变革。同时，采用酵母发酵产青蒿素，目的产物含量高且单一，大大降低了后期分离纯化的成本。

二、紫杉醇（taxol）

抗癌药物紫杉醇是紫杉烷二萜类化合物，其分子结构非常复杂，有11个手性中心和四环骨架。紫杉醇属于次生代谢产物，原植物中含量低，从短叶红豆杉树皮中仅能获得500 mg/kg的产量，远不能满足临床需求。由于紫杉醇的合成路线复杂，而且反应条件难以控制，产率低。因此后续的研究多集中于紫杉醇的半合成法：首先从紫杉枝叶里提取出紫杉烷类中间产物，如10-去乙酰巴卡亭Ⅲ（10-deacetylbaccatin Ⅲ，10-DAB）和巴卡亭Ⅲ（baccatin Ⅲ），然后再经过化学合成得到紫杉醇。该方法获得的紫杉醇纯度高、成本低、合成技术已比较成熟，是工业化生产紫杉醇的主要方法。但是，紫杉醇的生产仍受限于其来源植物。红豆杉是国家重点保护野生植物，从其来源植物中大量提取会对红豆杉的生长造成严重威胁，且产量低，不适合大规模生产。利用合成生物学技术，通过微生物来合成紫杉醇的前体巴卡亭Ⅲ，再进行半合成紫杉醇是目前应用最具有前景的一种方法，有望改变市场上紫杉醇价格昂贵、供不应求的现状，并且对于濒危药用植物红豆杉的保护具有重要意义。

随着紫杉醇代谢途径的逐步阐明，紫杉醇生物合成途径的一些步骤已经被转化到大肠杆菌、酿酒酵母等异源表达系统中，制备获得了不同的紫杉醇中间体，如紫杉烯和5α-羟基紫杉烯。

紫杉烯是紫杉醇合成途径中的一个重要中间产物，许多学者在大肠杆菌中对其进行了合成生物学研究。2001年，Huang等将DXP合酶、IPP异构酶、GGPP合酶以及紫杉烯合酶等基因在大肠杆菌中共表达，以异戊二烯焦磷酸为原料进行发酵，首次通过工程菌株获得了紫杉醇合成途径中的重要中间体紫杉烯，产量达到1.3 mg/L。紫杉烯在工程菌株中的成功合成表明在微生物中通过组合不同的紫杉醇生物合成相关基因来获得目的产物方法的可行性。2010年，Ajikumar 等在大肠杆菌中使用多元模块代谢工程（multiple module metabolic engineering，MMME），以IPP为节点，将紫杉醇生物合成途径分为2个模块，即产IPP的内源性MEP途径的上游模块和合成异源萜类化合物途径的下游模块；上游模块包括MEP途径的4个关键酶基因，即*dxs*、*idi*、*ispD*、*ispF*；下游模块包括紫杉醇代谢途径中的2个基因：GGPP合酶基因和紫杉二烯合成酶基因。其首先将下游模块导入底盘细胞，上游代谢模块的4个基因由操纵子（dxs-idi-ispDF）控制过表达；然后，利用改变质粒拷贝数和启动子强度的方法调节下游模块2个基因的表达强度；通过上下游模块的平衡使整个代谢途径达到最优化，使大肠杆菌中紫杉烯产量达到近1.0 g/L，这是目前紫杉烯最高的产量。他们也进行了紫杉烯下一步的转化，利用T5αH生产5α-羟基紫杉烯，产量达到58 mg/L。近来，Biggs等通过优化细胞色素P450酶在大肠杆菌中的表达，使总氧化紫杉烷类化合物产量达到570 mg/L（图11-2）。

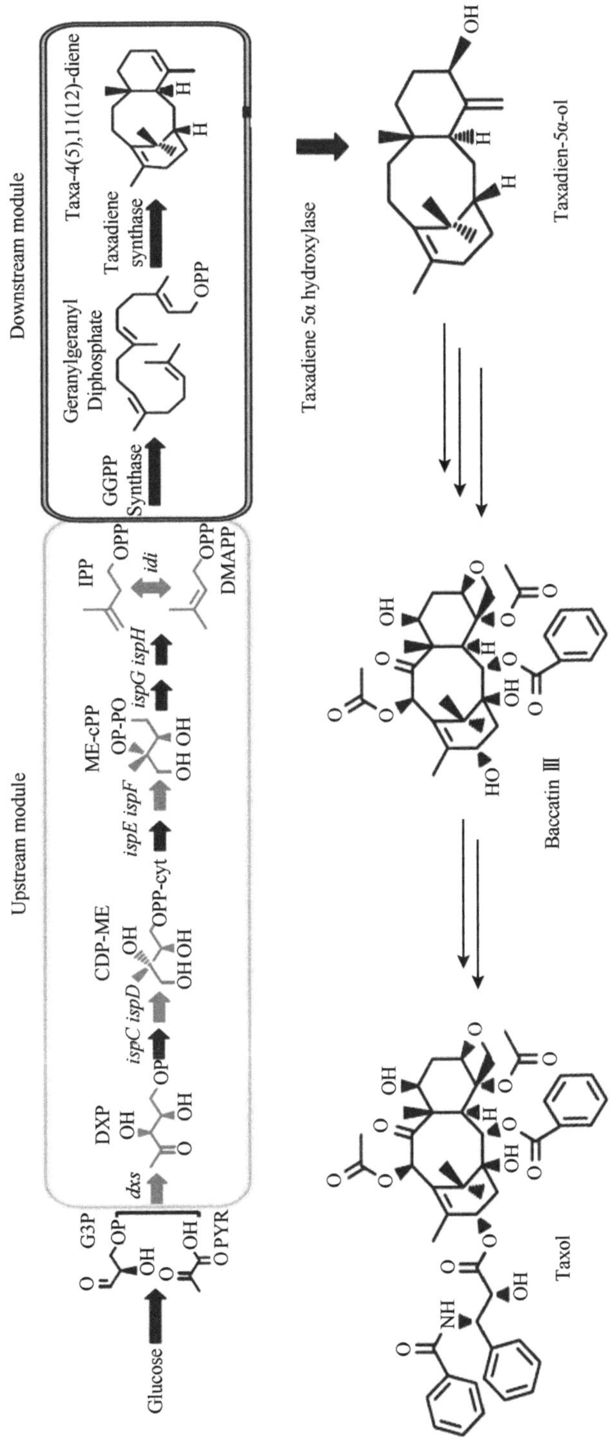

图 11-2　大肠杆菌产紫杉醇路径示意图（Ajikumar P K *et al*，2010）

大肠杆菌是原核生物，本身不编码CYP450及其还原酶，并缺少完整的内膜系统，CYP450不能定位表达。酵母菌可以产生有功能的CYP450，并具有完整的细胞内膜系统，能够表达有活性的CYP450，因此，酿酒酵母更适合作为紫杉醇异源合成的底盘系统。CYP450介导的氧化反应是紫衫烯合成巴卡亭Ⅲ的必需反应，因此，酵母成为表达紫杉醇中间产物的另一个选择。2006年，DeJong等将紫杉醇合成途径中从IPP到taxa-4（20），11（12）-diene-5*α*-acetoxy-10*β*-ol的5个基因导入酿酒酵母，它们分别为*GGPPS*、*TS*、*T5αH*、*TAT*和*T10βH*，然而，只有紫杉二烯的产量达到mg/L的级别，5*α*-羟基紫杉烯的产量仅有25 ng/mL，5*α*-羟基紫杉烯下游反应产物taxa-4（20），11（12）-diene-5*α*-yl acetate和taxa-4（20），11（12）-diene-5*α*-acetoxy-10*β*-ol均未检测到。鉴于CYPP450酶T5αOH介导的第一步氧化反应是限速步骤，Rontein等在酵母菌中构建了紫杉烯5*α*-羟基化酶和CYPP450还原酶融合基因，获得的工程菌能够进行第一步氧化反应。2008年，Engels等将密码子优化的荆江红豆杉的*TS*基因、HMG-CoA还原酶基因、*UPC2-1*转录因子基因和嗜酸热硫化叶菌的GGPP合成酶基因导入酿酒酵母来生产紫杉醇的中间产物紫杉二烯。UPC2-1是酵母调节甾醇生物合成的一个通用转录因子，加入UPC2-1可以促进酵母细胞在有氧生长条件下吸收利用甾醇，降低甾醇的生物合成以避免与构建的紫杉烯合成途径的竞争。采用嗜酸热硫化叶菌的GGPP合成酶基因也是为了避免和甾体化合物合成竞争。其工程菌中紫杉二烯的产量达到8.7 mg/L，同时还有未被TS催化合成紫杉烯的前体物质牻牛儿基牻牛儿醇（geranylgeraniol）33.1 mg/L，表明紫杉烯的产量能进一步提高。2015年，Zhou等通过大肠-酵母共培养技术实现了紫杉醇的微生物合成。其在酿酒酵母BY4700中表达*5αCYP*和*CPR*的融合基因，催化紫杉醇合成过程中的第一个氧化反应；然后将培养基中的碳源由葡萄糖替换为木糖以避免共培养过程中乙醇对菌体及目的产物的抑制作用；增加酵母接种量，将上述构建的酵母菌株中的融合基因*5αCYP-CPR*启动子替换为UAS-GPDp，在大肠杆菌中过表达*pta*和*ackA*，并敲除*atpFH*和*ACS*基因以增加含氧紫杉烷类的合成量；最后将更换强启动子的*ATA*基因和融合了一个CYP还原酶的*10βCYP*基因在上述构建好的酵母菌株中进行共表达，最终含氧紫杉烷类化合物合成量为33 mg/L。2023年，Sotirios团队分析了多种红豆杉属植物的基因组和转录组信息，挖掘到一些候选 CYP450s，并采用酿酒酵母和本氏烟草异源表达系统进行了生化表征，结果显示，CYP725A4催化了两次连续的环氧化反应，介导氧杂环丁烷骨架的形成，进一步的研究结果表明taxa-4（5）-11（12）-diene（endotaxadiene）和taxa-4（20）-11（12）-diene（exotaxadiene）都是关键中间体 taxologenic oxetane 的前体，表明紫杉醇生物合成可能存在多条途径。总之，揭示了紫杉醇生物合成中一个长期悬而未决的关键步骤，即氧杂环丁烷结构的形成，将紫杉醇途径解析向前推进了一大步。

三、人参皂苷（ginsenosides）

人参皂苷属于三萜皂苷类化合物，是人参及西洋参的主要活性成分，具有抗肿瘤、抗炎、抗氧化作用。人参皂苷有很多种，但不同的人参皂苷具有不同药理活性，在人参属植物中的含量也各不相同。例如，人参中含量较高的人参皂苷Rb_1和Rg_1具有抗衰老活性，而稀有人参皂苷如人参皂苷Rg_1、Rb_1、Rg_3、Rh_2具有抗肿瘤活性等。稀有人参皂苷通常具有较好的药理活性，其中真正的有效成分是苷元，且其抗肿瘤活性会随着糖基数目的增加而逐渐减弱。

随着人参皂苷的生物合成路径的解析和相关酶基因的克隆及鉴定，应用工程菌株合成人参皂苷取得巨大成功。2013年，戴住波等将人参来源的达玛烯二醇合成酶基因（*PgDDS*）、原人参二醇合成酶基因（*CYP716A47*）和拟南芥（*A. thaliana*）来源CYP还原酶基因*ATR1*导入酵母菌株中，并对相关基因*tHMG1*、*ERG20*、*ERG9*、*ERG1*等进行了系统调控，同时对相关密码子进行优化成功构建出了产原人参二醇的工程菌株，原人参二醇的产量达到1.2 g/L，在酵母中实现了从葡萄糖起始合成人参皂苷重要前体物质原人参二醇。其通过构建同时可以生产原人参二醇、原人参三醇以及齐墩果酸的酵母菌株，发酵产量可以生产17.2 mg/L的原人参二醇、15.9 mg/L 的人参三醇和21.4 mg/L的齐墩果酸，实现利用酵母细胞同时生产多种类型的人参皂苷元。

2014年，Zhou等成功克隆出了*UGTPg1*基因，该基因可以催化原人参二醇合成人参皂苷CK这一物质，而CK被证实是人参皂苷进入血液中起功效的活性成分；此后，该团队在酵母细胞中组装了人参皂苷CK合成途径的基因，最终利用酵母细胞成功生产人参皂苷CK。并基于人参的转录组数据，鉴定了*UGTPg45*和*UGTPg29*这两个编码糖基转移酶的基因。UGTPg45在原人参二醇的三号位的羟基上加入葡萄糖，形成人参皂苷Rh_2，UGTPg29进一步催化人参皂苷Rh_2形成人参皂苷Rg_3。基于以上研究，其在酵母细胞中组装原人参二醇合成基因以及*UGTPg45*和*UGTPg29*，最终成功构建了产人参皂苷Rh_2和Rg_3的酵母菌株。尽管目的产物的生产浓度还比较低，都在μmol/g DCW的水平，但是这些工作为昂贵的单一人参皂苷生物合成提供了坚实基础。2017年，冯雁等基于突变可催化原人参二醇生成人参皂苷Rh_2的酵母来源的UGT51获得高催化活性突变，通过酵母组装发酵产生300 mg/L人参皂苷Rh_2。周志华团队通过对UGT的酶工程优化，将酵母产人参皂苷Rh_2产量提高到2.2 g/L。人参皂苷Ro为齐墩果烷型稀有五环三萜人参皂苷，具有多种生理、药理活性，在医药、保健品等领域有良好的应用前景。北京理工大学李春团队从15个不同植物中选择了29个酶来筛选适用于酿酒酵母合成Ro的关键酶，最终从5种植物中筛选到7个具有高催化效率和底物特异性的关键酶，成功在酿酒酵母中构建了人工双糖基化途径，实现了Ro的高效从头合成，其产量达到了（528.0±18.0）mg/L。

第四节　生物碱合成生物学

生物碱是存在于自然界（主要为植物）中的一类含氮的碱性有机化合物。富含生物碱类的植物广泛用于古代及现代医学中，而部分药用植物生长缓慢、栽培困难及生物碱含量低。具有简单结构的生物碱较容易化学合成，但一些含有多个手性中心的复杂生物碱则很难用化学方法合成，如单萜类吲哚生物碱（monoterpenoid indole alkaloids，MIA）长春花碱和长春新碱、苄基异喹啉类（benzylisoquinoline alkaloids，BIA）生物碱吗啡和诺斯卡品。

部分生物碱具有重要的生物活性，如长春碱、阿片类生物碱和诺斯卡品等，其化学提取和合成困难，因而成为生物碱合成生物学研究的热点化合物。与青蒿素相对简单的合成途径不同，复杂生物碱的合成途径极长，往往包含数十个酶促反应。目前，在同一个底盘系统中重建长代谢途径实现目的产物的合成，对于天然产物合成生物学研究依然是个巨大的挑战。Smolke团队在酿酒酵母重构了包含20多个催化步骤的阿片类生物碱合成途径，该研究被认为是合成生物学发展历史上的壮举之一。但是目前在酵母中合成生物碱的方法还远远达不到产业化生产要求。酵母合成阿片类药物的产量需提高10万倍才能进行工业生产，因此通过对合成生物学体系进行优化提高目的产物的转化效率和产量是生物碱合成生物学研究需要重点攻克的难题之一。具体案例研究分析如下。

一、长春花碱

长春碱（vinblastine）和长春新碱（vincristine）是应用最为广泛的2种天然植物抗肿瘤药物，广泛应用于何杰金氏病、急性淋巴细胞性白血病、恶性淋巴肿瘤等疾病的治疗。夹竹桃科植物长春花是长春碱和长春新碱的唯一植物来源，含量极其微小，难以满足临床需求。生长缓慢是采用植物细胞生产MIA最大的限制，采用微生物来异源合成MIA可以解决这一问题，并且能获得更高的产量，对分泌到培养基中的目的产物进行分离纯化也相对容易。然而，长春花中MIA的生物合成途径很复杂，要实现微生物异源合成MIA，要求途径中所有基因都被鉴定，并且在微生物中有足够的前体供应和无毒性产物的积累，目前，已有学者完成长春花部分途径的构建，完成了异胡豆苷（strictosidine）、cathenamine、长春质碱和文朵灵的异源合成。

长春花碱合成包括色氨酸和香叶基焦磷酸（GPP）的双入口前体供应，以及长春花碱生物合成的长春花碱和长春花碱供应之间的分歧（图11-3）。在酿酒酵母中，相关酶定位于至少五个亚细胞器，即细胞质、内质网（CYPP450s及其还原酶）、细胞核（异胡豆苷-*β*-*D*-葡萄糖苷酶，SGD）和液泡（异胡豆苷合酶，STR），因此涉及不同组织和细胞类型之间的运输。来自丹麦技术大学、加州大学伯克利分校等国际跨学科研究团队Jay D. Keasling、Michael K. Jensen等人在高度工程化的酵母首次从头合成长春花碱和长春新碱，并在体外化学偶联合成长春花碱。这项研究展示了一个非常长的生物合成途径酵母组装，包括30多个酶促反应，总共进行了56次基因编辑，包括来自植物的34个异源基因的表达，以及10个酵母基因的缺失、敲除和过表达，最终把酵母细胞成功改造为产文多灵（vindoline）和长春质碱（catharanthine）的细胞工厂，随后将两种前体分子通过化学偶联合成的方法获得所需的长春花碱。

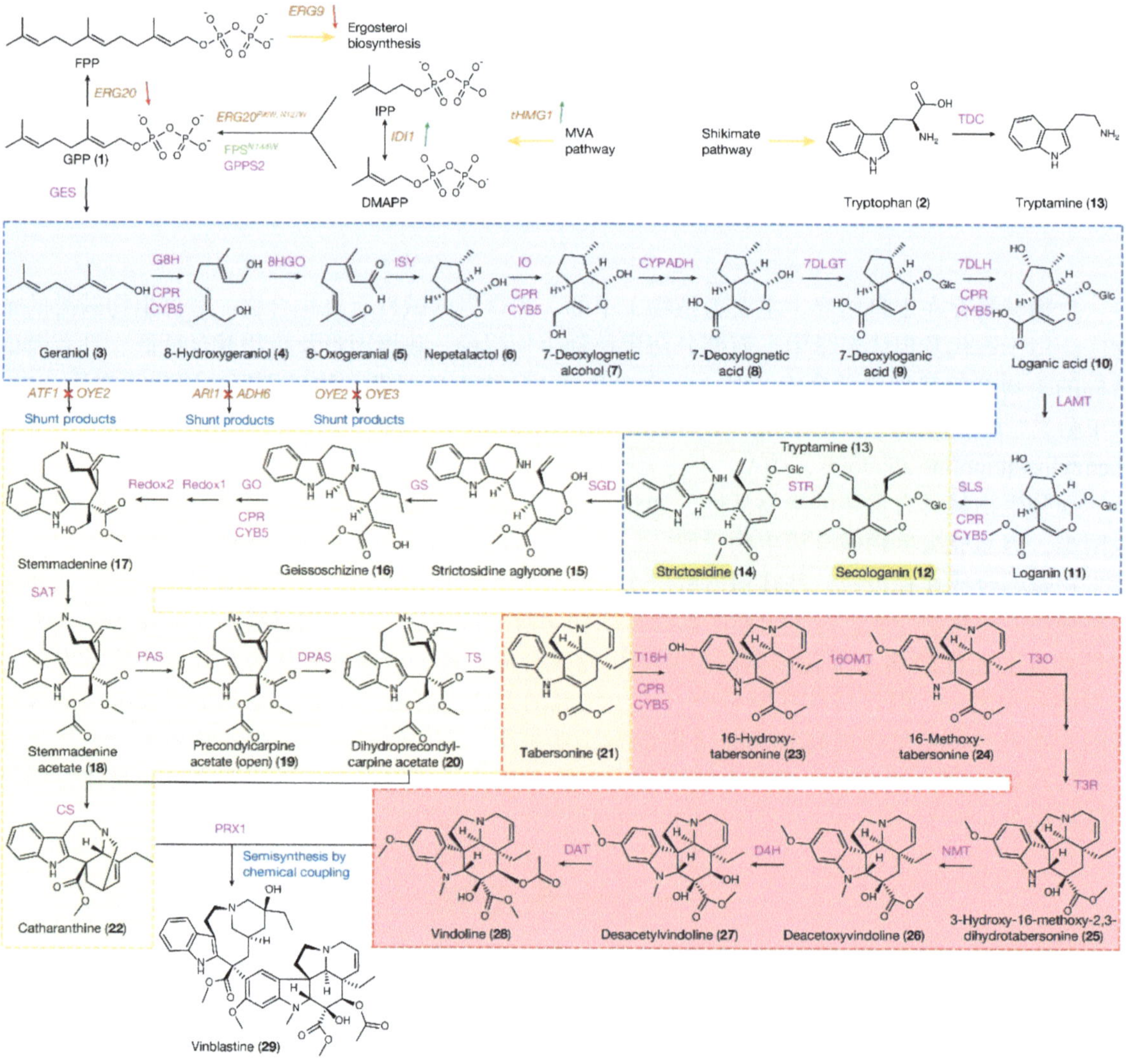

图11-3 酵母菌株产长春花碱示意图（Zhang *et al*，2023）

二、阿片类生物碱（opioids）

用酵母合成阿片类药物是美国*Science*杂志评选的2015年十大科学突破之一。阿片类生物碱是从罂粟中提取出的一类苄基异喹啉类生物碱（benzylisoquinoline alkaloids，BIAs），主要包括吗啡、可待因、二氢吗啡、二氢可待因、氧可酮等，能缓解疼痛、使人产生欣快感，是西方国家的临床上常用的镇痛药物，被世界卫生组织归类于基础药物。近年来，科学家已经成功实现苄基异喹啉类生物碱的中间产物在大肠杆菌和酵母中的合成，如2008年Smolke研究团队成功地构建出可有效利用酪氨酸生产*S*-牛心果碱（*S*-reticuline）的酿酒酵母工程菌株。在天然植物宿主罂粟中，BIA生物合成的第一步是多巴胺和4-羟基苯乙酸的聚合反应合成*S*-norcoclaurine；随后*S*-norcoclaurine经历一系列的甲基化反应合成*S*-牛心果碱，包括6-OMT（6-*O*-methyltransferase）、CNMT（coclaurine-*N*-methyltranferase）、4′-OMT（3′-hydroxy-*N*-methylcoclaurine 4′-*O*-methyltransferase）以及CYP80B1。Smolke等将6-OMT、CNMT和4′-OMT转入酵母中并添加*R*，*S*-全去甲劳丹碱作为底物，成功合成*R*，*S*-牛心果碱，并优化酵母表达系统。牛心果碱是BIAs（如血根碱、小檗碱、原阿片碱、吗啡）代谢合成中重要的中间产物。血根碱和小檗碱分支的合成通过BBE催化牛心果碱氧化合成*S*-金黄紫堇碱，在甲基转移酶SMT的作用下生成*S*-四氢非洲防己碱，在羟化酶CYP719A1的作用下催化生成*S*-四氢小檗碱。ref将BBE、SMT和CYP719A1转入合成牛心果碱的酵母系统中成功合成*S*-四氢小檗碱，将来源于人的CYP2D6转入合成牛心果碱的酵母系统中产生吗啡的中间产物沙罗泰里啶，此反应酶促效率较低。2014年，Smolke研究团队在酵母中成功编辑下游蒂巴因合成吗啡的合成途径。在罂粟中，T6ODM、CODM和COR发挥功能将蒂巴因转化为吗啡；Smolke等优化T6ODM、CODM和COR1.3的密码子，采用酵母启动子及终止子组装到YAC载体转入酵母中，外源添加蒂巴因成功获得吗啡，但其含量较低，通过添加2-酮戊二酸及优化各基因的拷贝数，吗啡产量可达5.2 mg/L。此外，将恶臭假单胞菌M10的吗啡脱氢酶*morA*和吗啡酮还原酶*morB*转入酵母系统中，成功获得半合成的阿片类药物，包括51 mg/L的氢可酮、70 mg/L的氧可酮、1 mg/L的二氢吗啡酮。Martin等在酵母中构建催化*R*-牛心果碱合成吗啡生物碱的合成途径，在外源添加*R*-牛心果碱后成功在酵母中合成吗啡，将罂粟中鉴定的沙罗泰里啶合酶PsSAS、沙罗泰里啶还原酶PsSAR和沙罗泰里啶乙酰基转移酶PsSAT转入酵母系统中并优化pH条件成功合成蒂巴因随后将催化蒂巴因合成吗啡的T6ODM、CODM和COR转入此酵母系统，最终获得可待因和吗啡。2016年，随着罂粟中催化*S*-牛心果碱生成*R*-牛心果碱的酶DRS-DDR被鉴定，Smolke团队将来自于动植物、微生物等21个蒂巴因合成的酶及23个氢可酮合成的酶分别转入酵母系统中成功将糖转化为蒂巴因和氢可酮。酵母中合成阿片类药物的案例展示了合成生物学将复杂的代谢途径转移到微生物的发展。由于转入的基因数量过多，阿片类化合物蒂巴因和氢可酮的产量还达不到工业化生产的需求，因此后续对酵母系统的优化仍需要进一步探索。

三、诺斯卡品（noscapine）

自2012年罂粟的基因簇参与诺斯卡品的生物合成被发现以来，此途径中一系列的体外酶促反应陆续被发表。除了催化罂粟壳碱（narcotoline）合成诺斯卡品的酶仍未鉴定外，诺斯卡品的生物合成途径基本解析清楚。为了克服诺斯卡品生物合成途径中的中间产物及其衍生物的难以获得的不利因素，Li等在酵母系统中重构了一条诺斯卡品的生物合成途径，该途径不同于罂粟体内的合成路线（图5-6）。其基于诺斯卡品生物合成基因簇的研究结果，研究确认PSMT1和CYP719A21催化斯氏紫堇碱（*S*-scoulerine）合成四氢小檗碱（*S*-canadine），PNMT甲基转移酶催化四氢小檗碱生成甲基四氢小檗碱（*N*-methylcanadine），CYP82Y1催化*N*-methylcanadine羟基化生成1-羟基-*N*-甲基四氢小檗碱（1-hydroxy-*N*-methylcanadine）。Smolke等在酵母中成功合成四氢小檗碱并优化合成系统，此研究将PsTNMT、CYP82Y1以及AtCPR转入酵母体系成功获得1-羟基-*N*-甲基四氢小檗碱，并通过优化CYP82Y1的活性将1-羟基-*N*-甲基四氢小檗碱的转化效率提高至39%。与罂粟体内合成路线不同，CYP82Y1催化1-羟基-*N*-甲基四氢小檗碱合成1, 13二羟基-*N*-甲基四氢小檗碱（1, 13-dihydroxy-*N*-methylcanadine），PsAT1催化其生成1-羟基-13-乙酰基-*N*-甲基四氢小檗碱（1-hydroxy-13-*O*-acetyl-*N*-methylcanadine），CYP82X1催化羟基化及自发反应合成4′-*O*-desmethyl-3-*O*-acetylpapaveroxine。在此基础上其将CYP82Y1、PsAT1和CYP82X1转入能生产1-羟基-*N*-甲基四氢小檗碱的酵母体系中，优化启动子后成功合成出4′-*O*-desmethyl-3-*O*-acetylpapaveroxine。体外酶促反应发现，PsCXE1催化4′-*O*-methylated 3-*O*-acetylpapaveroxine合成narcotinehemiacetal，在PsCXE1和PsSDR1的催化下4′-O-desmethyl-3-*O*-acetylpapaveroxine合成罂粟壳碱（narcotoline），在合成4′-*O*-desmethylated 3-*O*-acetylpapaveroxine的酵母中表达PsCXE1和PsSDR1，成功获得罂粟壳碱产物。之前的研究证实PsMT2是催化罂粟壳碱合成诺斯卡品的甲基转移酶，基因簇上另一个甲基转移酶PsMT3对罂粟壳碱无催化活性，然而将PsMT2转入合成罂粟壳碱的酵母系统后，并未发现诺斯卡品的合成；同样地，将PsMT3转入此酵母体系时，也未发现诺斯卡品。有报道指出，植物甲基转移酶在发挥功能时以二聚体状态存在。研究发现在大肠杆菌中共表达及单独表达PsMT2和PsMT3时，PsMT2/PsMT3蛋白复合体能够催化罂粟壳碱合成诺斯卡品，而单独的PsMT2或者PsMT3蛋白无催化活性。Smolke等将PsMT2和PsMT3同时转入合成罂粟壳碱的酵母，成功获得诺斯卡品。有趣的是，罂粟体内的天然底物为*S*-四氢小檗碱，而在构建的酵母体系中添加*S*-四氢小檗碱或*R*-四氢小檗碱时，均发现诺斯卡品的合成，只是*R*-四氢小檗碱为底物时的诺斯卡品得率较低。基于合成生物学的理念，诺斯卡品生物合成途径在酵母体系中的重构解决诺斯卡品在罂粟中含量低、化学难以合成的问题，其工业化生产值得期待。

第五节　黄酮合成生物学

黄酮类化合物是广泛存在于食用或药用植物中的一类化合物，具有多种药理活性。随着黄酮类化合物生物合成途径相关基因的挖掘及鉴定，黄酮类化合物的合成生物学研究日趋活跃，目前已有包括槲皮苷、柚皮素、松属素、儿茶素、金雀异黄酮、非瑟酮、无色花青素等多种黄酮类化合物实现了异源生物合成。

柚皮素和松属素属于二氢黄酮，是许多其他黄酮类化合物的共同前体，因此，对于柚皮素和松属素的异源生物合成研究较多，已有许多研究表明通过合成生物学方法可以在大肠杆菌或酿酒酵母中将香豆酸、苯丙氨酸或肉桂酸等前体转化为柚皮素和松属素。但由于苯丙氨酸和肉桂酸等前体物质价格昂贵，限制了这些研究的工业化应用。Santos和Wu等的研究实现了在大肠杆菌中以廉价的葡萄糖为底物成功合成出柚皮素或松属素，在黄酮合成生物学工业化应用的道路上迈进了一大步。目前黄酮类化合物的异源合成产量普遍较低，利用日新月异的合成生物学技术系统优化底盘和代谢途径，大幅提高目的产物的产量是目前黄酮合成生物学研究的首要目标。

一、灯盏花素（breviscapine）

灯盏花在云南地区民间被用于治疗瘫痪等疾病。灯盏花素具有扩张脑血管的作用，可用于治疗缺血性脑血管疾病，如脑血栓以及由脑栓塞、脑出血等所致后遗症瘫痪病人。由于临床应用效果显著，1995年灯盏花素制剂被列为全国中医医院急诊科治疗心脑血管疾病的必备中成药。2005年，纯度更高、安全性更好的灯盏花素注射液获得国家药监局审批。目前，该类药品市场价值已接近50亿元。

基于灯盏花的基因组和转录组信息，Liu等筛选到灯盏花素合成途径中的关键基因*CYP450*酶基因*EbF6H*和糖基转移酶基因*EbF7GAT*，并在酿酒酵母底盘中构建灯盏花素合成的细胞工厂，通过代谢工程改造与发酵工艺优化，在5L发酵罐中灯盏乙素和灯盏甲素含量分别达到108 mg/L、183 mg/L，具有较高产业化价值。叶邦策团队通过代谢工程改造解脂耶氏酵母实现灯盏乙素的高效生物合成，通过过表达内源的PGM2和UGP1增强了胞内糖基供体UDPG的供应，从而将糖苷类化合物灯盏乙素的最终产量提高到703.01±4.83 mg/L，占总产量的82.73%（图11-4）。

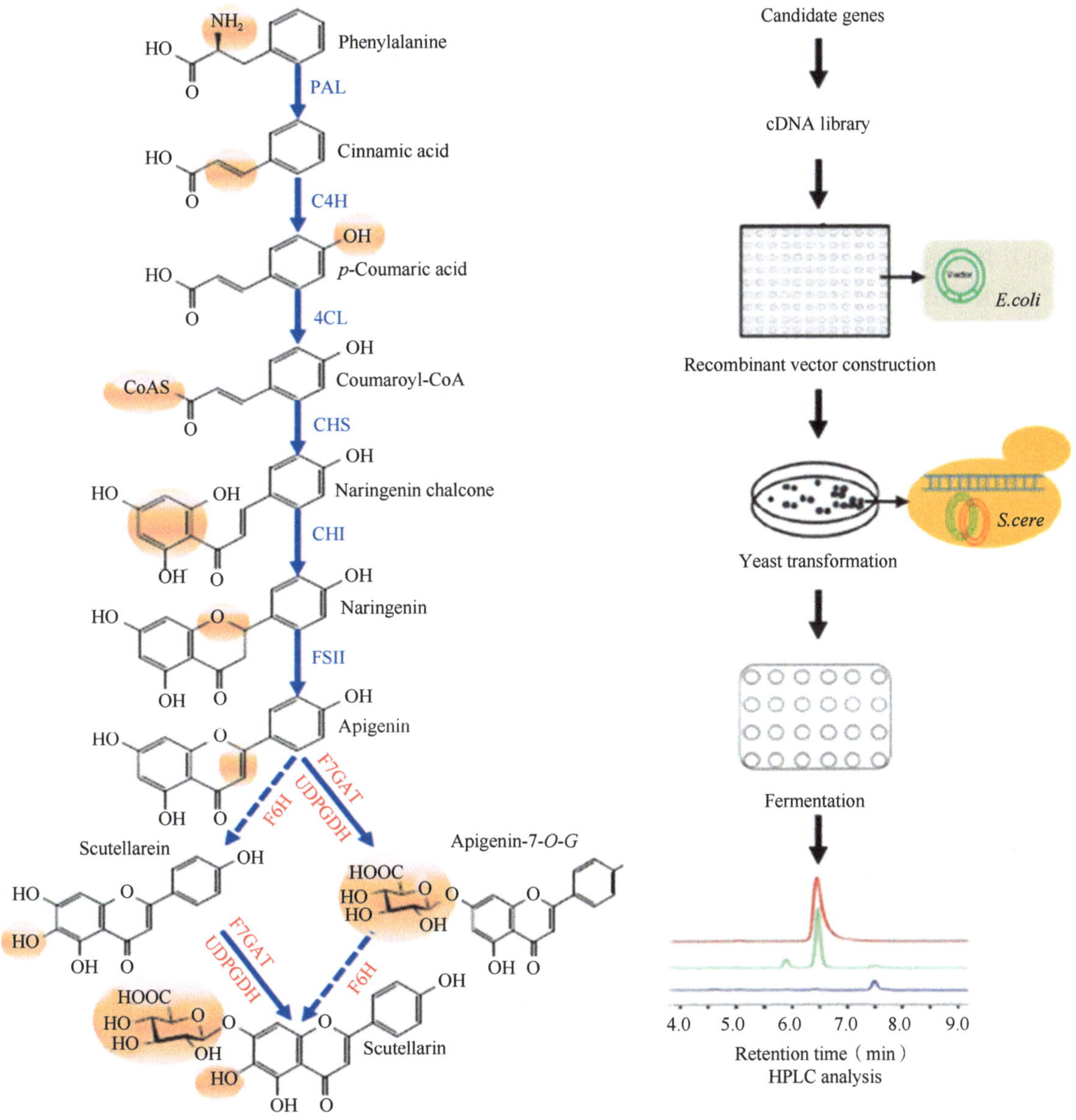

图11-4　灯盏花素合成途径关键基因鉴定（Liu X et al.，2018）

二、柚皮素（naringenin）

柚皮素为二氢黄酮类化合物，具有多种药理活性，包括抗癌、抗炎、抗菌、解痉和利胆等，在临床上柚皮素已被用于细菌感染、镇静、抗癌等方面的治疗。酪氨酸是柚皮素的主要前体物质，其在酪氨酸解氨酶（TAL）的作用下能转化为香豆酸，香豆酸在香豆酰辅酶A连接酶（4CL）的作用下转化为香豆酰辅酶A，得到的香豆酰辅酶A再与三分子的丙二酰辅酶A在查耳酮合成酶（CHS）的作用下生成柚皮素查耳酮，柚皮素查耳酮最后在查耳酮异构酶（CHI）的作用下转化为柚皮素。

Santos等将来源于类球红细菌的*Rg*TAL、有高效催化活性的*Sc*4CL和*Ph*CHS及经密码子优化的*Ms*CHI一起构建到表达载体，以产酪氨酸的大肠杆菌为底盘细胞，在含葡萄糖的MOPS培养基上生产出了柚皮素29 mg/L。丙二酰辅酶A是黄酮类化合物生物合成的重要底物之一，但因其在微生物中合成较少，使其成为黄酮类化合物合成生物学研究的一个瓶颈。在该研究中采用了两种策略来提高丙二酰辅酶A的供应。策略一，构建一条丙二酸盐同化途径增加丙二酰辅酶A的供应；策略二，添加脂肪酸途径的抑制剂浅蓝菌素用于抑制竞争支路，限制丙二酰辅酶A向脂肪酸转化。通过以上两个途径的改造，柚皮素的产量分别增加了59%和190%，最终使柚皮素的产量达到了84 mg/L。江南大学周景文团队采用了系统工程策略来高水平生产（2*S*）-柚皮素，首先优化了莽草酸和芳香氨基酸的合成途径，通过芳香族氨基酸的集中利用和异源磷酸酮醇酶途径的引入，碳通量被重新引导至（2*S*）-柚皮素生物合成途径。然后通过用植物同源酶替代内源烯酰辅酶A还原酶来减少副产物积累，随后内源性丙二酰辅酶A合成途径基因的过表达和乙醛脱氢酶（酰化）途径的引入促进了（2*S*）-柚皮素的产生，使得摇瓶中（2*S*）-柚皮素的产量达到986.2 mg/L，在5L生物反应器中发酵后，（2*S*）-柚皮素滴度达到3420.6 mg/L。

三、儿茶素（catechin）

儿茶素是茶树中的主要次生代谢产物，为黄烷醇类化合物，具有抗癌、防治心血管疾病、抗菌、延缓衰老等多种功效，是医药、生物以及食品的研究热点之一。目前儿茶素主要是通过苯丙烷代谢途径和类黄酮分支途径得到。

基于儿茶素的生物合成路径已被阐述，儿茶素的微生物合成方法为儿茶素的生产提供了捷径，将儿茶素合成路径中的关键酶基因导入适宜的微生物底盘细胞中，利用微生物发酵来合成目的产物。目前主要的研究工作集中在儿茶素合成基因的物种选择以及底盘细胞优化这两个方面。2013年Zhang等通过在大肠杆菌中构建由TAL^{syn}、$4CL^{syn}$和Coum3H组成的生物合成途径，能产106 mg/L的咖啡酸；将融合蛋白F3′H和CPR同TAL、4CL、CHS和CHI在大肠杆菌中共表达，以酪氨酸为底物进行发酵，能生产107 mg/L的圣草酚。Chemler等通过一系列的研究对儿茶素的微生物合成进行优化，2007年该小组将一个包含*Pc4CL*、*MsCHI*、*PhCHS*、*MdF3H*、*AaDFR*和*DuLAR*基因的基因簇在BL21star™（DE3）里共表达，在该研究中能以0.5 mmol/L咖啡酸合成0.0887±0.004 mg/L的儿茶酸或由0.5 mmol/L香豆酸合成（0.0427±0.003）mg/L的阿福豆素。为了改善儿茶素的代谢通量，该研究小组将整个通路分为两个模块单独优化，最终在该工程菌中能以0.1 mmol/L的圣草酚合成儿茶素（8.8027±0.179）mg/L或以0.2 mmol/L的柚苷配基合成阿福豆素（0.7397±0.056）mg/L。2010年，该小组发现一个突变菌株BLΔ*pgi*Δ*ppc*，该菌株在好氧条件下能提高NADPH活性，当在该菌株中表达*AaDFR*和*DuLAR*时，儿茶素的产量能增加到（41.87±0.6）mg/L。在此基础上，该小组又利用ePathBrick系统来对大肠杆菌中儿茶素的合成路径进行了优化。在该研究中，运用高拷贝的ePathBrick大肠杆菌载体pETM6，将来自不同物种的3个F3H基因、3个DFR基因和2个

LAR基因进行自由组合，形成了18个不同组合途径，通过实验确定来自野茶树（*C. sinensis*）的*F3H*、来自花烛（*Anthurium andraeanum*）或野茶树（*C. sinensis*）或草莓（*Fragaria grandiflora*）的*DFR*和来自银叶山蚂蟥（*Desmodium uncinatum*）的LAR基因的组合中二氢槲皮素和儿茶素的产量最高，随后通过增加DFR^{syn}和LAR^{syn}基因拷贝数，使得菌株能产生（374.6±43.6）mg/L的儿茶素，通过不同改造最终在该大肠杆菌工程菌株合成儿茶素的产量高达（910.97±61.3）mg/L。

四、松属素（pinocembrin）

松属素是黄酮类化合物合成途径中的一个重要分支点，其通过羟基化、糖基化、烷基化、还原及氧化等反应能生成高良姜黄素、白杨素及二氢黄酮等多种黄酮类化合物，松属素与柚皮素的合成途径大致相同，不同之处在于松属素的酚酸辅酶A是肉桂酰辅酶A而不是香豆酰辅酶A，肉桂酰辅酶A与三分子丙二酰辅酶A在CHS的作用下转化为松属素查耳酮，然后在CHI的催化下生成松属素。

Wu等利用合成生物学手段首次将葡萄糖转化为松属素。为实现二氢黄酮的从头合成，该研究小组在大肠杆菌中构建了4个功能模块。模块一含内源性3-脱氧-*D*-阿拉伯庚酮糖酸-7-磷酸合酶基因*aroFwt*和抗反馈抑制的突变预苯酸脱水酶基因*pheAfbr*，负责将葡萄糖转化为苯丙氨酸；模块二含基因*PAL*和*4CL*，将苯丙氨酸转化为肉桂酰辅酶A；模块三含基因三叶草根瘤菌丙二酰辅酶A合酶matB和丙二酸盐载体蛋白matC，增加丙二酰辅酶A的供应；模块四含基因*CHS*和*CHI*，将肉桂酰辅酶A和丙二酰辅酶A转化为松属素。其对这4个模块进行优化调节最终使得松属素的产量达到40.02 mg/L。Cao等通过在大肠杆菌中过表达脂肪酸合成途径中的基因*β*-酮乙基-ACP合成酶III（FabH）和*β*-酮乙基-ACP合成酶II（FabF）使得大肠杆菌中丙二酰辅酶A的表达量分别增加了1.4和1.6倍，使得松属素的产量分别增加了10.6倍和31.8倍，该实验结果表明过表达FabF能提高丙二酰辅酶A和松属素的产量。随后，该研究小组在过表达FabF的菌株中加入了浅蓝菌素使松属素的产量最终由25.8 mg/L增加到29.9 mg/L。

五、非瑟酮（fiestin）

非瑟酮是黄酮类化合物之一，在许多水果和蔬菜，如草莓、苹果、柿子、葡萄、洋葱、黄瓜中均有发现，含量为2～160 μg/g。非瑟酮具有抗衰老、抗炎、抗癌和抗病毒等药理活性。在神经保护、提高记忆力、治疗阿尔茨海默病以及防止I型糖尿病并发症等方面也具有功效。植物中的芳香族氨基酸*L*-酪氨酸和*L*-苯丙氨酸是酚类化合物的前体。*L*-酪氨酸作为前体合成香豆酸后被TAL和4CL转化为香豆酰辅酶A，其后可以通过*CHS*将一分子香豆酰辅酶A和三分子丙二酰辅酶A转化为柚苷配基查耳酮，然后被*CHI*异构化为柚苷元，之后经过F3H、FLS、F30H、CPR等酶催化生成槲皮素。

非瑟酮与槲皮素相似的结构，Stahlhut等推测非瑟酮可能通过一个与槲皮素生物合成相近的途径进行合成，因此提出一个新颖的在大肠杆菌中以*L*-酪氨酸为前体合成非瑟酮的生物合成途径。在该途径中酚酰辅酶A在CHS及CHR的催化下生成异甘草素，然后在CHI的作用下转化为甘草素，甘草素在F3H的作用下转化为garbanzol，该化合物与二羟基山柰酚具有相似的结构，最后garbanzol在黄酮单氧化酶（FMO）和CYPP450还原酶（CPR）的作用下转化为非瑟酮，该途径中以O_2、NADPH和*α*-KG作为辅助因子。这是首次利用大肠杆菌将芳香族氨基酸转化为非瑟酮，该研究中构建的工程菌株产生了12.5 mg/L的香豆酸和0.3 mg/L非瑟酮。尽管产量达不到工业化水平，但是仍然显示了合成生物学的潜力。在目的产物合成途径未知的情况下，通过化学结构推断和已有基因元件的理性组装，实现了在工程菌株中合成目的产物（图11-5）。

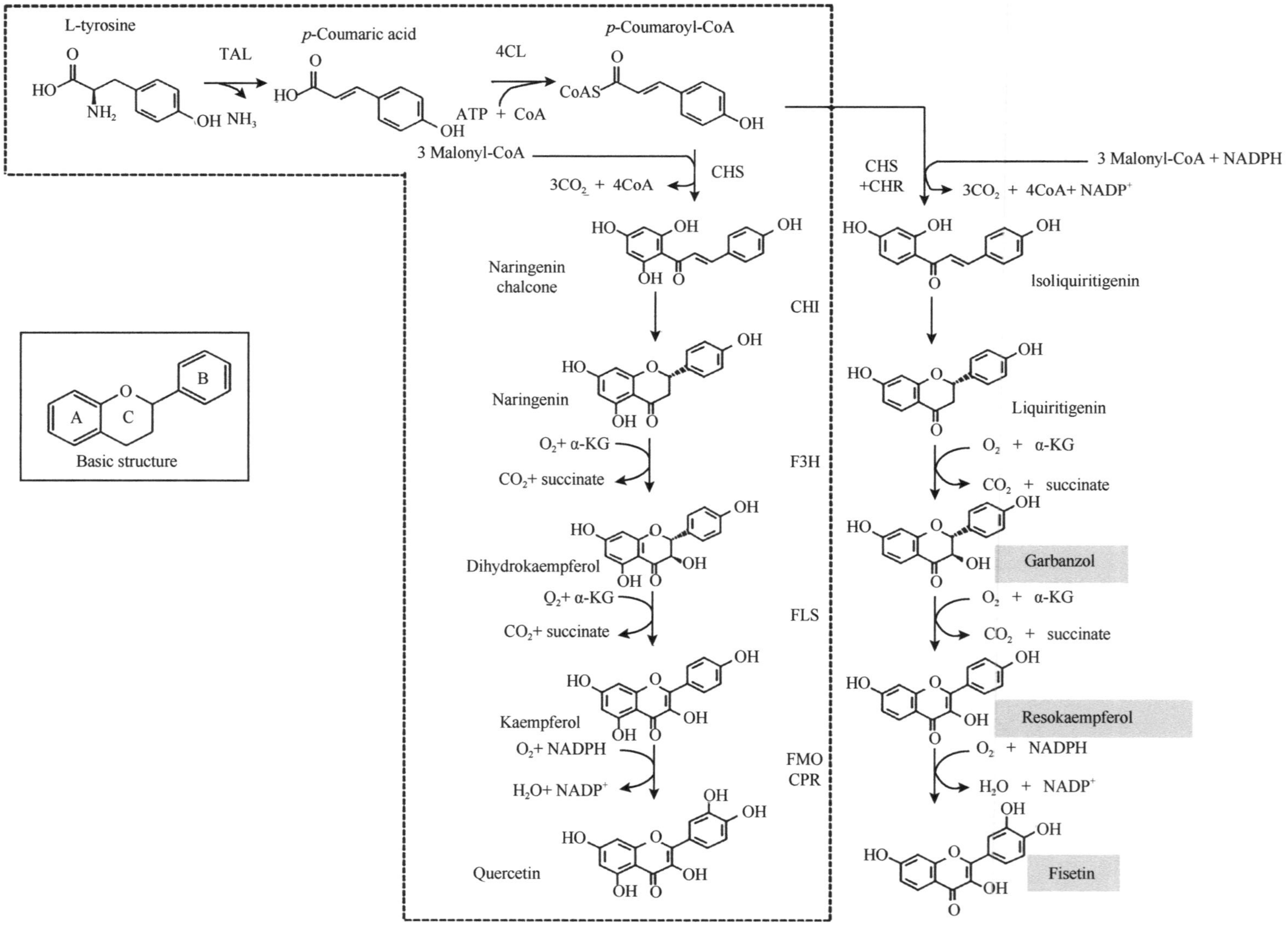

图 11-5　大肠杆菌产槲皮素和黄酮类成分非瑟酮途径示意图（Stahlhut et al.，2015）

思考题

1. 中药合成生物学的概念、研究思路和研究方法。
2. 中药合成生物学的途径创建策略。
3. 中药合成生物学的优化策略主要分为几个方面。
4. “半合成生物学” 利用的宿主微生物的主要代谢途径及合成的成分有哪些?
5. 中药合成生物学的目标是什么?

第十二章 药用植物分子育种研究

品种是人类在一定的生态条件和经济条件下，根据人类的需要所选育的某种作物的一定群体。这类群体一般具有3个基本特征即特异性（distinctness）、一致性（uniformity）和稳定性（stablity），简称DUS。世界生物育种技术发展已经历了三个主要阶段：原始驯化选育1.0版：通过人工选择，优中选优。将野生种驯化为栽培种并选育为优良品种与种质；常规育种2.0版：包括杂交育种、诱变育种、杂种优势利用等育种方法；分子育种3.0版：将分子生物学技术手段应用于育种中，通常包括分子标记辅助育种、转基因育种和分子设计育种等；现在正在走向设计育种或智能化育种4.0版：将基因编辑、生物育种、人工智能等技术融合发展，实现性状的精准定向改良发展。

第一节 药用植物分子育种原理与方法

一、概　　念

分子育种是在经典遗传学和分子生物学等理论指导下，将现代化生物技术手段整合到常规育种方法中，实现表型和基因型选择的有机结合，培育优良新品种的育种方法。其中，分子标记辅助育种是利用分子标记与控制目的性状的基因紧密连锁的特点，通过检测分子标记来快速、准确、高效的检测目的基因，达到快速选择目标性状植株的目的。转基因育种是通过基因工程技术将外来或人工合成的DNA或RNA分子导入受体材料，使后代获得某些特性的育种方法。分子设计育种通过基因编辑、人工智能等技术集成与整合，将生物遗传学理论与杂交育种相结合。基于对控制植物重要性状的关键基因及其调控网络的认识，利用基因组学、表型组学等多组学数据进行生物信息学的解析、整合、筛选、优化，从而获取育种目标的最佳基因型。最终高效精准地培育出目标新品种（景春海等，2021）。

二、原理与方法

药用植物育种伴随着药用植物野生驯化到栽培种植发展起来，与农作物注重产量和营养的育种目标不同，药用植物育种目标不仅注重入药部位产量，更注重活性成分（如次生代谢物等）的种类和含量，即内在品质，同时也关注有毒成分，确保药材安全。药用植物育种方法中常规育种包括利用自然变异或杂交直接选择目标表型植株，包括系统选育、杂交育种、诱变育种等。但是由于药用植物遗传杂合度高、生长周期长、育种目标多样性等原因，加上遗传基础研究薄弱，使得常规育种方式效率较低。药用植物的分子育种结合了基因组学、分子生物学、植物育种学和生物技术等手段以提高选择效率，加快育种进程，促进药用植物新品种的培育。随着测序成本的降低和多组学的发展，药用植物基因组、转录组、基因芯片数据库大量涌现，为开展药用植物分子育种提供了基础条件。首先，分子标记的开发难度降低，大量的SSR和SNP等分子标记，有利于高密度遗传图谱和物理图谱的构建，进而加速了分子标记与优良性状之间的连锁研究，通过基因组及转录组等组学数据信息与基因型数据和表现型数据结合分析，可对多个性状进行选择和有效设计，实现药用植物分子标记辅助育种，提高育种效率。其次，多种药用植物次生代谢物生物合成途径被解析，其生物合成机制逐渐被揭示，为定向提高药用植物有效成分的分子设计育种带来希望。

（一）药用植物分子标记辅助选择

分子标记（molecular marker）是以个体间遗传物质内核苷酸序列变异为基础，是DNA水平遗传多态性的直接的反映，是最可靠、最本质的遗传标记。药用植物分子标记辅助选择与结构基因组研究密不可分。结构基因组主要研究内容包括遗传图谱、物理图谱、序列图谱和基因图谱。其中，遗传图谱和物理图谱主要利用各种DNA多态性如限制性片段长度多态性标记（RFLP）、随机扩展多态性DNA标记（RAPD）、扩增片段长度多态性（AFLP）、微卫星重复序列标记（SSR）、单核苷酸多态性（SNP）等分子标记，通过遗传作图和核苷酸测序确定基因在染色体上的位置和顺序。而数量性状位点定位（quantitative trait loci mapping，QTL）是结构基因组学研究的重要内容之一。QTL定位利用不同表型和基因型的个体，根据染色体上的遗传标记，将与某一个表型相关的基因定位到染色体的特定遗传位点，绘制遗传图谱，按其研究群体亲缘性分为基于亲缘群体的QTL和基于自然群体的QTL。利用这些与药用植物重要性状紧密连锁的QTL位点开发的分子标记可用于下一步的育种选择，为培育药用植物新品种提高选择效率、加快育种进程。

1. 基于亲缘群体的QTL

遗传连锁图谱是指以遗传标记（已知性状的基因或特定DNA序列）间重组频率为基础的染色体或基因位点的相对位置线性排列图。遗传连锁图谱的构建是基因组研究中的重要环节，是基因定位与克隆乃至分子设计育种的基础。构建一张高密度的遗传图谱有助于利用与重要基因紧密连锁的分子标记进行辅助育种，有助于数量性状位点的研究、有效快速定位目的基因、建立细胞遗传图以及比较基因组学研究等。

遗传连锁图谱构建的主要步骤包括：①遗传标记的选择；②根据遗传材料之间的多态性确定亲本组合，建立作图群体；③群体中不同植株或品系标记基因型的分析；④标记间连锁群与标记位点的确定；⑤农艺性状调查和整理；⑥利用相关软件进行农艺性状的QTL分析。

随着大量全基因组、转录组数据的发布，获得物种大量多态性分子标记成为可能，为药用植物建立初步的连锁图谱奠定了重要基础，但是筛选到该类型合适标记并实现大田应用仍需较长的周期。目前，测序技术准确度的提高和成本的降低，极大加速了利用简化基因组测序开发海量SNP标记来构建高密度、超高密度遗传连锁图谱的进程。但大多数药用植物生长周期长、栽培历史短、遗传背景复杂、基因高度杂合，建立药用植物的遗传图谱困难较大。药用植物大多数为异花或常异花授粉，很难在短时间内获得纯系，也就很难获得像大田作物研究中所用的F_2代、重组自交系等遗传群体。现阶段药用植物构建作图群体多采用拟测交原理建立F_1群体，即利用两个杂交种的F_1代个体作为构图群体。拟测交原理是将1∶1分离类型视为双测交分离群体，从而可以根据杂合位点的来源构建双亲的遗传图谱。也有少数研究利用杂合基因型品种的自交变异后代作为作图群体进行QTL分析。

2. 基于自然群体的全基因组关联分析

全基因组选择育种（genome-wide association studies）是指利用均匀分布于整个基因组上的分子标记对目标基因和遗传背景进行基因型鉴定筛选的技术。全基因组选择是一个在全基因组水平上开展植物分子育种所需功能工具和方法的集合。该策略包括所有种质登记完整基因组序列、重要等位基因的分子标记、不同目标性状的高精度表型系统（在多种环境中测量），以及相关环境因子对基因、基因型和全株性能的影响。全基因组选择最终目标是为了得到基因型/基因、等位基因或单倍型、连锁不平衡区（linkage disequilibrium，LD）的最佳组合，优化后的基因网络和特定基因组区域将被应用于所需表型的分子育种生产。该方法结合基因型数据和表现型数据，同时对多个性状进行选择，有效提高了选择效率。全基因组选择便于通过汇集有关基因型的所有相关信息以及表型和环境进行有效设计和实现分子标记辅助育种。

3. 基因芯片与药用植物分子育种

基因芯片（gene-chip）是一种高通量、快速、平行核酸序列测定及定量分析技术，工作原理与经典的核酸分子杂交方法一致，将许多特定的寡核苷酸片段或基因片段作为探针，有规律的排列固定于玻片、硅片、陶瓷等固相支持或液相介质上，然后与待测的标记核酸样品按碱基配对原理进行杂交，再经过一定的检测系统对杂交信号进行检测，并配以计算机系统对每一个杂交信号进行数据分析和处理，从而迅速得出所要的信息。

基因芯片技术在植物研究中广泛应用于特异性基因和新基因的检测、基因表达水平检测、基因突变及多态性分析、基因组测序等，该技术将大大促进植物育种科学的发展并促进植物新品种的产生。其基本步骤为首先构建植物基因组文库或cDNA文库，在此基础上，利用已有的DNA（RNA）探针与之杂交，即可获得各种用途的目的基因。将这些目的基因与QTL定位结果进行结合分析，可以发现差异表达基因，这些基因可能是进一步寻找经济性状主基因的首选基因。另外，基因芯片技术可大规模检测和分析DNA的突变及多态性，这些研究对检测与防治植物病害、探究分子突变与环境的关系、促进植物育种和新品种的产生有积极意义。因此，基因芯片的研制成功，将加快新型农产品开发和新型农药除草剂的筛选，为优质、高产、多抗作物育种提供有效手段。

药用植物基因芯片的开发过程（图12-1）：首先，依据参考基因组序列或通过RAD-seq、BSA-seq、QTL、eQTL等策略进行基因挖掘，发现优良的等位变异，开发功能标记。对目标SNP位点或其他重要候选位点进行筛选，设计并评估SNP探针，根据探针位点评估情况，进行再次筛选和过滤，确定最终位点列表，开发芯片。其次，提取待测植物样品的基因组DNA，设计引物进行扩增反应，采用生物素进行末端标记，染色、扫描，进行实验。最后，通过数据预处理、群体分层评估、位点注释等流程，得到SNP分型结果，进而指导药用植物新品种的选育。

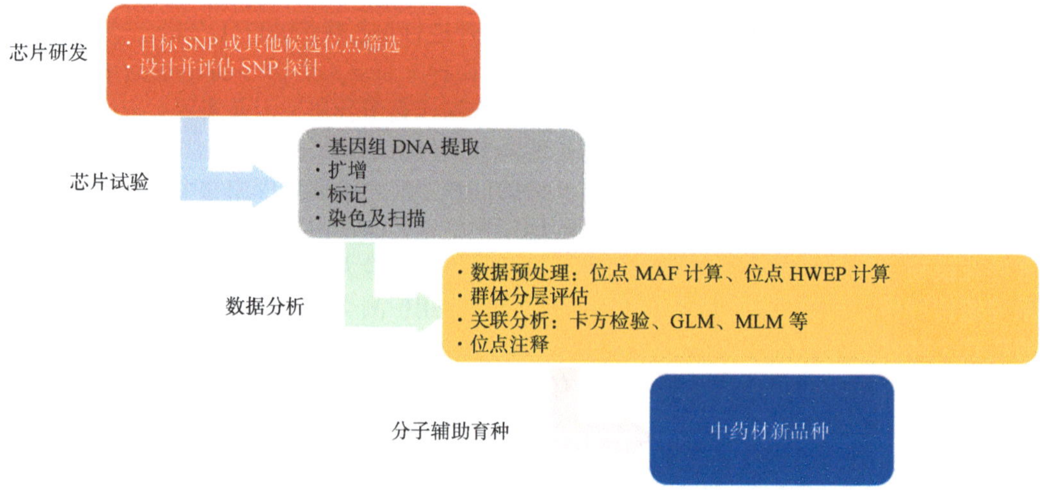

图12-1　基因芯片技术辅助药用植物新品种选育流程

4. 转录组数据分析与分子标记的开发

转录组学主要用于研究生物体RNA水平的基因表达。随着高通量测序技术的快速发展和测序成本的降低，通过新一代高通量技术进行转录组测序可产生海量数据。利用转录组数据开发SSR标记提高了遗传多样性和分子标记辅助育种研究的准确性。首先，序列信息提供大量的SNP和SSR等标记，大大提高了分子标记发现的效率及准确性。其次，序列信息有利于高密度遗传图谱的构建，从而加速分子标记与优良性状之间的连锁研究。

（二）药用植物基因工程及分子设计育种

基因工程育种和分子设计育种技术主要有应用于单体化合物天然药物来源植物的快速育种。根据药政法规，该技术尚不能应用于中药材基原植物的育种。

药用植物基因工程育种技术常规转基因方法包括农杆菌介导法、基因枪介导法、花粉管通道法、聚乙二醇介导法和电穿孔法等，其中农杆菌介导法、基因枪介导法是植物转基因育种中最常用的方法。此外，以CRISPR/Cas9技术为代表的基因编辑技术，具有靶向突变、删除、插入、替换目的基因和可以获得不含外源基因的非转基因植株等优点，能很好弥补常规转基因育种方法存在的问题。更为关键的是借助各组学数据，挖掘和解析药用植物药效成分合成的关键基因数量迅速增加，为发掘有效成分合成途径及抗逆相关的新基因提供了许多线索和启示。随着新基因的不断发现和分离，新的基因不断被注册，众多基因的功能将进一步明确，药用植物转基因育种的研究条件将更加丰富，大大提高天然产物产量，同时培育具有抗性的药用植物新品种，也为利用药用植物作为合成生物学底盘系统奠定了基础。但转基因药用植物的安全性，药用价值是否改变等尚存争议，因此建立一套适用于转基因药用植物的安全性评价体系和判断标准，有利于促进基因工程技术在药用植物育种研究中的应用。

1. 药用植物分子设计育种

分子设计育种是以生物信息学为平台，以基因组学、转录组学、代谢组学、蛋白组学等组学数据库为基础，综合植物育种学流程中的植物遗传、生理生化和生物统计等学科的有用信息，根据具体植物的育种目标和生长环境，先设计最佳方案，然后开展植物育种试验的分子育种方法。与常规育种方法相比，分子设计育种的优势在于这种方法是基于对关键基因或QTL功能的认识而开展并采用了高效的基因转移途径，基因转移和表型鉴定更加精确、育种周期缩短；其次分子设计育种要先在计算机上模拟实施方案，考虑的因素更多、更周全，更能满足育种的需要；此外分子设计育种要利用分子生物学方法对所选用的亲本组合、选择途径等进行有效选择，从而大大降低田间试验的工作量，可以极大地提高育种效率。基于以上原因，分子设计育种显得更加高效、精准。

2. 分子设计育种主要包括3个步骤

①寻找目标性状基因（或生产品种的原材料），即通过遗传群体构建、多态性标记筛选、遗传连锁图谱构建、数量性状表型鉴定等研究，鉴定目标性状基因及基因关系；②寻找目标品种（或设计品种原型），即根据不同生态环境条件，利用已经鉴定出的各种重要育种性状的基因信息（染色体上基因位置、基因遗传效应、基因到性状的表达和生化途径、基因间互作、基因与背景环境互作等），模拟预测各种可能基因型的表型，从中选择符合特定育种目标的基因型品种；③寻找育种途径，即设计目标基因型品种选育途径（或制定生产品种的育种方案）。

分子设计育种的核心是基于对关键基因或QTL功能的认识，利用分子标记辅助选择技术、基因组定位缺失突变技术（targeting indueed local lesions in genome、TILLING）、转基因技术和基因编辑技术创制优异种质资源（设计元件），根据预先设定的育种目标，选择合适的设计元件，实现多基因组装育种。开展某一目标作物的分子设计育种，需要高密度的分子遗传图谱、高效的分子标记检测技术、定位一些重要基因/QTL并了解其确切的功能等基本条件。目前对药用植物来说，为进行分子设计育种进行的基础研究逐渐增多。如中国开始对一些单体化合物天然药物来源植物进行了高密度遗传连锁图谱的构建和重要基因的定位，并在开展与品质、产量、农艺性状相关联的分子标记研究进展迅速，随着重要药用植物基因组测序完成，大量转录组结合代谢组分析为挖掘药效成分合成途径关键基因以及进行的功能验证等研究，为单体化合物来源药用植物分子设计育种的实施奠定了重要基础。

分子设计育种是一个综合性的新兴研究领域，将对未来植物育种理论和技术发展产生深远影响。因此，应该把握机遇，充分利用植物基因组、转录组、代谢组、蛋白质组数据和生物信息学等前沿学科的重大成就，积极开展分子设计育种的技术平台建设，实现分子设计育种的目标，将会大幅度提高天然药物来源植物育种的理论和技术水平，带动传统育种向高效、定向化发展。

第二节　优质适产药用植物分子育种

优质适产药用植物分子育种主要参考作物基因组辅助育种。通过挖掘群体中等位基因分离的相关信息进行设计育种，可辅助优质高产药用植物的选育。优质作为分子育种的主要目标体现在活性成分含量的提高。当前，活性成分主要以明确单体活性成分进行如黄花蒿中青蒿素、红豆杉中紫杉醇，人参中单体人参皂苷Rd、Rh、Rg_3，丹参中丹参酮类和丹酚酸类化合物，银杏中银杏内酯B，蛇足石杉中石杉碱甲，穿心莲中穿心莲乙素，罗汉果中罗汉果甜苷5、赛门苷等。以适产和抗逆性强为育种目标的农艺性状改良也是药用植物分子育种目标之一。在确保中药药效的前提下，针对药用植物种子繁育种苗混杂、产量低、病虫抗性差开展分子育种。优异农艺性状关系到药材的产量与质量，包括提高生物产量、增强抗病、抗虫、抗逆性和特殊农艺性状等。品质和产量性状均为复杂的数量性状，且药用植物种类繁多，大多数刚完成从野生到家种的转变，性状遗传规律认识不足，种质缺乏且杂合度高，还存在生长周期长与自交不亲和问题。因此，借助分子育种技术，可提高常规育种方法如系统选育和杂交选育的育种效率和加速育种进程。

一、遗传图谱辅助青蒿素高含量黄花蒿新品种培育

针对疟疾进行青蒿素联合疗法（artemisinin-based combination therapy，ACT）的主要成分是青蒿素。随着青蒿素及其衍生物新适应证的开发，将来对于青蒿素的需求量会显著增加。加强资源收集整理，加大新品种培育和规范化种植推广力度，深入研究青蒿素合成机理，实现青蒿素优质原料高效制备是目前迫切需要解决的首要问题（陈士林等，2017）。

研究人员基于转录组及田间表型数据，通过构建遗传图谱识别影响黄花蒿产量的位点。黄花蒿植株表型的变异出现在F_1代谱系中，符合高水平的遗传变异。在F_1代群体中，青蒿素含量为0.93～20.65 μg/mgdw，叶片面积为508.76～4696.08 mm^2，腺毛密度为4.89～19.11 mm^2，植株鲜重的范围为160～4440g。14个表型特征影响青蒿素的产量，而且这些表型特征具有中等或较高水平的遗传性（0.41～0.62）。此外，Graham等发现与青蒿素浓度相关的QTL分别为LG1、LG4及LG9（位于C4）。在开发标记位点用于育种的同时，Graham等检测了23 000株植株的青蒿素含量，这些植株是黄花蒿的F_1代种子经甲基磺酸乙酯诱变后于温室培养12周的F_2、F_3代。该方法能够识别携带有益变异的个体（来源于甲基磺酸乙酯诱变处理），同时亦能识别遗传背景获得提升的个体（由于自然变异而导致有益等位基因分离的个体）。Graham等也检测高产F_2代植株中青蒿素的含量：尽管F_2的植株杂合性较低，但其青蒿素含量比UK08 F_1群体植株的含量高。另外，Graham等验证了基于田间试验获得与青蒿素含量相关的QTL在温室培育的高产植株中高效表达。同时发现，

大量分离畸变有利于有益的等位基因（位于C4 LG1且与青蒿素产量相关的QTL）。这些数据证实了QTL及其对青蒿素产量的影响（图12-2），同时也证明了基因型对于温室及田间培育的黄花蒿材料具有极大影响。Liao等采用新一代测序技术成功获得4套单倍型黄花蒿染色体水平组装基因组。通过单倍型基因组比较发现，青蒿素生物合成途径基因普遍存在多拷贝现象，且拷贝数在不同单倍型上存在差异，而串联复制是青蒿素生物合成途径基因多拷贝形成的重要方式。研究团队发现青蒿素合成关键限速酶紫穗槐二烯合酶的编码基因*ADS*的数量与青蒿素含量高度相关。通过对采集的36个野生群体中的代表株系进行重测序检验，结果表明高青蒿素含量株系拥有更多的*ADS*拷贝数及更高的*ADS*转录水平。推测*ADS*拷贝数提高了基因剂量，并最终获得更高的青蒿素含量。Ting等对青蒿素高含量植株和低含量植株中决定青蒿素合成路径的关键基因*CYP71AV1*、*DBR2*和*ALDH1*进行比较，发现这三个基因在高含量和低含量的植株中都存在，而且DBR2酶和ALDH1酶的活性在两个不同化学型植株中没有明显差异。但是CYP71AV1酶的结构在两个不同化学型植株中存在明显差异导致活性差异显著，低含量和高含量植株中的CYP71AV1酶分别命名为AMOLAP和AMOHAP。AMOLAP酶N端多了7个氨基酸。采用绿色荧光蛋白GFP标记显示AMOLAP和AMOHAP酶都位于细胞内质网上，但是AMOHAP酶的稳定性更差（图12-3）。本氏烟草瞬时表达结果表明，AMOLAP酶活性高于AMOHAP酶。因此，*CYP71AV1*的表达和青蒿素代谢分支路径中的其他基因结合，会导致不同化学型的产生。谭何新等及唐克轩课题组在黄花蒿中克隆并研究

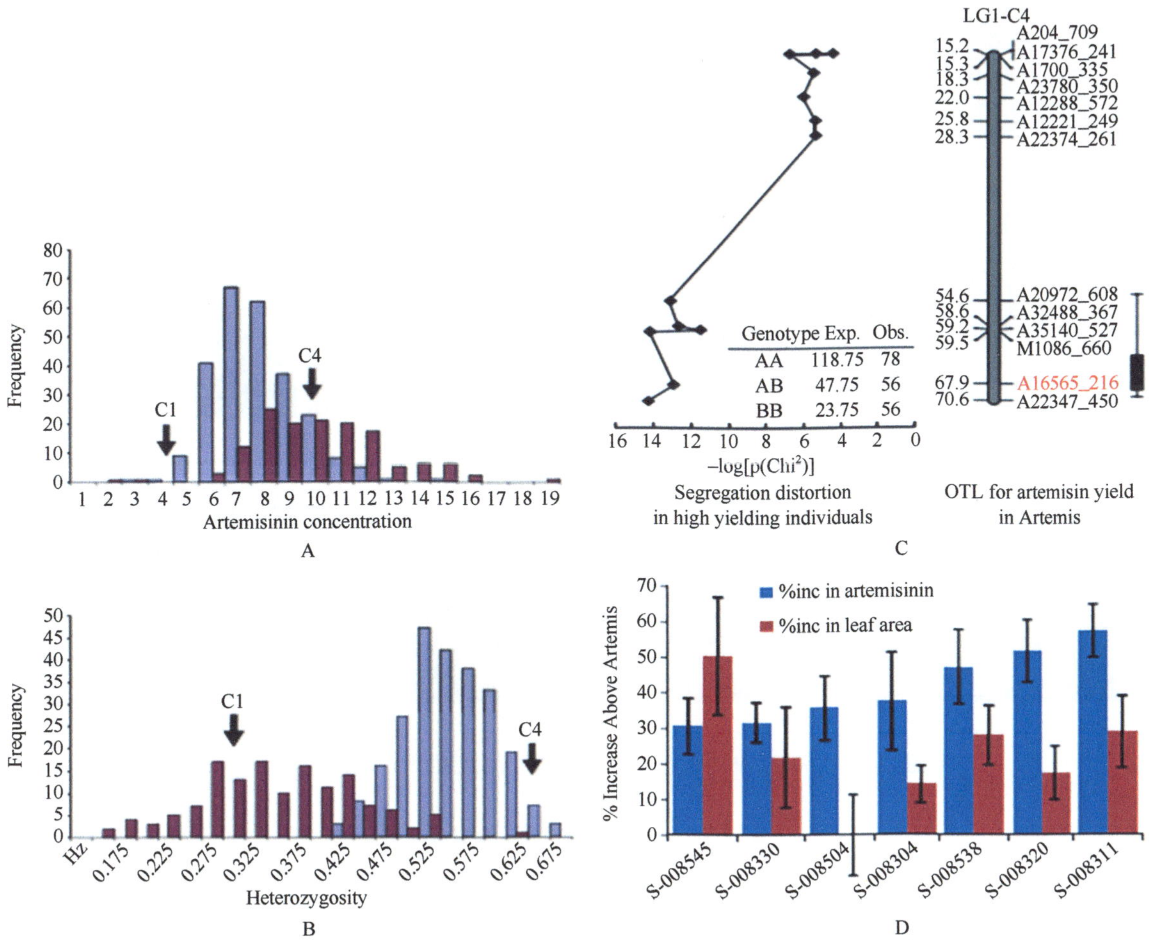

图12-2　黄花蒿高产株的遗传分析

了直接或间接参与青蒿素合成或调控青蒿素合成的基因，如青蒿合成路径关键酶基因*ADS*、*FPS*、*CYP71AV1*、*ALDH1*等，竞争性支路关键酶*SQS*基因，以及一些重要调控因子*TAR1*、*AaMYB106*、*AaMYC2*、*AaORA*、*AaERF1*、*AaERF2*、*AaTCP15*、*AaWRKY9*、*AaGSW2*等，这些将作为分子育种的靶标，通过对单个或多个基因的操作来培育更优质高产的黄花蒿。刘华等目前已获得3种高青蒿素含量的转基因黄花蒿品系SQS159、GFH13、ANF176。

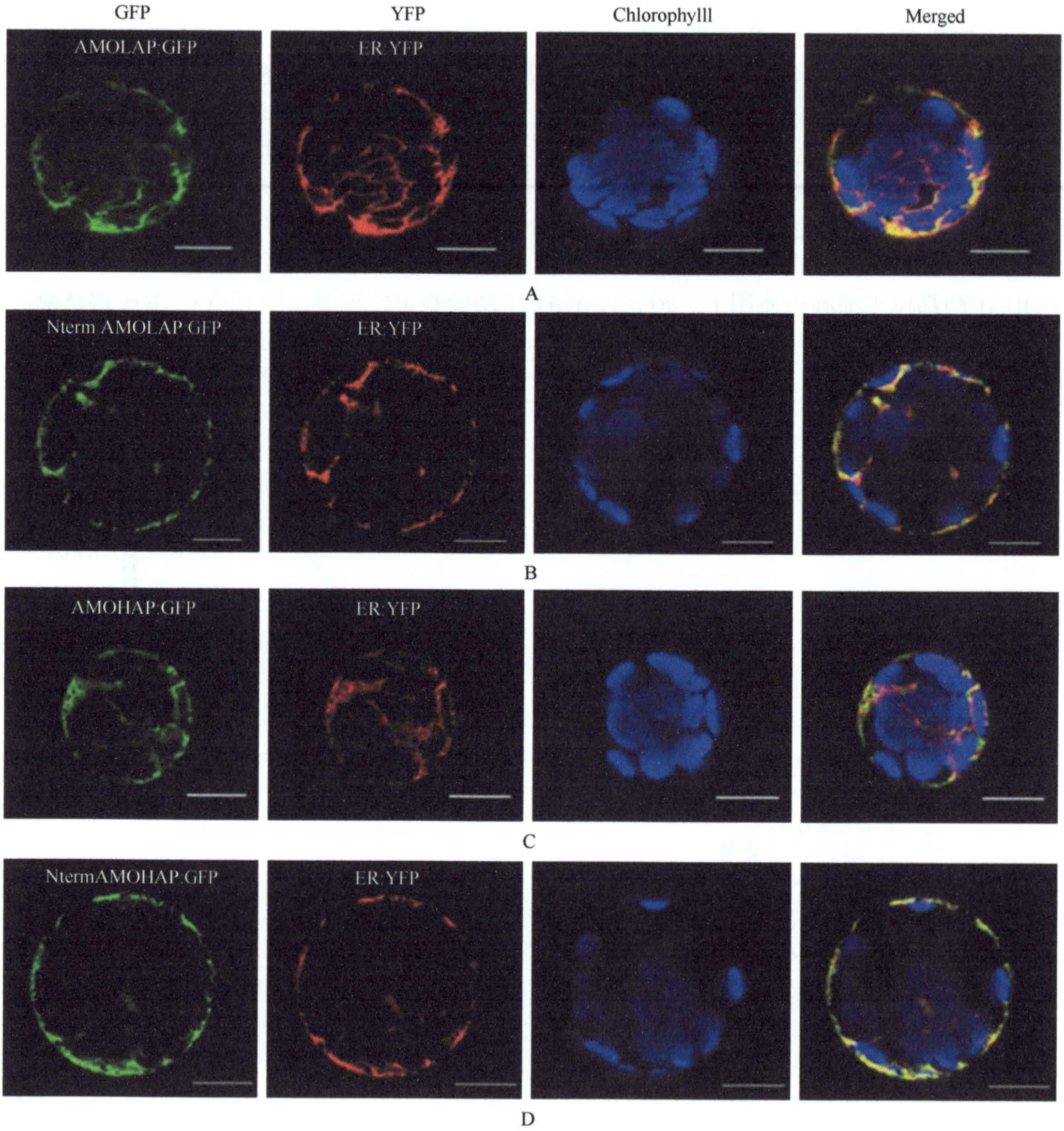

图12-3　AMOLAP和AMOHAP酶的亚细胞定位（Ting et al，2013）

二、丹参分子育种

丹参育种主要以引种和选种为主，表型选择的盲目性大、效率低，加之环境对表型性状的影响，丹参的遗传改良进程缓慢、育种水平较低。药效成分含量是丹参等中药材育种重要的品质筛选性状，为多基因控制的数量性状。提高药效成分含量是丹参品种改良的主要目标之一，利用遗传连锁图谱对重要性状的基因进行定位，而筛选合适的遗传标记构建高密度的遗传连锁图谱显得尤为关键。

丹参转录组的测序，以及丹参全基因组测序的完成使得从基因组水平上高效筛选遗传标记成为可能。研究人员利用丹参基因组和转录组的数据，开发了大量基因组SSR和ETS-SSR，并利用这些标记构建了丹参遗传连锁图谱；此外，研究人员利用简化基因组测序技术（SLAF-Seq）开发了大量SNP标记，构建了丹参首张高密度连锁图。在此基础上对丹参主要药效成分（丹参酮II_A、丹酚酸B）含量和丹参根部主要形态性状进行QTL定位及效应分析，应用于高丹酚酸含量丹参优良品种选育，大大提高了选择的效率和精准性，在丹参良种选育过程中将发挥重要作用。

宗成堃选用山东农业大学农学院前期筛选得到的两个丹参品系，母本为ZH74品系（根中脂溶性有效成分含量较低，但根冠幅大、根粗壮高产，叶披针形浅绿色、属于大叶长型，花浅紫色），父本为BH18品系（根中脂溶性有效成分含量高、根条多且细，其叶卵圆形、叶色深绿色，属于中型叶，花白色，开花晚）。以两个品系杂交所得到的F_1子代94株无性系作为作图群体。通过丹参基因组及转录组数据分析获得200对基因组SSR，根据相关文献报道合成208对EST-SSR引物，通过构建丹参的cDNA文库，经引物设计得到520对EST-SSR引物，共计928对SSR引物用于丹参遗传图谱构建。将SSR标记以及辅助的SRAP和ISSR标记数据，导入Joinmap 4.0作图软件中，选择LOD=5.0作为合适的标记连锁群，去除发生偏分离的33个标记后，对丹参F_1代植株的94株作图群体的138个标记进行了遗传连锁分析，在不改变图谱基本结构的前提下，将33个偏分离标记中的12个标记添加到图中，最终构建了一张150个标记的丹参遗传连锁图谱（图12-4），其中包含了102个SSR标记、46个SRAP标记和2个ISSR标记，分属8个连锁群和3个连锁对。遗传图谱覆盖丹参基因组全长527.7 cm，标记间平均图距3.5 cm，8个连锁群长度为26.4～131.6 cm。

利用构建的丹参遗传图谱，对丹参6个根部性状进行区间作图分析，LOD值为2.5，共检测到与这些表型性状相关的19个QTL位点，可解释表型变异的18.3%～28.1%。其中控制丹酚酸B的QTL位点最多，为8个。在这6个根部性状中，所有QTL位点可解释表型变异均大于10%，最大为28.1%，位于第2连锁群上控制根直径的QTL-GZJ-1，LOD值为4.2。丹参F_1作图群体亲本BH18与ZH74表型性状差异较大，且在群体中个体间的主要药效成分含量、根长和根直径等6个表型性状呈单峰正态分布，可以确定这些性状属于多基因控制的数量性状，均适于QTL分析。丹酚酸B与根条数均呈显著正相关，相关系数为0.34，表明根条数可作为筛选丹酚酸B的辅助性状。

丹参酮II_A和丹酚酸B均是丹参重要的品质性状，直接影响丹参的药效成分含量。通过区间作图法对丹参的6个根部性状分析可知，与这些根部性状相关联的QTL位点对目标性状的变异解释率均较高，表明这些根部性状均是由多基因控制的数量性状，而环境条件的影响和微效多基因的累加作用导致这些性状的连续变异。丹参酮II_A和丹酚酸B相关QTL位点主要集中在第4连锁群上。根长、根直径和根条数作为丹参根部主要表型性状，其相关QTL主要集中在第2连锁群上。在丹参育种中，根据与这些性状紧密连锁的QTL位点，对其遗传特点进行多年连续记录和动态分析，从而加强对数量性状遗传的掌握能力，极大地提高数量性状优良基因型选择的预见性和精确性，可有效地提高丹参良种选育的效率。

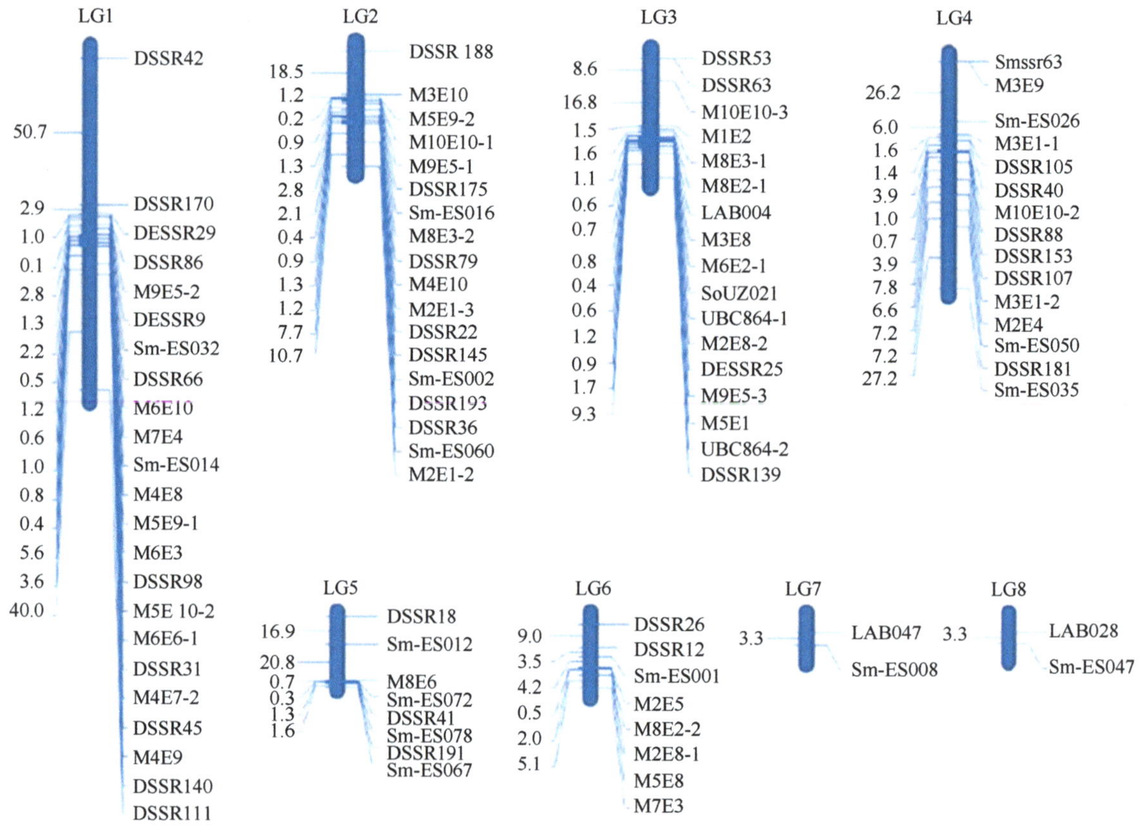

图12-4 丹参遗传连锁图（宗成堃等，2015）

此外，郭林林利用测序技术开发6000多个丹参基因组SSR标记，构建了一张基于SSR的连锁图谱，该图谱全长400.1 cm，111个标记8个连锁群。刘甜利用SLAF-seq技术，构建了基于SNP的首个丹参超高密度遗传连锁图谱，测序共得到155.96 M原始数据，包含155 958 181条测序序列。通过信息分析，共得到151 035个SLAF标签，其中多态性的SLAF标签64 022，多态率为41.60%，亲本平均测序深度为83.43X；子代平均测序深度10.36X。标记的五个分离类型（ab×cd、ef×eg、hk×hk、lm×lm、nn×np）被用于遗传图谱构建，共有23 890个SLAFs（比率为15.82%）。通过筛选去除质量低、缺少亲本信息、严重偏分离和其他不适合构建图谱的标记，最终共有5164个SLAF标记连锁到图谱上。该图谱含有8个连锁群，总图距1 516.43 cm，平均图距0.29 cm覆盖率为99.83%的高密度丹参遗传连锁图谱。父本图中的标记数为2966，母本图中的标记数为3038，中性图包含5164个SLAFs（7554个SNP）。最大的连锁群是LG8，有830个标记，覆盖297.25 cm，相邻标记间最大距离为0.36 cm。LG1是最密的连锁群，包括559个标记，相邻标记间的平均距离为0.24 cm，最小的连锁群是LG1，含有478个标记，长度130.64 cm，相邻标记间的平均距离为0.27 cm。亲本图谱中的最大的连锁群与中性图相同，都是LG8，其中雄性图中有468个标记，覆盖297.244 cm，雌性图中，有511个标记，覆盖293.022 cm。然而，最小的连锁群却不同，雄性图中为LG1（107.028 cm），雌性图中为LG7（115.325 cm），这些图谱为丹参产量和品质尤其是药效成分含量的提高奠定了重要基础。

关于丹参的抗虫性研究，陈尘等报道了利用RNAi技术获得丹参*COI1*沉默株系（iCOI1）。抗虫性检测结果显示，与对照相比iCOI1株系叶片损伤指数上升，对昆虫咬噬耐受性减弱；同时，抗性相关基因*WKRY70*和*NPR1*的表达量在iCOI1株系中显著降低。进一步检测iCOI1株系中主要次生代谢产物合成与积累情况，结果表明iCOI1株系中迷迭香酸、丹酚酸B、隐丹参酮及丹参酮II_A的含量较野生型显著降低，其生源合成途径中的关键酶基因*C4H*、*RAS*、*HCT*、*HMGR*、*GGPPS*、*CPS*、*KSL*、*CYP76AH1*的表达量较野生型显著下调，且与丹参COI1的沉默显著正相关，表明丹参*COI1*基因参与调控丹参抗虫性及主要次生代谢产物合成和积累过程，为丹参抗性研究和次生代谢过程调控提供理论依据，也为优质高产药用植物品种选育奠定了基础。

三、紫苏分子育种研究

沈奇等报道了采用二代测序获得紫苏新品种中研肥苏1号的特征性SNP标记开发的方法。通过构建全基因组小片段文库进行高通量测序，与参考基因组序列比对，利用贝叶斯统计模型检测出测序个体基因组中每个碱基位点最大可能性的基因型，组装出该个体基因组的一致序列。根据已有的基因集对检测到的变异进行注释，通过与重测序样品数据集比对分析，筛选获得紫苏新品种特异SNP标记，确定为该品种SNP图谱。结合新品种筛选植物学及农艺学性状，最后确定反映该品种的特征性SNP标记。根据确定的新品种特征性SNP图谱信息，采用TaqMan SNP基因分型方法对目标材料进行筛选。各品种选择不低于20个单株进行品种特征性、一致性及纯合度检测。筛选获得单株进行扩繁，形成紫苏新品种。

紫苏为1年生自花授粉植物，在前期广泛进行资源收集和材料种植的基础上，从田间筛选出1株具有产量优势的突变单株。在此基础上，采用连续5代的系统选育法，对产量、抗性及品质进行强化选择，并结合分子标记辅助鉴定，最终形成紫苏新品种中研肥苏1号。该品种叶色背面紫色、花色粉白、籽粒灰白。该品种特点为株型高大（最高近3 m），可叶籽双收，稳产高产，含油量高，分枝集中，抗逆性强。中研肥苏1号叶中紫苏烯及柠檬醛质量分数分别为54.39%和5.08%，可做绿肥使用。对于中研肥苏1号，采用高通量测序，共获得34.597 G数据量，对基因组覆盖度达95.21%。与参考基因组比较，中研肥苏1号的特征性纯合SNP位点为992 609个，纯合的Indel位点为416 089个。获得1367个特异的SNP标记，确定为中研肥苏1号特征性的SNP位点，可作为该品种分子标记图谱。根据变异基因的农艺学功能，最后筛选30个非同义突变SNPs标记作为中研肥苏1号特征性SNP标记。

中研肥苏1号区域试验表现为平均亩产为95.11 kg，比对照增产27.07%。平均生育期/全生育期与对照相当，为169 d。含油量为43.51%，比对照高9.39%。叶丰产，每亩可采收约520 kg干叶及200 kg紫苏梗。该品种与原亲本材料比较，单株有效穗数增加83.8个，主穗长增加12.5 cm，单株有效粒数增加26.4穗。籽粒含油量提高11.06%。对中研肥苏1号的13个指标的特异性评价如下：叶色正绿色，背面紫色，花色粉白色，籽粒灰白色，与对照差异显著。其生育期和株高与对照相当。一次有效分枝数、单株有效穗数、主穗长、主穗有效粒数、千粒重等产量构成因素显著高于对照。中研肥苏1号增产明显，品质优良，特征性显著（图12-5）。对中研肥苏1号7个指标的一致性评价，及对4个区域实验点的稳定性分析，一致性高，稳定性良好。中研肥苏1号品种特征为叶籽两用，丰产，高抗，耐瘠，可做绿肥使用，鉴定编号为京品鉴药2016054。采用分子标记辅助鉴定的方法，通过分子检测，快速、准确的捕获目标标记，确定品种性状。高通量测序获得大量可用的遗传标记，可有效筛选获得特征性标记。该方法的应用加快新品种选育的进程，尤其对药用植物特征特性的鉴定及一致性稳定性有较高贡献度。

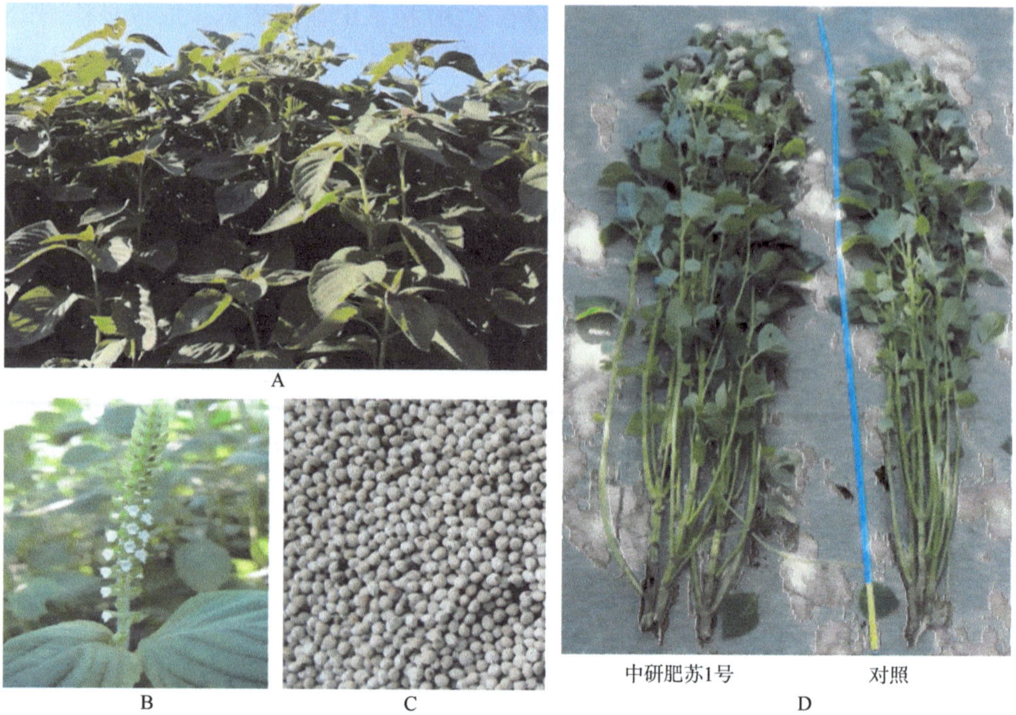

图12-5 中研肥苏1号品种特征

A. 植物学性状；B. 花序性状；C. 籽粒性状；D. 新品种与对照比较

四、灯盏花分子育种研究

灯盏花（*E. breviscapus*）是我国重要药用植物之一，是治疗心脑血管疾病的良好用药，相关药品有注射用灯盏花素、灯盏细辛注射液、灯盏花注射液等，总产值达50多亿元，药材需求量以每年15%的速度持续增长。云南农业大学杨生超教授团队长期从事于灯盏花研究，包括品种选育、有效成分生物合成。经过多年努力，灯盏花成为首个菊科中从全基因解析到实现酵母全合成药效成分的药用植物。该团队完成灯盏花基因组草图解析基础上，利用三代PacBio RSII和Hi-C数据进行基因组更新，获得了高质量灯盏花基因组，scaffold N50和contig N50分别达到156.82 Mb和140.95 kb，并成功挂载到9条假染色体（图12-6）。

研究发现，灯盏花药用成分灯盏乙素在叶片中含量最高，且基生叶片数是构成灯盏花产量的主要部分。因此，多叶一直是灯盏花的主要育种目标之一。灯盏花群体中包括有多叶晚花和少叶早花两种类型（图12-7），两者单株干重相差达5～10倍。研究对叶数少于20片的49个单株与多于120片的50个单株进行重测序。

全基因组关联分析挖掘调控叶数与花期相关SNP与候选基因（图12-8），最显著SNP关联的候选基因有*ctg208.1*、*ctg2378.1*、*ctg2956.4*、*ctg566.11*、*ctg566.17*和*ctg2581.6*，分别注释为吲哚-3-丙酮酸单氧酶2（YUC2）、玉米素-氧-葡糖转移酶（ZOG）、丝氨酸羧肽酶-样18（SCPL18）、F-盒蛋白（FBP）、丝氨酸/苏氨酸蛋白磷酸酶（PP1）及晚期胚胎富集蛋白（LEA，图12-9）。其中，YUC2可通过催化生长素合成来调控拟南芥莲座叶形成；SCP调控油菜素内酯信号来影响拟南芥叶形、延迟花期及衰老。FBP家族基因在植物中被研究，影响很多生物过程，如叶片衰老、分枝、开花、自交不亲和及应答生物与非生物胁迫。因此，结合前人基因功能研究及SNP显著性，推测*YUC2 SCPL18*及*FBP*是最有可能参与灯盏花叶片发育与开花的候选基因。

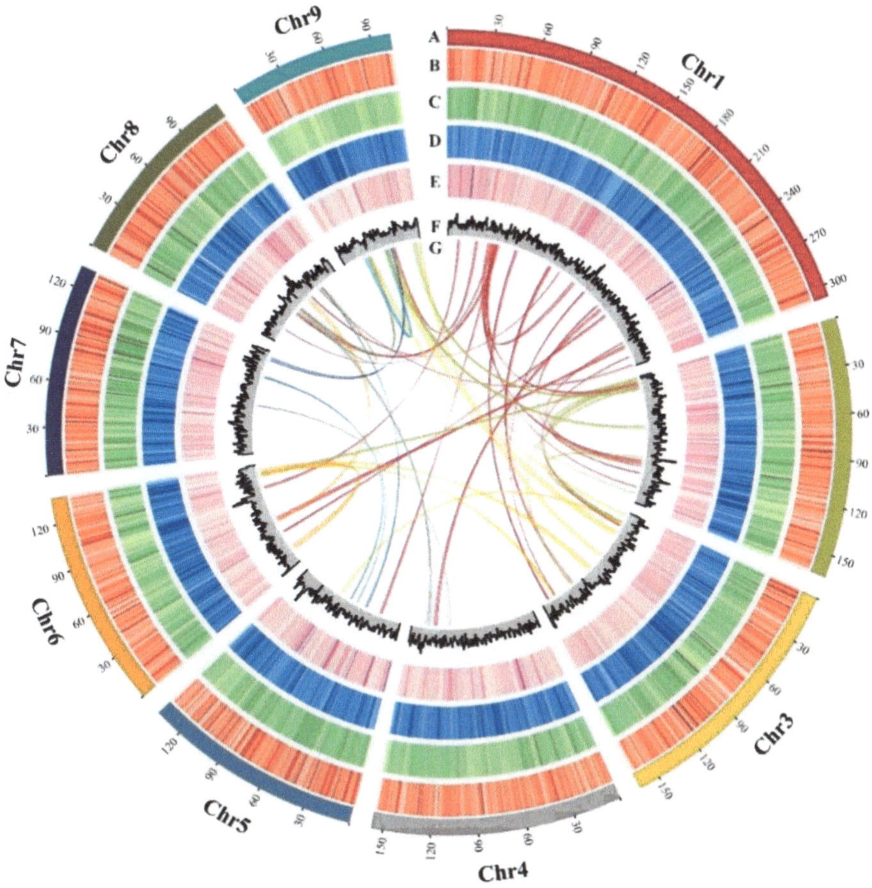

图12-6 灯盏花基因组

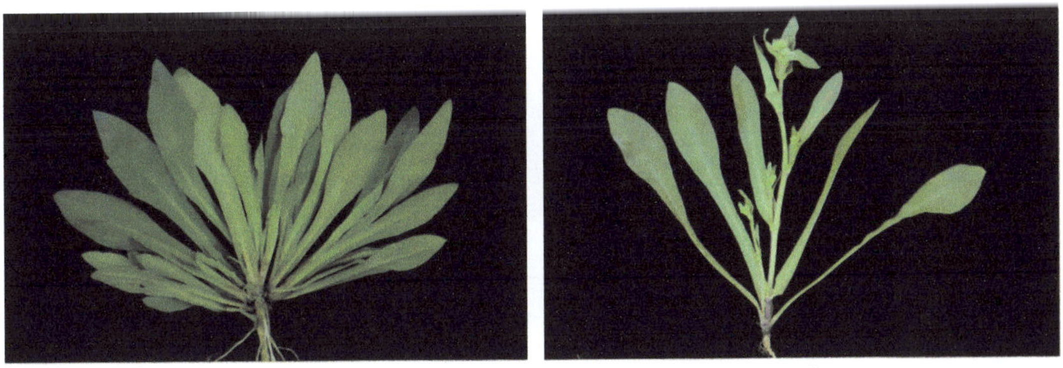

A B

图12-7 多叶晚花类型（A）和少叶早花类型（B）单株

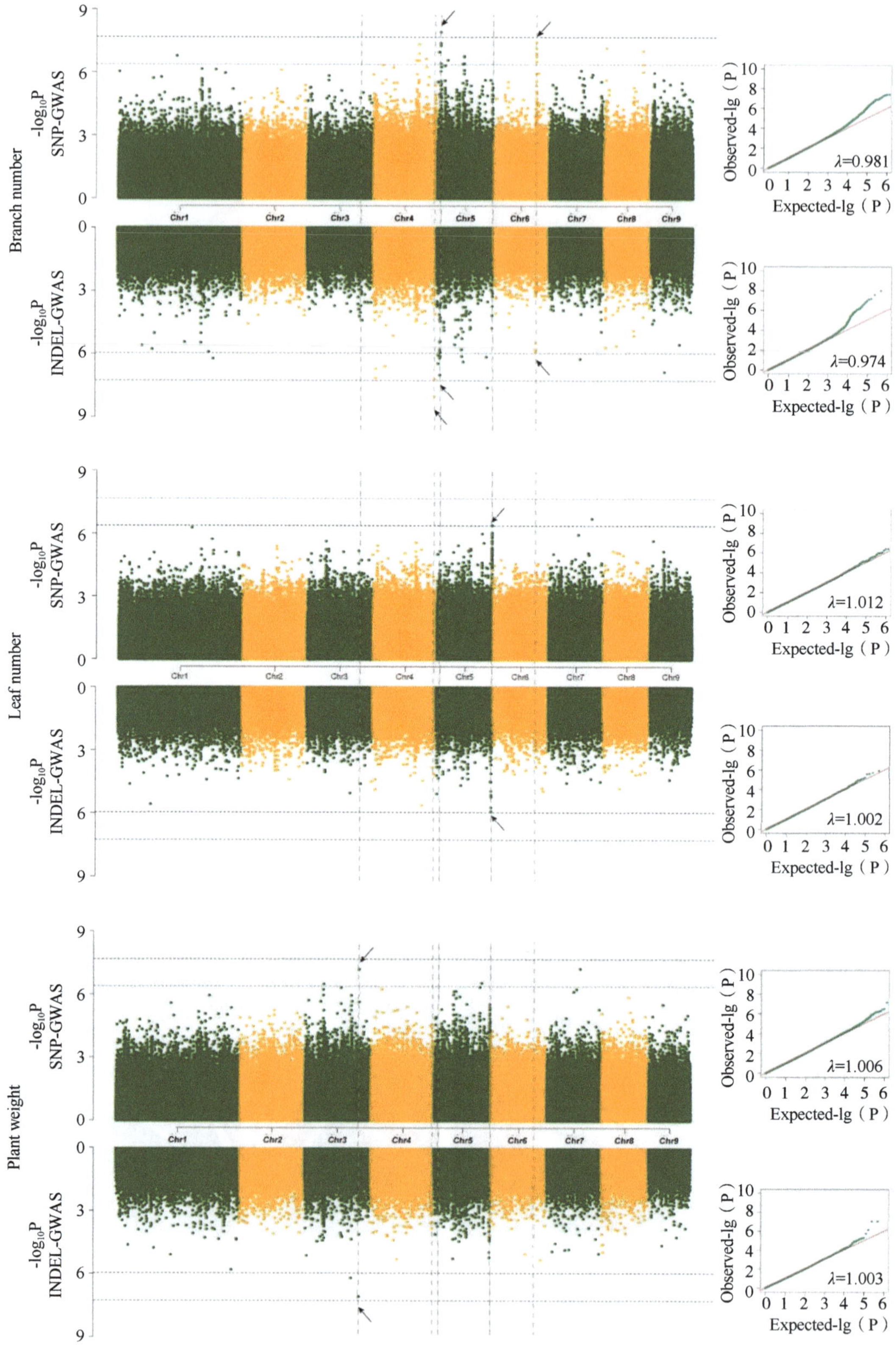

图12-8 GWAS分支数、叶数、植株重曼哈顿与QQ图

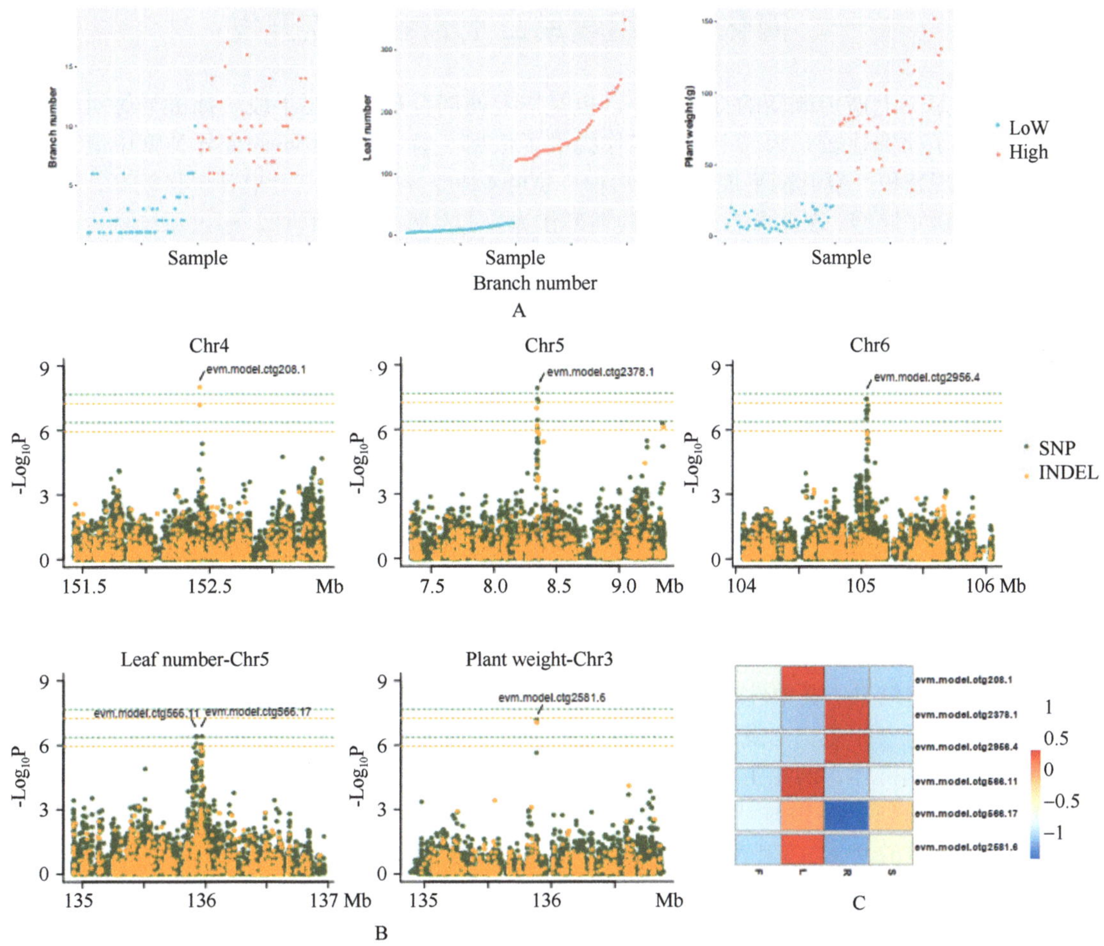

图 12-9　灯盏花表型分布图及5个最显著SNP关联候选基因

第三节　抗逆药用植物分子育种

抗逆性是药用植物优良品种选育的重要目标之一。药用植物在生长过程中易遭受病害、虫害、草害、干旱等一系列的逆境胁迫，导致产量和品质下降。而作为治疗疾病的特殊商品，近年来中药材质量受到极大关注，为了抵御病、虫、草害的发生，各种杀菌剂、杀虫剂的大量使用导致中药材农药残留超标，已成为我国中药产品进入国际市场的一大障碍。各种人为的抗逆干预需要耗费大量的劳动力和物力成本，降低中药材生产者的积极性和收益。因此，选育抗逆性强的药用植物品种，减少农药的使用，对提高中药材品质、保障中药材质量可靠具有重要意义。目前，基于基因组的药用植物抗逆品种选育处于起步阶段，选育目标主要以抗病害为主。随着新一代测序技术的广泛应用，更多药用植物基因组信息得到解析，加之人们对药用植物抗逆品种优势的认识进一步提升，可以预见，将有更多以抗逆性为主要选育目标的品种选育付诸实践。本节以三七及蓖麻抗病品种选育为案例，阐述基因组辅助抗逆药用植物品种选育。

一、简化基因组辅助三七SNP位点开发

系统选育是三七遗传改良的方式之一，也是三七前期育种的重要手段。孙玉琴等对三七植株性状差异进行了研究比较，为三七育种工作提供了依据。通过对三七不同变异类型中皂苷含量的比较分析，发现紫根、复叶柄平展型、长形根、宽叶4种变异类型的三七皂苷含量较高，因此可以将紫根、复叶柄平展型、长形根、宽叶4种类型作为三七品种选育的目标。通过系统选育的方法获得抗病群体，采用RAD-seq（restriction-site associated DNA sequencing）技术筛选抗病株的SNP位点，辅助三七新品种选育，有效缩短了育种年限。

SNP位点分析：采用RAD-seq技术筛选抗病植株特异的SNP位点，阐述其特异性。分别采取抗病群体及对照农家品种各15株，其中以农家品种为对照，采用HiSeqPE150测序，有效数据用于分析寻找SNP标记。测序流程为：利用多种限制性内切核酸酶对该物种DNA分别进行酶切，根据酶切实验的结果选择合适的酶进行后续实验；质检合格的DNA样品，采用RAD建库方式构建长度为300～500bp的pair-end文库；Illumina HiSeq PE150测序，有效数据用于分析寻找海量SNP标记。

首先，对每个样品中的RAD-tag进行比对归类，按照每类Tag的深度信息由大到小进行排序，得到每个个体的RAD-tag频数表。每个样品的RAD-tag内部进行比对得到样品内部的杂合位点信息。不同样品之间的RAD-tag进行互相比对，寻找个体之间单碱基差异信息。综合考虑每个个体RAD-tag的频数表信息和比对信息，过滤掉可能来自重复区域的结果，从而得到高可信度的群体SNP标记基因分型结果。其中性状关联的算法参照广义线性模型（general linear model，GLM）。

两年生三七及三年生三七发病率。调查结果表明，两年及三年生三七主要病害类型为根腐病。常规栽培种及抗病群体，两年生三七根腐病的发病率分别为3.4%及1.9%，三年生三七该病的发病率为11.4%及4.2%（图12-10）。与对照相比，抗性群体两年生三七及三年生三七根腐病的发病率显著下降了43.6%和62.9%。结果表明，抗病群体二年生三七及三年生三七表现出显著的抗病性。

抗病植株的SNP位点：结合SNP数据和表型数据，使用tassel V5.2进行性状关联分析，抗病植物具有12个特异的SNP位点（极显著LOD＞3）。常规栽培种中12个SNP位点为TT、GG、AT、AA、AG、CT、CC、CT、GG、GG、CC和GT。抗病种中12个SNP位点分别为AT、AG、CC/CG、AG、AG、CG、CC、AC、TT、AG、AC和TT（表12-1）。

表12-1　对照株与抗病株的差异SNP位点

样本	665486	509355	519688	497540	307837	519888	153548	435169	433930	440571	440632	443525
CK	TT	GG	GG	AT	AA	AG	CT	CC	G	GG	CC	GT
RC	AT	AG	CC/CG	AG	AG	CG	CC	AC	TT	AG	AC	TT

注：CK及RC分别表示常规栽培种及抗性种（n=30）

通过系统选育筛选出三七的抗病群体，并利用RAD-seq技术确定三七抗病群体的特异SNP位点，第三代群体表型表现一致性、稳定性及特异性，已具备新品种登记的要求。该研究选育的三七抗病品种对根腐病表现显著抗性，该抗逆优质三七品种的种植可有效减少农药的使用量，减轻环境污染，降低农残对人体健康的危害，促进并保障三七产业的可持续发展。

RAD-seq技术是在二代测序基础上发展起来的一项基于全基因组酶切位点的简化基因组测序技术，该技术流程简单，不受有无基因组的限制，即可获得数以万计的多态性标记。通过高通量测序及信息分析，快速鉴定高标准性的变异标记（SNP），已广泛应用于分子育种、系统进化、种质资源鉴定等领域。依据该技术确定的三七抗病株特异SNP位点，建立筛选抗病品种的遗传标记辅助系统选育，可有效缩短育种年限。采用DNA标记辅助育种结合系统选育技术，选育

首个三七抗病新品种“苗乡抗七1号”。系统评价其种子、种苗、块根对根腐病致病菌尖孢镰刀菌（*F. oxysporum*）的抗性。结果表明，与常规栽培种相比，接种7 d，抗病品种种子病情指数下降52.0%；接种25 d，抗病品种种苗死苗率及块根病情指数分别下降72.1%、62.4%（图12-10）；此外，接种后抗病品种种子及种苗生长抑制率下降。“苗乡抗七1号”种子、种苗、块根对根腐病表现显著的抗性，该品种的抗性评价将为新品种的推广提供依据，保障三七无公害栽培的顺利开展。

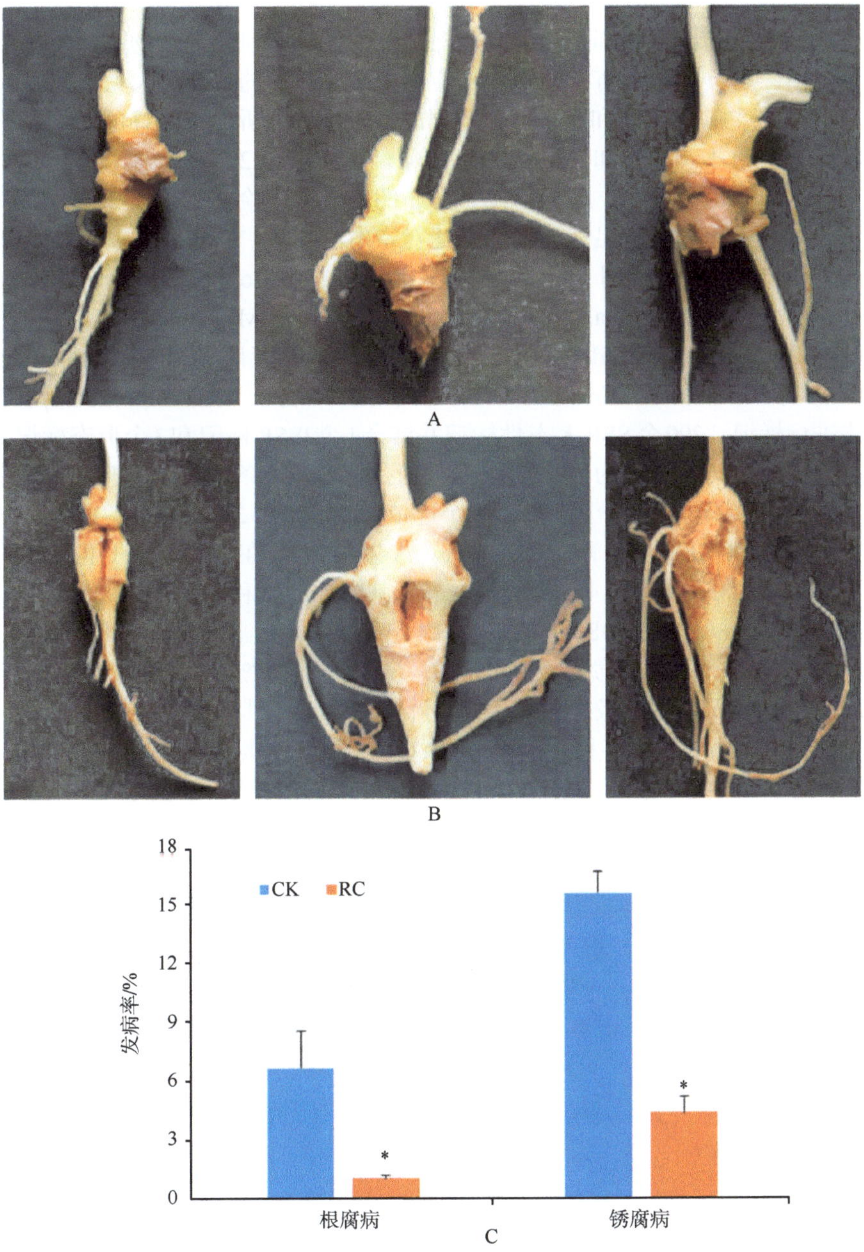

图12-10　根腐病及锈腐病的发病率

A. 三七根腐病；B. 三七锈腐病；C. 发病率。CK及RC分别表示常规栽培种及抗性种（*n*=30）；*为抗性种与常规栽培种之间差异显著

二、基于全基因组辅助蓖麻高抗品种选育

在植物表型性状中，理想的株型有利于植株充分利用光能，大幅度提高光合作用效率，增加生物量合成，是实现高产的重要途径之一。株高性状是株型改良的主要内容，蓖麻（*R. communis*）是中药蓖麻子的植物来源，株高与其抗倒伏性、抗逆性、光合强度及蓖麻子产量密切相关。矮秆蓖麻品种抗倒伏性好、经济系数高，便于合理密植和机械化操作，能够大幅度提高单产和种植效益。

刘臣基于蓖麻的全基因组序列信息，高效筛选SSR重复序列设计引物，以SSR为主要标记构建高密度遗传图谱，定位蓖麻株高相关的QTL应用于矮化品种的选育，大大提高了选择效率。通过对24份蓖麻骨干亲本基于表型和分子标记数据的亲缘关系分析确定最终的亲本材料。以YF1为父本、YC1和YC2为母本（YC1和YC2均为稳定雌性系）创建2个F_2群体。3个亲本均为经单株连续多代自交培育的稳定自交系，用50对随机分布的SSR标记检测三个亲本均显示单一条带，且双亲在表型上具有较大差异，满足遗传图谱构建对亲本的要求。SSR引物设计基于蓖麻全基因组序列进行，蓖麻的全基因组序列（WGS）由TIGR（http：//castorbean.jcvi.org/downloads_plip）网站下载获得，包含了25 828条Scalfold序列，文件大小为340 M。用SSR在线搜索软 SSRFinder（http：//www.fresnostate.edu/SSRfinder/）搜索重复序列。引物设计采用PrimerPremier6.0，长度为18～22bp，GC%为40%～60%，Tm值为（55.0±5）℃，产物长度为100～500 bp。采用获得的SSR对F_2群体进行标记，290个SSR多态性标记并结合1个ISSR标记和3个形态标记共计294个标记用于遗传图谱构建。以LOD值为4并在标记最大距离为30 cm条件下进行遗传连锁分析，创建了一张蓖麻遗传图谱，该图包含231个标记、19个连锁群，覆盖了2751.3 cm的遗传距离，标记间平均间距11.91 cm。株高性状的定位采用QTL Network 2.0软件。在YC2×YF1组合F_2群体（群体1）中共检测到5个株高QTL，解释了45.9%的总变异，其中加、显和上位性3种效应的贡献率分别占总贡献率的64.79%、5.66%和29.48%。YC1×YF1组合F_2群体（群体2）中检测到3个株高QTL，解释了26%的总变异，3种效应的贡献率分别占总贡献率的69.77%、0和30.03%。两个群体中每个性状检测到的QTL数目及位置有较大差异，但实际上，QTL尤其是主效QTL的数目、效应和作用方式有较高的一致性。两群体中各有1个株高主效QTL、1个主穗位高主效QTL（群体1共有2个主效QTL）和1个主茎节长主效QTL，它们的位置、效应、作用方式都很接近（表12-2）。

表12-2 YC1×YF1、YC2×YF1组合F_2群体的株高性状QTL定位结果（宗成堃，2015）

群体（F_2）	QTL	标记区间	标记位置	QTL 位置	置信区间
YC1×YF1	PH3-1	RCM1088-RCM1001	9.8～21.8	17.8	10.8～21.8
	PH4-1	RCM383-RCM323	48.8～58.2	48.8	45.8～51.8
	PH7-1	RCM868-RCM711	38.1～42.3	41.1	38.1～42.1
YC2×YF1	PHI-1	RCM134-259R/Mel7	26.0～43.8	41.0	33.0～47.8
	PH7-1	RCM219-RCM313	0～22.8	1.0	0～18.0
	PH8-1	RCM872-RCM226	33.0～55.7	46.0	31.0～48.0
	PH9-1	RCM579S-RCM182	242.7～263.1	242.7	237.5～250.7
	PH11-1	RCM51h-RCM51	0～5.1	5.0	4.0～5.0

提高选择效率的关键在于抓住主基因（或主效基因）。蓖麻株高、主穗位高、主茎节长都有1～2个主效QTL，而且以加性效应为主。虽然主穗位高的遗传组分中，显性效应和上位性效应也占较大比例，增加了遗传的复杂性，对选择效果有一定影响，但主茎节长遗传组分中主效QTL的

加性效应占绝对优势。用早期表达的、较为稳定的主茎节长对晚期表达的、更加易变的株高做出选择，有利于提高育种效率。主茎节数与株高不相关，与主茎节长呈负相关。这一结论有助于破解两大育种难题，一是矮秆与单株产量的矛盾。试验结果显示，后代群体的遗传倾向是少节数和长节间，反映出自然选择的深刻烙印。较多的主茎节数往往与大穗、强生长势、叶片多、叶片厚、不早衰、宿根性等特点相联系，但它也往往与高秆、晚熟甚至光周期敏感性相伴，解决这一矛盾的途径一是缩短主茎节间。二是育种的方向和有效手段问题，多主茎节数和短主茎节间应该是主攻方向，缩短主茎节间是矮化育种的突破口。QTL间的“一因多效”和连锁是株高、主穗位高和主茎节长之间高度相关的遗传基础，加性效应是株高、主穗位高和主茎节长的主要遗传组分，互作效应是主茎节数和主茎茎粗的主要遗传组分。建议育种上将主穗位高和主茎节长作为株高早期选择和预测的间接指标，并将多节数和短节间作为高产育种的主攻方向。

思考题

1. 简述分子育种的定义。
2. 结合研究案例，阐述优质适产药用植物分子育种方法。
3. 以三七为例说明抗逆药用植物分子育种的流程。

第十三章 中药分子鉴定

中药鉴定方法随着人类对天然药物认识和利用的发展逐渐积累和完善，是用药安全的重要保障。中药鉴定方法的发展体现在历代医药学典籍中，并借鉴西方生药学鉴定技术，逐步形成了中药鉴定学的基原、性状、显微和理化四大鉴定方法体系。中药鉴定依据可良好表征药材特殊性或特征性的性状，有效而准确地区别药材，特别是易混品和伪品。因此，方法的有效性、准确性、便捷性和实用性是鉴定技术发展的目标，而新技术、新方法的引进和应用则是实现上述目标的重要途径，使得鉴定方法更加客观，易于数字化和网络化。

传统鉴定方法主要依据性状特征差异进行鉴定，由于性状特征易受环境饰变影响，因此对鉴定者的知识背景和实践经验有较高的要求。随着分子生物学技术的日趋成熟，可以实现从DNA分子水平检测生物遗传多样性并对其进行分类与鉴定。中药分子鉴定技术是应用DNA分子标记技术鉴定中药原植（动）物及其药材和饮片的方法，依靠生物个体、居群或物种基因组中具有差异特征的DNA片段来鉴定，不受环境饰变影响及经验限制，在中药材鉴定上具有一定优势。分子生物学的迅猛发展促进了DNA分子标记技术的诞生、发展及其在中药鉴定中的应用。中药分子鉴定形成了基于分子杂交信号、PCR扩增指纹、核酸序列分析等鉴定方法体系，其中具有代表性的分别为限制性片段长度多态性（restriction fragment length polymorphisms，RFLP）、随机扩增DNA多态性（random amplification polymorphic DNA，RAPD）和DNA条形码（DNA barcoding）。其中基于序列分析的DNA条形码技术是目前影响较大、应用较广泛的中药分子鉴定技术。

第一节　DNA条形码鉴定

DNA条形码（DNA barcoding）是利用基因组中一段公认的标准短序列来进行物种鉴定的分子诊断技术，成为近年来生物分类和鉴定的研究热点，在物种鉴定方面显示了广阔的应用前景。

每个物种的DNA序列都是唯一的，DNA序列上每个位点都有A、T、G、C四种碱基的选择，15 bp的DNA序列就有4^{15}种编码，从理论上来讲可以编码地球上的所有物种。科研人员提出，理想的DNA条形码应当符合以下标准：①具有足够的变异性以区分不同的物种，同时具有相对的保守性。即作为DNA条形码的序列必须是种间差异比较大，便于进行种与种的区分，而种内差异尽量小，从而使种间和种内变异有一个很明晰的界限，即barcoding gap；②标准的短片段，即该序列在绝大多数分类群中都存在，且序列足够短，便于一个反应就可完成测序工作，且便于DNA提取和PCR扩增，尤其是对存在DNA降解的材料（如保存年代已久的腊叶标本等）；③序列两端相对保守，便于通用引物的设计（陈士林等，2012）。

动物是最早进行DNA条形码研究的类群，线粒体基因组中一段长度约650 bp的基因COI（或*cox1*）被加拿大动物学家Paul Hebert选作动物DNA条形码，因为COI在能够保证足够变异的同时又很容易被通用引物扩增，其DNA序列本身很少存在插入和缺失。同时，它还拥有蛋白质编码基因所共有的特征，即密码子第3位碱基不受自然选择压力的影响，可以自由变异。目前，COI作为动物的核心条形码已经得到公认，也是动物类中药材的首选DNA条形码。但在植物类中药材DNA的研究中发现，线粒体基因组序列进化速率慢、变异性小，不适合作为植物的通用DNA条形码，因此核基因组序列和叶绿体基因组序列成为研究筛选对象。2009年，国际条形码协会植物工作组建议将*rbc*L+*mat*K组合作为植物通用条形码。2009年11月，在墨西哥召开的第三届国际条形码大会上，与会代表一致认为应对ITS/ITS2和*psb*A-*trn*H序列进行进一步评估。2010年，陈士林、姚辉等研究人员通过研究提出将ITS2作为植物标准DNA条形码序列。随后，中国DNA条形码植物工作组的研究进一步验证了ITS2的鉴定能力，建议将ITS2作为ITS序列的有效补充，ITS/ITS2应成为种子植物的核心条形码。

DNA条形码鉴定技术具有以下优势：①通用性，只需选用一个或少数几个基因片段即可对绝大部分物种进行准确鉴定；②鉴定过程更加快速，可以在短时间内鉴定大量样本；③重复性和稳定性高；④实验过程标准、操作简单，更易实现物种鉴定自动化；⑤可通过互联网和信息平台对现有物种序列信息进行集中统一管理，并可实现共享；⑥可有效缓解分类鉴定人才缺乏的现状。近年来，DNA条形码技术在中药鉴定中已经得到成功应用，在中药基原植物及药材鉴定等方面均取得了突出成绩，加快了中药鉴定标准化的进程。

根据中药材种植及入药特性，本节分别对药用动植物及药材DNA条形码鉴定、中成药DNA条形码鉴定和种子种苗DNA条形码鉴定进行阐述。

一、药用动植物及药材DNA条形码鉴定

由于药用动植物形态多样，加之不同产地和环境对其形态、理化等特征的影响，即使专业的鉴定与分类人员也难以将如此众多的物种进行准确鉴定。早期利用DNA序列进行的药用动植物鉴定，通常是针对特定物种选择不同的DNA序列进行研究，结果缺乏通用性。DNA条形码的提出，运用标准的DNA序列进行研究对中药鉴定学具有重要意义。为解决中药行业重大科技问题，保证中药临床应用安全、准确、有效，陈士林研究组比较了7个候选DNA条形码（*psb*A-*trn*H、*mat*K、*rbc*L、*rpo*C1、*ycf*5、ITS2、ITS），筛选的标准包括PCR扩增效率、种内/种间遗传变异及barcoding gap。通过对7个门753个属4800个物种6600余个样品的ITS2序列鉴定能力进行分析，显示ITS2在物种水平的鉴定效率高达92.7%。因此，研究人员建议将ITS2作为药用植物标准DNA条形码，同时建议ITS2可作为新的通用条形码用于鉴定更广泛的植物类群。姚辉研究组进一步研究表明ITS2在5万余份植物样本和1万余份动物样本中具有较强的鉴定能力。2011年，中国DNA条形码植物工作组对来自75科141属1757物种6286样本的*mat*K、*rbc*L、ITS和*psb*A-*trn*H进行研究，建议ITS/ITS2应成为种子植物的核心条形码。

陈士林团队在大样本量中药材研究基础上，出版了《中国药典中药材DNA条形码标准序列》和《中药DNA条形码分子鉴定》，建立了中药材DNA条形码分子鉴定体系。该体系包括以ITS2+*psb*A-*trn*H为主体的植物类药材DNA条形码鉴定体系和COI+ITS2的动物类药材DNA条形码鉴定体系，同时建立了中药材DNA条形码分子鉴定网络查询系统和中药材DNA条形码分子鉴定标准操作流程。该体系已被纳入《中国药典》，为中药材建立了“基因身份证”，从基因层面解决中草药与混伪品的物种识别问题，推动中药材鉴定迈入了规模化、标准化基因鉴定时代。

DNA条形码数据库不仅是存储样品信息和DNA条形码序列的工具，而且是DNA条形码研究和物种鉴定分析的生物信息学平台，对推进中药鉴定方法通用化、标准化和国际化具有重要作用。陈士林团队在研究基础上建立了中药材DNA条形码鉴定系统，核心数据库涵盖了《中国药典》2010年版和2015年版收录的几乎所有动物、植物药材及常见混伪品，并包含了《韩国药典》《日本药局方》《印度药典》《欧洲药典》和《美国药典》所记录的几乎所有的草药药材（Chen et al, 2014），扩展数据库中涵盖的物种达数十万种，序列上百万条。对中药材DNA条形码鉴定感兴趣

的单位和个人，均可通过www.tcmbarcode.cn进行自由访问。物种鉴定模块用于实施DNA条形码序列鉴定，可用于鉴定的序列包括ITS2、*psb*A-*trn*H和COI。药用动植物及药材DNA条形码鉴定具体研究案例介绍如下。

1. 含马兜铃酸类药材及其混用品DNA条形码鉴定

邬兰等人对含马兜铃酸类药材及其混用品进行DNA条形码鉴定研究，系统收集了马兜铃科植物及混用的物种289份，隶属于13科24属79个物种，其中马兜铃科的四个属（马兜铃属、细辛属、马蹄香属、线果兜铃属）46个物种共有158份样品，其易混淆物种隶属于12科20属33个物种共131份样品。此外，还从GenBank中下载了细辛属13个物种的15条ITS2序列和非马兜铃科混用物种的6条ITS2序列和4条*psb*A-*trn*H序列。从收集的289份样品中得到了282条ITS2序列和185条*psb*A-*trn*H序列。DNA条形码技术研究结果表明，使用BLAST1、最近距离法在属级水平鉴定马兜铃科和非马兜铃科混用物种的鉴定效率为100%。在NJ（neighbor-joining）树中（图13-1），马兜铃科植物聚为一支，非马兜铃科混用物种聚为另一支。因此，以ITS2为主，*psb*A-*trn*H为辅的DNA条形码技术能快速准确的鉴别马兜铃科及其非马兜铃科混用物种。

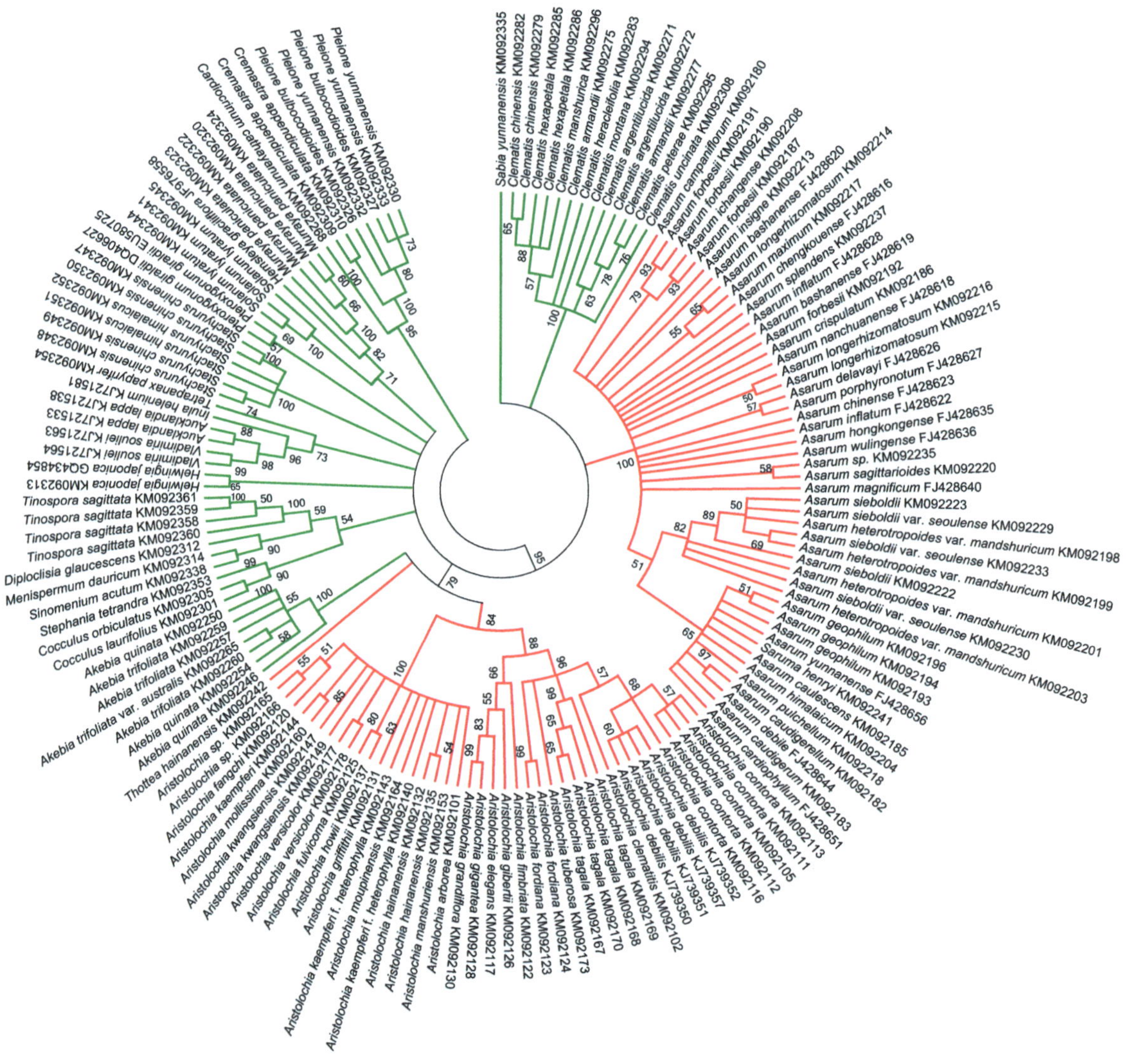

图13-1 基于ITS2序列的物种单倍型构建的含马兜铃酸类药材及其混用品NJ树

2. 基于COI条形码的角甲类动物药鉴定

角甲类动物药以动物的角或甲为入药部位，这类动物药物多为皮肤衍化物组织，且多为名贵药材。然而，随着对动物药需求量的增大，野生药用动物资源急剧减少。商品药材品种混乱，掺伪施假现象严重。部分动物药为骨化样品，DNA降解严重，提取难度较大。研究人员对角甲类动物药进行了DNA条形码鉴定研究。采用DNAout试剂盒提取角甲类动物药样品DNA，对4个亚科72种动物药样品（含混淆品）的线粒体COI序列进行PCR扩增和测序（图13-2），比较各序列扩增和测序效率、种内和种间变异。结果显示，72个样品均成功进行了PCR扩增和测序；COI序列长度为477 bp，其中156个位点具有多态性，核苷酸变异Pi值为10.9%。种内和种间的遗传变异均值分别为0.4%和15.8%，种内最大K2P距离均小于种间距离。NJ聚类结果显示，马鹿、梅花鹿、黄麂、羚羊角、山羊角、鳖甲等各聚为一支，野生与家养来源样品能有效区分。此外，对来源于GenBank数据库中313个相关的COI序列进行整理和BLAST分析，评估并验证了其鉴定能力，为角甲类动物药的真伪鉴别和濒危物种监管提供了有力支持。

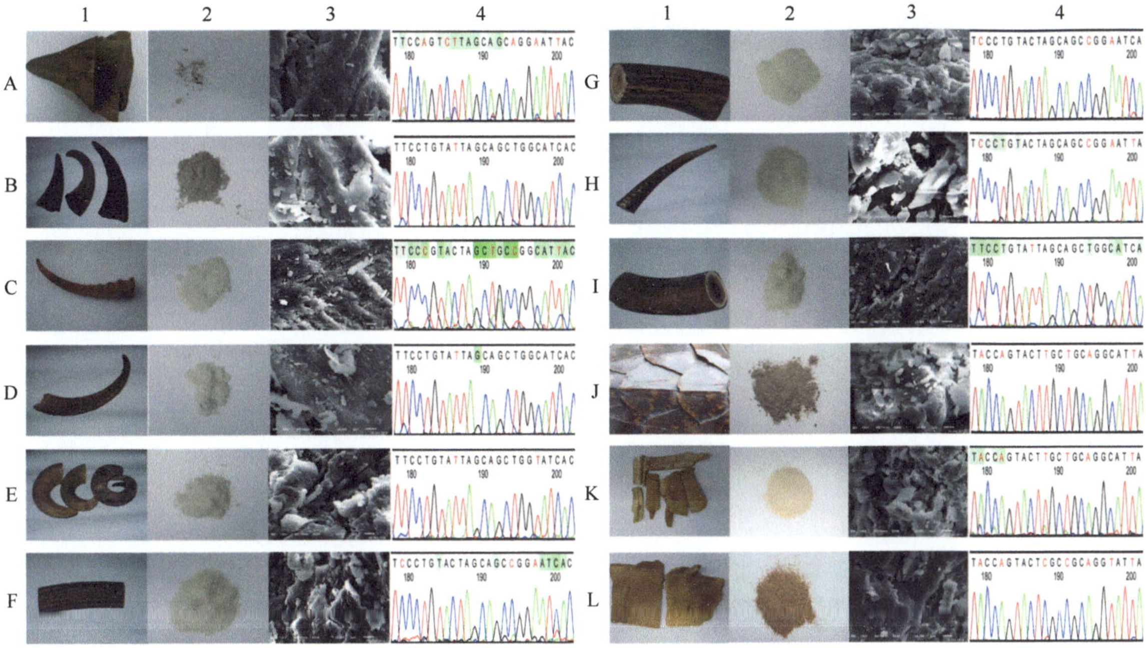

图13-2　样品信息

A. 犀牛角；B. 水牛角；C. 黄羊角；D. 山羊角；E. 绵羊角；F. 马鹿角；G. 梅花鹿角；H. 麋鹿角；I. 黄麂角；J. 玳瑁；K. 中华鳖甲；L. 龟甲
1. 角甲类动物药；2. 动物药粉末；3. 超微粉扫描电镜图；4. 测序峰图

拓展阅读

1. 红景天药材DNA条形码分子鉴定

2010年版《中国药典》规定红景天药材的唯一基原是大花红景天（*R. crenulata*），由于红景天药材市场价格增长迅速，有多种同属植物的根在市场上被充当红景天药材出售。基于红景天属10种植物共82份实验样本ITS2序列构建大花红景天及其同属近缘物种DNA条形码数据库。从全国各地购买红景天饮片样本共计100份，其中89%来自药店，11%来自医院，全部样本在购买时所标示的药材名称均为“红景天”。应用该数据库对100份购自药店及医院的红景天饮片进行鉴定，90%的红景天饮片能够获得可用于分析的条形码序列，比对结果显示仅有40%的供试样本ITS2序列与大花红景天相似度最高，38.9%与齿叶红景天（*Rhodiola serrata*）相似度最高，余者为红景天属其他物种（图13-3）。研究表明市售红景天饮片基原物种来源复杂，目前市售红景天饮片最常见的物种是大花红景天和齿叶红景天。中药材DNA条形码分子鉴定法可对中药材流通市场进行有效监控。

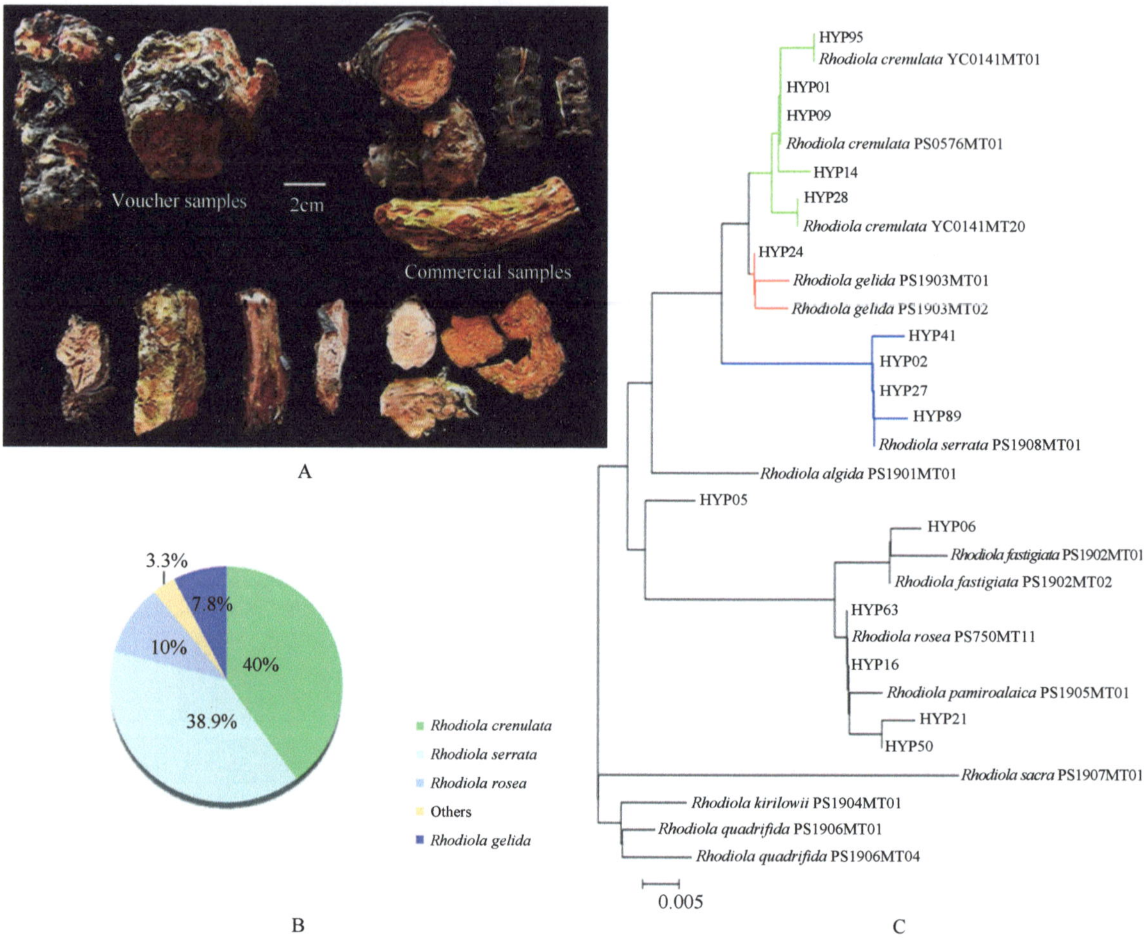

图13-3 市售红景天样品鉴定结果（Xin et al，2015）

A. 红景天凭证样品及商品药材图片；B. 红景天商品药材检测结果；C. 基于ITS2序列单倍型构建的凭证样品与商品药材NJ树

2. 超微破壁饮片DNA条形码鉴定

超微粉碎技术是近20年发展起来的一项新技术，通过机械或流体动力的方法可将中药材细胞打碎，提高细胞内外有效成分的溶出率。中药超微饮片是指采用超微粉碎技术将中药原药材粉碎成75 μm以下的超微粉，再采用现代制粒技术制成的颗粒型饮片。中药破壁饮片是指将植物类中药原药材破壁粉碎至90%粒径小于45 μm（300目以上）的粉体，加水或不同浓度的乙醇黏合成型，制成30～100目的原饮片全成分的均匀干燥颗粒状饮片。因为超微饮片和破壁饮片已完全失去了传统中药饮片的鉴别特征，形态、显微、理化等传统鉴别手段难以鉴别出破壁饮片及超微饮片的真伪，其鉴别与监管已成为超微饮片与破壁饮片产业的瓶颈问题之一。

向丽等人对中药超微和破壁饮片进行了DNA条形码鉴定研究，选用ITS2序列作为DNA条形码对全草类、根及根茎类、叶类、花类、果实类和种子类的31种代表性中药（28个物种）的原药材、超微饮片及破壁饮片共93份样品进行研究（图13-4），验证DNA条形码技术对中药超微饮片和破壁饮片质量追溯的可靠性。结果表明93份样品均能提取DNA，PCR扩增及测序后均能得到高质量的ITS2序列。31种中药在中药材DNA条形码鉴定系统和GenBank数据库中均能BLAST比对到正确的标准序列；各物种的最大种内遗传距离均小于最小种间遗传距离；NJ树中28个物种的93

条ITS2序列都与各自标准序列聚为一支。因此，基于ITS2序列的DNA条形码技术可准确、有效地鉴定原药材、超微饮片和破壁饮片，为中药超微饮片和破壁饮片生产过程质量追溯及产品市场监管提供有力保障。

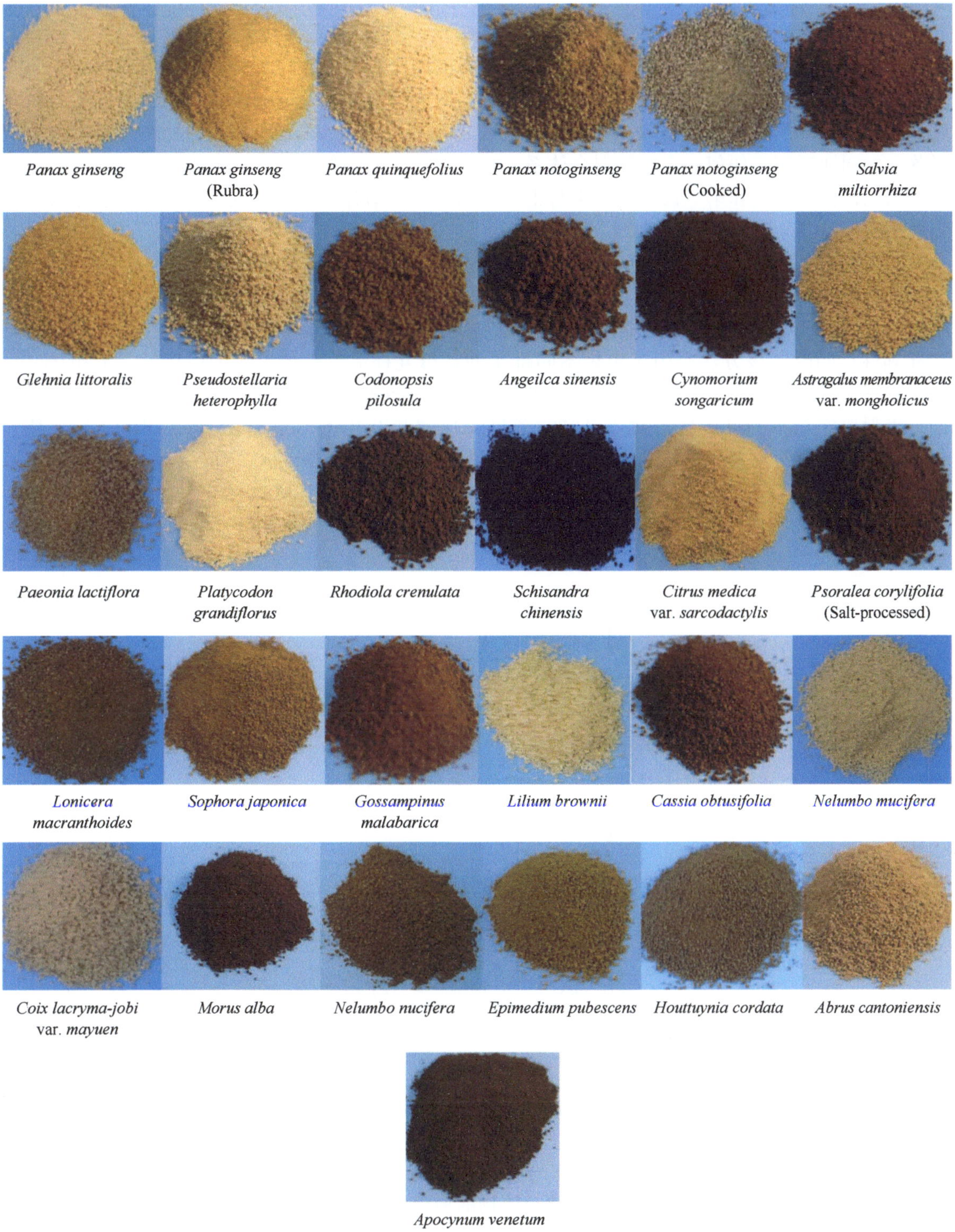

图13-4　31种中药超微饮片样品（向丽等，2015）

二、中成药DNA条形码鉴定

由于中成药本身的特殊性，如化学成分复杂、溶解性差别较大、指标成分含量较低等，给其多组分的提取以及同时分离测定带来了一定的困难。传统的化学方法（色谱），仅能从化学层面上体现出中成药中包含的化学成分，但对于无特征性化学物质的药用成分及污染物无法进行追溯，且存在相同化学成分也可能使用了其他替代品，目前还没有一个较完善的方法可以溯源中成药的基原物种组成。在生物混合体系研究方面，基于高通量测序技术的metabarcoding研究方法是目前认识、分析其结构和功能最有效、最重要的方法之一。metabarcoding研究方法的对象多为微生物群落，但同样适用于任何一个生物混合体系。对于中成药的物种评价，从本质上可追溯其生物成分。因此，将第二代和第三代测序技术与中药制剂研究相结合，探索中成药质量评价新方法的研究报道越来越多。具体研究案例介绍如下。

1. 基于SMRT测序和DNA条形码技术的中成药益母丸质量评价研究

选取2015年版《中国药典》收载中成药益母丸为研究对象，基于自制对照样品利用SMRT测序技术和DNA条形码技术建立中成药益母丸质量评价新方法，保证方法的重复性、灵敏度和准确性；同时将该方法应用于市售不同批次的益母丸样品，验证方法的适用性。采用PacBio RSII测序平台进行测序，利用环状一致性测序（circular-consensus sequencing，CCS）策略分析数据，确保鉴定结果的准确性，共获得3703条ITS2序列和4810条*psb*A-*trn*H序列（图13-5）。基于K2P模型的遗传距离分析显示SMRT测序获得序列变异位点存在随机性特征。基于ITS2和*psb*A-*trn*H列均能检测到处方规定物种和存在的杂质物种，表明联合SMRT测序技术和DNA条形码技术的方法可成功应用于中成药益母丸的物种组成分析，为中成药益母丸的质量评价提供科学基础。

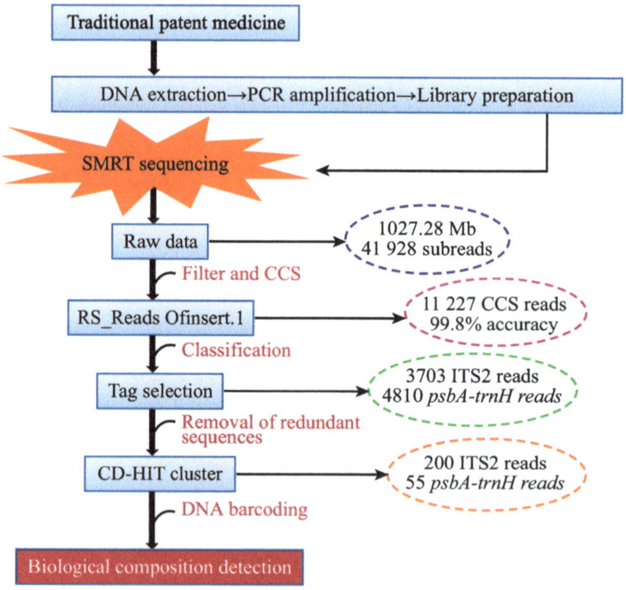

图13-5 基于SMRT测序技术的益母丸质量评价研究实验流程及获得数据（Jia et al，2017）

2. 基于高通量测序的中药合法性和安全性研究

中药成分若含有来自濒危、贸易限制动植物的成分，可能违反濒危野生动植物物种国际贸易公约（CITES）。研究人员通过454焦磷酸测序技术对15种不同剂型的中药，包括散剂、片剂、胶囊剂、胆片和草药茶等进行测序，选用叶绿体*trn*L基因（p环）和线粒体16S核糖体RNA基因，共获得超过49 000个扩增子序列。结果表明第二代测序技术是在基因层面检测成分复杂中药的有效方法。将所得DNA序列与参考数据库进行比对后显示含有来自68个不同科属的植物，部分具有潜在的毒性，如麻黄属、细辛属等。同样，动物药中包含一些渐危、濒危甚至极度濒危的种属，如亚洲黑熊、赛加羚羊（表13-1）。部分中药样品中检测出含有一些极少在产品包装上标识的牛科、鹿科和蟾蜍科动物的DNA。该研究表明采用第二代测序技术进行深度测序是检测中药产品的有效方法，植物相关数据库的完善有助于检测中药制品的合法性和安全性。

表13-1 高通量测序鉴定中药样品中包括的动物种属

样品编号	DNA序列数量	黑熊# *Ursus thibetanus*	高鼻羚羊# *Saiga tatarica*	蟾蜍 *Bufo gargarizans*	山羊 *Capra hircus*	绵羊 *Ovis aries*	马鹿 *Cervus elephas*	水牛 *Bubalus bubalis*	家牛 *Bos taurus*
TCM-001	48						√*		√*
TCM-003	59				√*	√*			
TCM-006	124			√*				√	
TCM-011	24		√*		√*	√*			
TCM-015	29	√*							
TCM-016	32			√*					
TCM-021	52			√*				√*	
TCM-024	98	√*							
TCM-027	73	√*							

* 表示BLAST序列相似性达98%；# 表示该物种列入CITES公约。

3. 基于高通量测序技术的六味地黄丸基原物种鉴定

研究人员基于高通量测序技术对六味地黄丸基原物种进行了鉴定研究。实验中以按照2010年版《中国药典》自制六味地黄丸为对照品，选用ITS2和*trn*L片段，对包括市售六味地黄丸处方药和可能污染的药材在内的所有物种进行454高通量测序，并进行系统发育分析。30份六味地黄丸样品通过高通量测序共得到约8万条ITS2和*trn*L序列，其中包括47 206条ITS2序列和29 739条*trn*L序列。为了消除可能的杂质物种和污染物种对分析的影响，设置以下阈值参数：在数据库中，弃去匹配数目少于3条目标序列的ITS2序列和仅能匹配到1条目标序列的*trn*L序列。最终，每份六味地黄丸样品平均得到了1566条ITS2序列和988条*trn*L序列，每份样品可平均检测到2.4个处方物种和0.4个杂质物种*trn*L序列，以及3个处方物种和1.8个杂质物种ITS2序列。

拓展阅读

基于分子身份证方法鉴定西洋参及其产品

“分子身份证”是指一段极短的物种特异DNA序列。韩建萍研究组基于分子身份证方法进行了西洋参及其产品的鉴定研究。通过对94份西洋参、人参样品的ITS2序列及283条同属物种及近似物种的ITS2序列分析，发现了两个西洋参种内特异的SNP位点，并基于这两个SNP位点建立了西洋参的分子身份证：atcactcctt tgcgggagtc gaggcgg。通过数据分析发现，该身份证在西洋参种内完全保守，且仅存在于西洋参物种DNA序列中。基于西洋参分子身份证序列，设计不同扩增长度的引物，对西洋参蒸煮物及24个批次的标有西洋参成分的中成药样品进行PCR扩增检测，成功扩增到了目的条带并测序。应用ITS2通用引物未能扩增到目的条带，表明ITS2序列并不适用于鉴定经热处理的实验材料（图13-6）。在中成药的实验结果中发现，5个批次中成药标注有人参但只检测到西洋参。人参和西洋参在此分子身份证区有2个SNP位点，可以用于混合粉末的鉴定，在此SNP位点存在测序双峰可以说明中成药中混有西洋参和人参两个物种。该研究中2个批次含人参的中成药样品中混有西洋参，其他17个批次中成药的标签成分和实验结果一致。分子身份证技术可以拓宽DNA条形码技术在中成药鉴定中的应用范围。

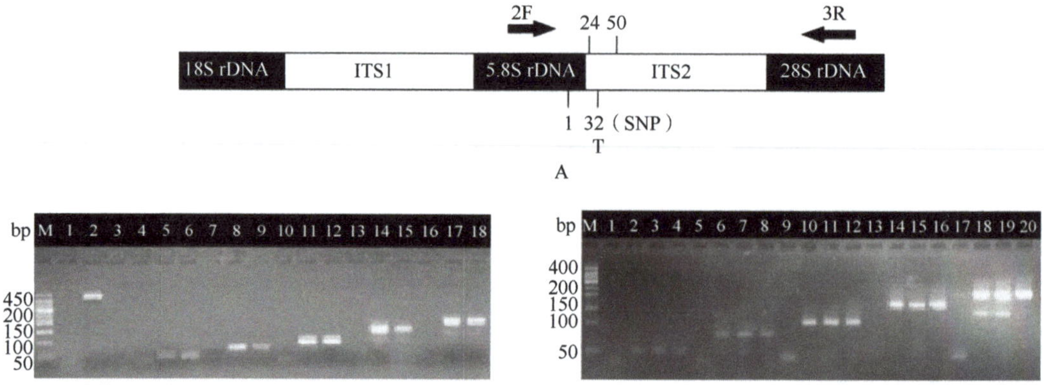

B 除第一列为Marker外，第三列为一组引物，扩增长度依次为420bp、49bp、72bp、95bp、149bp和168bp。每组引物中，第一列为阴性对照，第二列为阳性对照，第三列为蒸煮物

C 除第一列为Marker外，第四列为一组引物，扩增长度依次为420bp、49bp、72bp、95bp、149bp和168bp。每组引物中，第一列为阴性对照，最后一列为阳性对照，中间两列为洋参保肺丸

图13-6 基于分子身份证方法鉴定西洋参及其产品（Liu et al，2016）

A. 西洋参分子身份证序列位置示意图；B. 西洋参蒸煮物扩增结果图；C. 洋参保肺丸扩增结果图

三、种子种苗DNA条形码鉴定

种子种苗是中药材生产的源头，选择正确种源是保障临床安全与疗效的基本前提，而在实际栽培生产中种子种苗品种混杂现象严重。例如，由于种子供应量不足等原因，不良商家将牛膝混入川牛膝种子中，致使药材品种混乱。半夏种茎中经常夹杂天南星、虎掌的种茎，外观形态差异较小，肉眼识别难度很大，待植株长到一定高度才能辨别。由于外形相似，一些细小种子，如车前子、藿香、菟丝子、沙苑子、地肤子等经常被混淆。有些近缘或外形比较相似的物种，如商陆和垂序商陆种子与水红花子较难区分。牡荆种子由于外观与黄荆和蔓荆的种子相似，易出现混伪现象。牡丹和芍药均为毛茛科植物，种子外形较难区分，在实际生产中带来困扰。传统形态学鉴定方法在种子表观形态差别较小的情况下，鉴定难度较大，易出现偏差。而从基因层面进行研究，比较DNA序列上的差异，不受样品形态限制，减少了主观因素影响，使鉴定结果更加准确。具体研究案例如下。

张娜娜等对来自全国不同产地泽泻种子样品进行ITS2序列鉴定。泽泻（*Alisma plantago-aquatica*）和东方泽泻（*Alisma orientale*）二者的成熟种子外观差别甚小，人工很难区分，在日常生产应用中极易出现品种混杂现象。形态观察显示，单粒种子两侧扁，先端钝圆，表面灰黄色，长约为2 mm，宽约1 mm，背部有1～2浅沟，与文献描述一致。如图13-7所示，泽泻和东方泽泻种子形态差异较小，且体积微小，肉眼辨别难度很大。采用DNA条形码鉴定所收集的种子，结果显示全部样品分为两个物种，四川产20份样本为泽泻，其他36份样本为东方泽泻。

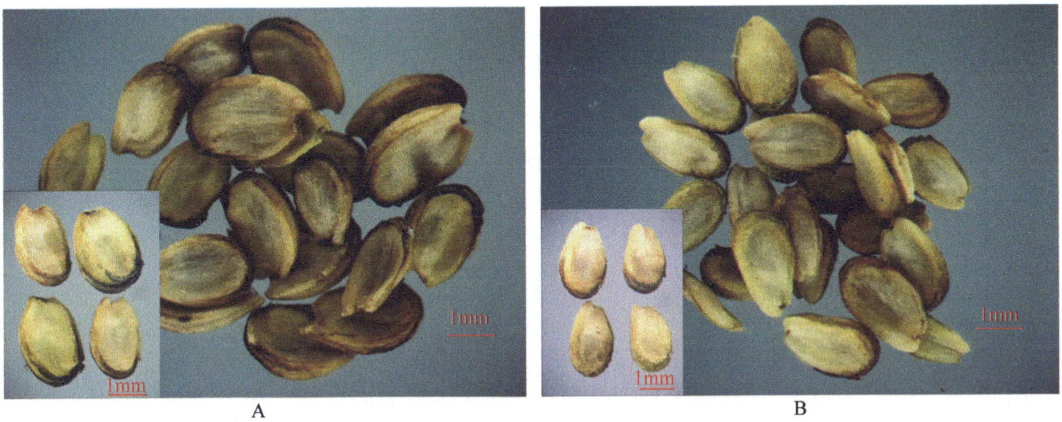

图13-7　体式显微镜下种子的形态特征（张娜娜等，2016）

A. 泽泻种子；B. 东方泽泻种子

DNA样品为来自约20粒种子的混合模板，经PCR扩增后测序，泽泻和东方泽泻样品ITS2序列峰图质量很高，无套峰出现。56次重复实验结果显示峰图效果一致，标志着两个物种内部无变异，遗传稳定。泽泻和东方泽泻种子样本ITS2序列长度均为311 bp，GC含量均为56.9%。两个物种序列在第165位碱基处存在A-T变异，来自四川产区的泽泻样本序列表现为T，其他产区东方泽泻测定结果为A。基于K2P模型计算遗传距离，东方泽泻种内平均K2P距离为0，泽泻种内平均K2P距离为0，种间遗传距离为0.0032，成功区分两个物种。此结果也验证了尽管DNA提取所用材料为20粒种子的混合样品，测序峰图质量仍然很好。

第二节　超级条形码鉴定

基于核酸序列分析的DNA条形码技术是目前影响较大、应用较广泛的DNA鉴定技术，其作为中药材鉴定方法的有效性已经得到公认。然而由于物种数量繁多、进化历史复杂、基因组高变异性和高复杂性，以及广泛存在的近缘类群间杂交事件，导致序列长度和信息位点有限的DNA条形码在近缘类群间的应用方面存在一定局限性，特别是植物群体。随着测序技术和生物信息学技术的快速发展，完成叶绿体基因组、线粒体基因组及全基因组测序的物种已越来越多，应用叶绿体基因组和线粒体基因组作为超级条形码序列进行复杂进化关系物种的鉴定研究也越来越多。本节主要就叶绿体基因组在中药鉴定方面的研究进行阐述。

叶绿体基因组在植物中广泛存在，长度为110～160 kb，与DNA条形码相比具有更强的分辨力。叶绿体基因早期应用于物种进化研究，利用单个基因或基因间隔区的核苷酸多态性进行系统发育分析，后来发展为对多个基因进行叠加分析，然而多个基因的联合分析仍然不能解决某些科属间的分类及进化关系问题。随着测序技术的发展，叶绿体全基因组序列日益增多，研究人员提出将叶绿体全基因组序列作为物种鉴定“超级条形码”（super barcode），或通过叶绿体全基因组序列比较筛选变异性大的特异性片段（specific barcode）对物种进行鉴定，即通过叶绿体全基因组序列或部分特异性序列的比较对植物物种进行快速和准确的鉴定，以解决近缘物种分子鉴定的难题。具体研究案例如下。

一、基于叶绿体基因组的淫羊藿属分子系统学研究

淫羊藿属*Epimedium* L.是公认的分类学极为复杂的属之一，该属的系统发育关系和属下物种的分类一直都是研究的热点和难点。陈士林研究组首次基于淫羊藿属32个物种的45个叶绿体基因组对该属的系统发育关系祖先性状演化和分歧时间进行了全面研究。淫羊藿属叶绿体基因组的长度为156 635 bp到159 956 bp，平均GC含量约为38.8%。基因总数为112，包括78个蛋白编码基因、30个tRNA基因和4个rRNA基因。基因组比较分析结果显示淫羊藿属叶绿体基因组具有高度保守性，不同物种叶绿体基因组相似性极高（99.0%～99.9%）。叶绿体基因组中没有重排现象，呈现出共线性关系。根据IR/LSC区边界的差异，淫羊藿属叶绿体基因组被划分为四种类型。Ⅰ型出现在sect. *Macroceras*中，其IRA/LSC边界在*rpl23*基因编码区内。Ⅱ、Ⅲ和Ⅳ型出现在sect. *Diphyllon*中，其IR区向LSC区扩展了约0.5～3.3 k，IRA/LSC边界分别扩展到*rps3*、*rpl22*和*rpl2*基因的编码区内。

基于叶绿体全基因组序列、77个蛋白编码基因的CDS序列和非编码序列构建了ML和BI系统发育树（图13-8）。分析结果支持sect. *Macroceras*和sect. *Diphyllon*的姐妹关系，却无法支持sect. *Diphyllon*的进一步分析。Sect. *Diphyllon*被分为两个具有较高支持率的进化枝，在每个进化枝中，不同系的物种混聚在一起。地理格局（geographic pattern）在某种程度上更好地解释了系统发育树的拓扑结构，表现为获得良好支持率的一些子分支来源于共同的地理区域。

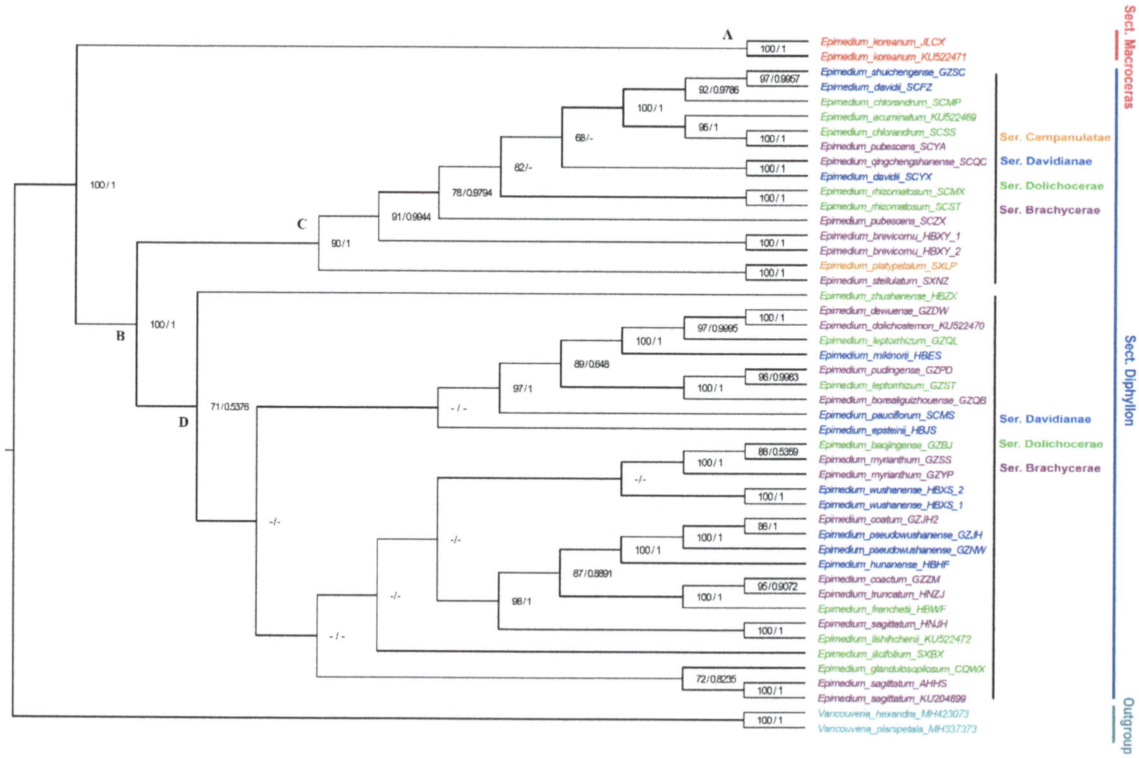

图13-8 基于77个蛋白编码基因的CDS数据集构建的ML和BI系统发育树（Guo et al，2022）

注：节点上的数字表示ML自展（bootstrap，BS）值和BI后验概率（posterior probability，PP）值。"–"表示BS或PP值低于50%或0.5

二、基于叶绿体基因组超级条形码的贝母属物种分子鉴定

研究人员采用叶绿体基因组作为超级条形码对贝母属物种进行了分子鉴定研究。累计收集了药典收载的五大类贝母药材（川贝母、浙贝母、平贝母、伊贝母、湖北贝母）的10种基原物种（川贝母*F. cirrhosa*、暗紫贝母*F. unibracteata*、梭砂贝母*F. delavayi*、太白贝母*F. taipaiensis*、瓦布贝母*F. unibracteata* var. *wabuensis*、新疆贝母*F. walujewii*、伊犁贝母*F. pallidiflora*、浙贝母*F. thunbergii*、平贝母*F. ussuriensis*和湖北贝母*F. hupehensis*），对10个贝母物种的26个叶绿体基因组进行了比较分析，贝母属物种叶绿体基因组在基因组结构、基因类型和基因含量上较为保守。经过贝母属各物种叶绿体基因序列之间的多重比对发现，贝母属物种叶绿体基因组相似度较高。LSC区的变异程度要明显高于IR区和SSC区。筛选出以下7个基因间区的种间变异程度较大：*trnS-GCU-trnG-GCC*、*trnG-GCC-trnR-UCU*、*trnE-UUC-trnT-GGU*、*trnT-GGU-psbD*、*atpH-atpI*、*trnT-UGU-trnL-UAA*、*psbE-petL*等。对这7个基因间区进行鉴定效率测试，构建系统发育树，发现这7个片段并不能鉴别贝母属10个物种。通过最大似然法和最大简约法构建系统进化树，MP树和ML树的拓扑结构完全一致。树图（图13-9）中可以明显看出，叶绿体全基因组可以成功区分这10个贝母属物种，且各物种的不同样本均可单独聚集成一支。对于这五类贝母类药材，川贝母与浙贝母和湖北贝母的亲缘关系更近。2020版《中国药典》中同一贝母类药材下的不同基原物种所有样本分别聚集成簇并与其他贝母类中药材分开，且各分支的支持率均较高。结果表明，基于叶绿体基因组序列的超级条形码可以将贝母属10种药用植物完全区分开。

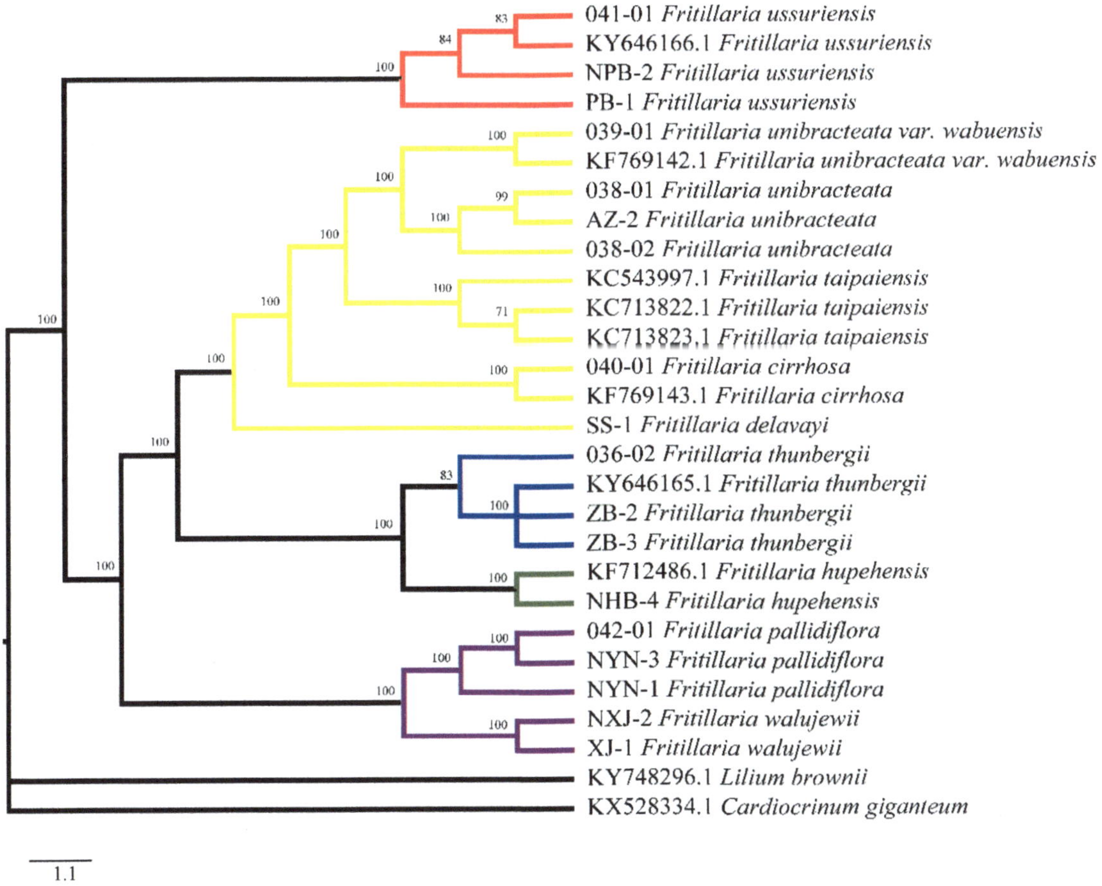

图13-9 基于10种贝母属药用植物叶绿体全基因组序列的MP系统进化树（Wu et al，2021）

三、基于叶绿体基因组的砂仁药材基原物种鉴定及系统进化研究

砂仁药材的基原植物为豆蔻属植物阳春砂（*Amomum villosum*）、绿壳砂（*A. villosum* var. *xanthioides*）和海南砂（*A. longiligulare*），在市场上阳春砂的价格远高于绿壳砂和海南砂。但三者形态极其相似，普通手段不易区分。姚辉研究组采用Illumina高通量测序技术对中国不同产区的阳春砂、绿壳砂和海南砂进行了叶绿体全基因组测序和分析。通过对三个物种8个个体完整的叶绿体基因组序列的比较发现，同一物种不同产地的叶绿体基因组差异较小。基于32个豆蔻属样本采用PCR扩增及Sanger测序法对叶绿体基因组上的5个高变区（*atpH-atpI*、*trnD-trnY*、*accD-psaI*、*ycf4-cemA*和*trnI-ycf2*）的物种鉴定效率进行了比较分析，结果表明，基于序列比对筛选得到的5个高变区均不能作为鉴定豆蔻属物种的有效分子标记。基于叶绿体基因组的系统进化分析（图13-10）结果表明，叶绿体基因组可作为“超级条形码”来准确鉴定阳春砂、绿壳砂和海南砂。该研究不仅成功解决了三种砂仁基原植物的鉴定问题，同时进一步验证了以叶绿体全基因组作为“超级条形码”实现对近缘物种准确鉴定的可行性，为其他同属近缘物种的准确鉴定提供了新的方法。

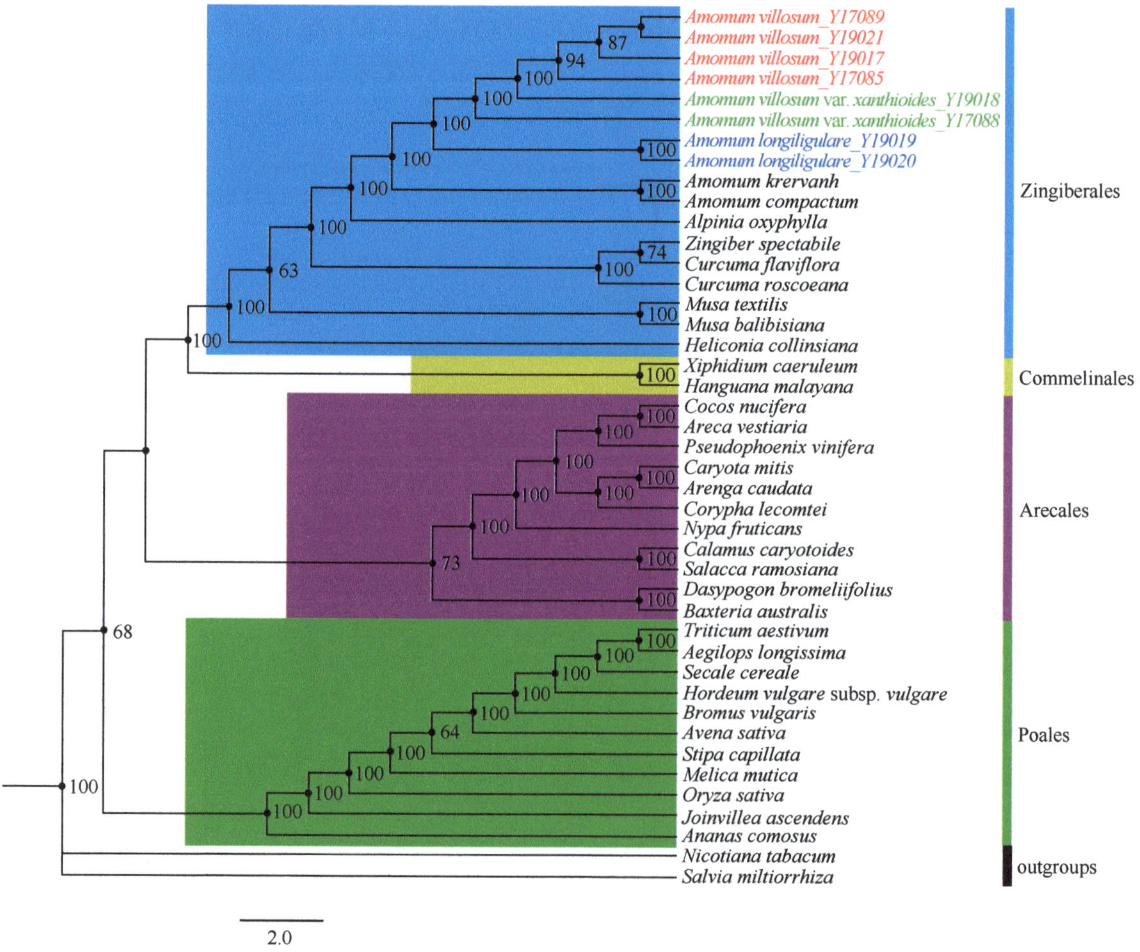

图13-10 基于叶绿体全基因组共有蛋白编码基因序列构建豆蔻属物种ML系统进化树

第三节　其他分子鉴定技术

基于分子杂交信号和PCR扩增指纹分析的技术体系也在中药分子鉴定中发挥了重要作用。由于实验的重复性和稳定性问题，PCR指纹分析技术应用逐渐较少。基于分子杂交的中药鉴定研究主要包括DNA微阵列和RFLP技术。DNA微阵列（DNA芯片）是将不同中药的特异性基因片段作为探针，固定在支持物上制成芯片，通过待测药材的DNA与基因芯片上的基因片段发生互补结合实现该中药的鉴定。DNA芯片技术具有高效、快速、准确的优势，但由于芯片制作、检测仪器设备较昂贵，过程复杂，因此在中药材的鉴别应用方面受限。RFLP依据序列差异并产生特定的限制性核酸内切酶酶切位点，从而导致酶切片段长度的变化或片段数量的增减来进行鉴定。因该方法所需DNA的量较大，对DNA的质量要求较高，限制了其广泛应用。在RFLP技术的基础上通过保留酶切方法、简化杂交技术建立了PCR-RFLP技术。该技术被应用于川贝母等药材鉴别，并被2015年版《中国药典》收录为川贝母药材的分子鉴定方法。

近年来，随着分子生物学技术的不断发展和改进，新技术不断涌现，如在PCR技术基础上发展的环介导等温扩增（loop-mediated isothermal amplification，LAMP）技术、高分辨率熔解曲线（high resolution melting，HRM）技术和重组酶聚合酶扩增（recombinase polymerase amplification，RPA）技术等。LAMP技术是在等温条件下一步完成对目的产物扩增的新技术，其方法原理是针对靶基因的6个区域设计4～6种特异引物，利用一种链置换DNA聚合酶在恒温条件（60～65℃）保温几十分钟，即可完成核酸扩增反应，直接靠扩增副产物焦磷酸镁沉淀的浊度判断是否发生反应。也可通过加入SYBRgreen、HNB或钙黄绿素，经显色反应，结果可裸眼检视，而不需要电泳来检测结果，可减少实验时间。短时间扩增效率可达到1×10^9～1×10^{10}个拷贝，且不需要模板的热变性、长时间温度循环、繁琐的电泳、紫外观察等过程。由于有着高度的特异性，只需根据扩增反应产物的有无即可对靶基因序列的存在与否做出判断，在食品卫生质量检验、流行病学调查、检验检疫和微阵列基因芯片的开发等领域已得到广泛的应用。HRM技术是结合饱和荧光染料、未标记探针和实时荧光定量PCR的一种新的检测基因突变与基因分型的分子诊断技术，是基于PCR片段的熔解分析，根据它们的熔点温度监测嵌入染料，通过片段熔解或变性释放出来的荧光来检测不同的DNA片段，应用HRM技术鉴定药用植物的研究逐渐兴起。RPA技术是一种新型的恒温扩增技术，可以在37～42℃等温条件下实现DNA的快速扩增。侧流免疫层析试纸（lateral flow depstick，LFD）是一种基于胶体金抗体与生物素相结合的快速检测技术。在RPA反应中加入特异性的探针，即可使用LFD对RPA的扩增产物进行检测。因此，RPA-LFD组合技术常被用于核酸的快速检测，具有操作简便、特异性强、灵敏度高、快速等优点。相关研究案例介绍如下。

一、基于PCR-RFLP的白头翁药材及其混伪品鉴定

研究人员基于ITS2条形码和PCR-RFLP进行了白头翁药材及其混伪品的鉴定研究。实验收集了12个白头翁属物种和10个白头翁药材的常见混伪物种，构建了白头翁及其常见混伪品的ITS2条形码数据库，包含ITS2序列105条。比对分析白头翁与11个同属物种的ITS2序列发现，白头翁在ITS2序列上存在2个稳定SNP变异位点。首先基于白头翁属的ITS2条形码设计了鉴定白头翁属的特异引物ITS2/PR1，该引物能够特异扩增出白头翁属约292 bp的序列，可仅通过PCR快速将白头翁属物种与其他物种区分开；其次在该PCR产物序列上找到白头翁特异的限制性核酸内切酶*Bgl* I识别位点，通过酶切发现，只有来自白头翁的PCR产物可以酶切成约168 bp和124 bp的2个小片段，而同属其他物种的PCR产物完全不能被酶切开，从而在白头翁属物种中鉴定白头翁。该技术与ITS2条形码鉴定相比，无须PCR产物的测序，只需再经过一步酶切就可以实现白头翁正品药材

的鉴定，操作更简单省时，成本更低，且鉴定快速准确，更适用于白头翁药材的现场鉴定。应用以上两种鉴定技术对30份市售白头翁药材进行检测，结果表明，有2份药材来自正品白头翁，12份来自白头翁属植物，其他16份为委陵菜、漏芦和桔梗等混伪品（图13-11）。

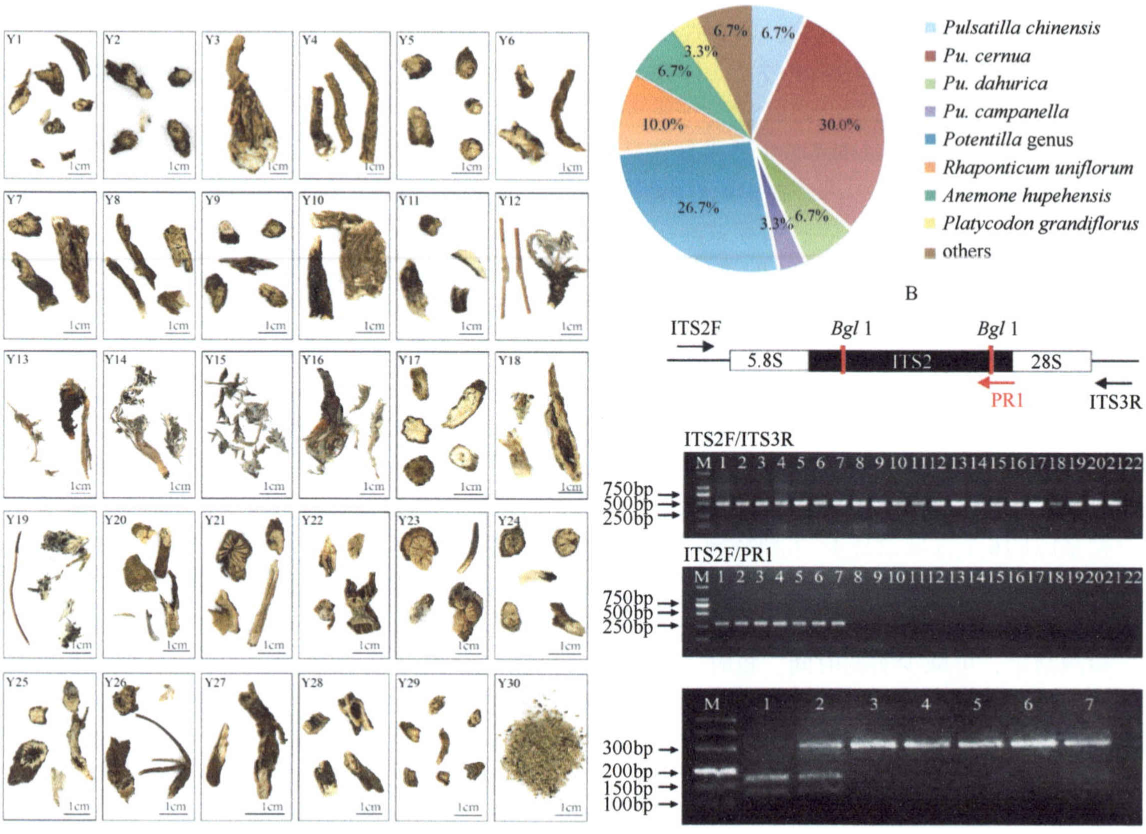

图13-11 PCR-RFLP技术鉴定白头翁药材及其混伪品

A. 白头翁商品药材图；B. 白头翁商品药材ITS2序列鉴定结果；C. 白头翁及其混伪品特异性PCR-RFLP实验

二、基于LAMP技术快速检测名贵中药材西红花及其混伪品

研究人员应用LAMP技术对名贵中药材西红花及其混伪品快速检测进行了研究。收集西红花基原植物及药材，常见混伪品红花、玉米须、莲须、野胡萝卜、姜黄、萱草、金盏花等样本，提取总DNA，PCR扩增ITS2序列，对产物进行测序。针对测序结果进行序列多重比对分析，以西红花基原植物ITS2作为候选序列，设计西红花特有LAMP鉴别引物，进行LAMP扩增。西红花基原植物及药材的LAMP扩增产物颜色为荧光绿色，电泳结果为弥散条带；混伪品样本LAMP扩增产物为橙色，电泳结果无条带；西红花模板最小检测浓度为100 fg。LAMP法针对西红花及其常见混伪品的物种特异性检测结果显示，经LAMP扩增后，西红花基原植物和药材西红花样本呈荧光绿色（图13-12B，管1～4）；混伪品样本检测结果为橙色（图13-12B，管5～11）。实时浊度仪检测结果为管1～4有扩增曲线，管5～11无扩增曲线（图12-15a）。结果表明，基于西红花ITS2序列设计的LAMP扩增特异性引物可快速有效完成对药材西红花及其常见混伪品的鉴别。与传统的

DNA条形码鉴别方法相比，LAMP技术扩增灵敏度高，检测时间短，结果裸眼可见，无须测序及专业人员的生物信息学分析，其等温扩增的特点对仪器的要求也更加宽松。但要防止因扩增效率极高，出现的气溶胶污染，导致出现假阳性结果。

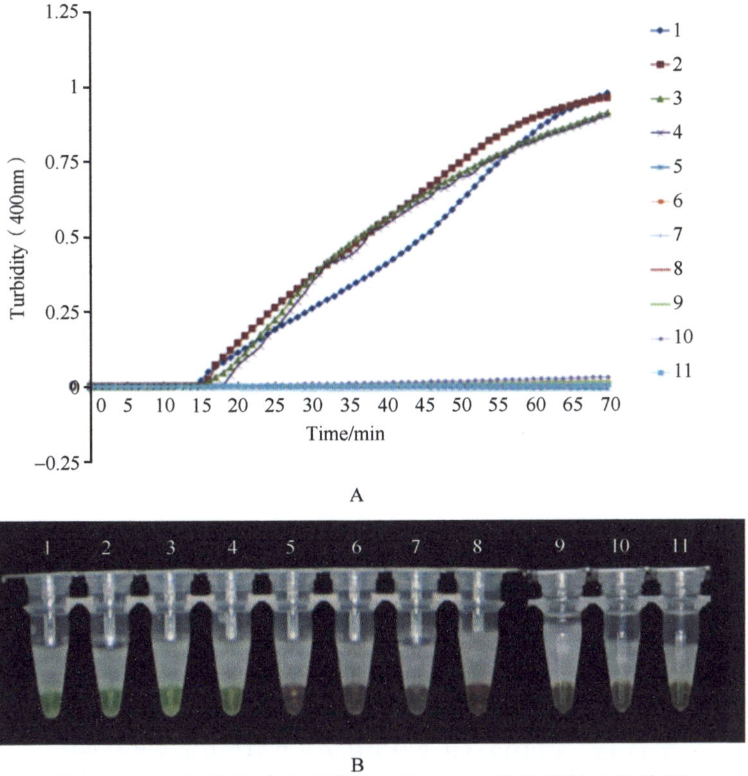

图13-12　西红花及其常见混伪品的LAMP法物种特异性检测

A. 实时浊度仪检测结果（400 nm）；B. 可视化检测颜色比较

1～4. *Crocus sativus*；5. *Calendula officinalis*；6. *C. tinctorius*；7. *C. longa*；8. *Daucus acarota*；9. *N. nucifera*；10. *Zea mays*；11. 阴性对照（ddH_2O）

三、基于HRM技术的有毒种子药材天仙子鉴定研究

熊超等基于HRM技术结合ITS2序列进行了有毒种子药材天仙子鉴定研究。该研究运用HRM技术结合ITS2序列对有毒细小种子药材天仙子（莨菪）及其混伪品南天仙子（水蓑衣）、沙苑子（背扁黄耆）、菟丝子（菟丝子和南方菟丝子）和急性子（凤仙花）进行鉴定，图13-13A显示6个物种产生6种曲线，设定GCP为90%，曲线具有显著性差异。将南方菟丝子曲线设定为基准曲线，产生熔解曲线衍生图（图13-13B），可将各物种间的差异进行放大。图13-13表明ITS2序列能够很好地将天仙子与其混伪品区分开。

为验证其鉴定的准确性与可靠性，将HRM-PCR产物直接进行测序，得到相应的ITS2序列，采用相似性搜索法进行鉴定，将得到的实验序列提交到中药材DNA条形码鉴定数据库，结果显示实验序列均能准确鉴定到各自的物种。HRM技术可以作为DNA条形码鉴定的补充，并提供一个闭管操作、灵敏度高及低成本的检测技术。

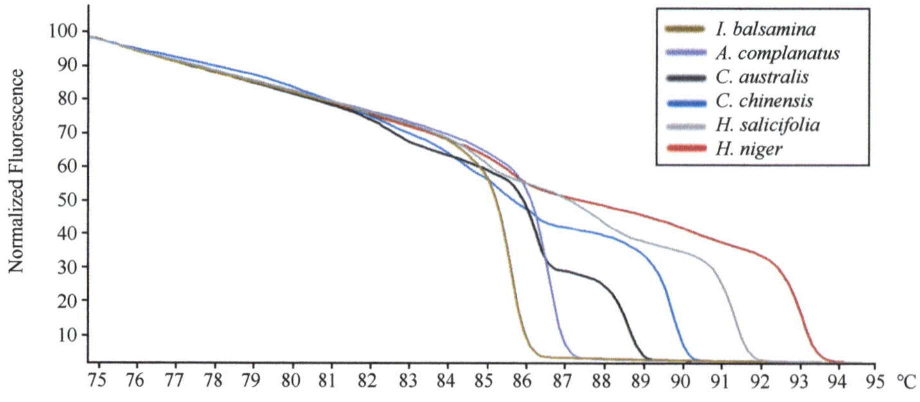

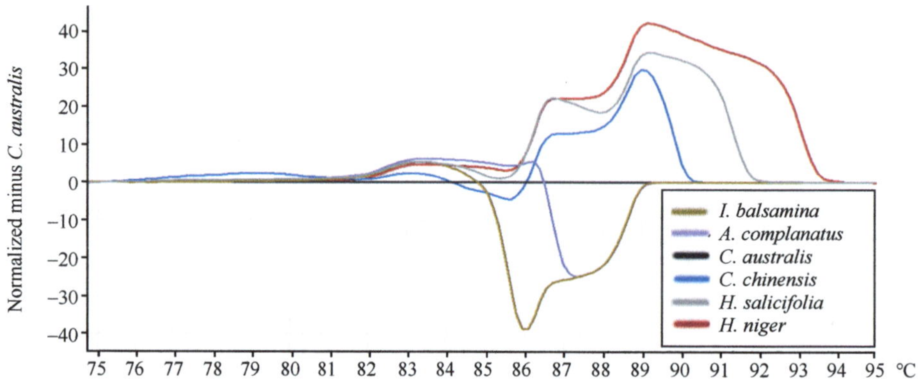

图13-13 采用HRM技术对天仙子及其混伪品的分析结果图

A. 6个物种ITS2序列类型的归一化熔解曲线图；B. 以南方菟丝子为基准曲线的衍生熔解曲线图

四、纤维性滤纸捕获DNA与RPA-LFD组合技术快速鉴定剧毒植物钩吻

钩吻（*Gelsemium elegans*）为马钱科钩吻属常绿木质藤本植物，因该草入口即钩人喉吻而得名，被称为“断肠草”，是近40种剧毒植物中毒性最强的。钩吻是近几年引发误食中毒最严重的物种之一，与另一个同样开黄色花的藤本药用植物金银花（*L. japonica*）形态极为相似。因此，研究钩吻的快速核酸鉴定，对于物种鉴定和及时的中毒解毒应对是非常有意义的。然而，DNA条形码、qPCR等分子鉴定技术包含常规DNA提取和DNA梯度温度扩增的环节，依赖一系列实验室的仪器设备，不能达到真正意义上的现场快速检测。

首先使用基于纤维性滤纸捕获DNA的方法，实现了钩吻的DNA快速提取（30秒左右）；并结合RPA对钩吻的叶绿体基因间区*psbA-trnH*目标片段进行恒温扩增（反应温度约37℃），实现了短时间内（约20 min）对目标DNA片段的快速扩增；同时在反应体系中加入特殊修饰的探针，在扩增产物末端引入生物标志物，以便使用LFD对扩增产物进行快速测定，实现了实验结果的肉眼直接观测。方法学考察发现最佳反应温度为37℃，将RPA反应管握在人体手心即可实现扩增，且最低检测限仅需0.01 ng基因组DNA或20.5个拷贝（图13-14）。使用该方法对钩吻进行快速物种鉴定，可真正达到免仪器操作；只需半个小时左右就能完成，整个实验过程快速高效，并且专属性强，重复性好，适合在野外环境、市场环境进行快速现场检测，具有快速、高效和特异性强等特点。该研究为其他生物类核酸快速检测及试剂盒设计提供了参考，为中药材的现场核酸真伪鉴别提供方案。

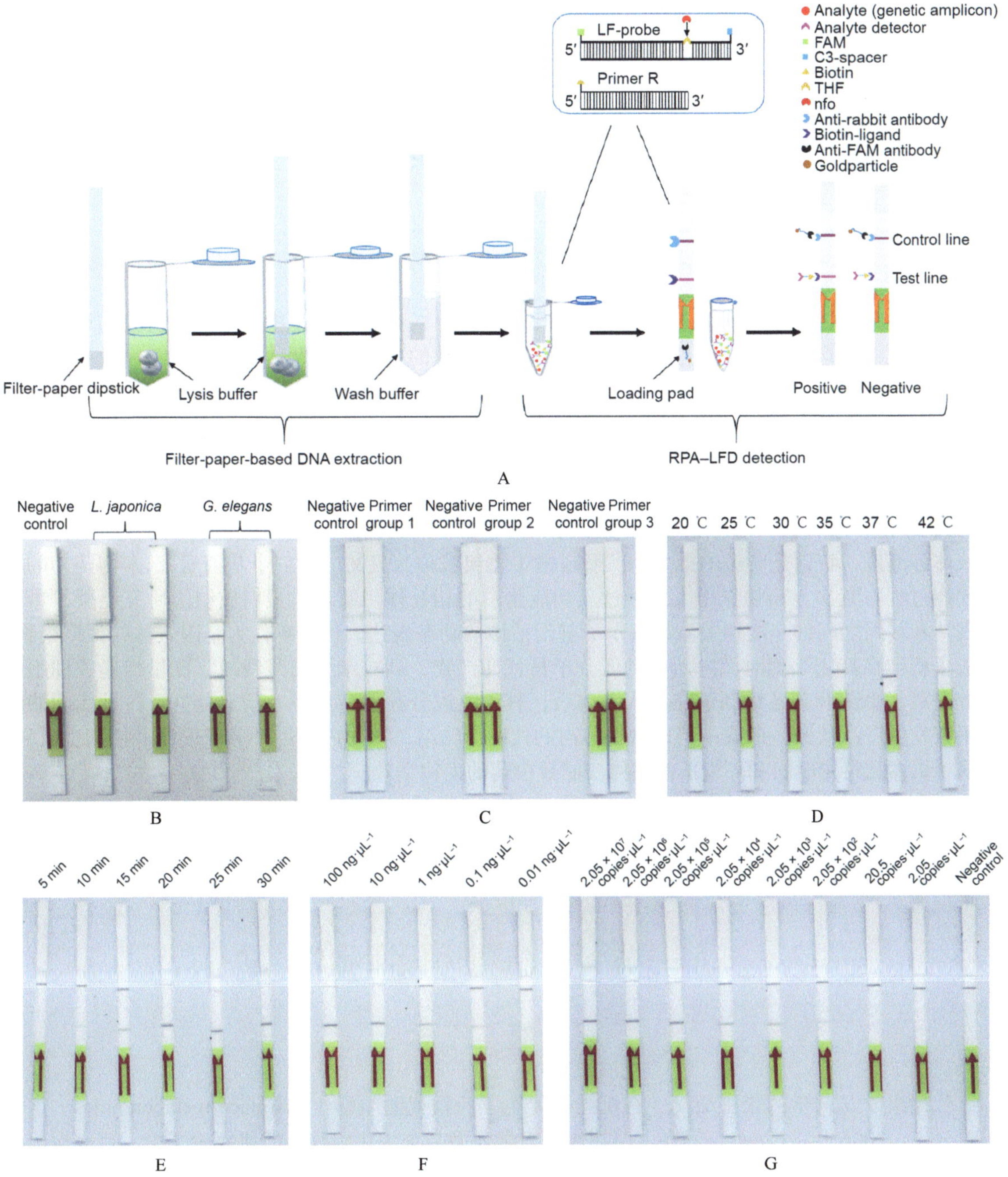

图 13-14　RPA-LFD鉴定钩吻的实验流程及方法学考察结果（Zheng et al，2020）

思考题

1. 中药分子鉴定技术发展经历了哪几个阶段？各阶段代表性的技术是什么？
2. 什么是DNA条形码技术？作为DNA条形码序列需具备哪些条件？
3. DNA条形码鉴定技术有哪些优势？
4. 什么是超级条形码？其有何优势？
5. 作为DNA条形码技术的补充，还有哪些分子鉴定技术？其原理分别是什么？

第十四章　中药药物体内过程组学研究

中药的药物体内过程研究是阐明中药作用机制的重要途径，也是中药现代化研究的难点。中药作用于人体时产生多维非线性的复杂效应，发挥药效的化学成分及体内过程也不完全清楚。因此，研究中药体内过程有助于阐明中药在体内的代谢途径、存在形式、影响因素、作用机制以及药效物质基础等。中药通过与人体直接或间接的相互作用，引起基因表达、蛋白质功能及代谢内稳态等整体功能的多层面结构与状态的改变来发挥药效作用。以人体自身基因表达、调控及修饰为研究方向，进行中药多组分、多环节、多靶点的体内研究，是解析中药体内过程和分子作用机制的首要环节。同时，人作为“超级生物体”，1%的基因遗传自父母，其余99%的基因来自分布于人体各部位，特别是肠道的微生物。肠道微生物组被称为人的“第二个基因组”，参与药物的体内代谢过程。其次，药物作用大多通过与功能蛋白的相互作用实现，蛋白质组学研究克服了蛋白质表达和基因之间的非线性关系，揭示了基因活性的动态表达。代谢物作为基因表达的最终产物，涵盖了机体在特定生理时期内所有的低分子量代谢产物，调控细胞信号释放、能量传递、细胞通信等过程。中药及其各种制剂在进入人体后，其化学成分在体液环境、肠道菌群及各种代谢酶的作用下发生广泛代谢，形成中药成分在体内的代谢产物组，并对内源性小分子代谢产物产生影响，反映了机体在特定时间和环境下的整体功能及中药的生物学效应。

近年来，代谢组学、宏基因组学、基因组学、蛋白质组学及转录组学等已被广泛应用于中药研究。本章以研究案例为线索，探讨中药体内过程组学研究，包括药物代谢组学、肠道宏基因组学、药物基因组学和药物蛋白质组学等研究内容。

第一节　中药药物代谢组学

一、概　　念

代谢组学与药学的紧密交叉、有机结合促生了药物代谢组学（pharmaco-metabonomics）这一重要分支。2006 年，Clayton 等在《药物代谢组学表型与个体化治疗》的研究论文中，首次提出了“pharmaco-metabonomics”的概念。Clayton 等将药物代谢组学定义为“基于数学模型，通过对给药前代谢物特征的测定，来预测药物/外源性物质给药后在体内的作用（如安全性和有效性）”。药物代谢组学由此与其他组学紧密联系，共同完善个体化医疗中的基因-蛋白-代谢终产物这一生物信息传递链。它通过比较分析给药前后个体的代谢表型（metabolic phenotype）和反应表型（drug-reaction phenotype）来进行药物疗效、毒性及药动学特征评价、预测，为临床个体化用药和精准治疗提供新的思路与策略。广义的药物代谢组学还应包括药物作用于生物体后，引起生物体代谢组的改变。

代谢组学表征生物体整体功能状态的特点，与中药的“多组分、多靶点、整体调节、协同作用”的特点相吻合，因此是研究中药现代化关键科学问题的重要手段。近年来，药物代谢组学研究思路与方法在中药药效作用、临床疗效、质量控制、药效物质基础和体内代谢等研究领域得到了广泛应用。中药（尤其是复方）及其各种制剂进入生命体后，其所含的化学成分经人体，包括肠道菌群代谢，形成中药成分在生物体内的代谢产物组。中药的药物代谢组学主要涵盖血液、组织、尿液及粪便等样本的代谢组学研究，研究内容主要包括入血成分代谢物、不同组织中药物代谢物、肝脏参与的药物代谢、肾及胃肠道参与的排泄过程分析。中药的原形成分或代谢产物，或与机体作用形成的新成分，构成中药体内代谢过程的代谢物组，通过多靶点、多系统，协调干预人体内源性代谢物，从而表征中药的整体生物学效应。

二、原理与方法

中药的药物代谢组学研究从方法学层面而言，同样基于代谢组学研究的基本流程。一般包括生物样品的采集和预处理、数据采集、数据预处理和多元统计分析、标志物识别和代谢途径分析等步骤。先进的分析检测技术（核磁共振和质谱等）结合模式识别（主成分分析和偏最小二乘法-判别分析等多元模式识别方法）和专家系统等计算分析方法是代谢组学研究的基本思路。基于代谢组学方法，一方面追踪体内中药自身代谢物组的组成和变化，另一方面研究中药对生物体代谢组的扰动作用，可以阐明中药的药效物质基础及可能的作用机制。此外，出于对中药安全性的考虑，通过研究不同时间点的体液成分，在毒性的“终点”位置分析代谢谱的改变，通过模式识别和成分鉴定，推断毒性作用过程、机制以及生物标志物，这样可动态无伤害地检测到机体生物体液代谢图谱的变化，动态评价药物的毒性效应。

三、研 究 案 例

1. 寒性中药的药效物质基础研究

中药药效物质基础是中药研究的核心内容之一，但中药所含确切成分不清、作用途径不明和靶点不定等因素给中药现代化研究带来了巨大的困难。虽然可以提取和筛选中药中明确有临床疗效的药效物质成分，研究其药动学，结合分子药理学与细胞分子生物学等学科对中药效应成分、药效物质和相关机制进行深入的认识，但中药疗效特点是整体调控，其整体性作用机制很难在单一机制的药理模型和分子水平上加以诠释。这就需要我们建立适用于中药多组分、多靶点整体综合效应的药效评价体系和研究方法。其中，全面快速解析中药物质组在生物体内的代谢变化、并将代谢物与相应的原药成分进行关联，是中药的药物代谢组学研究亟待解决的问题之一。Gong等（2012）建立了中药多组分的化学物质组与代谢物组相互关联策略，该策略可以将体内药源性成分的代谢物与其相应的原药成分进行关联，从而预测原药成分和代谢物之间的代谢关系。

在单味中药方面，徐国良等（2009）利用HPLC-MS/MS的代谢组学分析方法研究黄连给药大鼠尿液的代谢物变化，发现了169个生物标志物，其中可能的化合物为草酰乙酸、苹果酸、2-酮戊二酸、去甲肾上腺素、花生四烯酸、5-羟吲哚乙酸等物质。王丽等（2009）采用NMR代谢组学法研究大蒜辣素对大鼠的作用机制，发现给药后尿样中三羧酸循环中间产物柠檬酸、α-酮戊二酸、琥珀酸含量呈现出先升高后逐渐恢复的趋势，酮体水平也有所上升，而葡萄糖、乳酸、丙氨酸、马尿酸、氮氧三甲胺和牛磺酸水平略有降低，这有助于认识大蒜的作用机制。黄建华等探讨了淫羊藿总黄酮延缓衰老的机制，共获得1885个代谢物谱峰，鉴定出17个代谢物随增龄变化显著。

在中药复方和制剂方面，黄玉荣等（2005）应用代谢组学方法研究由钩藤等多味中药组成的儿童多动合剂的生物化学机制和作用靶点，采用LC-MS/MS法测定给药动物血清中多种内源性神经递质（乙酰胆碱、多巴胺和5-羟色胺等）的动态变化。从代谢物组成分和量的经时变化发现有疗效的生物标志物，认为药物的整体作用所产生的生物化学物质-神经递质是其药效的物质基础，证明该多动合剂的作用机制可能与多巴胺受体变化有关，示范性地进行了中药方剂作用靶点问题的探索。周明眉等发现经致癌剂处理肠道形成结肠癌癌前病变的大鼠，其尿中代谢物的组成与对照组有显著性差异。用治疗胃肠道疾病的左金丸灌服大鼠，可使癌前病变大鼠的异常代谢恢复正常，并鉴定出可能受中药调控的关键代谢途径；采用代谢组学研究发现，对处于冷应激的大鼠给予人参提取物后，大鼠体内包括儿茶酚胺类、糖皮质激素、三羧酸循环和肠道菌群代谢物等的多种不正常代谢得以恢复。

用药物代谢组学的方法来对比分析服用中药前后机体内内源性物质存在的不同，以及进行体内外药物成分谱的比较，以此证实中药作用的物质基础和治疗机制，这已成为未来利用系统生物学研究中药的重要手段。

2. 人参丹参对心肌保护的作用机制研究

中药代谢组学已形成了一套比较完整的研究思路，主要分为以下几个步骤：首先，根据实验需要选择合适的动物模型；其次，将中药制剂或其提取物给予模型动物组及空白对照组；再次，对血浆、尿液等体液中的小分子内源性代谢物进行分析；最后，对结果进行多元统计分析（PCA，PLS-DA及OPLS-DA），寻找到由于药物作用而发生改变的代谢物，并由此提示相应的代谢通路及药物作用机制。

中药复方双龙汤的研究采用代谢组学的手段对各组大鼠尿液中代谢物的变化进行PCA和PLS-DA检测，结果提示，双龙汤可能通过调节三羧酸循环及磷酸戊糖途径的代谢而发挥心肌保护作用，并且代谢组学分析结果与血浆生化指标以及心脏免疫组化结果相吻合，说明双龙汤中人参和丹参在心肌保护方面具有协同作用。近年来，药物代谢组学在中药作用机制阐述方面的相关研究总结列表14-1如下。

表14-1 药物代谢组学在中药作用机制方面的研究

中药材及方剂名称	适应证	实验对象	数据统计方法
香附四物汤	月经失调、痛经	痛经模型大鼠	PLS-DA、*t*检验
人参，热证方剂	热证	大鼠	PCA
黄连	糖尿病	糖尿病模型大鼠	PCA
血府逐瘀汤	高血脂	高脂模型大鼠	PCA
骨碎补	骨质疏松	骨质疏松模型大鼠	PCA，PLS-DA
双龙方	心肌缺血	心肌缺血模型大鼠	PCA，PLS-DA
麝香保心片	心肌缺血	心肌缺血模型大鼠	
四逆汤	心肌缺血	心肌缺血模型大鼠	PCA，PLS，Elastic Net
心迪软胶囊	急性血栓	急性血栓患者	PCA，PLS-DA
黄连解毒汤	关节炎	关节炎模型大鼠	PLS-DA
复方金景口服液	缺氧、焦虑	大鼠	PCA，PLS-DA，OPLS-DA
冬虫夏草	慢性肾病	大鼠	PCA，OPLS-DA
甘草	代谢调控	大鼠	PLS-DA
平肝方	自发性高血压	大鼠	PCA

3. 中药安全性评价研究

20世纪90年代初，出现了服用含广防己的减肥药导致肾功能衰竭的报道，随后出现了服用含马兜铃酸的中草药引起肾脏疾病的报道，使得人们日益关注中药的安全性问题。关木通的毒性引起关注之后，很多研究人员对其进行了深入研究。樊夏雷等（2007）进行了基于GC-TOF/MS分析的关木通肾毒性的代谢组学研究，初步获得关木通导致肾脏损害的“代谢产物谱”，根据不同的代谢表型能够区分出关木通的毒性作用。赵剑宇等（2007）用NMR技术研究关木通的肾毒性作用，发现染毒后大鼠尿样中氧化三甲胺、牛磺酸含量迅速下降，乙酸、丙氨酸含量则显著上升；大鼠尿液的代谢物谱与关木通毒性作用强度密切相关。

Li等（2011）研究乌头根的毒性机制，发现代谢初期牛磺酸、氧化三甲胺含量下降，2-酮戊二酸、糖皮质激素和马尿酸含量上升，代谢后期牛磺酸含量显著上升甚至高于对照组。

雄黄是常用的矿物药，利用NMR技术结合PLS-DA研究发现，雄黄对机体能量代谢、氨基酸代谢等会产生扰动作用，对肝、肾都有一定毒性。

拓展阅读

1. 黄连对黄芩肠道吸收代谢的抑制作用

黄芩（SR）和黄连（CR）草药由于其相互作用和协同效应而广泛用于治疗糖尿病的中药处方中。研究报道，在用生理盐水（NS组）或CR提取物（CR组）连续治疗大鼠七天后，从大鼠粪便中提取肠道菌群，与SR提取物共同孵育，以研究SR类黄酮的代谢，并在体外制备非外翻肠囊，以评估SR提取物的肠道吸收。通过HPLC-MS/MS方法鉴定并测定SR提取物的成分、与肠道菌群共同培养的SR提取物代谢物以及从非外翻肠囊中获得的透析液。计算每种化合物的吸收速率常数（Ka）和表观渗透率（Papp），并通过使用Student *t*检验比较两组之间的Ka和Papp，评估CR对SR中黄酮类化合物代谢和吸收的影响。从黄芩提取物中检测出29种黄酮类化合物，其中包括16种糖苷类化合物和13种苷元类化合物。在与肠道菌群共孵育时，NS组与CR处理组之间未观察到代谢物类别的差异；然而，CR处理组17种黄酮类化合物的代谢率显著高于NS组。两组有11个化合物（4个糖苷和7个苷元）的Papp值均大于2×10^{-5} cm/s，而CR处理组有7个化合物的Papp值显著降低，其中包括汉黄芩苷（WG）和其他苷元。综上所述，CR降低了SR类黄酮的代谢和吸收，且对苷元的抑制作用远大于对糖苷的抑制作用，这可能是SR与CR合用治疗糖尿病的潜在机制之一。

2. 黄芪六一汤对糖尿病肾病的治疗作用及其6种活性成分在正常和糖尿病肾病小鼠模型中的组织分布差异

黄芪六一汤由黄芪和炙甘草组成，主要功效为补气，生津。研究表明，黄芪六一汤提取物（HQD）对糖尿病肾病（DN）有治疗作用，HQD的6种主要活性成分在正常和DN小鼠模型中的组织分布具有差异。给DN小鼠施用HQD 12周，以研究其治疗DN的功效。采用液相色谱-串联质谱（HPLC-MS/MS）分析了HQD的6种活性成分在正常和糖尿病肾病小鼠体内的组织分布，包括黄芪甲苷、毛蕊异黄酮-7-O-β-D-葡萄糖苷、毛蕊异黄酮葡萄糖醛酸苷、芒柄花苷、芒柄花素和甘草酸。用HQD治疗的DN小鼠显示出显著降低的空腹血糖（FBG）、24小时尿蛋白、血尿素氮（BUN）、血清肌酐（Scr）和三酰甘油水平（TG）（p %3C0.05）。此外，HQD与黄芪六一汤在药效学上无显著差异。接受治疗的小鼠的I型胶原、平滑肌肌动蛋白和波形蛋白的表达也减少了，肾中E-钙黏蛋白表达上调。与正常小鼠相比，六种成分在糖尿病肾病小鼠肝脏、心脏、脾脏、肺脏、肾脏、胃、小肠、大脑和肌肉中的分布有所不同。综上表明，HQD可用于治疗糖尿病肾病和改善肾功能，糖尿病肾病的病理状态可能影响HQD活性成分在小鼠体内的组织分布。

3. 代谢组学解析血府逐瘀汤抗大鼠创伤性脑损伤的潜在靶点

血府逐瘀汤由桃仁、红花、生地、当归、赤芍、川芎、柴胡、枳壳、牛膝、桔梗、甘草等药物组成，血府逐瘀汤在治疗创伤性脑损伤（TBI）中具有多种功能。然而，由于对靶点的探索不彻底和对机制的研究不充分，其临床应用受到限制。相关报道研究血府逐瘀汤（XFZYD）在TBI急性和慢性阶段的代谢变化。将Sprague-Dawley大鼠随机分为假手术组、控制性皮质撞击（CCI）组和XFZYD组。行为和组织病理学测试用于评估神经保护作用，进行凝血试验以评估安全性。此外，通过高效液相色谱-串联质谱（HPLC-MS/MS）分析了CCI后不同时间间隔的海马样品的代谢组学特征，通过多元数据分析筛选差异代谢物。为了进一步揭示候选代谢物和生物相互作用网络之间的联系，使用MetaboAnalyst 4.0、STITCH 5.0和TCMSP进行了生物信息学分析，通过ELISA和Western blotting实验验证了可能的机制。XFZYD在大鼠模型中改善了CCI后的神经缺陷，而不损害血液凝固，分别在第3和第21天样品中过滤出17种和14种代谢物（图14-1）。在这些时间点上，共有11种潜在代谢物涉及两条重要的途径（精氨酸和脯氨酸代谢，苯丙氨酸、酪氨酸和色氨酸生物合成）。在TBI的急性期，γ-氨基丁酸（GABA）和相关途径受到XFZYD的特异性影响，而在慢性期，氨基酸的生物合成是受影响的主要途径。此研究为XFZYD在治疗TBI整个阶段中的疗效机制提供了见解。

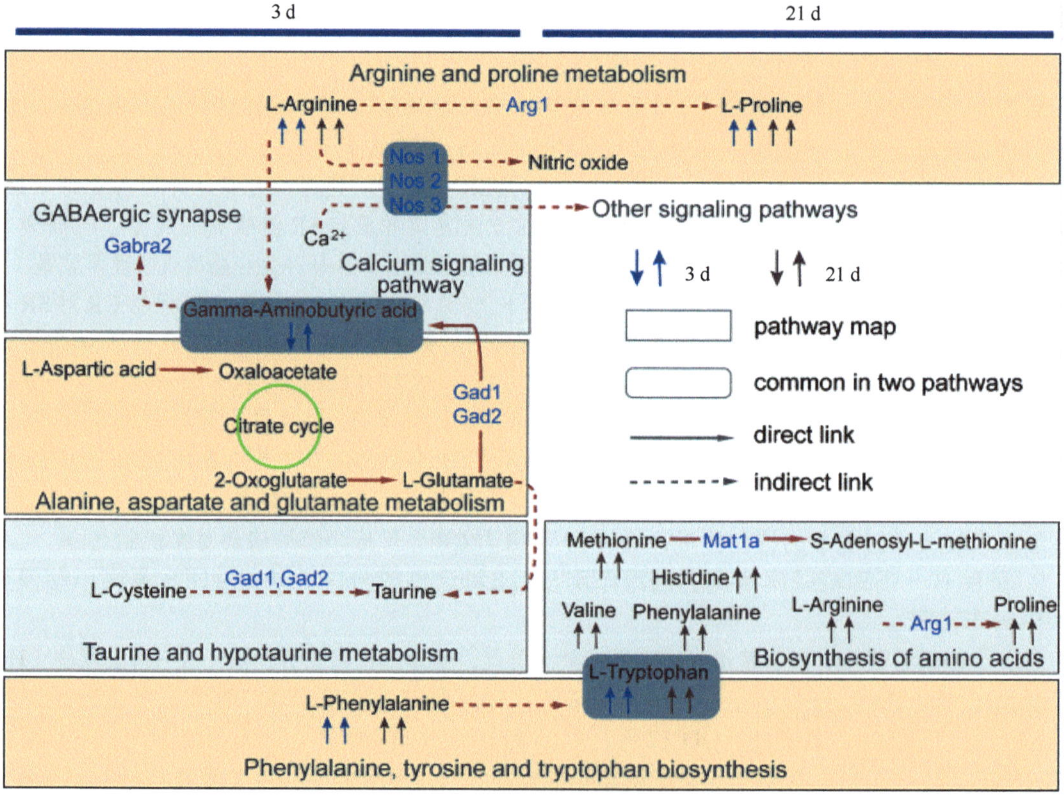

图14-1 血府逐瘀汤在第3天和第21天调节代谢途径的网络图（Li et al，Front Pharmacol，2020）

4. 四妙勇安汤对高脂血症大鼠治疗作用的血浆代谢组学研究

四妙勇安汤（SMYAD）是中国古代用于治疗血栓闭塞性脉管炎的著名传统中药配方，由金银花、玄参、当归、甘草四味中药组成。近年来，SMYAD已被广泛用于治疗心血管和内分泌疾病。相关研究采用基于高效液相色谱-串联质谱法的血清代谢组学方法，评价SMYAD对高脂饮食诱导的高脂血症的治疗作用，并探讨其治疗高脂血症的机制。结果表明SMYAD具有显著的降血脂、抗氧化和抗炎作用。基于血清代谢组学分析的结果，高脂血症大鼠显示出与对照组大鼠完全不同的结果；SMYAD治疗组大鼠的代谢物谱显示出与正常对照组相当的剂量依赖性趋势。此外，还鉴定和确认了与丙酮酸代谢、牛磺酸和次牛磺酸代谢、三羧酸循环、胆汁酸代谢和葡萄糖代谢相关的12个生物标志物，说明SMYAD的治疗作用与其抗氧化、抗炎活性以及调节高脂状态下丙酮酸、牛磺酸和次牛磺酸代谢途径有关（图14-2）。

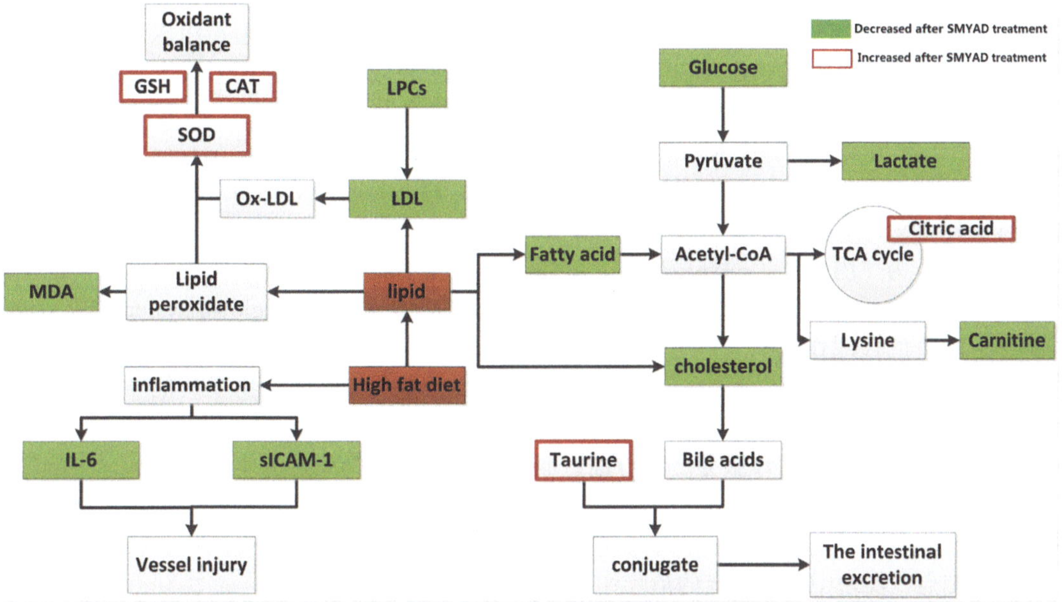

图14-2　四妙勇安汤的代谢物和相关途径

5. 基于细胞色谱法筛选补阳还五汤促进轴突再生的活性成分

补阳还五汤（BHD）是补虚药，由黄芪、当归、赤芍、蚯蚓、川芎、红花、桃仁组成，是传统中医（TCM）中用于治疗缺血性中风的常用配方，具有促进轴突再生的潜在作用。相关研究使用活PC12细胞结合高效液相色谱-串联质谱（HPLC-MS/MS）筛选和鉴定来自BHD的生物活性化合物，成功地鉴定了BHD的六种生物活性成分。这些成分对PC12细胞的氧糖剥夺/再灌注（OGD/R）损伤具有保护作用。此外，毛蕊异黄酮-7-d-葡萄糖苷（CG）和芒柄花素-7-*O*-β-*D*-葡萄糖苷（FG）可以上调生长相关蛋白43（GAP-43）和脑源性神经营养因子（BDNF）的蛋白表达。研究表明，活细胞结合高效液相色谱-串联质谱法可用于中药活性成分的筛选，已成为未来鉴定中药有效成分的重要手段。

第二节　中药肠道宏基因组学

一、概　　念

人类基因组遗传多态性无法单独解释相同剂量的同种药物在遗传背景一致的实验动物中不同的药代动力学和毒理学反应。除遗传外，年龄、疾病、营养状况、生活习惯、肠道菌群均可能影响药物体内过程和药效。肠道菌群被视为药物肝脏代谢的补充或拮抗。约60%的药物反应与肠道菌群相关：肠道菌群与宿主肝脏和免疫系统相互作用，通过直接生物转化或间接调节宿主药物吸收与代谢酶活性，最终影响药物疗效与毒性（图14-3）。正常成年人肠道内含有$1\times10^{13}\sim10^{14}$个细菌，约1000种不同种类，编码基因数为人体基因的100倍以上。肠道菌群基因组总和，即肠道宏基因组（gut microbiome）提供了宿主自身不具备的酶和生化代谢途径，参与外源异生物质的体内代谢，使肠道成为药物转化独特而重要的场所。然而，传统培养方法进行分离培养的环境微生物不到1%，这极大地限制了对微生物世界的认识，也难以全面开发和利用微生物的多样性资源。在此背景下，宏基因组学（metagenomics）应运而生，通过直接从环境样品中提取全部微生物的DNA，构建宏基因组文库，利用基因组学策略研究环境全部微生物的遗传组成及群落功能。宏基因组学是在微生物基因组学的基础上发展起来的一种研究微生物多样性、开发新的生理活性物质（或获得新基因）的新理念和新方法。动物胃肠道中存在着大量微生物，肠道宏基因组学（gut metagenomics）利用宏基因组技术，依靠大规模高通量测序技术，结合生物信息学方法，发现过去无法得到的未知微生物新基因或新的活性物质，这对了解胃肠道微生物多样性、进化历程和代谢特点具有重要意义。

肠道菌群作为“内化”了的环境因素，提供人体本身不具备的酶和生化代谢途径，催化包括中药在内的异生物质体内代谢反应。Nicholson等提出“系统生物学”（global systems biology）概念，将肠道菌群的代谢作用纳入宿主整体代谢系统，视宿主、肠道菌群和其他环境因素为一个整体，通过基因组学、转录组学、蛋白质组学和代谢组学等方法来阐明药物或其他异源性物质的体内过程，挖掘反映宿主遗传、代谢和环境因素变化的生物标志物谱系（bioinformatics profile），对患者进行分类并提供个性医疗服务。一方面，肠道菌群可以作为天然的生物转化器，影响中药疗效的发挥与毒性的改变；另一方面，肠道菌群紊乱与多种疾病的发生发展密切相关，如肥胖、糖尿病等慢性代谢性疾病、消化系统疾病、自身免疫性疾病以及一些感染性疾病，肠道菌群可作为中药的作用靶点，实现中药多靶点的治疗作用（图14-3）。

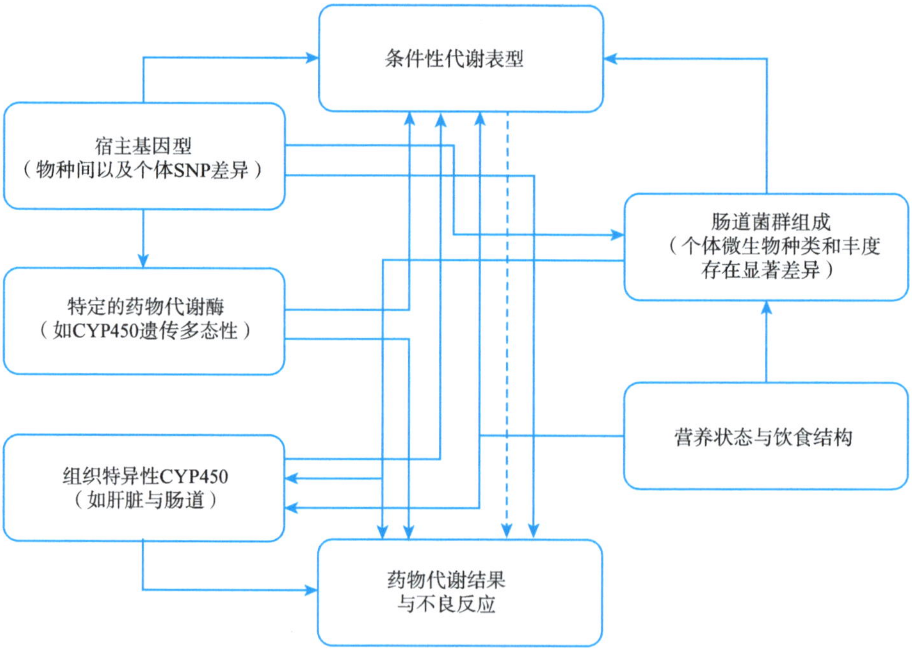

图14-3 宿主与肠道菌群的相互作用影响药物体内代谢与毒性（Nicholson et al，Nat Biotech，2004）

二、原理与方法

Handelsman等首次提出宏基因组的概念，其研究的基本流程包括总DNA提取，将DNA克隆到载体上，再将载体转化到宿主细胞内建立宏基因组文库，通过对保存文库的筛选，得到生物活性物质或微生物遗传信息。宏基因组学研究摆脱了对单个微生物培养和分离的步骤，直接对环境中所有的微生物进行研究，进而可以全面地对所有微生物进行分析。随着宏基因组学研究技术的发展和研究者兴趣的不断增加，研究手段和研究对象的重点也不断发生着变化，大致可以分为三个阶段：①针对16S rRNA为主要研究对象的核糖体RNA研究；②以环境中所有遗传物质为研究对象；③以环境中所有转录本为主要研究对象的宏转录组研究。

除常规的分子生态学技术，包括细菌16S rRNA基因克隆文库技术、PCR-DGGE/TGGE和T-RFLP等DNA指纹图谱技术外，近年来迅猛发展的454，Illumina等第二代高通量测序技术（high-throughput sequencing）使得对人基因组和肠道宏基因组的高通量、大规模深度测序成为可能，极大促进了药物基因组学和肠道宏基因组学的发展。第二代高通量测序规避了Sanger测序繁琐的克隆过程，具有成本低、通量高、速度快等优势，是目前应用最广泛的测序技术。结合多变量统计方法，如主成分分析（principal component analysis，PCA）、偏最小二乘判别分析（partial least squares discriminant analysis，PLS-DA）等，运用全微生物组关联分析（microbiome-wide association study，MiWAS）策略，对肠道菌群结构的变化与中药体内代谢/生理病理指征的变化进行全局性相关分析。

除了大量的关联分析与初步的临床应用，过去十年，一些动物实验甚至为肠道菌群促进肥胖和胰岛素抵抗提供了相关证据。然而，在人身上的研究缺乏因果关系的证明，菌群与代谢疾病之间的关系仍充满争议。从方法学角度来看，接下来的肠道宏基因组学研究将探究肠道菌群与疾病的因果关系，研究策略为：①高通量测序方法分析肠道菌群与宿主生理和疾病的相关性，辅以其他方法来明确机制；②Surana等采用菌群-表型三角剖分的新方法鉴定因果性微生物；③交叉菌群培养、生物信息学等方法鉴定导致特定表型的功能性微生物，分析控制关键过程的代谢产物；④很多表型可能涉及多种菌的共同作用，目前尚无充分有效的培养方法和筛选微生物组合的能力；⑤进行功能缺失性实验，选择性清除微生物或抑制其产物，有助于鉴定引起特定表型的微生物。

三、研究案例

1. 膳食纤维选择性富集的肠道细菌缓解2型糖尿病研究

膳食纤维难以被人体消化和吸收，不直接为人体提供能量，在很长一段时间里都被认为是“无营养物质”而被忽视。但膳食纤维却可以被部分有益菌利用，促进其生长并释放短链脂肪酸，后者的产生不足与2型糖尿病的发展密切相关。通过改善饮食结构，可以有效地富集短链脂肪酸（short-chainfatty acids，SCFAs）产生菌，改善2型糖尿病症状。

Zhao等采用3种高膳食纤维配方：①包括药食同源的苦荞、薏仁、燕麦、白豆、黄玉米、红豆、山药、花生和莲子等的成品粥；②苦瓜提取物与低聚果糖、低聚异麦芽糖的混合物；③葛根粉、菊粉和抗性糊精的混合物。将2型糖尿病患者分为两组：按2013年版中国糖尿病学会患者教育和膳食指南接受常规治疗的对照组（U组）和接受高膳食纤维饮食干预的实验组（W组）。控制两组摄入的膳食总热量和宏量营养素基本一致，W组采用上述3种不同膳食纤维组合进行干预，两组都使用α淀粉酶抑制剂阿卡波糖进行治疗。结果发现，两组患者的糖化血红蛋白比例，在起初都会出现明显下降，但从28天以后，W组的下降水平会更加显著。糖化血红蛋白达标的患者比例，W组也明显高于U组（89% *vs* 50%）。

随后，Zhao等将同一患者干预前后的菌群移植给无菌小鼠。接受了患者干预后菌群的小鼠，血糖情况明显优于移植了患者干预前菌群的小鼠。在起初的28天，肠道菌群基因的丰富度明显下降，此后W组的基因丰富度明显高于U组；在干预第84天，两组的肠道菌群结构存在明显差异。在基因水平上的进一步分析表明，干预后，参与淀粉和菊粉分解的基因在两组受试者肠道中均显著增加，而参与利用果胶质和黏液素的基因则均显著减少。通过分析菌群中代谢短链脂肪酸的基因通路和患者粪便中短链脂肪酸的含量，研究人员发现乙酸（及乙酸合成通路）在两组中均有所增加，而丁酸（及丁酸合成通路）只在W组中显著增加。相应的，干预后W组的胰高血糖素样肽-1（glucagon-like peptide-1，GLP-1）和肽YY（peptide YY，PYY）水平及餐后的胰岛素分泌水平也显著高于U组。。

高膳食纤维饮食后富集的15个菌株均可产生乙酸，其中5个还能产生丁酸（图14-4）。W组中有7个被富集的菌株与至少一个临床指标显著相关。选取假链状双歧杆菌（*Bifidobacterium pseudocatenulatum*）C95株接种至高脂饮食小鼠体内，显著改善了小鼠的体重、体脂、血糖等指标。根据被富集短链脂肪酸产生菌的丰度和多样性，计算活跃短链脂肪酸产生菌指数（ASP指数），结果表明ASP指数在干预过程中，W组始终高于U组。上述结果共同提示，短链脂肪酸驱动了胃肠道激素及胰岛素对血糖的调节。

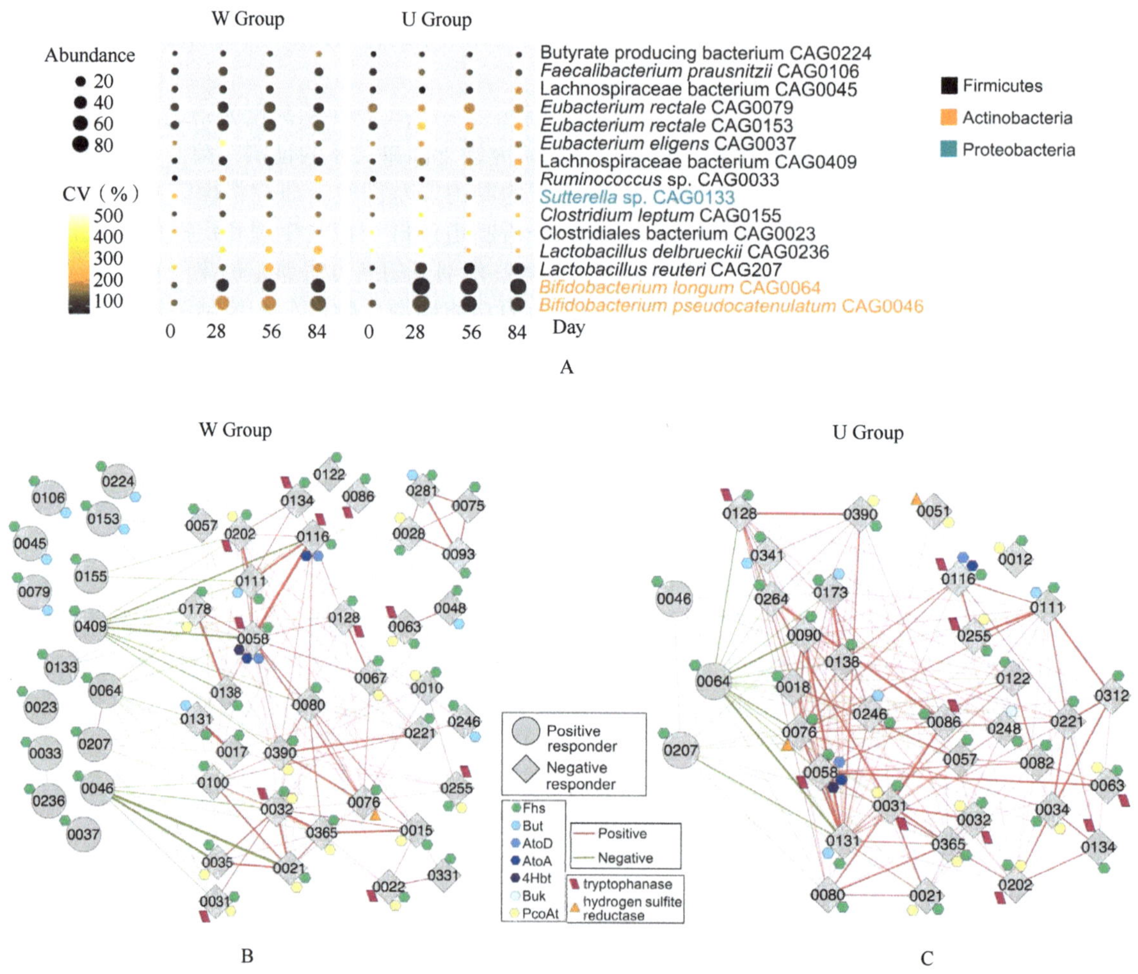

图14-4 膳食纤维干预选择性促进SCFA产生菌的生长（Zhao et al，Science，2018）

肠道菌群快速响应高膳食纤维导致的代谢产物变化促使宿主代谢在随后发生变化。这样的时序差异不仅仅意味着膳食纤维改变的肠道菌群是宿主代谢改善的主要原因，而且提供了以肠道菌群为早期靶点预测饮食干预效果的可能。这项研究为通过中药来源膳食纤维改善肠道菌群结构来改善2型糖尿病提供了有力证据，也为其他疾病的肠道菌群靶向干预治疗研究提供了重要参考。

2. 肠道菌群介导人参多糖增强皂苷体内吸收机制研究

人参皂苷具有提高免疫力、抗肿瘤、抗疲劳、抗衰老、降血糖和保护心血管/中枢神经系统等药理作用。然而，人参皂苷口服后其原型药在肠道中的吸收程度低，如人参皂苷Rb_1的吸收率仅约为1.0%，Rb_2为3.4%，Rg_1为1.9%，血药浓度难以达到充分发挥药理活性所需浓度。口服生物利用度低的问题同样广泛存在于其他皂苷类、黄酮类（如大豆黄酮）、异黄酮类（如葛根素）、生物碱类（如小檗碱）和单萜类（如芍药苷）等中药有效成分，成为相关中药制剂发展和临床应用的瓶颈问题。作为“天然活性前体”的人参皂苷在肠道菌群分泌的各类糖苷酶（如*β*-葡萄糖苷酶、*α*-阿拉伯糖苷酶等）作用下逐级水解脱去糖基，转化成为药理作用更强的少糖基皂苷或苷元后吸收率大大增加，且体内分布广泛，在肝脏被酯化后发挥更长久、强劲的药效。目前，人参皂苷Rb_1的代谢途径研究较为清楚，即在C-20，C-3和C-3位顺次水解一分子葡萄糖，依次生成人参皂苷Rd、人参皂苷F2，最终形成人参皂苷化合物K（compound K，CK），该化合物也是其他原人参二醇型皂苷在肠道内的主要代谢产物。体外实验证实该过程由肠道细菌分泌的*β-D-*葡萄糖苷酶阶梯式地断开糖苷连接完成，*Prevotella oris*、*Eubacterium* A-44、*Bifidobacterium* K506、*Bacteroides* JY6和*Fusobacterium* K-60等肠道微生物协同参与了人参皂苷Rb_1的代谢，代谢物CK被证明可以通过胆汁酸受体TGR5促进GLP-1释放，从而调控血糖水平（Kim et al，2014）。

通过连续过度疲劳和急性冷应激（suffering successive over-fatigue and acute cold stress，OACS）建立肠道菌群失调*Qi*-缺陷型的小鼠模型，Zhou等研究了人参多糖对人参皂苷肠代谢和吸收的影响，以及肠道菌群作为介导的作用机制。高效凝胶渗透色谱（HPGPC）分析发现人参多糖具有从1.00～1308.98 kDa的分子量分布，并鉴定出11种主要的皂苷成分，包括人参皂苷Re、Rg_1、Rf、Rb_1、20（*S*）-Rg_2、Rc、Rb_2、Rd、F_2、20（*S*）-Rg_3和CK等。结果表明，人参多糖可有效调节色氨酸、苯丙氨酸、溶血卵磷脂、胆酸、硫酸甲酚、氧化三甲胺（TMAO）、异柠檬酸和4-甲基苯酚等内源性代谢物的体内代谢，改善OACS诱导的内源性代谢失调症状。人参多糖对小鼠肠道菌群结构的影响，主要表现为在菌门水平上逆转了OACS导致的菌群结构失调，增加厚壁菌门和减少拟杆菌门的相对丰度。主坐标分析（principal coordinate analysis，PCoA）结果进一步证实：人参多糖、低聚果糖和空白组的样本点聚集，并相互交织在一起，但模型对照组与空白组分离；与模型组相比，给予人参多糖或低聚果糖的小鼠体内拟杆菌属和乳杆菌属丰度增加（具有显著差异$P<0.05$或接近显著差异$0.05<P<0.1$）。通过HPLC-TQ-MS的方法，研究口服人参提取物后11种人参皂苷的药代动力学特征，结果表明人参多糖处理组与模型组相比，人参皂苷20（*S*）-Rg_2、Rd和20（*S*）-Rg_3的AUC分别增加52.85%、121.10%和125.76%；同时，人参皂苷20（*S*）-Rg_2、Rd和20（*S*）-Rg_3的峰浓度（C_{max}）也显著增加。

中药复方独参汤中的多糖成分促进失衡的肠道菌群结构得以恢复，菌群的代谢作用反过来促进了汤剂中人参皂苷的溶出与吸收。中药的多糖成分一直以来被轻视甚至被忽视，现代工业化的中药制剂生产中常将多糖作为杂质去除以达到符合要求的纯度；对中药的科学研究也常把多糖从主要的化学成分中排除。该研究有助于改变这种偏离传统中药的理论且缺乏科学证据的做法，通过研究多糖和药效成分的协同作用，为中药复方的科学化和合理化使用提供理论指导。

3. 肠道菌群参与戊己丸改善肠易激综合征症状

肠易激综合征（irritable bowel syndrome，IBS）是临床上常见的慢性功能性消化系统疾病，以腹痛、腹胀及排便异常为主要临床症状，多发于青壮年，但发病机制尚未完全阐明。越来越多的研究证明，脑-肠轴的调节作用在IBS的发病过程中起到非常重要的作用。近期研究表明肠道菌群紊乱参与IBS的病理生理过程，IBS患者的肠道菌群中存在厚壁菌对拟杆菌的比例（*Firmicutes* to *Bacteroidetes* ratio，FBR）增加，菌群多样性减少，黏膜相关菌群数量增多和组成成分改变等诸多变化。因此，肠道微生态干预成为治疗包括IBS在内的多种功能性胃肠疾病的新方法。戊己丸是临床上治疗肠易激综合征的代表方剂，始载于宋代《太平惠民和剂局方》，1977年版《中国药典》开始收载。该方组成药味简单，由黄连、制吴茱萸和土炒白芍组成，其中黄连为君药，制吴茱萸和土炒白芍为臣药，有疏泻肝之郁火、调和脾胃的功效，主治腹痛泻痢、口苦嘈杂、呕吐吞酸等。因此，探究戊己丸治疗过程中肠道菌群的结构与功能变化将有助于阐明戊己丸的可能作用机制。

Chen等发现戊己丸可有效改善肠易激综合征大鼠模型的腹痛、胃肠道动力紊乱和内脏高敏感性等症状。通过Illumina高通量测序解析肠道菌群结构发现，戊己丸治疗显著提高肠道菌群结构多样性，基于PCA/PCoA/PLS-DA的多元统计分析表明戊己丸治疗后菌群整体结构显著改变，同时经冗余分析（redundancy analysis，RDA）发现戊己丸治疗组显著富集了*Akkermansia*、*Bacteroides*和*Parasutterella*等菌属的丰度。其中*Akkermansia*被证实可降解黏蛋白，具有促进肠粘液素分泌功能，其丰度与肥胖、糖尿病、炎症和代谢紊乱呈负相关；该菌可能是通过调节肠道内黏液厚度和维持肠道屏障完整性来发挥益生菌作用。同时免疫荧光结果表明戊己丸治疗显著上调肠屏障紧密连接蛋白Occludin和ZO-1的表达，即戊己丸有效改善了IBS的肠屏障功能。此前研究表明IBS发病过程中，肠道菌群的组成或其代谢活性的变化激活黏膜免疫和炎症，导致肠道通透性增加和黏膜屏障功能受损，引起肠道感觉运动功能失调和脑肠轴功能紊乱。Chen等推测戊己丸治疗过程中肠道细菌*Akkermansia*丰度的增加及紧密连接蛋白的上调表达改善宿主肠屏障功能并缓解肠易激综合征症状。

除肥胖、糖尿病等代谢性疾病外，中药和肠道菌群的相互作用对中药治疗胃肠道消化系统等疾病的机制研究具有重要的意义。戊己丸调节肠道菌群结构与功能，增强肠屏障功能，改善肠易激综合征症状，为中药体内益生元效应治疗胃肠道疾病提供可能的思路和策略。

拓展阅读

1. 肠道菌群组成变化在葛根芩连汤治疗2型糖尿病的作用

肠道菌群通过调节宿主脂肪代谢和诱发代谢性内毒素血症引起慢性炎症等机制参与宿主肥胖、胰岛素抵抗等代谢性疾病的发生、发展。以中心性肥胖和胰岛素抵抗为核心的代谢综合征是2型糖尿病（type 2 diabetes mellitus，T2DM）、心脑血管疾病和动脉粥样硬化等的高危因素。中药复方葛根芩连汤（Gegen Qinlian decoction，GQD）出自张仲景的《伤寒论》，由葛根、黄芩、黄连和甘草等组成，用于治疗急性肠炎、细菌性痢疾和肠伤寒等的经典方剂。近年的动物实验或临床观察研究表明，GQD具有显著的降糖、降血脂的效果，在2型糖尿病等代谢性疾病的治疗上具有巨大应用潜力。但是，已有研究多为动物实验或者是开放、无安慰剂对照、样本量较小的临床观察，GQD的降糖机制目前并不清楚。研究表明GQD在改善糖尿病大鼠血糖、血脂代谢的同时，显著调节了肠道菌群产生的代谢物。但是，GQD能否调节肠道菌群，菌群是否参与了GQD的降糖作用等问题仍有待回答。

Xu等基于随机、双盲与安慰剂对照等临床试验规范，将187例T2DM患者随机分为4组，分别接受高（n=44）、中（n=52）、低剂量（n=50）的GQD和安慰剂（n=41）治疗12周，并对治疗前后患者粪便样品中细菌的DNA进行基于16S rRNA基因可变区V3区的454焦磷酸测序和多元统计分析。结果表明，安慰剂组和低剂量GQD治疗组患者临床症状未显著改善，Unweighted Unifrac PCoA和MANOVA分析结果相互印证，表明菌群结构也未发生明显变化。随着GQD剂量的提高，患者治疗后的菌群结构与治疗前的差异不断加大，即菌群结构样本点偏离得越远；T2DM诊断指标空腹血糖（FBG）和糖化血红蛋白（HbAlc）改善也更显著，表现出明显的剂量效应。此外，用药4周后高剂量组患者的菌群已显著不同于用药前，并在此后的8周维持不变，但是血糖水平一直持续改善。冗余分析（RDA）从4000多种肠道细菌中找到了146种响应GQD治疗的细菌种类，其中47个OTU被显著富集，且17个OTU与FBG显著负相关，9个OTU与HbA1c显著负相关。特别是产丁酸盐的普拉梭菌（*Faecalibacterium prausnitzii*），高通量测序及定量PCR结果都证实其丰度变化与T2DM症状指标（FBG，HbAlc和2h-PBG等）改善显著负相关，与HOMA-β显著正相关。

该研究表明，基于宏基因组学的肠道菌群结构变化监测为理解中药的作用机制提供了新的途径，中药复方GQD可以有效地调节肠道菌群结构，特别是增加有益菌如*Faecalibacterium* spp. 等的含量，且菌群改变与血糖代谢改善显著相关，提示肠道菌群可能参与了GQD降糖作用，也提示中药可作为以肠道菌群为靶点治疗T2DM的新药来源。

2. 灵芝提取物调节肠道菌群结构并降低脂肪积累

灵芝（*G. lucidum*），又称瑞草、灵芝草，是灵芝属药食两用真菌。在中国，灵芝药用已有2000多年的历史，其子实体、孢子粉、菌丝体均可入药。大量药理研究表明，灵芝具有调节免疫、保肝、抗肿瘤、抗衰老、提高机体耐缺氧能力等活性。灵芝的化学成分复杂，从该属真菌中已分离得到灵芝多糖、三萜类化合物、核苷、氨基酸、甾醇、生物碱等多种成分。其中灵芝多糖和三萜类化合物可抑制糖尿病小鼠的脂肪细胞分化及降低血糖；而蛋白聚糖则表现出抗血脂、抗氧化等活性。肥胖已经逐渐成为全球性的公共健康问题，肥胖促进糖尿病，心血管疾病，高血压和癌症等并发症的发生。研究已经证明肥胖的发生常伴随慢性炎症以及肠道菌群生态紊乱，因此如何改善炎症，恢复肠道生态平衡成为肥胖研究的重要课题。

Chang等向高脂饮食饲养诱导的肥胖小鼠食物中添加灵芝的水提取物（WEGL），发现肥胖小鼠表现出体重下降/脂肪积累减少（体重、附睾脂肪垫和皮下脂肪垫），炎症（TNF-α、IL-1β、IL-6、IL-10和PAI-1）改善，胰岛素敏感性增加等获益表型。PCoA分析和聚类分析表明高脂饮食和WEGL分别显著改变了健康/肥胖小鼠的菌群结构，WEGL降低由高脂肪饮食诱导的厚壁菌门/拟杆菌门（*Firmicutes/Bacteroidetes*）的比例升高以及产内毒素的蛋白菌（*Proteobacteria*）水平。而且通过恢复紧密连接蛋白ZO-1和Occludin的表达，并保持肠屏障的完整性，进一步研究发现WEGL降低肥胖小鼠血清内毒素水平及Toll样受体4（TLR-4）介导的内毒素体内信号通路，最终减少内毒素血症发生；同时还观察到，将处理过的小鼠粪便移植给其他肥胖的小鼠，可重现由WEGL所造成的减重等有益代谢效应。从WEGL分离纯化得到大分子多糖物质（＞300 kDa），同样表现出抗肥胖以及肠道菌群结构调节作用。

综上所述，这项研究首次发现灵芝及灵芝多糖具有降低体重调节肠道生态平衡的作用，可作为预防菌群失衡和肥胖相关的代谢失调的益生元加以应用，同时表明灵芝补品对于肥胖和相关疾病的潜在治疗作用，但还需要深入研究其作用机制并进一步证明在人体内是否也有类似效应。中药的多糖成分，如人参多糖和灵芝多糖，都表现出对肠道菌群结构平衡的促进以及对相关疾病症状的改善作用。

3. 普洱茶中的茶褐素通过调节肠道微生物群和胆汁酸代谢来降低高胆固醇血症

普洱茶是中国西南部云南地区特有的一种传统名茶，新鲜茶叶通过微生物发酵而成。据报道，普洱具有多种有益作用，包括降低或逆转高胆固醇血症、高脂血症、肥胖、脂肪性肝炎和高血糖。大量研究表明，普洱茶可以减轻大鼠、小鼠和人类的体重、血清和肝脏中的总胆固醇（TC）、总三酰甘油（TG）和低密度脂蛋白胆固醇（LDL-C）。茶褐素可以通过抑制与胆盐水解酶活性相关的微生物改变小鼠和人类的肠道微生物群，也可增加回肠结合胆汁酸（BAs）的水平，抑制肠道FXR-FGF15信号通路，导致肝脏胆固醇和脂肪生成减少。肠道FXR-FGF15信号传导的抑制伴随着选择性BA合成途径中酶的基因表达增加、肝脏鹅去氧胆酸的产生、肝脏FXR的激活和肝脏脂肪分解。这些研究表明减少肠道胆盐水解酶相关微生物和/或减弱FXR-FGF15信号传导可能是潜在的抗高胆固醇血症和抗高脂血症疗法。

4. 白头翁汤通过调节粪菌相关短链脂肪酸和肠屏障完整性改善DSS诱导的结肠炎

白头翁汤始载于《伤寒论》，主要由白头翁、秦皮、黄柏、黄连共四味中药组成，具有清热解毒，凉血止痢之效，临床多用于治疗痢疾、肠炎等消化道疾病，也是常用于治疗溃疡性结肠炎（UC）的中药方剂。现代药理研究表明，白头翁汤具有抗炎、抗菌、抗肿瘤、调节免疫系统等多种药理作用。动物实验表明，白头翁汤高剂量（PDHT）组体重、疾病活性指数评分、结肠宏观损伤指数评分和病理损伤评分均显著降低，门水平Bacteroidetes相对丰度增加，Firmicutes和Proteobacteria相对丰度降低，属水平Bacteroides和Lachnospiraceae NK4A136的相对丰度增加，而Clostridium、Escherichia和Turicibacter减少。与DSS组相比，PDHT中乙酸、丙酸和总SCFAs水平明显升高。PDHT组的白细胞介素-1β（L-1β）、肿瘤坏死因子-α（TNF-α）和白细胞介素-17（IL-17）浓度降低，且Occludin、occludens-1（ZO-1）、Claudin1、Claudin5、G蛋白偶联受体43（GPR43）蛋白表达量及ZO-1、Occludin mRNA相对表达量均显著升高。该研究成果提示，白头翁汤对UC小鼠有良好的治疗作用，其药理机制可能是通过维持肠道微生物群的稳态和多样性，增加SCFAs的含量，修复结肠黏膜屏障。

5. 白芷提取物通过调节肠道微生物群和胆汁酸信号改善OVX大鼠雌激素缺乏诱导的血脂异常

白芷是一种著名的中药，具有良好的调节脂质代谢的作用。研究表明，白芷可以显著降低了去卵巢（OVX）大鼠的体重、血清和肝脏中的TC和TG水平以及肝脏脂肪变性和炎症。白芷可以显著调节肠道微生物组成，增加乳酸杆菌的丰度，增加胆盐水解酶的含量，并重建OVX大鼠的短链脂肪酸谱和胆汁酸代谢谱。白芷可增加HMG-CoA还原酶（HMGCR）和细胞色素P450 7A1（CYP7A1）的基因表达，并调节相关受体和肠肝循环蛋白的基因表达。肠道微生物群组成和胆汁酸信号的调节可能是白芷减轻雌激素缺乏诱导的OVX大鼠血脂异常的潜在的机制。

6. 人参皂苷Rb_1通过调节瑞士乳杆菌丰度和GABAA受体表达发挥神经保护作用

人参皂苷Rb_1（Rb_1）是最丰富的原人参二醇类人参皂苷之一，尽管其脑内暴露量较低，但仍具有良好的神经保护作用。研究表明，微生物在Rb_1的神经保护中起着关键作用。Rb_1预处理后瑞士乳杆菌（*Lactobacillus helveticus*）的相对丰度增加15.26倍。I/R手术前15 d灌胃Lac.H（1×10^9 CFU），可防止I/R手术对梗死面积、神经功能缺损评分和促炎细胞因子（IL-1β、IL-6和TNF-α）的影响。Rb_1和Lac.H均上调I/R大鼠GABA受体的表达。同时给药GABAA受体拮抗剂可显著减弱Rb_1和Lac.H的神经保护作用。总之，Rb1通过调节Lac.H和GABA受体而不是通过直接作用到靶点来发挥神经保护作用。

7. 大黄酸通过肠道微生物群调节宿主肠道嘌呤代谢并改善实验性结肠炎

大黄酸是大黄、芦荟、番泻叶等多种中药的主要成分，口服生物利用度低，具有抗炎、抗肿瘤、抗纤维化和抗氧化等多种药理作用。大量研究已证实，菌群在炎症性肠病（IBD）发展过程中起着关键作用。Machiels等人发现，在克罗恩病患者产生丁酸盐的细菌如人罗斯拜瑞氏菌（*Roseburia hominis*）和普拉梭菌（*F. prausnitzii*）的丰度降低。IBD患者粘液减少，紧密连接蛋白表达减少，菌群易位减少。恢复肠道菌群内稳态和肠道屏障功能可能是对抗UC或IBD的有效途径。一些特定的细菌菌株，被确定为益生菌，已经被证明可以直接调节IBD。例如，嗜酸乳杆菌（*Lactobacillus acidophilus*）和丁酸梭菌（*Clostridium butyricum*）可以通过加强肠道屏障功能和降低炎症因子来改善结肠炎。VSL#3是一种益生菌混合物，在小鼠模型中也能缓解结肠炎。研究发现大黄酸可以调节肠道菌群，使乳杆菌（*Lactobacillus*）相对丰度增加，间接改变肠道内嘌呤代谢，从而缓解结肠炎。

第三节　中药药物基因组学

一、概　　念

药物基因组学（pharmacogenomics）是基因功能学和分子药理学的交叉学科，以提高药物疗效和安全性为目标，研究人类基因组信息与药物反应之间的关系，即影响药物体内分布和消除等个体差异的基因特性，以及基因变异导致的不同病人对药物的不同反应，并在此基础上指导新药开发以及实现个体化用药。药物基因组学基于药物反应的遗传多态性提出，表现为药物代谢酶、受体和靶标的多态性等，这些多态性的存在可能导致许多药物疗效和不良反应的个体差异。早在19世纪后半叶就发现许多药物进入体内后需经生物转化才排出体外。Mendel发现遗传规律后，法国Cuenot和英国Garrod等把生物转化过程和遗传联系起来，提出遗传物质在体内的药物转化中起决定性作用的理论，同时认为体内酶参与了外源性物质在体内的转化过程。1902年，Garrod在对尿黑酸尿症和苯丙酮尿症的研究中发现了人类生化多样性，并认定缺乏酶的个体不具有药物转化机制，还进一步认为参与药物体内生物转化过程的酶的活性也由遗传物质决定。Garrod于1909年提出缺损基因可引起特异性酶缺失，从而导致诸如白化病、尿黑酸尿、胱氨酸尿、戊糖尿等疾患，他称这些异常为“先天性代谢缺陷”，并进而在1931年指出，个体对药物反应的差异是遗传结构的差异所致。1932年，Synder报告了一些人由于遗传缺陷尝不出苯硫脲味道的现象；1943年，Savin和Glick观察到有些兔子因遗传缺陷而缺少阿托品酯酶，在食用颠茄叶后死亡；2014年，Emmanuel S. 等人发现雄激素受体的异常可变剪接导致前列腺癌患者对治疗药物恩杂鲁胺和阿比特龙产生耐药；2021年，Cong等人发现生长激素释放激素受体的异常可变剪接会改变受体的信号转导通路，从而影响药物疗效；这些观察和推测为日后遗传药理学学科的建立提供了基础。

1959年，Vogel提出了遗传药理学（pharmacogenetics）的概念，用于描述药物反应个体差异的遗传学基础。此后，遗传药理学发展为一门结合了遗传学、药物学和生物化学等学科的边缘学科，涉及遗传流行病学、遗传统计学、药理学等领域。人类基因组计划的实施对遗传药理学和药物基因组学的研究和发展具有十分重要的意义。人们认识到人体的许多基因都参与了体内药物的反应过程，某个药物在体内的反应和代谢也涉及多个基因的相互作用。随着大规模、高效精确的基因分型技术的出现，经历了由单核苷酸多态性（single nucleotide polymorphisms，SNPs）检测向一代、二代甚至三代基因组测序技术的转变，为从基因组水平研究药物反应的个体差异奠定了方法基础，药物基因组学随之迅速发展。2000年6月，人类基因组草图绘制完成，在此基础上，2002年，启动研究人类染色体SNPs的“人类基因组单体型图谱计划”（Hapmap）；2003年启动旨在鉴定人类基因组功能元件的“基因组功能元件百科全书计划”（ENCODE），和绘制人类基因组甲基化可变位点图谱的“表观基因组图谱计划”；2008年，启动“千人基因组计划”，对27个不同族群，2500人的基因组测序，绘制更为精确的遗传多样性图谱。通过对人类基因组图谱的解读，借助“全基因组关联分析”（genome-wide association study，GWAS）手段，重点关注人类基因组上SNPs位点，先后发现了癌症、糖尿病等七十余种疾病的易感基因。这些都为基因药物、个体化医疗以及针对新药物靶点的新药开发提供了广泛的基础，为药物基因组学的发展提供了挑战和机遇。

我国的遗传药理学研究始于20世纪80年代，周宏灏院士在《新英格兰医学杂志》上首次报告了药物反应种族差异，并阐明发生机制，由此促进了世界各国药政管理、新药开发和药物个体化应用等方面的革新。30多年来，以周宏灏院士为代表的众多遗传药理学专家围绕药物反应种族差异、个体差异及其遗传机制进行了系统、深入的研究，建立了具有中国国家和民族特色的遗传药理学和药物基因组学理论体系。

中药的药物基因组学研究将中药的药性、功能及主治与其在人体内代谢/疾病相关基因表达调控相关联，在分子水平研究中药在人体基因组介导下的代谢转化、作用靶点、毒副反应、药效机制和中药整体作用的规律。其核心内容是在人类基因组水平上研究中药体内代谢、处置及相互作用的遗传学基础，是药物基因组学在中药领域的应用与发展。传统中药以口服用药为主，中药成分在体内发生代谢的部位主要有胃肠道、肝脏、肾脏和肺等组织器官，其药效成分作用于受体、酶、离子通道等靶点，最终产生药效。

目前，中药的药物基因组学研究主要关注中药作用机制、毒副作用、有效成分和作用靶点等基础研究，中药或中药单体相关药物相互作用与基因多态性之间的关系，进一步从表型到基因型的系统研究相对较少。此外，随着中西药联用在我国临床上日趋广泛的应用，中药可能通过多种途径影响药物代谢酶或转运体基因表达和功能，从而改变其底物药物的血药浓度，产生有重要临床意义的中药-药物相互作用（herb-drug interaction，HDI），最终可能导致临床上药物毒副反应或治疗失败。由于中药和底物药物的浓度可能决定HDI的程度，药物代谢酶和转运体的基因多态性可能改变底物药物或活性成分的全身暴露，从而影响HDI的风险。因此，开展对HDI药物基因组学的研究可能有助于阐明HDI的基本机制。

二、原理与方法

DNA被发现作为遗传信息的载体后，研究DNA及其序列的技术和方法得以快速发展，特别是20世纪后期Sanger等人通过生物化学方法实现了DNA序列直接读取，极大加速了对人类遗传信息解析的进程，直接推动了药物基因组学的迅速发展。基因组序列改变是造成药物反应种族和个体差异最重要的原因，其中SNP是生殖系（germline）来源最主要的基因组变异。由于个体不同变异位点的基因型是各种表型的重要决定因素，在效率、成本和准确性等因素的影响下，包括测序在内的各类基因型检测技术被开发出来，并在大规模人群中应用，极大地推动了对药物相关基因组变异生物学意义的阐释，以及后续的功能学研究和临床应用。药物基因组学的内容从研究遗传变异与药物的关系，也逐步拓展到了研究体细胞基因组变异、表观遗传变异，甚至肠道微生物基因组在药物反应中的影响，并且取得了一系列可应用于临床精准用药的重要研究成果。

药物基因组学的研究流程包括：①构建全基因组遗传多态性图谱；②发现各种疾病和各种药物反应表现型差异与基因多态性的统计关联；③根据基因多态性对人群进行疾病易感性和药物反应分类；④在临床上针对易感人群进行疾病防治。大规模系统研究基因组可以加速发现药物反应的标记，在此基础上可进一步选择药物起效、活化、排泄等相关过程的候选基因进行研究，其中药物代谢酶的遗传多态性是药物发挥疗效时引发个体差异的重要因素。通过对上述过程相关候选基因进行研究，鉴定基因序列变异。这些变异既可以在生化水平上进行研究，评估它们在药物作用中的意义，也可以在人群中进行研究，用统计学原理分析基因突变与药效的关系。药物基因组学对药物反应差异性的研究，需对多基因进行检测才可实现。

此外，由于影响药物反应多态性的性状结果与RNA和蛋白质的改变有关，转录分析以及二维凝胶电泳、层析分离可从血液和体液中鉴定高预测性的药物基因组学标记。

三、研究案例

1. 圣约翰草介导的中西药相互作用

圣约翰草是一种草本药物，常用于抑郁症或抑郁症伴随症状，如焦虑、疲劳、食欲不振和睡眠困难等的治疗，科学证据表明它对轻度到中度抑郁症疗效确切。截至目前已经发现95种药物（296个品牌和通用名称）与圣约翰草有相互作用。圣约翰草对多种药物代谢酶的表达调控与活性具有明确影响，例如，通过诱导肠道和肝脏中CYP3A4和P-糖蛋白（P-glycoprotein，P-gp）的表达，增强CYP3A4代谢能力和P-gp外排清除能力，因而降低CYP3A4或P-gp底物药物的血药浓度。

研究表明，圣约翰草给药后硝苯地平和脱氢硝苯地平的血药-时间曲线下面积（area under the curve，$AUC_{0-\infty}$）在PXR *H1/H2*基因型中分别下降了42.4%和20.2%；在*H2/H2*基因型中分别下降了47.9%和33%；而对于*H1/H1*基因型患者，硝苯地平$AUC_{0-\infty}$降低29%，但脱氢硝苯地平AUC的$AUC_{0-\infty}$增加106.7%。另有研究报道，服用圣约翰草治疗后*CYP2C19*强代谢者（EM；**2*，**3*）的苯妥英钠血药浓度显著增加，且以*CYP2C19*基因型依赖的方式降低奥美拉唑的血药浓度。有研究通过分析他林洛尔的分布发现，*ABCB11*236C＞T、*2677G*＞T/A和*3435C*＞T单倍型患者肠道MDR1 mRNA表达水平较低，对圣约翰草治疗的诱导应答也降低。抗真菌药伏立康唑的研究结果显示，联用圣约翰草治疗时该药物AUC下降59%，口服清除率增加144%。*CYP2C19*2*携带者口服伏立康唑的表观清除率和绝对表观口服清除率的增加值比*CYP2C19*1/*1*基因型显著减小。

2. 银杏提取物对CYP基因型的代谢影响研究

银杏叶提取物（*G. biloba* extract）含有黄酮苷、萜内酯和有机酸等有效成分，具有调节血管、增强认知力、缓解压力等药理作用。随着银杏制剂的广泛应用，与其他药物合用的机会越来越多，研究银杏叶提取物对药物代谢酶的影响以及对其他药物药效学的影响在临床应用中具有实践意义。中药对细胞色素P450酶（cytochrome P450，CYP450）及其药物转运体的诱导和抑制是介导中药-药物相互作用和产生药物临床毒副反应的主要机制。CYP2C19是CYP450酶第二亚家族中的重要成员，在酶催化下药物分子的氧化、还原、水解和羟化等药物第Ⅰ相代谢反应中起关键作用，而银杏叶提取物具有显著的诱导CYP2C19活性效应。

Yin等研究了不同*CYP2C19*基因型人群中银杏叶提取物片剂与奥美拉唑（omeprazole，OPZ）潜在的中药-药物互作关系。18位经过*CYP2C19*基因分型的健康志愿者纳入研究，在用药前的基线期和为期12天的银杏提取物用药后分别服用奥美拉唑，采集服用奥美拉唑12 h血样和24 h尿样。HPLC测定血样与尿样中奥美拉唑及其代谢物浓度，包括5-羟基奥美拉唑（OH-OPZ）和奥美拉唑砜（OPZ-SUL），并计算非房室药代动力学参数。

相比于基线水平，服用银杏提取物后，OPZ和OPZ-SUL血药浓度显著降低，3种*CYP2C19*基因型[纯合子强代谢型（HomoEM），杂合子强代谢型（HetEM）和弱代谢型（PM）]OPZ的$AUC_{0\text{-}\infty}$平均下降41.5%，27.2%和40.4%，OPZ-SUL下降41.2%，36.0%和36.0%，两者无显著差异。银杏提取物服用前后OPZ的达峰时间（t_{max}）值无显著变化，半衰期（$t_{1/2}$）在服用银杏提取物后显著缩短；而HomoEM，HetEM和PM的5-羟基奥美拉唑$AUC_{0\text{-}\infty}$分别增加37.5%、100.7%和232.4%。基于OPZ和OH-OPZ血药浓度的变化，HomoEM、HetEM和PM的$AUC_{OPZ}/AUC_{OH\text{-}OPZ}$（奥美拉唑羟化酶活性指标）分别下降42.3%、50.3%和70.6%。值得注意的是，PM的$AUC_{OPZ}/AUC_{OH\text{-}OPZ}$要显著高于其他2种EM。OPZ与OH-OPZ的AUC比值显著降低，且PM降低幅度大于EM，而OPZ和OPZ-SUL的AUC比值无显著变化。OH-OPZ的肾脏清除在服用银杏后显著下降，但变化程度在3种*CYP2C19*基因型中无显著差别。

3. 莨菪亭在肿瘤细胞中的抗药性研究

化学药物的抗药性和不良/副反应是抗肿瘤药物新药研发中必须面对的问题。莨菪亭（scopoletin），来自艾属植物以及其他植物的香豆素类化合物，其化学名为6-羟基-7-甲氧基香豆素。香豆素类化合物具有广泛的药理活性，如抗炎、抗菌、扩张血管、抗凝血、抗血栓、退热、镇静等，特别是抗肿瘤及防治尿酸血症方面的活性已引起广泛的关注。戴岳等发现莨菪亭通过抑制内皮细胞的增殖抑制体内外血管生成作用。此外莨菪亭可引起细胞膜完整性缺失和细胞凋亡，具有细胞毒性作用，可诱导肿瘤细胞凋亡。

Seo等采用基于NCI细胞系的基因芯片RNA表达谱技术研究莨菪亭在肿瘤细胞中的药物基因组学反应。结果表明，细胞对于莨菪亭的反应与经典药物抗性机制（ABCB1、ABCB5、ABCC1、ABCG2）的ATP结合盒（ATP-binding cassette，ABC）转运蛋白的表达并不相关。同样不相关的还包括致癌基因*EGFR*的表达和抑癌基因*TP53*的突变状态。然而，致癌基因*RAS*的突变和以细胞倍增时间表征的增殖活性与莨菪亭抗性显著相关。基于转录组水平的mRNA表达数据经COMPARE和等级聚类分析鉴定出一组40个基因（图14-5），这些基因在其启动子序列上均有转录因子*NF-κB*的结合基序（binding motifs）。致癌基因*RAS*突变，低增殖活性和*NF-κB*的表达可能削弱了莨菪亭的药效。基于计算机模拟的分子对接研究发现莨菪亭与*NF-κB*及其调控子*IκB*相结合，提示*NF-κB*信号通路的活化可能是莨菪亭抗性因素之一。

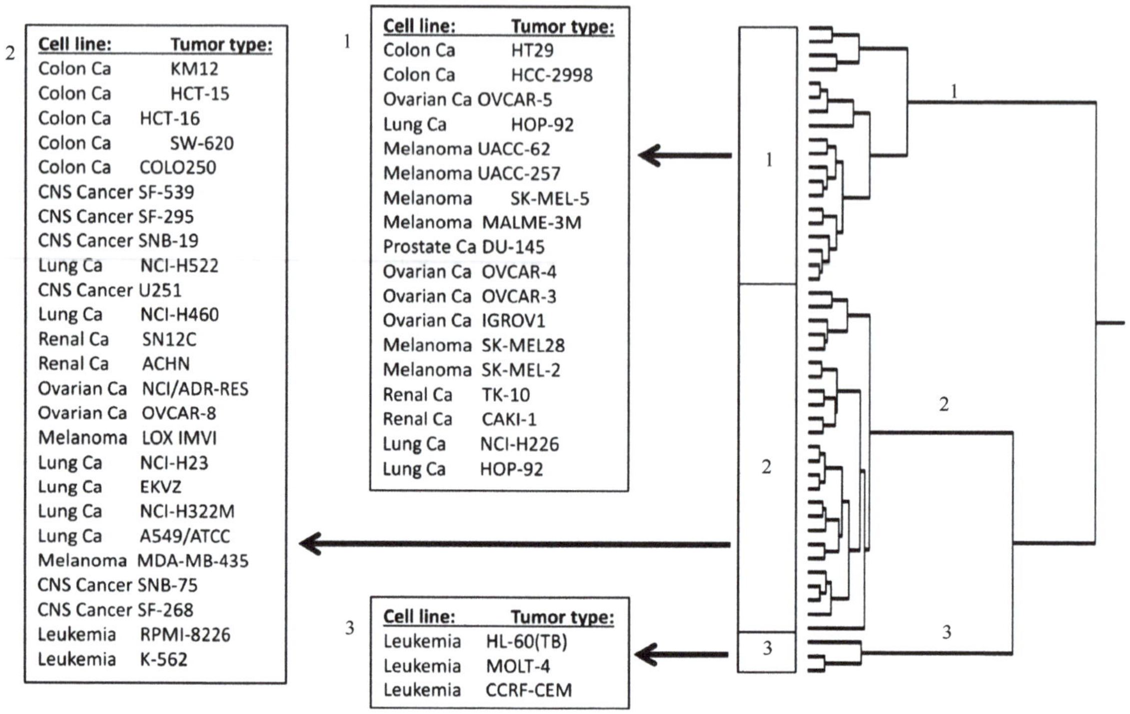

图 14-5 莨菪亭mRNA表达数据等级聚类分析（Seo，et al，Molecules，2016）

拓展阅读

1. 芪参益气丸通过抑制大鼠Mrp2表达提高阿托伐他汀的生物利用度

芪参益气丸是益气活血的代表方药，由黄芪、丹参、三七和降香组成。对芪参益气丸诱导的HDI机制研究表明，芪参益气丸可诱导回肠中Mrp2表达。益肾益气丸给药后阿托伐他汀的$AUC_{0\text{-}12\,h}$从226.67±42.11增加到（408.70±161.75）(ng·h)/mL，C_{max}从101.46±26.18增加到（198.00±51.69）ng/mL，羟基阿托伐他汀的血药浓度从9.07±6.20增加到（23.10±8.70）ng/mL。研究表明，益肾益气丸通过抑制回肠中多药耐药相关蛋白2（Mrp2）表达增加口服阿托伐他汀的生物利用度。

2. 绿茶提取物对肺纤维化患者尼达尼布生物利用度的影响

尼达尼布是一种口服小分子激酶抑制剂，是特发性肺纤维化的一线治疗药物。尼达尼布是药物流出转运蛋白ABCB1的底物。绿茶提取物类黄酮——尤其是表没食子儿茶素没食子酸酯（EGCG）是有效的ABCB1调节剂。研究表明，绿茶提取物（GTE）的伴随给药-会导致临床相关的HDI。在纳入的26名患者中，服用GTE后尼达尼布$AUC_{0\text{-}12\,h}$降低了21%（95% CI–29%至–12%；$P<0.001$）。这种效应在具有*ABCB1 3435 C>T*野生型变异的患者中占主导地位，未观察到毒性差异。这提示患者和医生在使用这种组合之前，有必要对暴露-反应关系进行前瞻性临床验证。

3. 香砂六君子汤和紫杉醇潜在的相互作用

紫杉醇是一种处方抗癌药，用于治疗各种癌症。它是细胞色素P-450（CYP-450）酶的底物。

香砂六君子汤（XSLJZT）是常用于乳腺癌患者的中药复方，由人参、炒白术、茯苓、陈皮、半夏、砂仁、木香和炙甘草组成，研究表明，XSLJZT预处理3、5、7天后服用紫杉醇，紫杉醇的浓度与时间曲线下面积（AUC）分别增加了2、3和4倍。相反，在联合治疗组中未观察到AUC的显著变化。然而，预处理和联合治疗的半衰期都从17.11分钟延长到最长37.56分钟。XSLJZT以时间依赖性方式抑制大鼠肝组织中CYP3A1/2表达和Hep-G2细胞中CYP3A4酶，在大鼠肝组织中预处理7天后观察到最高抑制作用。XSLJZT以竞争性剂量相关方式抑制酶活性，从而提高紫杉醇生物利用度。总之，在不同的联合治疗和预处理时间点，XSLJZT和紫杉醇之间存在潜在的相互作用。

4. 黄芩苷介导的药物代谢和转运

黄芩苷是从双子叶唇形科植物黄芩（*S. baicalensis*）的干燥根中提取分离的一种黄酮类化合物，具有抑菌、利尿、抗炎、降胆固醇、抗血栓形成、缓解哮喘、抗变态反应及解痉等作用。在中国，黄芩苷已开始以处方和非处方的形式用于降胆红素治疗。使用黄芩苷后，与*CYP2B6*1/*1*基因型的患者相比，*CYP2B6*6/*6*基因型患者的安非他酮AUC比值的平均变化较低，表明黄芩苷诱导安非他酮CYP2B6催化的羟化。黄芩苷给药后*SLCO1B1*1b*1b*、**1b*15*和**15*15*携带者瑞舒伐他汀的$AUC_{0-\infty}$分别降低约42%、24%和1.8%。

5. 葡萄柚汁抑制药物代谢

葡萄柚汁和葡萄柚通常是细胞色素P450 CYP3A4酶的有效抑制剂，它可以影响多种药物的代谢，提高其生物利用度。在某些情况下，联用葡萄柚汁可能导致药物如阿司咪唑或特非那定等致命的相互作用。葡萄柚汁治疗显著增加*CYP2C19* PMs（**2*，**3*）患者体内兰索拉唑的总AUC，且*CYP2C19*纯合子EMs（**1/*1*）中磺酸兰索拉唑/兰索拉唑的总体AUC显著降低。*ABCB1* 3435C＞T纯合野生型相比于其他基因型，服用葡萄柚汁后卡巴斯汀经尿排泄的活性代谢物显著下降。

6. 荆银颗粒对药物代谢酶的抑制作用

荆银颗粒是一种已上市的抗病毒中成药，已在中国被推荐用于治疗甲型H1N1流感病毒和新型冠状病毒病（COVID-19）感染。为了更有效地对抗病毒性疾病，荆银颗粒在临床中经常与多种治疗药物联合给药，包括抗病毒药物、抗炎药物和其他西药。研究表明，荆银颗粒提取物（HEJG）剂量相关地抑制人CES1A、CES2A、CYPs1A、2A6、2C8、2C9、2D6和2E1酶活性；且具有时间相关性和NADPH相关性抑制人类CYP2C19和CYP3A酶活性。当HEJG（3 g/kg）与洛匹那韦共同给药时，HEJG显著增加洛匹那韦（CYP3A底物药物）的血浆暴露量2.43倍，并显著延长其半衰期达1.91倍。其中甘草中的甘草查耳酮A、甘草查耳酮B、甘草查耳酮C和海胆碱，以及紫叶中的槲皮素和山柰酚，是时间相关性CYP3A抑制剂。总的来说，HEJG可以通过使CYP3A失活来调节CYP底物药物的药代动力学。

7. 大蒜素和蔓越莓汁对华法林用药的影响

大蒜素因为其辛辣的味道作为调料或调味品在世界各地被广泛使用。研究表明经大蒜素治疗后可以显著降低高胆固醇。大蒜素似乎也可以降低高血压患者的血压，并可能减缓动脉硬化。还有一些证据表明，吃大蒜素可能会减少一些癌症的发生发展风险，如结肠癌、胃癌和前列腺癌等。联用大蒜素不会显著改变华法林的药代动力学或药效学，然而，有报道*VKORC1*野生型基因型的受试者服用华法林时同服大蒜素导致*S*-华法林EC_{50}值显著增加。

蔓越莓汁含有植物化学物质，可能有助于预防癌症和心血管疾病。蔓越莓汁草酸含量高，有人提出这可能增加发生肾结石的风险，然而最近的研究表明，它可能降低该风险。与华法林联用时，蔓越莓汁能在不改变S-或R-华法林的药代动力学或血浆蛋白结合的情况下，使华法林的INR时间曲线下的面积显著增加30%，然而这种效应依赖于VKORC11173T＞C多态性。与蔓越莓汁提取物同服，CT和TT基因型的受试者分别将*S*-华法林的EC_{50}（产生50%抑制凝血酶原复合物活性的S-华法林浓度）分别显著降低了22%和11%，该研究提示药效学信号通路基因多态性可以参与中药-药物相互作用的调控。

8. 天芪降糖胶囊与糖尿病疗效

天芪降糖胶囊是在中国广泛用于糖尿病治疗的中成药。天芪降糖胶囊由黄芪、天仙子、枸杞子、石菖蒲、人参、黄连、山茱萸、墨旱莲和五倍子等中药组成。在天芪降糖胶囊治疗12个月的194例糖耐量受损（impaired glucose tolerance，IGT）受试者中，对34个基因184个参与药物代谢或转运的突变位点进行基因分型。巯基嘌呤*S*-甲基转移酶（TPMT）基因中的rs1142345（A＞G）SNP与药物的降糖作用显著相关（P = 0.001，FDR P = 0.043）。rs1142345“G”等位基因频率在健康人（受试者从IGT恢复正常葡萄糖耐量），维持（受试者仍有IGT）和恶化（受试者从IGT进展到血糖异常）组中分别为0.094、0.214和0.542。rs1142345也与药物降血糖作用显著相关（健康组vs维持组，P=0.027，OR=4.828；健康组vs恶化组，P =0.001，OR=7.811），因此，rs1142345与天芪降糖胶囊的临床降糖疗效有关，这也是首次利用ADME基因芯片在传统中药进行的药物基因组学研究。

9. 红景天来源小RNA改善肺纤维化研究

肺纤维化（pulmonary fibrosis，PF）是一类包括特发性肺纤维化（idiopathic pulmonary fibrosis，IPF）、结节病、尘肺等在内的疾病谱，可引起呼吸衰竭，死亡率高达50%～70%。随着对肺纤维化发病机制的不断研究，在治疗上也取得了一系列新的进展，包括不少运用中药治疗肺纤维化的试验和临床研究。红景天为景天科植物，2015年版《中国药典》中记载红景天归肺、心经，主治胸痹心痛、倦怠气喘。李宗亮等关于博来霉素诱导的小鼠肺纤维化研究及一项纳入40名IPF患者的临床研究表明红景天提取物/注射液对于肺纤维化有一定的防治作用，其机制及具体有效成分尚不明确，其有效性也尚需更多证据支持。

近年来，小RNA（small RNAs）尤其是微小RNA（Micro RNAs）在肺纤维化基因表达调控中的作用日益成为研究的热点。Du等人通过筛查红景天煎煮液及饲喂煎煮液的肺纤维化模型小鼠肺部组织中同时存在的小RNA序列，发现HJT-sRNA-m7对转化生长因子-β1（transforming growth factor-β1，TGF-β1）诱导的MRC-5肺纤维化细胞模型表现出最显著的纤维化特征基因的抑制效应。实时荧光定聚合酶链式反应（real-time PCR）及蛋白免疫印迹（Western blotting）结果表明，HJT-sRNA-m7下调*α*-平滑肌肌动蛋白（*α*-smooth muscle actin，α-SMA）和纤维连接蛋白（fibronectin）的mRNA和蛋白质的翻译表达水平；同时双荧光素酶检测也证实了*α-SMA*，*fibronectin*和*COL3A1*为HJT-sRNA-m7的靶基因。除了特征基因外，HJT-sRNA-m7显著改善博来霉素诱导肺纤维化的C57BL/6J小鼠模型的相关症状。从红景天煎煮液中鉴定出超过100种脂溶性化学成分，其中2种活性成分磷脂酰胆碱可与小RNA形成脂质体，显著提升HJT-sRNA-m7进入细胞的能力，极大提高了小RNA的转染效率。

Du等人构建了从天然植物来源中鉴定小RNA药物的方法与流程，同时也发现了一种更天然、更便利、更高效的小RNA进入人体的转运方法，这将为发现新的小RNA口服治疗药物及提高其体内生物利用度提供新的策略与思路。

第四节 中药药物蛋白质组学

一、概　念

药物蛋白质组学（pharmacoproteomics），将蛋白组学的概念应用于药物研究领域，通过对比健康状态与疾病状态的细胞或组织的蛋白质组表达差异，用于研究药物、药物受体或药物治疗前后蛋白质表达状况的总体变化，以评价药物类似物的结构与活性关系，寻找高活性的药物。药物蛋白质组学是蛋白质组学的一个分支，广义上而言，药物蛋白质组学是蛋白质组学技术在药物发现和开发过程中的应用，伴随蛋白质组学技术的发展而发展。由于蛋白质组学的整体性、动态性、时空性、复杂性等多种特性与中药方剂的整体性和系统性特征十分吻合，因此将蛋白质组学引入中药学研究具有特别重要的意义。

通过比较对照细胞或动物组织的蛋白质表达谱和给予中药后蛋白质表达谱的差异，蛋白质组学技术可用于筛查中药治疗相关的蛋白质靶点，探究中药作用机制。中药的药物蛋白质组学研究对象为中药（包括单体化合物、中药组分或复方）处理后的生物体（细胞或组织），以期发现和确认中药药物作用靶点，特别是中药复方的多靶点效应，阐明中药的作用机制和中药毒理机制，为中药配伍提供科学依据。中药化学成分复杂，并不是所有成分都有效，而各组分之间又可能存在着协同或拮抗作用。当中药化学成分进入体内，会引起从遗传信息到整体功能的多层面结构与功能状态的改变。调节这些结构与功能的本质是人体自身或肠道微生物的基因，而主要的直接作用者则是基因表达产物蛋白质。因此有关蛋白质的研究对于明晰中药作用机制异常重要。

通过中药药物蛋白质组表达的差异分析，可以揭示疾病发生、发展的调控规律，以及中药成分的作用靶点、环节和过程，进而发现中药有效成分和各成分间的相互关系。中药方剂较单味中药组分更为复杂，近年来已有部分研究者运用蛋白质组学技术对中药方剂的作用机制进行研究，并取得了一定成果。以疾病为基础，经过中药体系的治疗，再通过蛋白质组学技术研究中药作用机制的研究思路是中药药物蛋白质组学的通用策略。

二、原理与方法

利用蛋白质组学技术研究中药作用靶点涉及来源于中药的单体化合物、单方和中药复方3个方面的内容。单体化学物成分单一，更易于确定其作用靶点，并能通过分子对接、化合物-蛋白质共结晶等多种技术确定单体化合物的作用靶点。而中药单方较单体化合物成分复杂，利用蛋白质组学难以确定其作用靶点。中药复方成分更加复杂，利用蛋白质组学技术寻找到的作用靶点也十分复杂，需要结合生物信息学对其进行深入分析，以便明确中药复方的作用网络。

目前，蛋白质组学技术在中药作用机制的研究中仍处于探索阶段，停留在蛋白质表达谱的变化，没有更深入的机制探索。需要从两个方面发展药物蛋白质组学在中药领域的应用：一是应用更先进的外部技术，如开发适用于中药复杂体系作用机制研究的高通量蛋白质组学研究方法，中药复杂体系对翻译后修饰的蛋白质组学技术的应用和蛋白质网络结构的研究等；二是提升中药作用机制的研究深度，各种组学技术更多的是提供新发现和探索未知的工具，而中药作用机制的深度研究是中药实现现代化发展的必经之路。

三、研 究 案 例

1. 小檗碱等单体化合物抗肿瘤机制研究

大部分中药的药物蛋白质组学应用实例是关于利用蛋白质组学技术寻找中药作用靶点，该方法在中药单体化合物、中药单方及中药复方研究中多有应用（表14-2）。例如，2008年和2010年，Yue等分别利用蛋白质组学技术研究了中药灵芝单体化合物灵芝酸D、B、F、K、AMI对人宫颈癌HeLa细胞毒性的作用机制，发现了多种与灵芝酸类化合物作用相关的靶点蛋白质。2013年，Pan等利用蛋白质组学技术分析丹参酮$Ⅱ_A$对宫颈癌Caski细胞的抑制作用，发现C/EBP同源蛋白和细胞凋亡信号调节激酶1参与丹参酮$Ⅱ_A$的抑癌作用。

表 14-2　中药的药物蛋白质组学研究中药作用机理的实例

中药体系	中药名称	动物或细胞模型	靶点或信号通路	蛋白质组学方法
单体化合物	灵芝酸 D	HeLa cells	14-3-3 protein, annexin A5, and aminopeptidase B	2-DE, MALDI-TOF MS/MS
	灵芝酸 F, K, B, D, AM1	HeLa cells	cell proliferation and/or cell death, carcinogenosis	2-DE, MALDI-TOF MS/MS
	丹参酮 II_A	HeLa cells	vimentin, Maspin, alpha-and beta-tubulin, and GRP75	2-DE, MALDI-TOF MS
	丹参酮 II_A	CaSki cells	C/EBP-homologous protein, ASK1, ER stree pathways	3-DE, MALDI-TOF/TOF MS
	丹参多酚酸	大鼠血小板	CLP-36, Peroxiredoxin 3, Coronin-1B	2-DE, MALDI-TOF MS/MS
	丹酚酸 B	H9C2 cells	EGFR	2-DE, MALDI-TOF MS
	丹酚酸 B	大鼠血小板	CLP-36, copine I, peroxiredoxin-2, coronin-1 B	2-DE, MALDI-TOF MS
	9,11-dehydroergosterol peroxide	HeLa cells	Stathmin 1	2-DE, MALDI-TOF MS/MS
	1, 3, 6, 7-tetrahydroxyxanthone	HCC cells	P16-pRb signaling, 14-3-3 σ	2-DE, MALDI-TOF-MS, MS/MS
	小檗碱	MCF-7 cells	ROS generation, proteolysis, redox regulation,	2D-DIGE, MS
中药组分	三七根	大鼠血小板	Grb2, thrombospondin 1, thioredoxin, peroxiredoxin 3	2-DE, MALDI-TOF MS/MS
	天麻	SH-SY5Y cells	AIP5, chaperone/proteasomal degradation pathways	2-DE, LC-MS/MS-iTRAQ
	南蛇藤	SGC-7901 cells	HSP27, NF-κB/Snail signaling pathway	2-DE, MALDI-TOF MS
	刺五加	SH-SY5Y cells	Lewy body, mitochondrial energy metabolism	RPLC–MS-iTRAQ
	天麻	大鼠脑组织	Nxn, Dbnl, Mobkl3, Clic4, Mki67, Bax	iTRAQ
复方	MINA-05	BLCa cell lines	cytoskeletal proteins, energy metabolism	2-DE, MALDI-TOF MS
	扶正增效方	肺腺癌裸鼠	S100A9, cyclophilin A	2-DE, MALDI-TOF MS
	双龙方	MSCs	cytoskeleton, energy metabolism and signal transduction	2-DE, MALDI-TOF MS
	痹祺胶囊	RAW 264.7	iNOS, COX-2, TNF-α, IL-6, IL-1β	Proteome profiler array
	左金丸	RAW 264.7	iNOS, COX-2, TNF-α, IL-6, IL-1β and NF-κB	Proteome profiler array
	桃红四物汤	PC12 cells	Nrf2-mediated phase II enzymes	2-DE, MALDI-TOF MS
	黄芩和大黄	大鼠肝纤维症	oxidative stress and cytoskeleton dysregulation	2-DE, MALDI-TOF MS
	补肺益肾方	慢性阻塞性肺疾患	adhesion, tight junction or lipid metabolism	iTRAQ

小檗碱又称为黄连素，具有多种药理活性，如调血脂、降血糖、防治神经病变和抗癌等。研究发现，小檗碱对乳腺癌、结肠癌、肝癌和食管癌等多种癌症具有治疗作用。2012年Chou等利用双向电泳结合质谱探索小檗碱抗乳腺癌的作用，发现小檗碱治疗乳腺癌的效果在于诱导活性氧的产生，他们利用ICy3/ICy5荧光标记半胱氨酸的荧光差异双向电泳技术探索蛋白质硫基变化，以研究活性氧的产生。研究结果显示，63%下调的蛋白质参与各种细胞过程，包括蛋白质折叠、氧化还原调控、基因调控和信号转导，表明小檗碱可能通过抑制分子伴侣蛋白（HSP90）和折叠蛋白（GRP78和PPIA）的表达来干预细胞蛋白质的正确折叠。同时多种线粒体电子传递链的蛋白质也明显下调，表明小檗碱抑制线粒体电子传递链导致细胞凋亡。

从药用真菌中分离到的生物活性物质，如多糖和以α-及β-糖苷键相连的蛋白质杂聚糖等已从许多真菌中分离出来，被证明具有免疫调节和抗癌活性，以及刺激T淋巴细胞增殖、激活B淋巴细胞和诱导来源于树突状细胞的成熟骨髓瘤细胞的功能。2016年，Chai等探讨了桑黄多糖、灵芝多糖和黑木耳多糖3种真菌多糖抑制肝癌细胞系HepG2细胞增殖的分子机制。桑黄多糖PLP-B1组分可以有效抑制HepG2细胞的增殖、黏附和侵袭特性，诱导HepG2产生凋亡，以及致使HepG2细胞阻滞于S期而显著抑制HepG2细胞的增殖和细胞集落的形成；桑黄多糖、灵芝多糖和黑木耳多糖有显著的抑制癌细胞增殖的作用，且能诱导细胞凋亡，阻滞癌细胞处于G1和/或S期而抑制癌细胞的增殖。应用双向电泳技术对处理组和正常组细胞的蛋白质表达图谱进行对比分析，经质谱鉴定并结合生物信息学分析，共鉴定出59个差异表达蛋白质，通过蛋白质免疫印迹（Western blotting）和荧光定量聚合酶链式反应（real-time PCR）两种方法验证DJ1和14-3-3两个关键蛋白质可能参与了这3种真菌多糖的抗肿瘤作用。

2. 中药单方神经保护作用研究

利用蛋白质组学技术研究经丹参总酚酸处理的大鼠血小板和正常大鼠血小板的蛋白质表达谱，识别并鉴定了不同组别血小板蛋白质之间的12个差异蛋白质，这些差异蛋白质中有9个表达上调、3个表达下调，说明丹参总酚酸在抗血小板聚集过程中对部分蛋白质的表达起促进作用，而对另外一些蛋白质的表达起抑制作用，并应用免疫印迹法验证了部分差异蛋白质的表达水平。鉴定的12个差异表达蛋白质按其生物学功能大致归为5类：与钙平衡及信号转导相关蛋白（LIM domain protein CLP-36和Copine I）、抗氧化蛋白（peroxiredoxin 3和3-mercaptopymvate sulfurtransferase）、热休克蛋白（HSP70-2，HSP70-8和HSP70-9）、细胞骨架蛋白及其他蛋白质。

南蛇藤属落叶藤状灌木，其有效成分可通过抑制细胞增殖、血管新生、细胞迁徙等起到抗肿瘤的作用。2014年，Zhu等研究南蛇藤乙酸乙酯提取物对人胃癌细胞系SGC-7901细胞生长的抑制作用，并采用双向电泳和质谱的方法研究其抑制TGF-P1诱导SGC-7901细胞的上皮细胞间质转型（epithelial-mesenchymal transition，EMT）过程的具体机制。该研究发现南蛇藤可抑制HSP27和肿瘤坏死因子-*α*等的表达，表明南蛇藤可能作为一种新的抗肿瘤药物，特别抑制HSP27高表达的肿瘤生长。

天麻（*G. elata*）又名赤箭、独摇芝等，具有抗惊厥、镇静、镇痛、改善记忆、抗衰老、改善微循环和降低血压等作用。2012年，Umamaheswari等采用定量蛋白质组学技术对体外SHSY5Y细胞模型中受到天麻调控的因子进行表达谱测定，结果表明，伴侣蛋白/蛋白酶通路相关蛋白影响天麻的神经保护作用。同时Manavalan等采用定量蛋白质组学技术研究天麻对大鼠脑组织蛋白质组的影响，结果显示天麻长期治疗可以改善大脑神经生长和突触活动相关的蛋白质的表达，如Gnaol蛋白和Dctn2蛋白。同时，天麻还诱导上调分子伴侣和错误折叠相关蛋白，如Anxa5等。研究人员通过完整的细胞、分子和定量蛋白质组学揭示了天麻的神经保护作用（图14-6）。

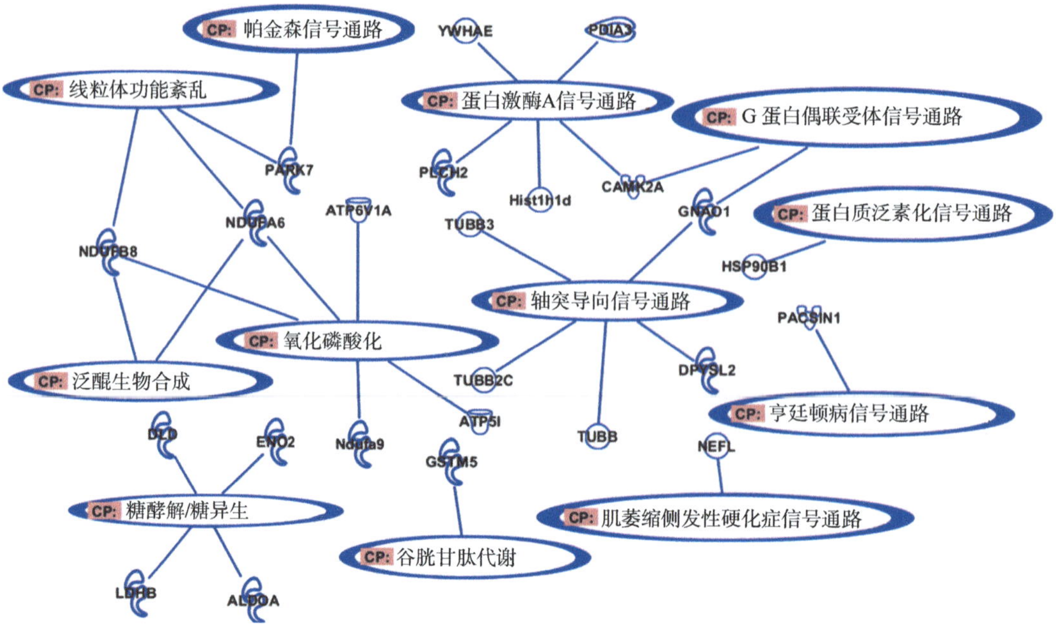

图14-6 天麻影响的信号通路（Manavalan，et al，J Proteomics，2012）

3. 双龙方治疗心肌梗死作用研究

中药复方是中医用药的主要形式，药物间的配伍是中药复方的核心。中药复方在体内作用复杂，具有多靶点、多通路的特点，使得已有的单体化合物的研究方法无法满足研究者对中药复方的研究需求。利用蛋白质组学技术研究中药复方已被很多国内外研究者采用，利用蛋白质组学的方法寻找中药复方的相关作用靶点备受研究者青睐。

中药复方双龙方来源于李连达院士的实验方，由人参和丹参两味中药组成，丹参活血化瘀为君药，人参补气养血为臣药，两者协同具有益气活血的功效，并且在临床使用多年，用于气虚血瘀之胸痹证，疗效显著。此方对大鼠冠状动脉结扎和中国小型猪心导管介入之心肌梗死有明显治疗作用，可减小心肌梗死范围，减轻心肌损伤程度，改善心血管功能，增加心肌小血管密度和心肌供血。研究人员应用比较蛋白质组学分析双龙方诱导分化过程中的差异蛋白质表达，发现双龙方能促进大鼠骨髓间充质干细胞分化为心肌样细胞，并鉴定了13个差异表达蛋白质。其中eEF2、Hspa8、Nme2、PKM2及S100A11等蛋白质在双龙方诱导干细胞分化中具有重要作用，可能通过调节磷脂酰肌醇3-激酶（PI3K）信号通路、丝裂原活化蛋白激酶（MAPK）信号通路及钙离子通路等途径参与干细胞的定向分化。

另外，国内外研究者利用蛋白质组学技术研究了其他多种中药复方。例如，2009年，Nquyen-Khuong等利用蛋白质组学探讨了由栝楼、大豆、华中五味子和丝兰提取物组成的混合物作用于人膀胱癌细胞后蛋白质组的表达谱变化，并鉴定了多种与能量代谢、细胞骨架、蛋白质降解及肿瘤抑制相关的蛋白质。2011 年Huang等利用该技术研究扶正增效方治疗肺腺癌作用的蛋白质表达谱变化，发现了S100A9蛋白和亲环素A可能是扶正增效方放射增敏作用的靶点。2016年Pan等采用双向电泳结合质谱技术研究发现：黄芩和大黄复方提取物对二甲基亚硝胺损伤肝细胞氧化应激和细胞骨架紊乱具有明显改善作用；其双向电泳图谱结果显示，至少9个蛋白质具有明显差异，分别是tubul inbeta chain、PDI、cytokeratin 8、sulfotransferase 1C1、catechol-*O*-methyltransferase、peroxiredoxin-2、glycine-*N*-methyltransferase、glutathione *S*-transferase Mu 2和glutathione *S*-transferase Mu 1，表明这9个蛋白质可能参与黄芩和大黄复方改善大鼠肝纤维化的治疗作用。

拓展阅读

1. 双心方对急性心肌梗死后抑郁行为大鼠的心脏病治疗作用

双心方是由柴胡、枳壳、香附、郁金、合欢皮等12味中药组成的中药复方，研究表明，双心方（Psycho-cardiology Formula，PCF）可减轻心脏功能损害并改善抑郁样行为。急性心肌梗死（AMI）大鼠露天试验（OFT）和强迫游泳试验（FST）均表现出抑郁样行为，PCF对其有改善作用。假手术组（sham组）、AMI组和PCF组梗死边缘区（BZ）中有131个差异表达蛋白（DEPs），海马区有64个差异表达蛋白被检测和量化。在凋亡过程、先天免疫反应和BZ中的NF-κB转录因子活性，以及化学突触传递、轴突、胶原结合、细胞黏附、对碳水化合物的反应、层粘连蛋白结合和海马中对一氧化氮的细胞反应中，都富含改变的分子。信号转导器组也能够选择多种途径，包括先天免疫和心脏中的精氨酸生物合成，以及大脑中的整合素信号。从心肌和海马区交叉DEPs，筛选出S100A9蛋白，AMI组较sham组表达上调，PCF治疗后呈下调趋势。综上所述，对急性心肌梗死后抑郁大鼠模型进行了全面的蛋白质组学分析，推测S100A9介导的巨噬细胞/小胶质细胞炎症可能是精神心脏疾病的关键致病过程，也是PCF治疗的潜在机制。

2. 蛋白质组学筛选确定白杨素减脂作用的潜在靶标

白杨素提取自中药木蝴蝶，可以通过抑制脂肪组织中与肥胖相关的炎症来减少脂肪储存。相关研究采用二维凝胶电泳（2-DE）结合液相色谱-质谱（LC-MS）技术对脂肪细胞中脂质形成干预的差异表达蛋白进行分析，利用基因沉默降低候选蛋白的基因表达，然后用三酰甘油试剂盒测定3T3-L1蛋白中三酰甘油的产量，确定目标蛋白。紫外吸收光谱与荧光光谱相结合，验证了白杨素的直接靶蛋白。并计算了与靶蛋白结合的相关常数。进一步利用分子对接的方法，确定了与目的蛋白结合的主要氨基酸。结果通过2-DE结合LC-MS筛选出4个与代谢和炎症相关的候选蛋白。在分别降低Annexin A2（ANXA2）、60 kDa热休克蛋白（HSP-60）和琥珀酰辅酶A：3-酮酸辅酶A转移酶1（SCOT-S）基因表达后，3T3-L1中三酰甘油的生成减少。紫外光谱显示，随着白杨素浓度的增加，anx2在260～300 nm的吸收光谱向上移动，而HSP-60在200～220 nm和265～280 nm的吸收光谱则随着白杨素浓度的增加略有上升。结果表明，白杨素与ANXA2或HSP-60之间存在共轭结构。荧光猝灭进一步表明，白杨素与ANXA2或HSP-60之间存在自发的相互作用。最后，通过分子对接，确定了ANXA2与白蛋白之间的主要结合氨基酸为Ser22、Tyr24、Pro267、Val298、Asp299和Lys302。综上，白杨素可以通过直接下调炎症相关靶蛋白ANXA2和HSP-60来降低三酰甘油的含量，从而发挥抗肥胖作用。

3. 功能氧化还原蛋白质组学揭示丹参水提物通过抑制ROS依赖性细胞凋亡减轻阿霉素诱导的心肌病

抗癌药阿霉素（ADR）长期以来被认为诱导剂量限制性心脏毒性，而丹参（SM）是一种广泛用于治疗心血管疾病的中药，其水提取物（SMAE）已显示出抗癌和抗氧化作用。组织病理学分析表明，SMAE能显著减轻ADR引起的心肌病变和细胞凋亡。同时，双向电泳（2-DE）氧印迹显示，在ADR存在下，SMAE处理可以有效减少与氧化应激反应和各种代谢途径相关的特定蛋白质的羰基化。SMAE的应用还显示了对ADR介导的H9c2细胞死亡的保护效力，这种保护效力呈剂量依赖性，没有引起任何细胞毒性，并显著减弱了活性氧的产生。同时使用ADR和SMAE可以显著抑制乳腺癌细胞的生长。在SMAE存在的情况下，解毒酶系统有明显的上调，并有助于Nrf2和HO-1含量的增加。SMAE还修正了ERK/p53/Bcl-xL/caspase-3信号通路和线粒体功能障碍，这最终归因于凋亡组织蛋白酶B/AIF的级联反应。总之，这些结果表明ROS凋亡诱导分子释放与ADR诱导的心脏毒性密切相关，而SMAE可以通过控制多个靶点来预防或减轻致病性心肌病。

思考题

1. 简述中药体内过程组学研究的概念及内容。

2. 列举人体与肠道菌群的相互作用影响中药体内代谢过程及药效的方式。

3. 以人参治疗心血管疾病为例，综合应用药物基因组学、宏基因组学、药物蛋白质组学和药物代谢组学的方法体系，设计研究方案与技术路线图解析人参体内全过程及其疗效的可能作用机制。

第十五章 本草基因组学关键实验技术

本草基因组学是一门以实验为基础的科学，实验技术对于该学科发展的重要性不言而喻。一些关键实验技术的出现甚至会对相关领域产生决定性的影响。例如，高通量测序技术的出现使结构基因组学的研究策略发生了革命性的变化，并带动光学图谱等结构基因组学相关技术的快速发展。本草基因组学涵盖多组学研究，涉及实验技术众多，但是限于本书篇幅，本章重点介绍了结构基因组学、转录组学、功能基因组学、蛋白质组学、代谢组学和合成生物学等领域的部分关键实验技术。本章既可为具体实验提供参考，也可在一定程度上辅助对其他章节的理解。

第一节　结构基因组学关键技术

本节重点介绍了目前基因组测序和组装的关键技术，包括高通量测序技术、遗传图谱和物理图谱构建技术等。

一、高通量测序技术

目前广泛使用的高通量测序技术，依据测序读长（read）可大致分为短读长测序和长读长测序两类。其中短读长测序技术以Illumina测序技术和DNBSEQ™测序技术为主；而长读长测序则主要包含Pac-Bio测序技术和NanoPore测序技术。

1. Illumina测序技术

Illumina测序技术是目前应用最为广泛的第二代测序技术。Illumina采用边合成边测序（sequencing by synthesis，SBS）的原理，其独到之处是桥式扩增形成DNA分子簇的技术。Illumina测序可分为三步：第一步是建立测序文库，将DNA样品打断、补平后在末端加入腺嘌呤、连接测序接头；第二步是桥式扩增产生测序文库，在固化有寡聚核苷酸的玻片上实现待测序DNA模板扩增，每个测序分子形成一个DNA分子簇；第三步是测序，测序反应在4种荧光标记的核苷酸和DNA聚合酶的作用下进行，由于核苷酸3'端羟基位置被屏蔽，每次只合成一个碱基，采集荧光信号后，再进行下一个碱基的合成和信号采集。每个分子簇即为一条DNA序列。每个测序玻片有8个独立的测序泳道。Illumina公司开发了多种平台，提供了不同读长及测序通量。

2. DNBSEQ™测序技术

DNBSEQ™测序技术系我国深圳华大智造科技股份有限公司自主研发的一类测序技术，以DNA纳米球（DNA nanoball，DNB）为主要特点。DNBSEQ™测序技术同样采用的SBS的测序策略，主要测序流程包括DNA单链环化和DNB制备，规则阵列芯片，DNB加载，cPAS，双端测序技术以及配合流体和光学检测技术和碱基识别算法等。DNB的制备是在DNA聚合酶作用下对单链环状DNA模板进行滚环扩增（rolling circle amplification，PCA）至100～1000拷贝。由于RCA是线性扩增，每次扩增均以原始的DNA单链环为模板，加上DNA聚合酶的高保真性，可以有效改善常规PCR扩增错误指数积累的问题，从而大大提高测序的准确性。根据有效读长数或载片通量（25～45 Mb），DNBSEQ™测序技术已发布的测序平台的最大通量区间为7.5 Gb～76.8 Tb，覆盖了从病原快检等小型测序至大人群基因组测序等应用。

3. PacBio测序技术

美国PacBio公司于2011年推出第三代测序仪PacBio RS。与第二代测序系统相比，它具有速度快、读长长等优点。PacBio测序技术采用了边结合边测序（sequencing by binding，SBB）的策略，其原理为单分子实时测序（SMRT sequencing）：当DNA与聚合酶形成的复合物被ZMW（零模波导孔）捕获后，4种不同荧光标记的dNTPs通过布朗运动随机进入检测区域并与聚合酶结合，与模板匹配的碱基生成化学键的时间远远长于其他碱基停留的时间。因此统计荧光信号存在时间的长短，可区分匹配的碱基与游离碱基。通过统计4种荧光信号与时间的关系图，即可测定DNA模板序列。目前PacBio公司的测序平台已升级为Sequel Ⅱ测序平台，该平台具有如下优势：超长的测序读长，平均读长30 kb，最长可达90 kb，可轻松覆盖高重复和低复杂区域；超高的测序通量，一个SMRT cell上由原来的15万个ZMW孔增加到100万个，极大地提高了测序通量；无GC偏好性，可以完全跨过高GC含量区域，保证序列的均匀覆盖度；建库过程中，DNA不需要进行PCR扩增，避免了覆盖度不均一和PCR冗余；直接检测碱基修饰，根据不同类型的修饰碱基具有不同的DNA聚合酶动力学特征，直接判断碱基的修饰类型。但是该测序技术也具有明显的缺点，测序准确率较低，单次测序的准确率仅为85%左右，需要通过增加测序覆盖度或利用二代数据进行校正以确保测序数据的准确性。

4. Nanopore测序技术

Oxford Nanopore公司于2014年推出了基因纳米孔测序技术的第三代测序仪，其基本原理是：在充满了电解液的纳米级小孔两端加上一定电压（100～120 mV），此时可以很容易地测量通过此纳米孔的电流强度。纳米孔的大小只能允许一个核苷酸分子通过。在核苷酸通过时，纳米孔被核苷酸阻断，导致电流强度减弱。四种核苷酸由于其分子结构的差异，导致电流减弱程度也有差异。长链DNA或RNA分子在电场作用下核苷酸顺序通过纳米孔，通过记录电流强度变化，从而实现序列读取。与PacBio测序技术不同的是，Nanopore测序技术并不依赖DNA聚合酶的活性；只要被测序的DNA分子不断开，理论上可以完整测出Mb级别的DNA大分子。

拓展阅读——其他测序技术

● 454焦磷酸测序技术 454测序系统是罗氏生命科学公司推出的基于焦磷酸测序法的高通量测序技术，开创了第二代测序技术的先河。测序原理及流程如下：通过油包水PCR（emulsion PCR）的方法对文库的DNA片段进行扩增，每个独立的液滴反应体系中只包含一个磁珠，只有一个DNA模板与之结合，经PCR扩增后，每个磁珠上的DNA片段拥有了成千上万个相同的拷贝。这些磁珠被独立地放到测序平板上的反应微孔中，百万个反应微孔共同反应，从而实现高通量平行测序。

● SOLiD测序技术 SOLiD测序原理与其他高通量测序技术的原理有很大区别，通过连接反应进行测序。其独特之处是用DNA连接酶和荧光标记的寡核苷酸探针来实现测序反应。SOLiD测序采用了双碱基编码技术，测序过程中每个碱基被读取了两次，从而提高了原始数据的准确度，但也正是由于这个设计导致SOLiD数据分析方法与其他平台数据分析方法无法兼容，众多传统分析软件都无法使用。

● Ion Torrent测序技术 Ion Torrent也是采取边合成边测序的策略，其测序原理与罗氏454十分相似，独特之处在于它不需要光学系统来记录测序结果，而是利用半导体传感器记录反应体系内的pH变化来判定核苷酸类型，也被称为半导体测序技术。

二、遗传图谱构建

遗传图谱也称为连锁图谱或遗传连锁图谱，是根据重组率估算出来的基因或遗传标记在染色体上相对位置的线性排列图。构建遗传图谱的主要步骤包括作图群体的构建、遗传标记的选择和遗传标记的染色体定位。

1. 作图群体的构建

遗传图谱构建是以分离群体为作图群体。按其遗传稳定性可分为两大类：一是非永久性的分离群体，如F2群体、F3群体、BC1群体、三交群体等。该类群体的主要特点是易于在短期内构建足够大的作图群体，但群体材料无法永久保存。二是永久性作图群体，如双单倍体DH群体、重组自交系RIL群体及近等基因系NIL群体。该群体克服了非永久群体的不足之处，但构建难度大、耗时长。

构建遗传作图群体需要考虑以下三个因素：一是亲本的组合。选择作图亲本间的遗传多样性较高，是成功构建高密度遗传连锁图谱的关键性因素。二是选择作图群体类型。根据研究基础和研究目的，如该植物杂交及传代方法较成熟，实验时间允许，可以考虑建立永久性作图群体。由于药用植物多为野生种，杂合度高，因此目前多采用非永久性的F2群体或侧交建立的F1群体。三是作图群体的大小。遗传图谱的分辨率或精度在很大程度上取决于作图群体的大小，因此确定合适的作图群体大小十分必要。目前大部分已构建的主要农作物作图群体大小为200～500个单株，木本植物中作图群体约为100个单株或家系。在药用植物中作图群体也为100～200个单株。

2. 遗传标记的选择

遗传标记通常可分4种类型：形态学标记、细胞学标记、生物化学标记和DNA分子标记。其中，DNA分子标记由于稳定性较好，是目前最常用的标记类型。根据对DNA多态性检测手段的不同，可将DNA分子标记分为三大类（表15-1）。第一类是以酶切或分子杂交为核心的分子标记，如限制性片段长度多态性标记（restriction fragment length polymorphism，RFLP）、扩增片段长度多态性（amplified restriction fragment polymorphism，AFLP）、酶切扩增多态性序列（cleaved amplified polymorphic sequence，CAPS）等。此类标记由于操作较为复杂，主要见于早期的遗传图谱构建。第二类是基于PCR反应的分子标记，如随机扩增多态性DNA标记（random amplified polymorphism DNA，RAPD）、特异性片段扩增区域标记（sequence characterized amplified region，SCAR）、微卫星重复序列标记（simple sequence repeat，SSR）、简单序列重复区间标记（inter-simple sequence repeat，ISSR）等。其中，SSR标记由于具有高度可变性、可重复性、共显性及特异性，且在全基因组中随机分布等优点，在遗传图谱构建中应用较多。第三类是基于单核苷酸多态性的DNA分子标记（single nucleotide polymorphism，SNP）。SNP是指在基因组水平上由单碱基转换、颠换、插入和缺失所引起的序列多态性。单核苷酸是遗传最小单元，因此SNP标记提供了分子标记最基本的形式。高通量测序可获得全基因组水平的海量SNP位点，使高密度遗传图谱的构建成为可能（表15-1）。

表15-1　主要的DNA分子标记方法及特点

	RFLP	RAPD	AFLP	SSR	SNP
基因组分布	单拷贝编码序列	整个基因组	整个基因组	整个基因组	整个基因组
多态性类型	单碱基 /indel	单碱基 /indel	单碱基 /indel	重复长度变化	单碱基 /indel
多态性	中	高	高	高	高
遗传特点	共显性	显性	显性 / 共显性	共显性	共显性

续表

	RFLP	RAPD	AFLP	SSR	SNP
技术难度	高	低	中	低	高
自动化水平	低	中	高	高	高
成本	高	低	中	高	高

3. 遗传标记的染色体定位

把分子标记所建立的连锁群与经典遗传图谱联系起来，并将其归属到相应的染色体上，是完成分子图谱构建之后十分重要的工作。通常根据分子标记与已知染色体位置的形态标记的连锁关系来确定分子标记连锁群属于哪条染色体。还可以利用非整倍体或染色体结构变异材料，如水稻中利用三体、玉米中利用A/B易位系、小麦中利用缺体/四体染色体代换系等，将分子标记连锁群归属到相应的染色体上。随着技术的进步，原位分子杂交的灵敏度已可以揭示单拷贝序列的杂交位点，因此采用原位分子杂交可以容易地将连锁群的分子标记定位到染色体上。

4. 药用植物遗传图谱的构建及应用

近年来，药用植物遗传图谱构建发展迅速。据不完全统计，已有近20个科属药用植物获得遗传图谱（表15-2）。目前药用植物遗传图谱已用于重要成分QTL定位研究、分子标记辅助育种、目标基因等位与克隆及基因组组装等。

表15-2　部分已报道的药用植物遗传图谱

药用植物	标记类型及遗传群体	图谱信息
丹参 *S. miltiorrhiza*	SSR，SRAP和ISSR标记，F1群体94单株	150个标记位点，图谱包含8个连锁群，覆盖长度527.7 cm，平均图距3.5 cm
北柴胡 *Bupleurum chinense*	SSR，ISSR标记，F1群体，96个单株	80个标记构成13个连锁群，总图距2 633.9 cm，平均图距33.4 cm
罗汉果 *Siraitia grosvenorii*	ISSR，SRAP标记，F1群体，150个单株	203个标记构成27个连锁群，总图距1 474.1 cm，平均图距7.3 cm
杜仲 *Eucommia ulmoides*	SSR，ISSR标记，F2群体，161个单株	124个标记构成10个连锁群，总图距396 cm，平均图距7.76 cm
铁皮石斛 *D. officinale*	SSR，SARP标记，F1群体，140个单株	157个标记构成27个连锁群，总图距1580.4 cm，平均图距11.89 cm
莲 *N. nucifera*	SNP标记，F1群体，80个单株	1515个标记构成10个连锁群，总图距563.6 cm，平均图距0.38 cm
香菇 *Lentinula edodes*	SSR，SRAP，TRAP标记，148个孢子单核体	581个标记构成11个连锁群，总图距963.2 cm，平均图距1.7 cm
玫瑰 *Rosa rugosa*		233个遗传标记，7个连锁群，平均图距为60 cm
油橄榄 *Olea europaea*	RAPD，SCAP标记，104个代单株	89个标记构成23个连锁群，总图距798 cm，平均图距12.3 cm
苦荞 *Fagopyrum tataricum*	SRAP，SSR标记，F2群体，136个单株	38个位点，10个连锁群，总图距为725.1 cm，平均图距为25.9 cm

遗传图谱的构建有助于将基因组草图组装到染色体水平，为药用植物全基因组的深入研究提供支撑。药用植物的活性成分多为次生代谢产物，受多环节的代谢途径基因控制，表现为数量性

状特点。因此，利用遗传图谱研究控制数量性状QTL的基因数量、数量性状位点在染色体上的相对位置、各位点贡献率的大小和基因间连锁关系，为药用植物分子标记辅助选择（marker-assisted selection，MAS）育种奠定理论基础。分子标记辅助选择是通过对与目标性状（基因）紧密连锁的分子标记的检测来对目标性状进行选择，可有效缩短育种年限。但是，药用植物的产量、品质等数量性状受环境影响较大，因此对性状的选择也较大地受环境条件影响。利用构建的饱和遗传图谱，MAS可直接从DNA水平检测目的基因的有无，不受环境、性状表达与否（如隐性基因调控）、植株生长状态等的影响。分子标记辅助选择应用于药用植物育种，可有效克服重要性状基因型鉴定困难，进行早期选择，有效缩短育种时间。

三、染色质组装技术

目前用于构建染色体级图谱的技术主要包括长度长技术、单分子光学图谱技术（optical mapping）和高通量染色体构象捕获（high-throughput chromosome conformation capture，Hi-C）技术等。其中光学图谱是一种物理图谱。物理图谱（physical map）是应用分子生物学技术直接检查DNA片段，从而构建能显示包括基因在内的序列特征位置的图谱。DNA片段是一些可识别标记，如限制性酶切位点和基因等。物理图谱的图距是物理长度单位，如染色体的带区、核苷酸对的数量等。物理图谱是辅助基因组组装，矫正组装错误以及检测大尺度结构变异的重要工具。上述染色体级图谱构建技术，结合目前成熟的长度长技术，已经使端粒到端粒的基因组拼接（T2T）成为可能，从而为药用植物遗传学的研究提供更完整的参考图谱。

1. BioNano光学图谱

BioNano光学图谱是基于单个DNA分子有序的全基因组限制性内切酶酶切位点图谱。利用单链内切酶对DNA进行识别酶切并标记荧光，再利用纳米级毛细管电泳来把DNA分子拉直，将每个DNA单分子线性化展开，进行超长单分子高分辨率荧光成像，即生成了一幅酶切位点分布图。其流程可分为三步：第一步是提取长片段DNA，收集细胞核包埋在低熔点琼脂糖中，进行轻柔的消化和清洗，最后将胶块溶解，经透析后获得纯净的高相对分子质量DNA（HMW DNA）；第二步是DNA酶切标记，利用单链切刻酶在gDNA上的特异位点切开磷酸二酯键，在具有链置换特性的DNA聚合酶的作用下引入带有荧光的碱基，再用连接酶将缺口填补；第三步是纳米通道检测，对长链DNA分子进行高并行及高分辨率的单分子成像，其结果为几百kb甚至Mb的极长片段信息，其中包含了极具价值的结构即酶切位点信息，进而获得基因组酶切位点草图。BioNano光学图谱的技术优势主要为：提供大尺度下的远程信息，辅助基因组复杂区域的组装；无PCR过程，数据相对完整无偏好，展现真实未经任何加工的原始信息；无片段化，保持样本最完整的信息；单分子检测，无任何杂信号干扰，反映最真实DNA信息；兼容二代或三代测序平台，能很好的与现有技术结合。新一代Bionano Saphyr系统，采用特殊的酶，通过识别特殊序列位点，直接将荧光基团标记在长片段DNA分子上（direct Label and Stain，DLS），无须对基因组DNA进行酶切，无任何物理损伤，避免了脆裂位点（fragile sites）产生较短的分子。相比原来的BioNano NLRS标记技术，可以获得标记密度高，数据量大，连续性更高的光学图谱。

2. Hi-C技术

Hi-C技术是一种辅助基因组组装的技术，可以将单个样本基因组组装到染色体水平。其原理是根据染色体内部的互作概率显著高于染色体之间的互作概率进行聚类；同时根据在同一条染色体上互作概率随着互作距离的增加而减少，将同一条染色体的contig或者scaffold进行排序和定向。首先细胞核内包含同源染色体在内的每条染色体都占据着一个独特区域，称为染色体疆域（territory），导致基因组各区段（locus）在同一染色体上的交互频率高于不同染色体的交互频率。Hi-C实现了将初步组装的contigs或scaffolds分配到各染色体群组中。其次就是染色体内部不同

locus的交互频率与locus之间的线性距离一般近似服从幂次定律（power law），因而可以通过交互频率的高低确定每个染色体群组中的不同contigs或scaffolds顺序与方向。Hi-C技术的优势在于基于单一株系染色体交互规律的组装方法，具有高覆盖率和高特异性，避免了繁琐的群体构建工作，降低成本、节约了时间，减少了实验误差。Hi-C技术在以下方面具有广泛的应用价值：测序基因组的进一步完善；对于初步组装的基因组可以进一步完善，达到染色体水平；高度杂合的植物基因组从头组装和完善，由于每条染色体占据独特的疆域，即使同源染色体仍然是这样，对于区分杂合染色体具有重要作用；多倍体物种基因组的进一步完善，例如，采用Pacbio HiFi+Hi-C技术组装同源四倍体紫花苜蓿单倍型基因组；此外，与转录组测序技术，染色质可及性测序技术（ATAC-seq），染色质免疫共沉淀测序技术（chiP-seq）等相结合，研究基因表达激活或抑制的调控机制等。

第二节　转录组学关键技术

转录组学实验研究的步骤一般包括：RNA分离纯化、逆转录、文库构建和高通量测序；关键在于测序。一般的转录组测序指的是针对mRNA的转录测序；相对而言，即存在针对非编码RNA（包括miRNA、circRNA和lncRNA等）的转录测序。如果同时针对所有RNA的转录测序，即为“全转录组测序”。

转录组测序一般使用短读长测序技术；如果想直接通过测序获得完整的mRNA序列或结构信息，则采用长读长测序技术，该技术可提供“全长转录组”。

值得注意的是，随着细胞捕获技术和DNA测序技术等的发展，科学家们开发出了一种针对性更强的单细胞RNA测序（single cell RNA sequencing，scRNA-seq）。scRNA-seq技术是一种在单细胞水平上利用RNA测序对特定细胞群体进行基因表达谱定量的高通量实验技术。相比之下，常规的转录组学通常是将研究对象的整个器官或组织均质化后测序，忽略了细胞的异质性；而scRNA-seq则可以针对某一细胞类型或单个细胞的转录过程进行研究，有助于深入理解不同细胞类型在发育过程中的作用以及细胞间的调控网络。

scRNA-seq的主要技术原理包括单细胞分离、扩增测序和数据分析3方面，其中单细胞分离是技术关键。目前较成熟的商业化单细胞测序方法主要包括多孔板法（PCR plate-based）和液滴法（droplet-based）。多孔板法通常结合毛细管口吸法、激光显微切割或流式细胞荧光分选技术来分选单个细胞；而液滴法则通过微流控芯片来分选单个细胞。10 × Genomics公司于2017年推出一个基于液滴法的商业化单细胞分析系统Chromium，使得scRNA-seq的应用得到了迅速发展。

第三节　功能基因组研究关键技术

本节介绍了研究药用植物功能基因组学的几种关键技术，包括植物组织培养与遗传转化技术、植物突变体库构建技术、基因沉默与过表达技术，以及蛋白质相互作用技术。

一、植物组织培养与遗传转化技术

1. 植物组织培养技术

植物组织培养技术又称为植物克隆，是指通过无菌操作把植物体的各类结构材料——外植体（根尖、茎段、茎尖、幼叶、幼胚、花药等）接种于人工配制的培养基上，在人工控制的环境条件（温度、湿度、光照等）下进行离体培养的一套技术与方法。

培养基是组织培养中最重要的基质，针对不同的培养对象、阶段和目的，需要选择不同的培养基。MS（Murashige和Skoog）培养基是植物组织培养中应用最为广泛的培养基，在此基础上进行成分改良的培养基称为“改良培养基”。除此之外，常用的植物培养基还有ER、B5、SH、HE和N6等。MS培养基适用于大多数双子叶植物，B5和N6培养基适用于多种单子叶植物。培养基中对培养物影响最大的是外源激素，试验中需要根据培养物的不同摸索激素类型、使用浓度以及配比。常用的激素有生长素、细胞分裂素等。

目前药用植物组织培养主要用来生产药用活性成分或进行药用植物无性快速繁殖。我国从20世纪50年代开始药用植物组织培养研究，发展至今药用植物组织的培养方法已从固体、液体、悬浮培养，深层大罐发酵发展到液体连续培养和细胞固定化培养等。培养材料也从药用植物的根、茎、叶、花、胚、果实、种子等组织或器官，以及这些器官诱导出的愈伤组织或冠瘿组织，一直发展到细胞培养，药用植物组织培养技术水平不断提高。与传统生产方式相比，药用植物组织培养技术具有很大的优越性：可以在人为控制条件下进行，不受季节、气候条件与土壤环境等因素的制约；可提高植物的繁殖效率，缩短植物生长周期；为中药资源的可持续利用带来了广阔的前景。

2. 植物遗传转化技术

植物遗传转化技术是指应用重组DNA技术将人工分离和改良过的外源基因导入植物基因组中，使其遗传性状发生改变，从而改良植物病虫性、抗逆性或品质的技术。

植物遗传转化方法主要分为两类，一类是外源基因的直接导入，如基因枪法、电击法、显微注射法、花粉管通道法、超声法等；另一类是以载体为媒介的遗传转化，将外源基因重组进入适合的载体系统，通过载体将携带的外源基因导入植物细胞，整合在染色体组中并随染色体复制和表达。目前常用的载体转移方法有农杆菌介导法等。

发根农杆菌是一种革兰阴性菌，能侵染大多数的双子叶植物、少数单子叶植物及个别裸子植物，通过自身的Ri质粒将携带外源基因的T-DNA（transferred DNA）转移并整合到植物基因组中，诱发被感染植物的受伤部位长出毛状根。毛状根离体培养能够形成再生植株，而且许多植物的毛状根在离体培养条件下表现出次生代谢产物的合成能力，产量较正常植物及悬浮培养细胞高，因此Ri质粒可应用于高价值次生代谢产物的生产。

根癌农杆菌Ti质粒的T-DNA片段通过根癌农杆菌感染植物并整合进入植物细胞的基因组诱导产生冠瘿组织。冠瘿瘤离体培养时，具有激素自主性、增殖速率较常规细胞培养快，其次生代谢产物合成的稳定性与能力较强，在次生代谢产物生产方面具有良好的开发前景。

二、基因沉默与基因过表达技术

1. 基因沉默技术

基因沉默是指利用现代基因编辑技术，如RNA干扰（RNA interference，RNAi）等，对目标基因的表达进行抑制或控制。实际上，基因沉默一般指的是基因转录后对mRNA的降解和/或翻译的阻遏。基因沉默常用的技术包括RNAi、病毒诱导基因沉默（virus-induced gene silencing，VIGS）和CRISPR-Cas9技术。

2. 基因过表达技术

基因过表达是指利用生物手段使目标基因的表达量得到明显提高，一般使用两种策略，即增加目标基因拷贝数和增强目标基因的表达。基因过表达技术在重组质粒的研究领域中已经得到广泛的应用，得益于微生物较为简单的基因组和非常短的生命周期。然而，在植物中进行基因过表达的则存在较大的难度。目前，在植物中使用的基因过表达技术主要包括CRISPR-Cas9、农杆菌转入外源过表达质粒等，后者为目前较为常用的手段。根据实验对象不同，应选择合适的植物过表达载体。比如，如果对象是双子叶植物，可以选择携带花椰菜花叶病毒（CaMV）35S启动子的载体（如pBI121）；如果是单子叶植物，则可以选择含有组成型泛素启动子的载体（如pUbi）；除此之外，还有诱导性启动子，即需要使用诱导物才能启动表达。除了启动子，选择过表达载体时还需要考虑在植物表达的组织部位和载体上的标记等。

三、植物突变体构建技术

突变体（mutant）是指某个性状发生可遗传变异的材料，或某个基因发生突变的材料。构建饱和基因突变体库是目前最直接和最有效的大规模基因功能鉴定方法，对生命科学研究具有重要意义。按照产生方式的不同，突变可以分为自发突变、物理化学诱变和DNA插入突变。

（一）自发突变

自发突变是指自然条件下发生的突变，是生物变异的重要来源，也是自然进化的基础。在高等生物中生殖细胞的突变频率大约只有十万到一亿分之一，并且许多突变因无法通过表型鉴定而丢失，很难进行系统收集。由于自发突变体的遗传背景非常复杂，即使获得了感兴趣的突变株，想要分离突变基因并进一步鉴定其功能也相当困难。

（二）物理化学诱变

用物理、化学方法可快速获得较广的突变谱及稳定的遗传变异，可导致多位点的变异，比较容易获得饱和突变体库，且具随机突变优点，突变率可达3%左右。物理诱变是获得突变体有效的诱变技术，可以大大提高突变的频率，点突变是理化诱变的主要特点。

（三）DNA插入突变

DNA插入突变是突变体库构建的主要方法，分T-DNA插入突变法和转座子（transposon）插入突变法。当目标片段插入到植物基因组后，插入片段可作筛选标记，根据相应位点基因的表达强弱发生变化，从基因组中分离出突变基因。

1. T-DNA插入突变

目前，农杆菌介导的T-DNA转移机制已经研究得比较清楚。T-DNA转基因技术已被广泛应用于植物转基因。大量研究表明，T-DNA整合到植物基因组中的位置随机分布，并且可以稳定遗传。由于插入到植物基因组的T-DNA序列已知，这样随机插入到植物基因组的T-DNA类似于给植物“贴”了一个序列标签。另外，由于农杆菌介导的植物转基因方法简单易行，效率高，且不需要通过自主培养，因此由于体细胞的变异而导致的突变体很少，大部分情况下突变体由T-DNA的插入而导致，这为突变体库的构建以及后续的突变基因分离提供了便利。

2. 转座子插入突变

转座子是染色体上一段可移动的DNA片段，它可从染色体的一个位置跳到另一个位置。当转座子跳跃而插入到某个功能基因时，就会引起该基因的失活，并诱导产生突变型；而当转座子再次转座或切离这一位点时，失活基因的功能又可得到恢复。遗传分析可确定某基因的突变是否由转座子引起。以导致突变的转座子DNA为探针，从突变株的基因组文库中扩增出含该转座子的DNA片段，并获得含有部分突变株DNA序列的克隆，进而以该DNA为探针，筛选野生型的基因组文库，最终得到完整的基因。

根据增殖方式不同，转座子可分为DNA转座子和逆转座子两类。相应地可利用转座子插入法（Ac/DS系统插入）和逆转座子插入法（逆转录转座子Tos17）建立植物突变体库：

（1）Ac/Ds系统 Ac/Ds系统是玉米中的一个转座子家族，属于DNA转座子。Ac因子单独存在便可引起转座突变，但变异不稳定，DS因子在有Ac因子或合成转座酶的序列存在的条件下才会引起插入突变。

（2）逆转录转座子Tos17 逆转录转座子是真核生物中广泛存在的一种可转移元件。在植物中它们常以高拷贝数出现，属中度重复序列。逆转录转座子的增殖和转座以RNA为中介，通过DNA-RNA-DNA-的方式进行，因涉及逆转录过程而被称为逆转录转座子（retrotransposon）。逆转录转座子的主要特征是两端具有长的同向末端重复序列（long terminal repeat，LTR）。由于逆转录转座子通常只引起稳定的突变，因此用常规的遗传分析方法很难区分逆转录转座子引发的突变和其他因素引起的变异。

第四节 蛋白质组学关键技术

本节介绍了蛋白质组学研究领域的常用技术，包括蛋白质分离技术、质谱技术、蛋白质芯片技术及研究蛋白质相互作用的技术等。

一、蛋白质分离技术

蛋白质分离技术在蛋白质组学中起着至关重要的作用。双向聚丙烯酰胺凝胶电泳是一种经典的蛋白质分离方法，但由于生物样品中蛋白质表达水平的巨大差异，以及该技术对某些蛋白质的“偏好性”，极大地限制了其应用范围。近些年来，科学家们发展出了多种蛋白质分离技术，如色谱分离技术、毛细管电泳技术、毛细管色谱技术、微流控芯片技术等。

1. 双向聚丙烯酰胺凝胶电泳

双向聚丙烯酰胺凝胶电泳（2D-PAGE）由O’Farre1及K1ose和Scheele等于1975年发明，是一种等电聚焦电泳与SDS-PAGE相结合，分辨率更高的蛋白质电泳检测技术。双向电泳后的凝胶经染色蛋白质呈现二维分布图，水平方向反映出蛋白质在等电点上的差异，而垂直方向反映出它们在相对分子质量上的差别。所以双向电泳可以将相对分子质量相同而等电点不同的蛋白质以及等电点相同而相对分子质量不同的蛋白质分开。双向电泳是快速成长的蛋白质组学技术中最流行、最通用的蛋白质分离方法。目前2D-PAGE能够在同一块凝胶上同步检测和定量数千个蛋白质。

2. 色谱分离技术

色谱分离技术又称层析分离技术或色层分离技术，是一种可以有效分离复杂混合物中各组分的方法。它是利用不同物质在由固定相和流动相所构成的体系中具有不同的分配系数的特点，通过两相作相对运动时，这些物质随流动相一起运动并在两相间进行反复多次的分配，从而使各物质得到分离。生物大分子纯化分析特别是蛋白质纯化分析中，色谱是非常重要而且常用的一种技术。常用的色谱分离技术包括凝胶过滤、离子交换色谱、吸附色谱、亲和色谱和聚焦色谱。

3. 毛细管电色谱技术

毛细管电色谱（Capillary electro chromatography，CEC）是用电渗流或电渗流结合压力流来推动流动相的一种液相色谱法，其兼具毛细管电泳及高效液相色谱（HPLC）的双重分离机理，以内含色谱固定相的毛细管为分离柱，既可分离带电物质，也可分离中性物质。由于有机结合了HPLC和高效毛细管电泳法（HPCE），毛细管电色谱法不仅克服了HPLC中压力流本身流速不均匀引起的峰扩展，而且因柱内无压降，使峰扩展只与溶质扩散系数有关，从而获得接近于HPCE水平的高柱效，同时还具备了HPLC的选择性。HPLC是用压力驱动流动相，流速随填充微粒的大小和柱长变化，造成色谱峰谱带的扩展，降低了柱效。而CEC是采用电场推动流动相，其线速与柱的直径和填充微粒的大小无关，在毛细管中几乎没有流速梯度，谱带展宽效应很小。这点是CEC与HPLC的本质差别，也是CEC效率高于HPLC的根本原因。

二、质谱技术

质谱分析是一种测量化合物（离子化）质荷比（质量与电荷的比值，*m/z*）的化学分析方法。用于质谱分析的仪器为质谱仪。第一台质谱仪是英国科学家Francis William Aston于1919年制成的。1966年，M.S.B，Munson和F.H. Field报到了化学电离源（chemical ionization，CI），质谱第一次可以检测热不稳定的生物分子。到了20世纪80年代左右，随着快原子轰击（FAB）、电喷雾（ESI）和基质辅助激光解吸（MALDI）等新“软电离”技术的出现，质谱能用于分析高极性、难挥发和热不稳定样品后，生物质谱飞速发展，已成为现代科学前沿的热点之一。由于具有迅速、灵敏、准确的优点，并能进行蛋白质序列分析和翻译后修饰分析，生物质谱已经无可争议地成为蛋白质组学中分析与鉴定肽和蛋白质最重要的手段。质谱法在一次分析中可提供丰富的结构信息，将分离技术与质谱法相结合是分离科学方法中的一项突破性进展。如用质谱法作为气相色谱（GC）的检测器已成为一项标准化GC技术被广泛使用。由于GC-MS不能分离不稳定和不挥发性物质，所以发展了液相色谱（LC）与质谱法的联用技术。LC-MS可以同时检测糖肽的位置并且提供结构信息。1987年首次报道了毛细管电泳（CE）与质谱的联用技术。CE-MS在一次分析中可以同时得到迁移时间、分子量和碎片信息，因此它是LC-MS的补充。

质谱是最常用也是最主要的蛋白质鉴定技术，已经逐步取代了传统的氨基酸组成分析和埃德曼降解法测序。质谱技术的基本原理是将蛋白质样品先经过离子化后，然后根据不同离子间质量与电荷之比（*m/z*）的差异来分离并确定蛋白质的分子质量。因此，离子源、质量分析器和检测器构成了质谱仪的核心组件。应用于蛋白质样品的离子源包括基质辅助激光解吸离子化（MALDI）和电喷雾离子化（ESI）两种。而常用的质量分析器包括傅里叶变换离子回旋共振质谱（FTICR/FT）、线性离子阱质谱（LIT/LTQ）、四级杆离子阱质谱（QIT）和飞行时间质谱（TOF）四种。而质谱检测器也有多种，包括电子倍增管、离子计数器、感应电荷检测器等。

三、蛋白质芯片

蛋白质芯片（protein chip）是将固相载体进行特殊的化学处理，再将一系列已知的蛋白质或蛋白质结合分子（如酶、抗体、配体、细胞因子等）固定其上，根据这些生物分子的自身特性，捕获与之特异性结合的待测蛋白质，来确定样本中蛋白质组的表达谱、生化活性及相互作用。蛋白芯片主要有3类：蛋白质微阵列、微孔板蛋白质芯片、三维凝胶块芯片等。

1. 蛋白质微阵列

哈佛大学的Macbeath和Schreiber等报道了通过点样机械装置制作蛋白质芯片的研究：将针尖浸入装有纯化蛋白质溶液的微孔中，然后移至载玻片上，在载玻片表面点上1nL的溶液，通过机械手的重复操作，点不同的蛋白质。利用此装置大约可固定10 000种蛋白质，用于研究蛋白质与蛋白质间、蛋白质与小分子间的特异性相互作用。Macbeath和Schreiber首先用一层小牛血清白蛋白（BSA）修饰玻片，防止固定在表面上的蛋白质变性。由于赖氨酸广泛存在于蛋白质的肽链中，BSA中的赖氨酸通过活性剂与点样的蛋白质样品所含的赖氨酸发生反应，使其结合在基片表面，并且暴露出一些蛋白质的活性区域。这样，利用点样装置将蛋白质固定在BSA表面上，制作成蛋白质微阵列。

2. 微孔板蛋白芯片

Mendoza等在传统微滴定板的基础上，利用机械手在96孔的每个孔的平底上点样相同的四组蛋白质，每组含有8种不同抗原和标记蛋白的36个点（4×36阵列）。可直接使用与之配套的全自动免疫分析仪测定结果，适用于蛋白质的大规模筛选。

3. 三维凝胶块芯片

三维凝胶块芯片是美国阿贡国家实验室和俄罗斯科学院恩格尔哈得分子生物学研究所开发的一种芯片技术。三维凝胶块芯片是在基片上点布可用于靶DNA、RNA和蛋白质分析的10 000个微小聚苯烯酰胺凝胶块。这种芯片可用于抗原抗体筛选和研究酶动力学反应。该芯片的优点是：凝胶条的三维化能加入更多的已知样品从而提高检测的灵敏度；蛋白质能够以天然状态分析，可以进行受体、配体研究，免疫测定以及蛋白质组分分析。

四、蛋白质相互作用

研究蛋白质相互作用的技术包括酵母双杂交技术、Pull down技术、免疫共沉淀技术等。

1. 酵母双杂交技术

酵母双杂交（yeast two-hybrid，Y2H）系统是1989年由Fields和Song等首先在研究真核基因转录调控时建立。典型的真核生物转录因子，如GAL4、GCN4等都含有两个功能上相互独立的结构域：DNA结合结构域（DNA-binding domain）和转录激活结构域（transcription-activating domain）。前者可识别DNA上的特异序列并与之结合，后者可同转录复合体的其他成分作用，启动其所调节基因的转录。两个结构域分开后仍具有功能，但是不能激活转录。酵母双杂交系统包括两种载体，分别含有DNA结合结构域和转录激活结构域。当待检测相互作用的两个蛋白分别克隆到两种载体中，形成DNA结合结构域融合蛋白和转录激活结构域融合蛋白后，如果待测蛋白之间存在相互作用会使DNA结合结构域和转录激活结构域在空间上相互靠近，从而激活报告基因的转录。报告基因的激活证明待测蛋白之间存在相互作用。

2. Pull down技术

蛋白下拉试验（protein pull down assay）是一种确定两个或更多蛋白质之间的物理相互作用的体外分析方法。其基本原理是固定到亲和树脂上的谷胱甘肽巯基转移酶（glutathione-S-transferase，GST）充当一种“诱饵蛋白”，然后将目的蛋白溶液过柱，从中捕获与之相互作用的“捕获蛋白”（目的蛋白），洗脱结合物后通过SDS-PAGE电泳分析，从而证实两种蛋白间的相互作用或筛选相应的目的蛋白，“诱饵蛋白”和“捕获蛋白”均可通过纯化的蛋白、细胞裂解物、表达系统以及体外转录翻译系统等方法获得。此方法简单易行，操作方便。

3. 免疫共沉淀技术

免疫共沉淀（co-immunoprecipitation，CoIP）是以抗体和抗原之间专一性作用为基础研究蛋白质间相互作用的经典方法，是确定两种蛋白质在完整细胞内生理性相互作用的有效方法。其原理是当细胞在非变性条件下被裂解时，完整细胞内存在的许多蛋白质-蛋白质间的相互作用被保留下来。首先用预先固化在琼脂糖微球上的蛋白质A的抗体对A蛋白进行免疫沉淀使A蛋白锚定到琼脂糖微球上，在免疫沉淀A蛋白的同时，与A蛋白在体内结合的蛋白质B也能一起沉淀下来。再通过蛋白变性分离，对B蛋白进行检测，进而证明两者间的相互作用。这种方法得到的目的蛋白在细胞内与兴趣蛋白天然结合，符合体内的实际情况，得到的结果可信度高。这种方法常用于测定两种目标蛋白质是否在体内结合，也可用于确定一种特定蛋白质新的相互作用蛋白。

第五节　代谢组学关键技术

本节主要介绍了GC-MS，LC-MS和核磁共振（nuclear magnetic resonance，NMR）等常用代

谢组学关键技术。

一、GC-MS代谢组学分析技术

相对其他代谢组学分析技术而言，GC-MS是代谢组学研究中应用最早的分析技术之一。最早有关代谢组学（代谢轮廓分析）的文章就是用GC-MS分析尿液和组织提取物的代谢谱。GC-MS是最为成熟的色谱-质谱联用技术之一，由于其分辨率高、灵敏度高、重现性好，具有大量标准代谢物谱图库，且成本相对低廉等特点，适合分析相对分子质量小、低极性、低沸点的代谢物或衍生化后具有挥发性的物质，是目前植物代谢组学研究的主要分析平台之一。

GC-MS最常用的离子化技术是电子轰击（electron impact，EI）。EI离子源的灯丝通常用钨丝或铼丝制成，在高真空条件下，炙热的灯丝发出电子轰击样品分子。为了获得可重复的质谱图，轰击电子能量一般为70 eV，远大于样品的离子化电位，剩余能量高于分子中某些键的键能，从而使分子离子发生裂解。然而，电子轰击源也存在一个缺点，即固态、液态样品须气化进入离子源，因此不适合于难挥发的样品和热稳定性差的样品。但是，GC-MS的EI离子化效果较高，不同分子几乎都能被电离而进入质谱系统，不同于LC-MS，GC-MS不同分子之间的离子抑制效应很低，基质干扰也较小。

大多数植物初生代谢物（三羧酸循环、卡尔文循环、氨基酸代谢、脂肪酸代谢、糖代谢等产生的代谢物）适合GC-MS分析，低极性的代谢物一般相对分子质量小，有较好的挥发性；大极性的糖、氨基酸、有机酸则能被衍生化，增加它们的挥发性。

GC-MS常用的衍生化方法是两步衍生化：第一步是与甲氧胺（methoxyamine）的吡啶溶剂反应，目的是稳定羰基，抑制羰基的酮-烯醇互变（keto-enoltautomerism）或抑制羰基转化成缩酮或缩醛结构（acetal-或keta1-structure）。还原性糖的结构存在多种构型，在水溶液中主要以半缩醛的环状结构存在，糖也可能以直链的多羟基醛的结构存在，因此糖在衍生化时可能存在多个衍生化峰。第一步的甲氧胺肟化使糖主要生成顺式和反式（syn和anti）的直链衍生化产物，减少糖的其他衍生化产物。第二步是三甲基硅烷化反应，最常用的是*N*-甲基-*N*-（三甲基硅烷）三氟乙酰胺[*N*-methyl-*N*-（trimethylsiyl）trifluroacetamide，MSTFA]，硅烷化对大多数含有羟基（-OH）、羧基（-COOH）、氨基（$-NH_2$）、巯基（-SH）等具有活泼氢原子的基团有较好的衍生化效果，这些含有活泼氢的基团被衍生化后，减少了分子间氢键的形成，降低了分子的沸点。

二、LC-MS代谢组学分析技术

目前代谢组学技术应用最广泛、最高效的还是液相色谱-质谱（LC-MS）联用和气相色谱-质谱（GC-MS）联用。LC-MS代谢组学技术是样品经过简单的预处理后直接进样，其适合复杂生物样品中不稳定、不易衍生、不易挥发或相对分子质量较大的代谢物的分离和检测。LC-MS的缺点在于液质为软电离，对于不同的物质需要不同的电离强度，所以，没法建立一个标准通用的数据库，从而对物质结构的解析鉴定远不如GC-MS。

随着技术的进步和发展，目前有不同技术类型的质谱分析器；根据工作原理可分为：四极杆（quadrupole）质谱、离子阱（ion trap）质谱（包括线性离子阱linear ion trap、轨道离子阱Orbitrap和三维离子阱3D ion trap）、飞行时间（time of flying，TOF）质谱和傅里叶变换离子回旋共振（fourier transform ion cyclotron resonance，FTICR）质谱等。其中，Orbitrap-MS和TOF-MS能够测定物质的精确质荷比（*m/z*），有利于未知物的定性；QQQ-MS具有良好的结构解析能力和检测灵敏度，有利于物质的高通量和精确定量。更有意义的是，质谱仪可以实行时间和空间上的串联，尤其是空间串联实现了定性与定量的质谱分析的同时进行。如Q-TOF-MS、Q-Orbitrap-MS等，都是代谢组学分析常用的主要工具。

三、NMR代谢组学分析技术

NMR是代谢组学研究的主要技术。NMR的优势在于能够对样品实现无创性、无偏向的检测，具有良好的客观性和重现性，样品不需要繁琐处理，具有较高的通量和较低的单位样品检测成本。此外，^{1}H-NMR对含氢化合物均有响应，能完成样品中大多数化合物的检测，满足代谢组学中的对尽可能多的化合物进行检测的目标。与质谱法相比，它的缺点是检测灵敏度相对较低（采用现有成熟的超低温探头技术，其检测灵敏度在纳克级水平）、动态范围有限，很难同时测定生物体系中共存的浓度相差较大的代谢产物。

拓展阅读——其他分析技术

毛细管电泳-质谱（CE-MS）联用技术：毛细管电泳是20世纪80年代初发展起来的一种基于待分离物组分间淌度和分配行为差异而实现分离的电泳新技术，具有快速、高效、分辨率高、重复性好、易于自动化等优点。CE-MS的主要优点是能够检测离子型化合物，如磷酸化的糖、核苷酸、有机酸和氨基酸等。研究人员曾使用CE-MS从拟南芥中检测到200个代谢物，并鉴定了其中的70～100个化合物。

傅里叶变换红外光谱（FT-IR）技术：FT-IR是基于红外线引起分子中的化学键振动或转动能级跃迁而产生的吸收光谱。植物样本的红外光谱是其中所有化合物红外光谱的叠加，具有指纹特性，FT-IR可以对样品快速、高通量地扫描，并且不破坏样本，每天能够分析1000多个样本，适合从大量群体中筛选代谢突变体。缺点是难以鉴定差异的代谢物，对结构类型相似的化合物难以区分。

第六节　合成生物学关键技术

本节主要介绍了大片段DNA分子组装技术和底盘细胞改造技术等合成生物学关键技术。

一、DNA组装技术

目前，DNA从头合成技术精确合成DNA片段的长度大多为0.5～1 kb，当合成更长的DNA片段时则需要将DNA小片段按顺序组装起来，这就涉及DNA组装技术。

1. 基于内切酶的拼接方法

有一种特殊的II型限制性内切核酸酶能够在其DNA识别处的相邻位置进行剪切。如果人为设计识别位点不同的相邻序列，就可利用同种限制酶产生不同的黏性末端，从而一次组装多个片段，克服传统多片段组装时限制酶种类的限制，而且可进行无缝连接。此外还有一种依赖于同尾酶的Biobrick\Bglbrick方法。同尾酶（如*Bgl* II和*Bam*H I，*Xba* I和*Spe* I等）是指一类识别DNA分子中不同核苷酸序列，但能产生相同黏性末端的限制性内切酶。当酶切后的两片段相连时，原来的酶切位点将不复存在，也就不能被原有的限制酶所识别。因此，该种方法仅利用一对同尾酶，就可以实现DNA片段的多次组装。

2. 基于位点特异性重组的拼接方法

位点特异性重组舍弃了限制性内切酶，取而代之的是噬菌体整合酶。这些位点特异性整合酶可以识别不同版本的附着点（attB，attP）序列，然后实现这些DNA序列间的重组。目前，最常用的是Gateway克隆方法，其具体流程是通过整合酶将需要克隆的DNA（两端含正交的两个位点attB和attP）直接重组到载体中。这个方法简单、高效，在克隆文库的构建和真核表达系统的分析中被广泛应用。通过合成多个正交的att重组序列，Gateway也可实现多个DNA片段的一步按顺利拼接。

3. 基于重叠序列的拼接方法

重叠延伸PCR技术（splicing by overlapping extension PCR，SOE-PCR）又称为重叠区扩增基因拼接法或套叠PCR技术。该技术采用具有互补末端的引物，使PCR产物形成了重叠链，从而在随后的扩增反应中通过重叠链的延伸，将不同来源的扩增片段拼接起来。该技术可实现任意两个目的基因的连接和扩增，不需要限制性内切酶消化和连接酶处理，同时由于中间无任何目的基因以外的其他序列，可避免因加入连接序列导致的表达蛋白质的功能异常。SOE-PCR技术在插入大片段的定点突变、敲除基因片段嵌合编码序列上具有独特的优势。此技术有利于多片段的正确组装，加速复杂基因工程的研究，如人类细胞的体细胞敲除，病毒全基因组的组装，疫苗的研究，多克隆抗体的产生及植物基因工程等。

4. 体内拼接方法

酵母、大肠杆菌和枯草杆菌等物种拥有强大的体内重组系统，例如。酵母同源重组频率高，并且拥有精确的DNA修复机制，使其成为同时组装多个DNA片段理想的底盘细胞。酵母同源重组可以有效连接有40 bp重叠序列的DNA片段，Kuijpers等改进了这一方法，通过使用60 bp与酵母基因组不同源的重组序列将9个DNA片段组装到一个21 kb的质粒上，装配成功率达到95%。近来，出现了一个改进的RADOM（rapid assembly of DNA overlapping multifragments）组装方法，RADOM法将酵母同源重组与大肠杆菌的蓝白斑筛选结合起来，大大减少了组装时间。

二、底盘细胞改造技术

理想的底盘细胞在具有基本的自我复制与代谢能力的基础上，具有正交性好、稳健性高、普适性强等特点。对底盘细胞的改造指能够让人类对底盘细胞目标基因进行“编辑”，实现对特定DNA片段的敲除、插入等。CRISPR-Cas9和基于位点特异性重组酶的同源重组等基因组编辑技术，能在基因组范围内对任意的多个位点进行同步修饰，实现底盘细胞的改造。

1. CRISPR-Cas9技术

CRISPR-Cas9（the clustered regularly interspaced short palindromic repeats-Cas9）技术能进行基因组的高效修饰，还能在不修改基因组的情况下调节基因的表达强度。该系统由蛋白质和RNA两个部分组成，蛋白质即切割DNA的Cas9内切核酸酶，RNA指导Cas9内切核酸酶定位到基因组的靶标位点。CRISPR-Cas9系统属于细菌适应性免疫系统，不同的CRISPR-Cas9系统分为3种类型，类型Ⅰ和类型Ⅲ让多个Cas9蛋白引起靶标DNA断裂，类型Ⅱ只需利用1个Cas9内切核酸酶就能在目标基因组序列引入双链DNA断裂，通过与经过特殊设计的小向导RNA（single guide RNA）共表达发挥作用。CRISPR-Cas9系统是基因组编辑的重要工具，已经被成功地用于链霉菌中放线菌紫素合成途径基因簇的失活。实际上，CRISPR-Cas9系统是一个强大的基因编辑工具，除了用于基因沉默，还可以用于基因过表达等。

2. 基于位点特异性重组酶的同源重组

现在大多利用来源于P1噬菌体的Cre-loxP位点和来源于酵母的Flp/FRT位点催化两个特异DNA序列发生重组。Cre和Flp都属于酪氨酸重组酶类，分别识别34 bp的目标位点——loxP和FRT，并且催化发生位点特异性重组。应用这些重组酶进行基因组编辑，其原理是在基因组上和目的DNA上均插入特异性识别序列，在相应的重组酶作用下进行重组，实现大片段DNA的插入、删除或替换。在基因组上目的片段两端分别插入两个重组酶识别位点；同样地，外源片段含有相应重组酶识别位点；通过重组酶的过量表达，即可实现两个特异识别位点之间基因组DNA的替换操作。Cre-loxP重组系统在酿酒酵母中已经使用得比较成熟，已被成功用于单基因或双基因的删除。

3. 基于转座子的同源重组

转座子是存在于DNA上可自主复制和移位的基本单位。转座子分为简单转座子和复合式转座子。简单转座子因没有任何宿主基因，被称为插入序列，是染色体或质粒DNA的正常组成部分。插入序列是可以独立存在的单元，带有协助自身移动的蛋白质；复合式转座子是另一类带有某些抗药性基因或其他宿主基因的转座子，其两翼往往是两个相同或高度同源的插入序列。基因转座时发生的插入作用有一个普遍的特征，那就是受体分子中有一段3～12 bp的靶序列DNA会自我复制，使插入的转座子位于两个重复的靶序列之间。不同转座子的靶序列长度不同，但对于一个特定的转座子来说，它所复制的靶序列长度不变。对于序列已知的目的基因，可先用转座子插入目的片段，通过转导将该片段引入宿主细胞内，然后筛选突变的DNA序列替换野生型亲本DNA序列，通过对突变基因的测试来研究相关基因的功能。

思考题

1. 请简述主要高通量测序技术的类型和基本原理。
2. 请简述转录组测序技术的类型和适用范围。
3. 请简述突变的原理和常用的诱发突变类型。
4. 请简述几种代谢组学关键技术的原理及其优缺点。
5. 请简述CRISPR-Cas9技术的原理及其应用范围。

第十六章　生物信息学及数据库

生物信息学（bioinformatics）是随着人类基因组计划的启动而兴起的一门新兴交叉学科。生物信息学通过综合利用生物学、计算机科学、数学和统计学等多学科的知识和技术，实现了对生物学数据的采集、处理、存储、分析和解释，从而推动了基础研究、药物开发、临床医学和许多其他领域的进展。作为一种重要的技术手段，生物信息学正在深刻影响着生物、医疗、健康、环境等行业，并已迅速发展成为当今生物科学最具吸引力的重大前沿领域。

计算分子生物学与生物信息学的起源息息相关，有学者认为生物与信息结合的开创性事件可以作为生物信息学的开端，这些事件包括尼德曼和翁施提出的Needleman-Wunsch序列比对算法，三大序列数据库的诞生等。1970年波连·霍格韦格及其同事首先提出“Bioinformatics”一词，其含义是指研究生物系统的信息过程。1987年林华安对“Bioinformatics”一词进行了重新定义，将信息学与生物学相结合的新学科定义为生物信息学，并推测该学科会是未来生物学研究的趋势之一。进入21世纪以来，随着高通量测序技术的迅猛发展和不断涌现，生物学数据资源快速积累，极大的丰富了科学家对生命本质的认识。海量的生物学数据必须通过信息学手段进行收集、整理和分析才能成为有用的数据，从而揭示数据背后所蕴含的生命生长、发育和衰老的秘密。

生物学、数学和计算机技术是与生物信息学密切相关的三大基础学科。生物信息学研究的目标是发现蕴含在数据中的生物学意义，了解生物学知识越多，找到学科间的结合点就越多。另一方面，生物信息学的研究成果也在不断丰富生物学的理论知识。数学也在生物信息学研究中发挥着重要作用。生物信息学研究的问题多是目前科技发展条件下无法通过实验获得答案的问题，生物信息学分析是在已有实验研究结果基础上进行推理和计算，在这个过程中数学模型和预测算法显得尤为重要。此外，高通量的生物数据存在大量的冗余和干扰信息，统计学理论和模型是排除干扰获得有用信息的有力工具。生物信息学中“信息”一词说明了该学科的另一个核心基础——计算机技术。对于生物信息学家而言，计算机就像实验仪器对于实验生物学家一样重要，操作系统、计算机编程语言、数据库、网络和数据可视化等计算机技术是合理运用和开发生物信息学软件的基本工具。

生物医学数据的爆发性增长，数据规模和复杂性不断增加，对数据的处理、分析和解释提出了更高的要求。人工智能则可以有效地处理海量数据，在多组学数据分析、药物研发、蛋白质结构预测、生物医学图像处理等方面已经初露锋芒，已成为研究人员解读大规模生物数据和探索生物世界奥秘的利器。

生物信息学既是本草基因组学的重要组成部分，也是本草基因组学研究的有力工具，几乎渗透到本草基因组学研究的每个领域。但是由于篇幅所限，本章重点介绍生物信息学常用编程工具、生物信息学软件、生物信息学数据库、生物信息学中的人工智能。

第一节　生物信息学编程基础

本节简要介绍了生物信息学编程的常用工具，包括Linux操作系统及几种常用编程语言：R语言、Python语言和Perl语言等。

一、Linux系统简介

个人电脑上可以完成很多生物数据的分析，但对于数据量巨大的组学研究，通常需要借助计算性能更强大、系统更稳定的大型服务器来实现。计算机的操作系统是直接运行在“裸机”上的最基本的系统软件，任何其他软件都必须在操作系统的支持下才能运行。个人电脑上常用的操作系统有微软公司的Windows和苹果公司的MacOS，但生物信息学和基因组学研究人员却更青睐于Linux操作系统，这是因为在处理基因组相关研究的海量数据时，高运算性能的服务器必不可少，而Linux作为服务器操作系统有着悠久的历史和显著的优势。

Linux操作系统的优点包括：①性能稳定，能执行多用户、多任务、多线程操作，而且每个进程的内存分配更加合理，因此即使处理大规模的数据也不容易出现意外故障；②Linux系统拥有优秀的兼容性，它几乎可以与现今的所有主流UNIX系统实现交互式的兼容，同时它也支持大多数的文件系统，如FAT和NTFS等；③强大的命令行终端和图形界面相结合，在可视化的条件下还可以很便捷地使用命令行实现批量的任务；④Linux的内核是免费的，用户能在其系统上自由开发应用程序。

Linux没有“盘符”的概念，通过一个整体的目录树来组织文件目录。在Linux系统中，通常采用命令行的方式对文件进行操作和处理。Linux的通用命令格式为：命令［选项］［参数］。命令格式中的[]代表可选项，也就是有些命令可以不写选项或参数，也能执行。选项可以有多个，参数也可以有多个。如ls–l/home/，ls是命令，–l是选项，/home是参数。表16-1中列出了一些Linux的常用命令，其他命令及其功能可参考Linux的相关书籍。

表16-1　Linux的常用命令及其功能

Linux命令	功能	Linux命令	功能
cd	切换目录	less	浏览文件
cp	复制文件	mkdir	创建一个目录
find	查找文件	mv	移动文件
grep	文本中内容搜索	pwd	查看当前路径
kill	结束一个进程	rm	删除文件
ls	列出文件或者目录	rmdir	删除一个目录

二、Python语言简介

Python是一门面向对象的编程语言，它继承了传统编译语言的强大性和通用性，同时也借鉴了简单脚本和解释语言的易用性。Python语言具有如下特点：①可移植性强，由于计算机和网络技术的发展，Python取得了持续快速的发展。Python语言可应用到不同的系统平台上。②扩展库丰富，科学计算在数据分析中必不可少，随着NumPy、SciPy、SymPy、matplotlib扩展程序模块的开发，Python极大地降低了用户在科学计算领域工具软件开发的难度，同时保证了较高的运算速度，因此Python语言非常适用于科学计算领域。

Python语言在大数据、机器学习等众多领域得到了广泛的应用，作为一种功能强大且通用的编程语言而备受开发人员的青睐，尤其是在生物数据的处理领域日益受到重视（阿莱格拉·维亚，

2017）。研究人员可以通过自己编写Python程序或调用已有的Python模块对生物数据进行分析。生物信息学领域中常用的Python模块有Biopython、NumPy等。

Biopython是用Python编写的生物计算类工具包，是一个收集各种处理需求的生物信息学工具集合，可用于获得反向互补序列，寻找蛋白质序列中的基序，读取和写入存储生物序列的各种文件格式，程序化方式访问生物信息的在线数据库等。研究人员还可以使用Biopython建立研究流程，通过修改Biopython的源代码以更好地适应研究需要。

NumPy（numerical python）是Python中用于科学计算的程序包，适用于存储和处理大型矩阵，支持大量的维度数组与矩阵运算。NumPy还是SciPy和scikit-learn等其他模块的基础。

三、R语言简介

R语言是一套完整的数据处理、统计分析和绘图的计算机语言和操作环境，是一个用于统计计算和统计制图的工具。在分析复杂的生物及基因组数据时，若能用少数代码就能快速实现而无需了解底层的细节，那么就可以忽略繁杂的编程工作，投入更多的精力去发现生命现象的本质。R语言具有如下特点：①功能强大且扩展性强，R语言的库函数以扩展包的形式存在，方便扩展与管理。由于代码具有开源性，可以让更多优秀的设计者、统计学家和生物信息学家加入到R社区，并编写大量的R包来扩展程序功能。②编程简单且交互性强，作为一种解释性的高级语言，R语言的编写非常简洁，仅需要编写一些函数的参数和用法，并不需要了解复杂的实现细节，而且R语言能够即时显示输入命令或程序的运行结果，让用户实时浏览，有助于快速开发R语言程序。③开源与社区支持，源代码的开放有利于集中各领域的学者，使R语言可以快速涵盖各种新功能和新算法，也便于初学者的深入学习和使用。R语言还具有各种论坛和讨论组，方便R包开发者解决用户问题（高山等，2014）。

在生物信息学领域，R语言主要应用于统计计算和统计绘图。①统计计算，在R语言中可以方便地进行各类统计，例如概率分布、参数估计和假设检验等。R语言能进行数值计算，例如方程求根、数值分析和最优化问题。R还能处理微积分方程、解决系统动力学问题和进行系统模拟。对于机器学习和数据挖掘等相关计算机领域的研究热点，R语言通过开发相应的扩展包，几乎包含了所有已知算法（如贝叶斯、支持向量机、决策树和神经网络等）。②统计绘图，生物信息学和R语言的结合催生了bioconductor生物信息软件包。生命科学数据分析、医学图像处理、进化分析、药物化学分析以及各种组学分析对结果可视化的要求促进了R语言的快速发展。

四、Perl语言简介

Perl是practical extraction and report language的缩写，可翻译为“实用报表提取语言”，是一种功能丰富的计算机程序语言。Perl语言是最受欢迎的编程语言之一，具有强大的正则表达式和字符串操作功能，主要用于文本和数据库的处理。生物数据大部分是文本文件，主要包括物种名称、种属关系、基因或序列的注解、评注、目录查阅等，甚至核酸和蛋白质序列也是类文字文件。因此，Perl语言在生物数据分析方面具有独特的优势。

BioPerl作为Perl的扩充，集成了多种可用于生物数据分析的Perl脚本，是生物信息学研究的利器，加速了生物信息学、基因组学等生命科学研究进展。Bioperl为许多经典的生物信息学问题提供了模块，比如Bio：：SeqIO、Bio：：DB：：Genbank等。研究人员利用这些模块可以迅速地从远程数据库中批量获取数据、转换数据库或文件记录格式、操作单个序列、搜索相似序列、以图形方式表述序列对象等。

1. Bio：：SeqIO

Bio：：SeqIO是Bioperl最基本的模块，提供了字符的读写、序列截取、反向互补、蛋白质序列翻译等基础操作，可以帮助很方便地处理fasta和fastq等文件。

```
use Bio：：SeqIO；
$seqin=Bio：：SeqIO->new（-format=>'EMBL'，-file=>'myfile.dat'）；#读取序列
$seqout=Bio：：SeqIO->new（-format=>'Fasta'，file=>'>output.fa'）；#输出序列
while（（my $seqobj=$seqin->next_seq（）））{
if（$seqobj->alphabet eq 'dna'）{                    #判断序列类型
  $rev=$seqobj->revcom；                             #获得反向互补序列
  $id=$seqobj->display_id（）；
  $rev->display_id（$id）；                          #命名序列ID
  $seqout->write_seq（$rev）；                       #输出反向互补序列
}
```

2. Bio：：DB：：Genbank

Bio：：DB：：Genbank涵盖了所有常见的生物学数据库的通用文档格式，并且可以很好的对格式进行转换，同时还可以根据核酸的ID号自动从GenBank中提取单个或多个FASTA格式的序列。

```
use Bio：：DB：：GenBank；
use Bio：：SeqIO；
my$gb = new Bio：：DB：：GenBank；
my $seqout = new Bio：：SeqIo（-fh => *STDOUT，-format => 'fasta'）；
$seqio -$gb->get_stream_by_id（[qw（27501445 2981014）]）；#获取多条序列
while（defined（$seq = $seqio->next_seq））{
$seqout->write_seq（$seq）；
}
```

五、环境管理工具Conda

Conda是一个能在Windows、MacOS、Linux上运行的开源软件包管理系统和环境管理系统，能够用于安装多个版本的软件包及其依赖关系，并在它们之间轻松切换，解决了不同软件依赖包版本不一致的问题。Conda可以安装、更新和管理现在大部分流行的编程软件的包，比如Python、R、Java、JavaScript、C/C++等语言包。Conda可通过其官网（https：//docs.conda.io/en/latest/miniconda.html）下载并安装。

第二节　生物信息学常用分析方法

本节主要介绍了本章基因组学研究中常用的生物信息分析方法，包括序列比对、拼接、基因表达分析和系统发生与进化等。

一、序列比对

1. 序列比对的原理与方法

序列比对（sequence alignment）是生物信息学中重要内容之一，同时也是研究诸多生物

信息学问题的基础。理解序列比对原理之前，首先需要了解序列同源性（homology）、一致性（identity）和相似性（similarity）的概念。两个蛋白质或基因序列排列相似性高，预示它们可能有相同的功能，也暗示了它们的同源性。如果两条序列有一个共同的祖先，那么它们是同源的。同源蛋白质的三维结构有显著的相似性。两条序列同源时，它们的氨基酸或核苷酸序列通常有显著的一致性。因此，同源性是序列是否有共同祖先的一种推断，而相似性和一致性是客观描述序列相关性的指标。序列比对的基本问题是比较两个或多个序列中氨基酸或核苷酸排列的相似性，其意义在于从氨基酸或核苷酸序列的层面上分析序列之间的相似性，从而推断蛋白质或基因在结构、功能和进化上的相关性。

序列比对的根本问题是比较两个序列并尝试找到它们各个字符间简单的一一对应关系。序列比对不仅要考虑匹配的字符，还需要考虑不匹配（mismatch）的字符和字符间可能插入的空位（gap）。序列比对需要找到最优比对，即将匹配的字符数量最大化，将不匹配和空位的数量最小化。为了将比对规则量化，采用记分方法对比对结果进行描述，即匹配位点给予奖励记分（reward），不匹配位点和空位给予惩罚记分（penalty）。

根据比对结果序列长度范围不同，可将比对分为全局比对（global alignment）和局部比对（local alignment）。全局比对是对给定序列全长进行比较的比对方式，当两个序列长度不等时，采用插入空位的方式使得序列的全长都得到比较。局部比对的结果可能只是匹配最好的一个片段。因此，同样的两条序列采用不同的比对方法可能得到的比对结果也会不同。使用全局比对方法分析只有局部相似的序列间关系时，可能无法得到有用的信息。

全局比对和局部比对适用于解决不同的生物学问题。例如，在本草基因组的中药材分子鉴定研究中，会用到全局比对和局部比对两种方法。在使用DNA条形码序列对药用植物进行系统进化研究时，需要使用全局比对方法。当对某个未知物种进行DNA条形码鉴定时，需要采用局部比对方法搜索DNA条形码数据库，然后根据比对结果对未知物种进行鉴定。

2. 序列比对的应用

序列比对的一个重要应用是对生物大分子的进化研究。生物信息学早期的主要研究内容就是序列比对，核酸和蛋白质序列的一致性和突变是可以经实验证明的生物学现象，人们并不能知道分子序列祖先演化的实际过程，但可以通过现存序列的相似性推导演化的过程。本章后文中提到的系统发育分析，就是通过序列比对，再进行聚类分析，最后构建系统进化树，确定分析序列的亲缘关系。

序列比对在基因组拼接研究中发挥着重要作用。按照目前通用的基因组鸟枪法测序策略，基因组测序第一步要将基因组打断成小片段，测序仪对小片段进行测序，通过比对算法找到不同小片段之间重叠区域并把它们连接起来，最后还原基因组核酸序列的排列顺序。

序列比对是基因组、转录组研究中基因功能注释的重要方法之一。数据库相似性搜索是序列比对的另一个重要用途，当实验获得一段核苷酸或氨基酸序列后，其功能还未被研究，一个有效的推测其功能的办法是采用序列比对方法搜索已知功能核酸或蛋白质数据库，获得与该序列有相似性的序列，并按照相似程度由高到低排序，最后根据已知功能确定或推测查询序列的生物学功能。

序列比对还可以寻找序列中的突变位点和SNP位点。例如在本草基因组的研究中，当基因发生突变时，可能会引起某种有效成分含量改变，通过序列比对发现突变位点，揭示可能的有效成分合成和调控机制。SNP是在基因组水平上由单个核苷酸变异所引起的DNA序列多态性，是可遗传的变异。在本草基因组研究中，开发药用生物分子标记和分子辅助育种等方面都会用到SNP相关的序列比对分析。

3. 序列比对经典软件

BLAST（basic local alignment search tool）是一种基本局部比对的搜索工具。NCBI网站提供

了BLAST在线搜索服务，这是使用范围最广的BLAST。网页版BLAST易于操作，且数据库为最新版本，其缺点是不利于批量操作，不能自定义搜索数据库，因此基因组研究中还需要使用本地BLAST。NCBI提供BLAST软件和数据库下载服务，虽然本地BLAST可以批量处理大量数据，但对计算机的硬件要求很高。

Clustal是一款适用于多种操作系统的多序列比对（multiple alignment）软件，包括命令行版的ClustalW和图形界面版的ClustalX。Clustal原理是先将多个序列两两比对构建距离矩阵，反应序列之间的两两关系。然后根据距离矩阵构建系统进化树，对关系密切的序列进行加权，从最紧密的两条序列开始，逐步引入临近的序列并不断重新构建比对，直到所有序列都被加入为止。Clustal也可以对来自不同物种的功能或结构相似的序列进行比对和聚类，通过重建系统发生树判断亲缘关系，并对序列在生物进化过程中的保守性进行估计。Clustal是序列比对的经典软件，可以用来发现特征序列，进行蛋白分类和分析序列间的同源性。

二、序列拼接

1. 序列拼接的原理与方法

序列拼接是根据序列间的重叠区域把相对较短的序列拼接为长的序列重叠群（contig）的过程。现有的基因组从头（de novo）拼接工具根据拼接策略的不同大致分为3类：贪婪策略（greedy-extension）、交叠-排列-生成共有序列策略（overlap-layout-consensus，OLC）和de Bruijn图策略（de Bruijn graph）。

贪婪策略从1个种子read出发，通过比对，选择具有一定重叠（overlap）长度的read进行延伸，然后将延伸的结果作为种子序列，迭代延伸来完成拼接。使用贪婪策略的拼接软件有SHARCGS、SSAKE、VCAKE和QSRA等。OLC拼接一般包含3个步骤：Overlap，对所有read进行比对获得可能的重叠信息；Layout，根据重叠信息尽量寻找贯穿所有节点的途径，但由于存在测序错误及重复序列，寻找的结果可能是多路径的；Consensus，根据多路径得到的DNA片段进行比对后合并，形成Consensus序列。由于OLC拼接策略是在重叠途径中找一条路径贯穿所有节点，基于OLC策略的拼接工具通常耗时较多。de Bruijn graph拼接策略是将长度为L的read分解成长度为k（k＜L）的小片段，即k-mers，然后将所有k-mers构造成de Bruijn图。从de Bruijn图中寻找一条包含所有节点的路径即完成DNA序列的拼接。基于de Bruijn图的拼接工具包括Velvet、ABySS、ALLPATHS-LG、EULER-sr和SOAPdenovo。de Bruijn图拼接策略是目前最常用的基因组拼接策略。

基于从头拼接算法的转录组拼接工具有ABySS、SOAP denovo-Trans、Oases、Trinity。但ABySS，Oases算法本质上是基于基因组的拼接算法，Trinity是首个专门针对转录组设计的从头拼接工具，也是目前最常用的转录组从头拼接工具之一。基于参考基因组的转录组拼接工具有HISAT、Cufflinks和Scripture等。Cufflinks首先将比对到参考序列的read定义兼容关系，如果两个read可能来自于同一转录本，则这两个read兼容。通过兼容关系构建有向图，这种有向图称为重叠图（overlap graph）。根据重叠图中read的连接路径，获得基因的各个转录本。Scripture构建的是另外一种有向图——连通图（connectivity graph），它把基因组中每个碱基当做点，如果从一个测序read中发现一个碱基连接到另一个碱基上，则此两个碱基形成一条边，然后筛选出具有一定深度的所有的路径，作为转录本集合。Scripture敏感性很高，但假阳性也很高，而Cufflinks则表现相对更好。

2. 序列拼接经典软件

SOAP de novo是一种短序列组装算法，它以kmer为节点单位，利用de Bruijn图的方法实现全基因组的组装，主要用于新一代高通量测序技术所获得的短序列组装。目前的新版本SOAP de novo2采用一种先进的算法设计，它可以减少构图中的内存消耗，解决更多contig组装中重复的区域，增加骨架结构的覆盖和长度，改善了补洞技术，使组装长度最大化。与其他短序列组装软件相比，它可以进行大型基因组的组装，组装结果更加准确可靠。

Trinity是博德研究所（Broad Institute）开发的转录组从头拼接组装软件，由3个独立的软件模块组成：Inchworm、Chrysalis和Butterfly，用于处理大量的RNA-seq数据。首先Trinity将测序数据分割成为多个独立的de Bruijn图，每个图代表一个独立基因，然后对代表每个独立基因的图和其对应序列单独处理，延伸序列获得转录本，并且记录一个基因的不同剪接形式的转录本。

三、系统进化分析

1. 系统进化分析的原理与方法

进化是指生物群体伴随时间的推移不断改变，从而导致其后代在结构和功能上不同于祖先，这个过程也被称为生物体的系统发生。进化是伴随着突变的自然选择过程，分子进化理论着重于研究不同进化树分支上基因和蛋白质的变化。传统意义上物种的进化关系是通过比较大量的生物学形态特征的差异来估算的，在分子水平上，序列数据也可以反映物种的进化关系（Kapli，2017）。

分子进化分析通常包括以下步骤：①选择分析序列；②同源序列多重序列比对；③构建进化树；④进化树评估。用于进化分析的序列通常为不同物种的同源基因的核酸或蛋白质序列。多重序列比对是进化分析过程中关键步骤。常用工具包括Clustal W、PileUp等。构建系统进化树的方法有多种，通常包括贝叶斯法、非加权配对算术平均值法（UPGMA）、近邻法（NJ）、最大简约法（MP）和最大似然法（ML）等。构建系统进化树常用工具包括PAUP，MrBayes，RAxML和PHYLIP等。进化树准确度用来表示推测所得的进化树与真实进化树之间的相似性。常用的方法包括重复抽样检验和内支检验。

达尔文在《物种起源》中提到：生物体之间的亲缘关系可以用一棵生命之树来表示。如今我们已经对数百种生物进行了基因组测序，几乎包括了所有的进化分支——病毒、原核生物、真菌、线虫、植物、动物和人类自身。对不同生物基因组结构特点进行比较，除了对功能基因组学研究具有重要意义外，还可能在一定程度上了解基因组的进化，了解基因组结构特征与生物复杂性的关系。解释不同物种基因组之间组织结构和功能的逻辑关系，才能了解物种进化的分子本质。这个过程可能会很漫长，且需要多学科的技术和工具。

2. 系统进化分析经典软件

PAUP（phylogenetic analysis using parsimony and methods）是由Swofford在2002年编写的利用简约法（parsimony）进行系统发生和进化分析的软件包，包含了用于简约分析的多种模型，其中包括Wagner、Fitch、Doll、Camin Sokal等，也可对系统发生分析结果进行统计分析及自举检验。目前最新版本为PAUP 4.0，也支持最大距离法和最大似然法，支持Windows、Mac和Linux多平台可视化操作。

Tree View由英国的University of Glasgow开发，是用来生成系统进化树的一款免费软件。它可以读取NEXUS与PHYLIP生成的进化树格式的数据，并可生成多种不同风格的系统进化树。

iTOL（interaction tree of life，https：//itol.embl.de/）是一个用于显示、处理、注释和可视化进化树的在线工具，支持Newick、Nexus、PhyloXML和Jplace等多种格式进化树数据的上传，并可以调整树枝、标签的颜色、形状和字体，进行多种注释。iTOL能够绘制正常进化树、三角进化树、圆形进化树、普通无根进化树以及分支无根进化树等多种形状的进化树。

第三节 基因组相关数据库

数据库（database）是存放在计算机内有组织的、可共享的、统一管理的数据集合，其作用是存储和管理信息，以便于信息的检索和调用，为用户提供便捷的信息服务。数据库与网络服务是生物信息学发展的重要基础，可为生物信息学的管理与共享提供技术支持。中医药行业于20世纪80年代开始应用数据库技术对中医药信息进行整理、分类、存储和检索。21世纪是数据的时代，随着中药学家屠呦呦获得2015年诺贝尔生理学或医学奖后，越来越多的医学、药学和基因组学方面的科学家认识到对中医药信息整理的重要性。近年来，互联网技术快速发展，大数据崛起，中医药大学、研究所和医药公司也建设了不同规模的中医药信息数据库，中医药信息数字化正在迅速发展。

由于近年来测序技术的发展，基因组学研究及基因组学相关数据呈爆炸式增长。美国国立生物技术信息中心（NCBI）GenBank数据库中基因数据已超千亿个核苷酸。与此同时，蛋白质氨基酸数据，分子结构数据、代谢网络数据等也已建成在线数据库。本草基因组学研究产生的大量数据，如灵芝、丹参、人参和石斛等基因组、转录组数据，需要有强大的数据库及生物信息学技术支持，才能对其进行存储、查询、共享以及深入分析。

一、基因组数据库的技术要素

数据库是按照数据结构来组织、存储和管理数据的仓库。关系数据库管理系统RDBMS（relational database management system），服务器端脚本和HTML/CSS是创建并发布数据库网站的关键技术要素。

RDBMS数据库程序是指包括相互联系的逻辑组织和存取这些数据的一套程序。在RDBMS中，数据被存储在一种称为表的数据库对象中，表由许多行和列构成。每一行都是一条数据，每一列都是数据的一个属性，整个表就是若干条数据的集合。

服务器端脚本也称后端Web开发技术，用于生成可以在服务器端运行软件的代码，以便为用户对网站的每个请求生成自定义响应，常用的服务器端脚本语言有超文本预处理器PHP（hypertext preprocessor）和动态服务器网页ASP（active server pages）。

超文本标记语言HTML（hypertext mark-up language）用于制作文本内容，包括头部、主体两大部分，其中头部描述浏览器所需的信息，而主体则包含所要说明的具体内容。层叠式样式表单CSS（cascading style sheets）是一个网页排版式标准，是对HTML语言功能的补充，用于对网页中字体、颜色、背景等元素的控制，使网页能够按照设计者的要求来显示。

（一）MySQL

MySQL是一款由瑞典MySQL AB公司开发的开源RDBMS程序，下载网址为http://www.mysql.com/。MySQL通过将数据保存在不同的表中，提高了数据的查询速度和查询灵活性，同时还提供了多种数据库存储引擎，支持事务、视图和存储等。MySQL具有支持跨平台、运行速度快和安全性高等特点。

1. 支持跨平台

MySQL支持包括Linux、Windows、FreeBSD等在内的多种开发平台。这使得在任何平台下编写的程序都可以进行移植，而不需要对程序做任何修改。

2. 运行速度快

MySQL使用了极快的B树磁盘表和索引压缩方法，通过使用优化的“单扫描多连接”，能够极快的实现连接。

3. 安全性高

MySQL具有灵活和安全的权限与密码系统，允许基本主机的验证。连接到服务器时，所有的密码传输均采用加密形式，从而保证了密码的安全。

（二）PHP

PHP作为一种高级的服务器端脚本语言，它具有开源性、快捷性、数据库连接的广泛性和面向过程和面向对象并用等特点，可以从其官网https://www.php.net/下载。

1. 开源性和免费性

PHP是拥有众多开发者的开源软件项目，相关软件及运行环境都是开源免费的，使用PHP可以节约正版授权费用。PHP的开源性还体现在它的开放式开发过程。

2. 快捷性

PHP是一种容易学习和使用的网站编程语言，其语法特点类似于C语言，同时加入了面向对象的概念，加上简洁的语法规则，使得它操作编辑非常简单，实用性强。

3. 数据库连接的广泛性

PHP利用编译的不同函数可以与很多主流的数据库建立连接，如MySQL、ODBC、Oracle等，其中PHPLIB就是常用的为一般事务提供的基库。

4. 面向过程和面向对象并用

PHP语言分别使用面向过程和面向对象程序设计方法，也可以将面向过程和面向对象两者一起混用，这是PHP的独特之处。

（三）HTML

HTML是一种建立网页文件的语言，通过一系列标签可以使分散的网络资源连接为一个逻辑整体，实现对文字，图形、动画、声音、表格、链接等多种类型数据的描述。作为一种静态的网页语言，HTML具有简易性，可扩展性和通用性等特点。

二、基因组学常用数据库

按照数据库存储信息种类的不同，基因组学相关数据库可分为综合基因数据库和模式物种数据库等。综合基因数据库是使用范围较广的数据库，如GenBank数据库。一些模式物种数据库使用频率也比较高，如拟南芥的Tair数据库。该类数据库以单个物种或类群为研究对象构建数据库，包含了对应物种遗传发育和基因组等一系列信息，可对该物种或类群进行基因组数据的查询、下载或比对分析等。

（一）基因组数据库

1. 美国国立生物技术信息中心（NCBI）GenBank数据库

该数据库隶属于美国国立卫生研究院的国立医学图书馆，NCBI（http://www.ncbi.nlm.nih.gov）已经成为世界级的生物信息资源中心，为生命科学和生物医学提供了大量的数据和分析工具（Sayers et al，2021）。NCBI支持基因、基因组及医学遗传信息的综合检索，包括核酸、蛋白、分子结构、结构域、基因组、物种分类、化学等。此外，NCBI还提供了文献数据库PubMed和用于基因和遗传分析的各种生物信息学工具。GenBank中数据以指数形式增长，核酸碱基数目大概每14个月就会翻倍。GenBank同日本DNA数据库（DDBJ）、欧洲分子生物学实验室EMBL-EBI数据库共同构成了“国际核酸序列数据库合作联盟”（INSDC，International Nucleotide Sequence Database Collaboration）。这三个组织每天交换数据。本节后续会对该数据库的使用作重点介绍。

2. 欧洲分子生物学实验室-欧洲生物信息学研究所（EMBL-EBI）数据库

EMBL（http：//www.ebi.ac.uk/embl.html）由欧洲14个国家加上亚洲的以色列共同发起建立（Cantelli et al，2022），包括一个位于德国海德堡的核心实验室，及位于德国汉堡，法国格勒诺布尔及英国斯顿的三个研究分部。EMBL已发展成欧洲最重要的分子生物学基础研究和教育培训机构。

3. 日本DNA数据库（DDBJ）

当今生物学和医学的进步除了依靠生物学实验设备的进步，同样需要计算机技术的进步，海量数据的产生使得生物学研究方法也发生了变化。DDBJ（http：//www.ddbj.nig.ac.jp）作为INSDC的成员，其主要任务是提高公共核酸数据库的质量，以便于全世界的科学家共享（Okido et al，2022）。

4. 国家基因库（China National GeneBank）

2016年9月22日，位于深圳的中国首个国家级基因库正式运营。国家基因库（http：//www.cngb.org）初步建成了“三库两平台”的业务结构和功能，“三库”由多样性生物样本和物种遗传资源库、生物信息数据库和生物活体库组成，“两平台”为数字化平台、生命大数据平台（CNCB-NGDC members and partners，2022）。国家基因库采用基因信息数据库和生物样本资源库相结合的建设模式，主要存储管理我国特有遗传资源、生物信息和基因数据。

5. 国家基因组科学数据中心

面向我国人口健康和社会可持续发展的重大战略需求，中国科学院北京基因组研究所（国家信息中心）建立了国家基因组科学数据中心（http：//bigd.big.ac.cn），其数据存储量已超过25PB。该中心的主要任务是建立生命与健康大数据汇交存储、安全管理、开放共享与整合挖掘研究体系，建立研发大数据前沿交叉与转化应用的新方法和新技术，建成支撑我国生命科学发展、国际领先的基因组科学数据中心。

6. 美国能源部联合基因组研究所（DOE JGI）

DOE JGI（http：//www.jgi.doe.gov）由美国能源部的生物和环境研究办公室负责管理，其主要任务是高通量DNA测序、合成和分析，推进基因组学的研究，用以支持美国能源部相关生物和环境研究任务，包括清洁生物能源和环境清洁等。DOE JGI测序项目绝大多数是与生物能源、全球碳循环和生物地球化学科学相关的生物体。

7. UCSC基因组浏览器（UCSC Genome Browser）

UCSC Genome Browser（http：//genome.ucsc.edu）由University of California Santa Cruz创立和维护的基因组浏览器，其中包含有人类、小鼠和大鼠等多个物种的基因组数据，并提供了一系列的网页分析工具（Navarro et al，2021）。研究人员通过UCSC Genome Browser既可以迅速地对基因组的任何一部分进行浏览，又能进行多层次的比较和分析，同时还可以得到与该部分有关的基因组注释信息，如已知基因、预测基因、表达序列标签、信使RNA、CpG岛、克隆组装间隙和重叠、染色体带型、同源性等。UCSC Genome Browser具有很好的交互性，研究人员可以添加自己的注释文件。

8. 其他综合数据库

多个国际化生命科学中心、医学研究中心以及测序中心都建立了自己的基因数据及分析平台，比较著名的包括：GSDB（Genome Sequence Data Base，http：//www.ncgr.org/gsdb）由美国国家基因组资源中心（NCGR）维护的DNA序列关系数据库；TIGR（TIGR DATAbase，http：//www.tigr.org/tdb/hcd/overview.html）是世界上最大的cDNA数据库，含有大量的EST序列和人类基因索引

（HGI）；英国的Sanger中心数据库（http：//www.sanger.ac.uk）是世界上最大的DNA测序中心之一；KEGG（Kyoto Encyclopedia of Genes and Genomes，http：//www.genome.jp/kegg）京都基因与基因组百科全书，是一个代谢途径和细胞调控相关数据库，包含核酸分子、蛋白质序列、基因表达、基因组图谱、代谢途径图等（Kanehisa et al，2021）；SWISS-PROT（http：//www.expasy.ch/sprot）蛋白数据库，存储经过人工审读和验证的蛋白质数据。

此外，还有一些专门用于数据库检索的数据库，称为元数据库（meta-database），比如Database Commons（https：//ngdc.cncb.ac.cn/databasecommons/）。Database Commons是由中国科学院北京基因组研究所（国家信息中心）开发的一个生物数学数据库的综合访问平台，提供了包含不同类型和来自不同物种的公开可用的生物学数据。截止2022年10月，Database Commons收录了由来自72个国家/地区的1976个研究机构开发的5846个数据库，涉及1492个物种。

（二）药用植物相关数据库

药用植物所含有效成分多种多样，是庞大的天然有机化合物库。高通量测序技术的不断发展推动了药用植物的研究，加速了传统研究方法向分子水平的转变，促进了高密度DNA标记、基因注释和功能基因组等分析的研究。药用植物基因组的存储、可视化及比较基因组学分析是挖掘其药用价值的基础。

1. 全球药典药用物种基因组数据库

中国中医科学院中药研究所本草基因组团队构建的全球药典药用物种基因组数据库GPGD（Global Pharmacopoeia Genome Database，http：//www.gpgenome.com）收集了记载于全球八大药典（《中国药典》《美国药典草药典》、《日本药典》、《韩国药典》、《印度药典》、《埃及药典》、《欧洲药典》以及《巴西药典》）的药用物种相关的867个物种的21 872条DNA条形码数据，674个物种的2203个细胞器基因组以及49个物种的55个全基因组数据，并开发或嵌入了信息模糊搜索、序列BLAST搜索、DNA条形码物种鉴定、基因组数据浏览器JBrowse等多个数据挖掘工具，为传统药物的用药安全、药效成分生物合成途径解析、优良品种分子育种等提供了极大的便利（Liao et al，2022）。

2. 药用植物组学数据库

云南农业大学构建的药用植物组学数据库（herbal medicine omics database，http：//herbalplant.ynau.edu.cn/）整合了23个药用植物的基因组数据、172个药用植物转录组数据、55个药用植物代谢组数据以及18个代谢通路信息。数据库中的Gbrowse和BLAST工具支持基因的搜索和比对，数据库的下载功能支持用户进行相关数据的下载，用户还可以通过主页上的“搜索”功能，通过拉丁名对数据库中的药用植物进行查询（Wang et al，2018）。

成都中医药大学开发的药植物基因组综合数据库TCMPG（an integrative database for traditional Chinese medicine plant genomes，http：//cbcb.cdutcm.edu.cn/TCMPG/）收录了160种药用植物及其对应的195个不同版本的基因组数据。为了便于药用植物基因组研究的相关分析，TCMPG还整合了BLAST、SSR Finder、JBrowse、Synteny Viewer、HmmSearch等常用基因组分析工具（Meng et al，2022）。TCMPG不仅为药用植物基因组结构和功能研究提供了分析平台，也对药用植物资源的开发具有重要的现实意义和实用价值。

3. 千种本草基因组数据库

基因组研究的快速促进了药用植物天然产物合成代谢的深入探究，对中草药的研究和发展具有重要意义。药用植物基因组和关键药用成分综合性数据库的开发将有助于研究学者对药用植物有效成分的深入研究和合成代谢通路的鉴定。

成都中医药大学开发的千种本草基因组数据库1K-MPGD（http：//www.herbgenome.com/）整合了百余种药用植物基因组数据及药典中记载的天然药用成分信息，并包含了BLAST、JBrowse、

Gene function research等生物信息学分析工具，实现了“代谢物-基因-基因组”数据的整合，是药用植物基因组及代谢物研究的一站式平台（Su et al，2022）。

三、生物信息学数据库查询检索示例

NCBI数据库包含文献、健康、基因组、基因、蛋白质、化学六大板块，几乎涵盖了分子生物学和基因组学研究的各个方面。一个最为简单的搜索方法是在NCBI主页（https://www.ncbi.nlm.nih.gov）的搜索框中输入想要搜索的关键词，并在搜索框旁边数据库下拉菜单中选择某个感兴趣的数据库。

下文主要介绍NCBI中与本章基因组研究密切相关的最常用数据库和工具：文献检索数据库PubMed、序列比对工具BLAST、保守结构域数据库Conserved Domain Database 和数据提交工具Submit。

（一）文献数据库PubMed

精确搜索研究领域的最新研究进展和文献是至关重要的，除了简单模糊搜索，NCBI每个数据库都提供了更为精确的高级搜索模式，可通过逻辑操作符（AND、OR、NOT）将一个和多个搜索关键词连接起来。

（二）序列比对工具BLAST

在基因组完成后的后续基因发掘中，BLAST结果的可视化至关重要，NCBI提供的网页版BLAST可以很好的满足该项需求。点击NCBI主页BLAST链接，进入比对分析界面。图16-1显示了一条蛋白质序列的比对结果，该蛋白与数据库中已有的细胞色素P450高度同源，且包含P450蛋白的功能结构域。

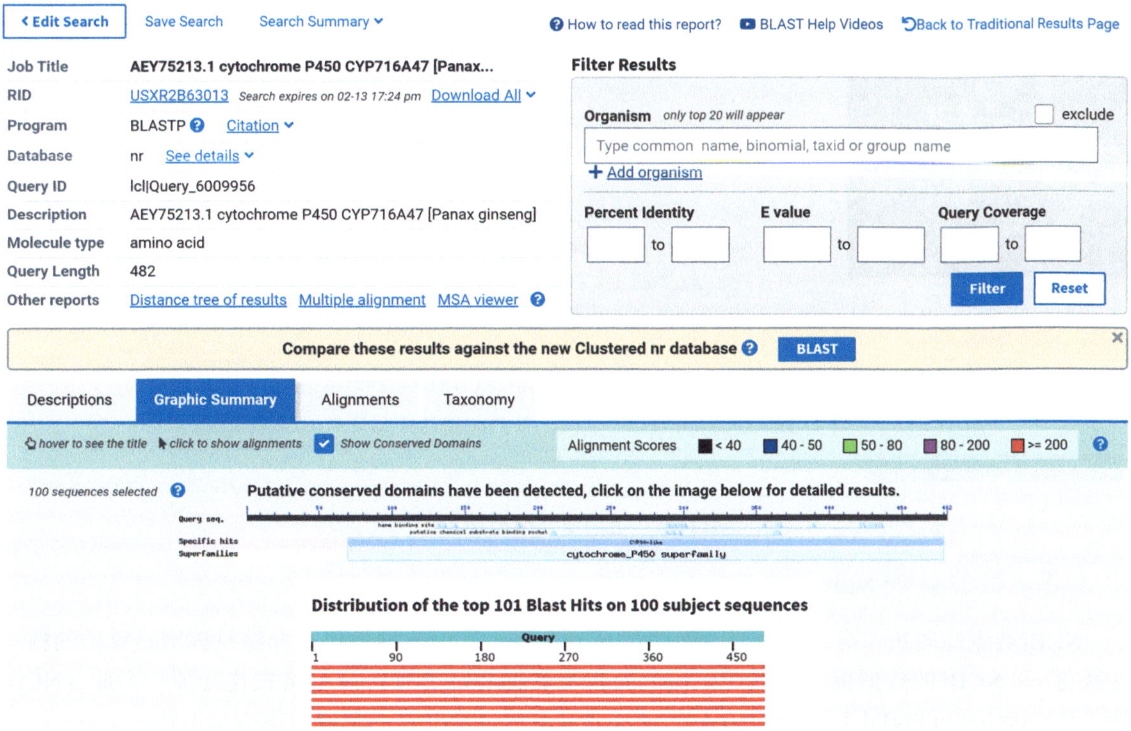

图16-1　BLAST搜索结果示例

（三）保守结构域数据库Conserved Domain Database

蛋白质保守结构域数据库收集了大量的保守结构域序列信息（图16-2）。蛋白质的保守结构域在一定程度上体现了该蛋白质的功能。通过结构域搜索可获得蛋白质序列中所含的保守结构域信息，并可对蛋白质的三维空间结构进行预测，进而推测蛋白质的生物学功能。通过下载Cn3D工具（https://www.ncbi.nlm.nih.gov/Structure/CN3D/cn3d.shtml），可离线查看蛋白质的三维空间结构（图16-3）。

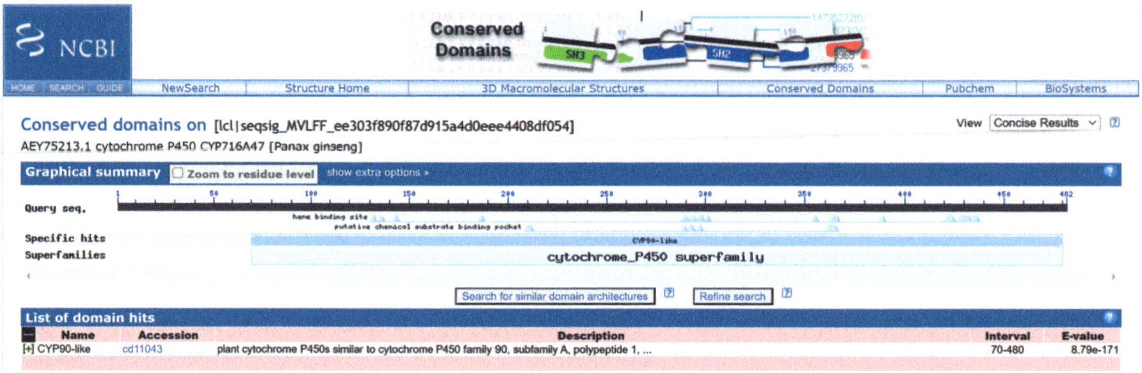

图16-2　蛋白质结构域示例

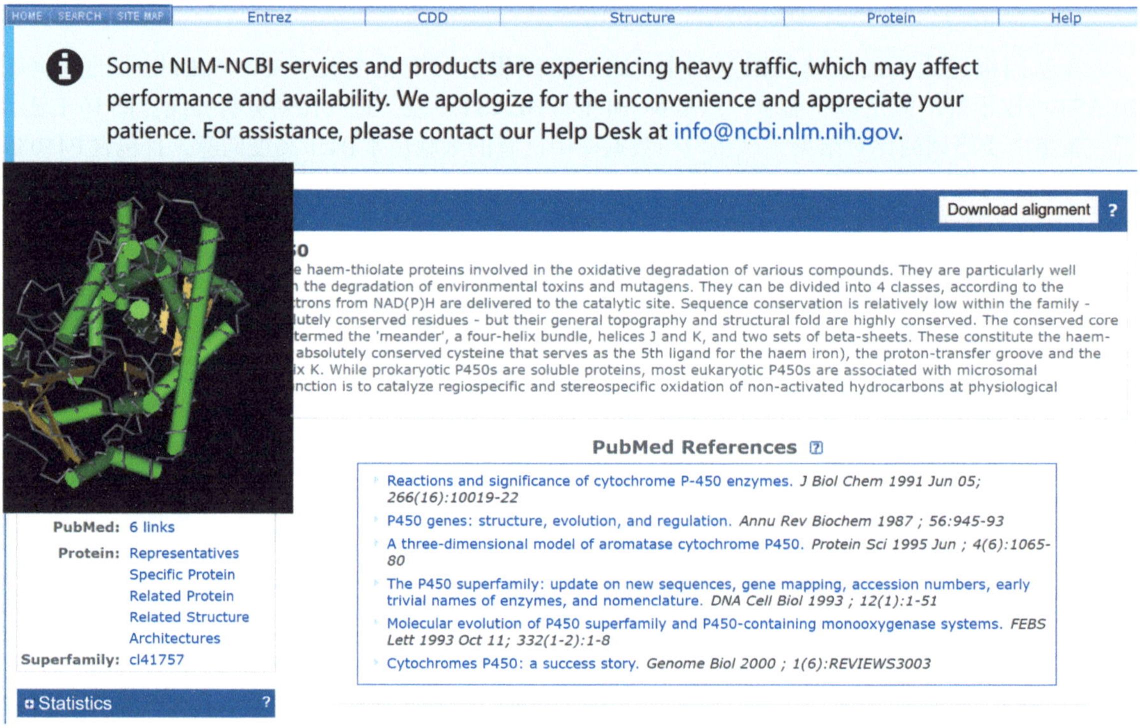
Entrez
CDD
Structure
Protein
Help
Some NLM-NCBI services and products are experiencing heavy traffic, which may affect performance and availability. We apologize for the inconvenience and appreciate your patience. For assistance, please contact our Help Desk at info@ncbi.nlm.nih.gov.
Download alignment
PubMed References
Reactions and significance of cytochrome P-450 enzymes. J Biol Chem 1991 Jun 05; 266(16):10019-22
P450 genes: structure, evolution, and regulation. Annu Rev Biochem 1987 ; 56:945-93
A three-dimensional model of aromatase cytochrome P450. Protein Sci 1995 Jun ; 4(6):1065-80
The P450 superfamily: update on new sequences, gene mapping, accession numbers, early trivial names of enzymes, and nomenclature. DNA Cell Biol 1993 ; 12(1):1-51
Molecular evolution of P450 superfamily and P450-containing monooxygenase systems. FEBS Lett 1993 Oct 11; 332(1-2):1-8
Cytochromes P450: a success story. Genome Biol 2000 ; 1(6):REVIEWS3003
PubMed: 6 links
Protein: Representatives
Specific Protein
Related Protein
Related Structure
Architectures
Superfamily: cl41757
Statistics

图16-3　蛋白质三维结构示例

（四）数据提交Submit

NCBI数据库收集了分子生物学及医学领域的数据，其中数据的提交存储是该网站维护的核心内容之一。NCBI的数据提交必须严格按照所提交数据的种类进行规范格式化处理。为此，NCBI提供了Submission Portal工具（图16-4），便于研究者可以交互式的完成数据提交工作。

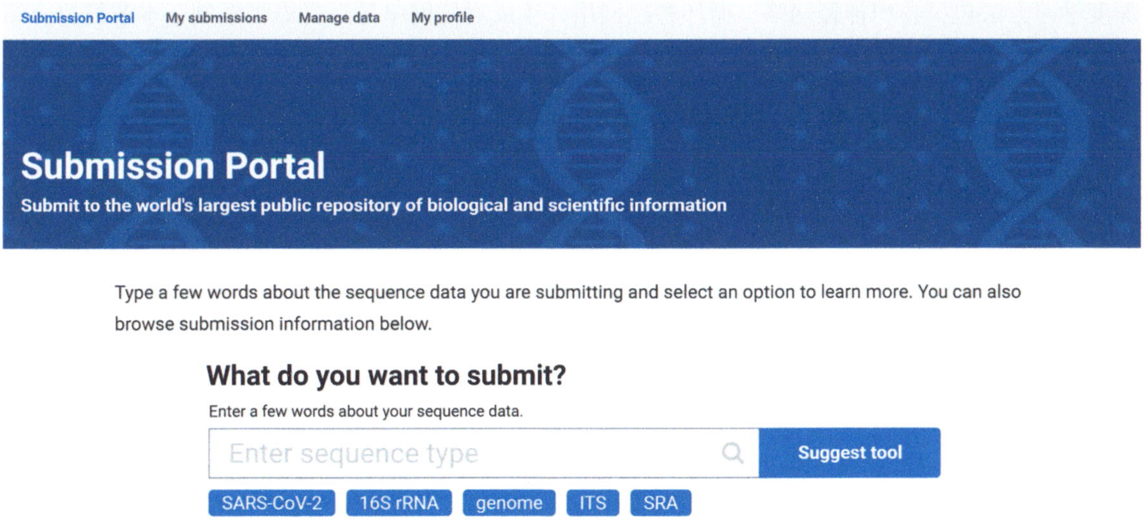

图16-4 NCBI数据提交工具

第四节 生物信息学中的人工智能

高通量测序技术的迅猛发展已经推动了基因组、转录组、蛋白质组和代谢组等多组学数据的涌现。海量的组学数据资源为生物学研究提供了前所未有的机遇，但同时也带来了数据稀疏性、数据复杂性等方面的挑战。

人工智能（artificial intelligence，AI）以其强大的模型能力和多模态、多维度数据处理的优势，正在成为解析海量组学数据的有力工具。人工智能不仅能够从原始数据中自动提取高级特征，还能够有效地整合多维度数据，揭示不同组学间的关联和调控网络。在生物信息学领域，人工智能的应用已经成为一个重要趋势。这些方法不仅能够加快生物学研究的进程，还有助于更好地理解生物学中的复杂性和多样性，提高药物筛选和药效预测的效率，加速新药研发的进程。深入研究和应用人工智能方法，对于生物信息学的发展具有重要意义。本节将简要介绍人工智能的基本概念及其在生物信息学领域的应用。

一、人工智能

人工智能是计算机科学的一个分支，其目标是研究和开发能够模拟和仿效人类智能行为的计算机系统。这些智能行为包括学习、推理、问题解决、自然语言理解以及图像识别等。人工智能方法包括机器学习、深度学习、自然语言处理、计算机视觉以及推荐系统等技术。

机器学习和深度学习是在生物信息学领域广泛应用的人工智能方法，在处理和分析生物学数据、解决生物学问题方面发挥着关键作用。机器学习是一种让计算机系统通过学习从数据中提取模式和规律的方法，依赖于数据的反馈来改进和优化模型。传统的机器学习算法包括随机森林、支持向量机、K-近邻等。深度学习是机器学习的一个分支，其核心是深度神经网络。深度神经网络由多层神经元组成，每一层都用于学习数据的不同特征层次。通过将多个层次叠加在一起，深度学习模型可以自动学习和提取数据的高级特征表示，从而实现对复杂任务的准确建模。代表性深度学习方法包括卷积神经网络、循环神经网络、生成对抗网络等。受篇幅限制，本节简要介绍代表性的机器学习和深度学习方法。如需更详细的内容，请参考其他相关资料或深入研究相关领域的专业书籍和论文。

（一）机器学习

1. 随机森林

随机森林（random forest，RF）是由多个决策树组成的集成学习方法，其中每个决策树都是一个弱学习器。通过组合多个树的预测结果，随机森林可以产生强大的集成模型，用于分类和回归任务。随机森林以其高度的鲁棒性、良好的泛化能力和对特征重要性的解释性而著称，因此在各种领域都有着广泛的应用。

随机森林的核心思想是构建多个决策树，然后将它们的结果进行集成以做出最终的预测。具体步骤如下：①随机抽样：从训练数据集中随机抽取部分样本，用于每个决策树的训练。②随机特征选择：在每个决策树的训练过程中，随机选择一部分特征用于分裂节点。③构建决策树：使用随机抽样的数据和随机选择的特征构建决策树。④集成预测：对于分类任务，采用投票法来决定最终的分类结果，即每个树对样本进行分类，最终分类结果是获得最多投票的类别；对于回归任务，通过将多个决策树的预测结果进行平均或加权平均，从而得到最终的回归结果。

2. 支持向量机

支持向量机（support vector machine，SVM）是一种广泛应用于机器学习和模式识别的监督学习算法。它在分类和回归问题中都有出色的性能，特别适用于高维数据和线性不可分问题的处理。

支持向量机的核心思想是找到一个决策边界（或称为超平面），将数据分为不同的类别。在二分类问题中，这意味着找到一个能够最大化类别间间隔的超平面。超平面上的数据点被称为支持向量，它们是最靠近决策边界的样本点，决定了边界的位置和方向。具体步骤如下：①特征映射：通过核函数（线性核、多项式核或径向基函数）将原始数据映射到高维特征空间。②间隔最大化：在特征空间中，寻找最大间隔超平面，以确保不同类别之间的距离尽可能大。③软间隔与正则化：在实际应用中，数据通常包含噪声或异常值，或者有一些不可避免的重叠，导致数据在某些情况下并不是严格线性可分的。为此，引入软间隔和正则化。软间隔允许一些数据点位于错误的一侧，即容忍一定程度的分类错误。正则化参数在这一步骤中起关键作用，正则化参数的值决定了模型对分类错误的惩罚力度。软间隔与正则化使支持向量机能够更好地适应实际问题，处理不完美的数据，并在复杂情况下取得更优秀的分类性能。

3. K-近邻

K-近邻（K-nearest neighbors，KNN）是一种简单而强大的监督学习算法，常用于分类和回归任务。它的核心思想是基于数据点之间的距离来进行预测或分类，即通过找到距离新数据点最近的K个训练数据点来进行决策。

K-近邻的算法原理如下：①距离度量：K-近邻算法使用距离度量来衡量数据点之间的相似性。常用的距离度量包括欧氏距离、曼哈顿距离、闵可夫斯基距离等。②K值选择：K-近邻算法中的K代表了考虑的邻居数量。在进行预测或分类时，需要通过交叉验证等方法来选择合适的K值。较小的K值可能导致模型对噪声敏感，较大的K值可能导致模型过于平滑。③决策规则：对于分类问题，KNN通常采用多数投票法，即统计K个最近邻居中每个类别的出现次数，将出现次数最多的类别作为新数据点的类别。对于回归问题，KNN采用平均法，计算K个最近邻居的目标变量值的平均值来预测新数据点的目标值。

（二）深度学习

1. 卷积神经网络

卷积神经网络（convolutional neural networks，CNN）是一类具有深度结构和包含卷积计算的前馈神经网络，是深度学习领域的代表性算法之一。卷积神经网络的结构主要由输入层、卷积层、池化层、全连接层、输出层构成。卷积神经网络的核心思想是通过局部感知野、权值共享和卷积操作来捕获输入数据的特征，并通过多层卷积和池化操作逐渐提取和组合高级抽象的特征表示，从而实现对数据的高效处理和识别。

卷积神经网络的主要流程包括以下步骤：①输入数据：将图像、音频或文本数据输入模型。②卷积操作：通过滤波器（也称为卷积核）在输入数据上滑动，逐个位置计算滤波器与输入的卷积。通过不同的滤波器，卷积神经网络可以学习和捕获不同的特征。③非线性激活：应用非线性激活函数（如Sigmoid、ReLU、Softmax）来引入非线性，增加网络的表达能力。④池化操作：添加池化层，通过使用最大池化或平均池化，将局部区域的值进行池化，从而保留最显著的特征，减小特征图的维度。⑤多层堆叠：通常由多个卷积层、激活层和池化层组成，逐渐堆叠以提取和组合更高级别的特征。⑥全连接层：在卷积和池化层之后，采用全连接层，将卷积层学到的特征映射到最终的输出空间，用于分类或回归任务。⑦输出层：输出层的结构取决于具体的任务。对于分类问题，输出层通常采用Softmax激活函数，将模型的输出映射到不同类别的概率分布。对于回归问题，输出层可以直接输出预测值。

2. 循环神经网络

循环神经网络（recurrent neural network，RNN）是一种深度学习模型，适用于序列数据的建模和预测任务。循环神经网络能够考虑到过去的信息，从而在自然语言处理、语音识别、时间序列分析等领域被广泛应用。循环神经网络的核心思想是在神经网络的基础上引入循环结构，使其能够处理不定长的序列数据，并在处理序列时保留信息的记忆能力。循环神经网络中的神经元具有一个内部状态（隐藏状态），它在处理每个时间步的输入时都会被更新，以包含过去时间步的信息。

循环神经网络的主要流程包括以下步骤：①初始化隐藏状态：在处理序列之前，需要初始化隐藏状态。隐藏状态是循环神经网络在每个时间步的内部状态，用于保留过去时间步的信息。通常，初始隐藏状态可以设置为零向量或随机值。②前向传播：在每个时间步，循环神经网络接受当前时间步的输入向量和前一个时间步的隐藏状态，并计算新的隐藏状态和输出。③损失计算：在每个时间步，计算模型的损失函数，衡量模型的预测输出与真实标签之间的差异。④反向传播：通过反向传播算法，计算损失函数相对于模型参数的梯度，并将梯度信息从输出层传播到隐藏层，以便更新模型参数。⑤参数更新：使用优化算法，根据梯度信息来更新模型的权重和偏置，以最小化损失函数。⑥重复迭代：重复上述步骤，直到达到预定的迭代次数或满足停止条件。

3. 生成对抗网络

生成对抗网络（generative adversarial network，GAN）是一种主流的深度学习方法，用于生成具有高度逼真性的数据。生成器和判别器是生成对抗网络的主要组件。生成对抗网络的核心思想是通过生成器和判别器进行博弈和竞争的训练过程，使生成器逐渐生成高度逼真的数据样本，以至于判别器无法轻易区分真实数据和生成数据。这种竞争和合作的动态博弈推动了生成器不断提高生成数据的质量，最终实现生成的数据与真实数据在分布和统计特性上无法区分的目标。

生成对抗网络步骤的主要流程通常包括以下步骤：①初始化模型参数：初始化生成器和判别器的模型参数。②生成样本：生成器接受随机噪声或随机向量作为输入，并生成一批数据样本。③训练判别器：判别器接受一批真实数据和一批生成的伪造数据，并计算损失函数，以提高对真实数据和伪造数据的分类准确度。④训练生成器：生成器接受随机噪声并生成一批伪造样本。然后，将这些伪造样本输入到判别器中，让判别器将它们分类为真实数据。⑤重复迭代：上述步骤交替进行多次迭代。生成器和判别器相互竞争和提高，生成器逐渐生成更逼真的数据，而判别器逐渐变得更准确。重复上述步骤，直到生成器生成的数据与真实数据无法区分为止。⑥生成样本：在训练完成后，使用生成器来生成逼真的数据样本。

二、人工智能在生物信息学领域的应用

人工智能在生物信息学领域的广泛应用为生命科学的发展注入了强大的动力，为处理和分析生物学数据提供了强大的工具和方法。从基因组学到蛋白质组学，从药物发现到疾病诊断，人工智能的介入已经产生了深刻的影响。这一革命性的技术通过机器学习和深度学习的手段，能够帮助科学家更深入地理解生物体系的复杂性和多样性，发现新的生物学特性，加速新药的研发，提供精确的诊疗方案。

（一）基因组序列注释

基因组序列是生物学研究的基础，但解析这些庞大的序列数据是一项复杂的任务。科学家已经将人工智能技术用于基因组序列注释，进行基因调控区域、非编码RNA等功能元件的识别。启动子是位于转录起始位点上游的调控元件，它通过与转录因子结合来启动和调控RNA的转录。启动子的准确识别对于了解基因的表达调控机制至关重要。

基于深度学习方法，研究者开发了一个用于识别长非编码RNA启动子的生物信息学模型DeepLncPro（Zhang，et al，2022）。DeepLncPro以核酸序列的特征编码作为输入，通过卷积层进行卷积运算，同时使用滤波器捕获序列中的关键特征。然后，卷积层的输出传递到全连接层，用于整合整个序列的信息，帮助模型理解序列中不同特征之间的关系。最终，通过Sigmoid函数将模型的输出转化为概率，用于预测输入序列是否包含启动子。

（二）蛋白质结构预测

人工智能在蛋白质结构预测方面的应用是生物信息学领域中的一项重要突破。AlphaFold2的出现标志着这一领域的重大进展，为生物学研究提供了强大的工具，对于理解生物分子的功能和相互作用具有重要意义。

AlphaFold2是DeepMind开发的用于预测蛋白质三维结构的深度神经网络模型（Jumper，et al，2021）。AlphaFold2的核心组成部分包括序列到序列模型、变换器架构、多层感知机、距离和角度预测，以及迭代自协同策略。AlphaFold2接受目标蛋白质的氨基酸序列作为输入，利用卷积神经网络提取序列特征信息，使用变换器架构处理长距离和局部相互作用。通过多层感知机，模型学习复杂的非线性关系，以准确预测氨基酸之间的距离和角度信息。同时，AlphaFold2还采用了迭代自协同策略，不断优化预测结果，以提高结构的一致性和准确性。

研究人员可从https：//github.com/google-deepmind/alphafold下载AlphaFold2的源代码，或通过网站https：//alphafold.ebi.ac.uk/使用AlphaFold2进行蛋白质结构在线预测。

（三）药物研发

药物研发是一种发现治疗疾病药物的复杂过程。开发一种药物通常需要花费5亿～28亿美元的成本和10～15年的时间。通过对化合物的快速筛选，人工智能可以加速药物研发过程并降低成本。拜耳、罗氏和辉瑞等大型制药公司已陆续与信息技术公司合作，开发基于人工智能的药物研发平台。人工智能方法已被用于药物发现的各个阶段，如药物毒性预测、药物生物活性预测、药物从头设计等，为药物研发带来了革命性的变革（Chen et al.，2023）。

1. 药物毒性预测

毒性是衡量化学物质不期望或不良效应的重要指标。毒性评估是药物发现的基本步骤之一，其目的是识别对人体有害的物质。为了评估不同计算方法在预测化学物质毒性方面的性能，科学界提出了“Tox21”挑战。这个挑战推动了一系列基于人工智能技术的化学物质毒性预测方法的开发。

DeepTox是用于预测药物毒性的深度学习模型，其基本框架是一个三层深度神经网络。DeepTox从分子结构、化学键和物理性质中提取信息，获得一系列分子描述符来表示化学物质的性质并作为模型的输入。通过调整和优化超参数，如隐含层的数量、学习率等，DeepTox在Tox21数据集上表现出了卓越的毒性预测性能，有望为药物研发领域提供有力的工具，加速新药物的开发和安全性评估。

2. 药物生物活性预测

许多来源于天然产物的药物由于缺乏生物活性而无效。因此，药物生物活性评估已成为药物研发领域的一个热点问题。人工智能技术已被有效应用于预测药物的生物活性，例如抗癌、抗病毒和抗菌活性。

基于消息传递神经网络，研究者开发了可用于药物抗菌活性的生物信息学模型。该模型首先根据每个化合物的SMILES构建分子图，用于描述分子中原子之间的连接关系。然后，从构建的分子图中提取特征，包括原子特征和键特征，用于表示化合物的结构和性质。接下来，通过多次应用消息传递操作对特征进行优化，以捕捉分子中的复杂相互作用和结构信息。最后，优化后的特征向量被输入到前馈神经网络中，用于学习和预测每个化合物的抗菌活性概率。

3. 药物从头设计

药物从头设计是指通过分子生成的方法生成新颖的化合物的过程。人工智能模型利用深度学习方法，结合大规模的分子数据，可以快速而有效地预测、生成和优化候选药物分子，加速了药物研发进程。以下是一些常见的用于药物从头设计的深度学习模型。

生成对抗网络模型：是一种常用于生成新药分子的深度学习模型，由生成器和判别器组成。生成器用于生成与真实数据相似的药物分子；判别器则用于区分生成的分子与真实分子，并尽可能减小误分类的情况。判别器通过不断与生成器竞争，以提高自己的分类性能。通过这种对抗过程，生成器不断改进其生成的分子，以获得更具生物活性的候选药物。对抗过程在多个训练迭代中不断进行，直到生成器生成的数据足够逼真。

基于图循环的生成模型：采用顺序迭代的生成过程，能够逐步构建复杂的分子结构，同时考虑原子之间的连接关系和分子的拓扑特征。在每个生成步骤中，模型会考虑当前已生成的分子结构和待生成的原子。然后，根据一定条件产生一套在特定条件下的概率分布。模型通过对概率分布进行采样来做出决策，例如，在给定概率分布的情况下，选择生成特定类型的原子，并决定其连接到哪些生成的原子上，以构建新的键。生成步骤会反复迭代进行，直到生成完整的分子图为止。通过迭代生成和随机采样，该模型可以生成具有特定性质的新分子，从而在化学研究和应用中具有广泛的潜力。

变分自编码器：一种用于生成具有特定性质药物分子的深度学习模型。它可以学习分子的潜在表示，并用于生成具有相似分布的新数据样本。编码器和解码器是变分自动编码器的主要组件。编码器将药物分子的化学信息映射到潜在空间中，这些潜在表示向量可以被视为药物的抽象特征。解码器将潜在表示映射回分子数据空间，生成与原始数据具有相似分布的新数据样本。在药物分子设计中，变分自编码器通常用于生成具有特定生物活性或其他化学性质的新分子。

三、中医药大模型案例

中医药领域已有多个聚焦于中医智能问诊、中医辅助诊断、中医养生咨询、中医药知识问答、中药产业链的中医药LLM问世。这些中医药 LLM 在提升智能化诊断准确性、优化问诊流程、增强用户体验和促进中药产业链数字化等方面取得了显著进展。但也需要注意的是，目前中医药大模型普遍存在泛化能力不足、数据融合难度大、模型可靠性有待提高等问题。

1. 本草智库

本草智库由成都中医药大学等单位联合开发，收录了1500万条中药材基原物种的基因信息、3000余万条中药成分与靶点的互作信息、400余万个化合物等中药研究底层核心数据，让中药材有了专属“基因身份证”。本草智库具备中药知识的提取与生成、中药垂直领域解决方案输出、中药产业一站式数字化服务三大功能，实现中药研究底层核心数据与中药全产业链关键环节的有机结合，对中药材种植、质量控制、药物研发等中药全产业链关键环节有重要意义，有助于提升中药基础研究和产业的整体效率和质量水平，为中药全产业链的关键环节提供精准的决策支持，从而优化生产流程，提高产品质量，确保药品安全。

2. 数智岐黄

“数智岐黄”中医药大模型由华东师范大学、上海中医药大学等单位联合开发，它以超过1000本中医药古籍文献为核心数据基础，建立收录超过8万种方剂、2000种证候及疾病、1000种药材、4万种中药成分、1.8万种靶点的大型数据库。该模型在训练中结合检索增强生成和插件调用等技术，可实现中医药领域知识智能问答、健康咨询、中医药知识图谱动态交互三大核心功能，有助于临床辅助诊疗、中医养生保健及中医药文化传承创新发展。

拓展阅读

云计算（cloud computing）是分布式计算的一种，指的是通过网络“云”将巨大的数据计算处理程序分解成无数个小程序，然后通过多部服务器组成的系统进行处理和分析这些小程序得到结果并返回给用户。通过云计算技术，用户可以在很短的时间内完成对数以万计的数据的处理，从而达到强大的网络服务。

云计算不是一种全新的网络技术，而是一种全新的网络应用概念，云计算的核心概念就是以互联网为中心，在网站上提供快速且安全的云计算服务与数据存储，让每一个使用互联网的人都可以使用网络上的庞大计算资源与数据中心。

云计算已经融入了科研、医疗、教育等多个领域，在生物信息学领域已有多家科研院所和企业开发了生物信息云平台用于基因组、转录组、蛋白质组、代谢组等多组学数据的分析和处理，实现了对海量公共数据的再分析和数据共享，也激发了如何为大型数据集设计软件的新思路。

思考题

1. 安装Linux系统，并熟悉基本操作命令。
2. 请简述序列比对的基本原理和主要应用。
3. 构建系统进化树的常用方法有哪些？
4. 请简述序列拼接软件所采用的3种不同拼接策略。
5. 与基因组学相关的数据库有哪些？各有什么特点？

第十七章 药用生物系统基因组学

第一节 系统基因组学基本概念

一、系统基因组学发展简述

自达尔文时代起，生物学研究领域的一个重要科学问题便是重建地球上所有生命体的进化历史并以系统树的形式描述出来。化石证据是理解生物进化历史，重建系统发育关系的理想途径，但由于化石数据分布零散且搜集困难，能得到的有限化石证据缺乏足够的系统性和代表性。因而，大多数研究者转向了比较形态学和比较生理学的方法来揭示物种的进化发育关系，对其多样性进行分类描述和评价。然而，由于形态和生理性状演化的复杂性，产生一幅清晰的进化图像仍然十分困难。分子生物学的发展极大的改变了这种局面。基于所有生物共有的基因组DNA序列信息的比较和进化发育分析，相比经典的形态和生理学途径具有明显的优势。首先，DNA的四碱基组成方式简化了生物物种间比较方式的同时提升了通用性；其次，DNA的进化演变具有一定的规律可循，容易利用数学模型来描述其规律；最后，所有生物的基因组都是由很长的核酸序列组成，相比少数形态或生理性状，核酸序列包含了更丰富的系统发育信息。鉴于这些原因，分子系统发生学或分子系统学（molecular phylogeny）快速发展起来，并成为人们研究地球生物多样性起源和进化的重要工具。

传统的分子系统学主要基于有限的目标生物大分子（包括DNA、蛋白质序列等）进行分析，通过一定的技术手段，获取这些目标序列间的变异信息。在基因组测序广泛应用之前，根据研究类群的不同，目标基因的选择具有一定的差异性。在高阶分类单元（如科级以上）的系统发育分析中，通常利用一些进化较为保守的基因片段，如核蛋白酶基因、核糖体基因等；在低阶分类单元，则选择进化速率较快的基因或基因间序列，如核基因的内含子区域或者转录间隔区，以及细胞器基因或基因间序列（包括叶绿体和线粒体基因等）。传统的分子标记技术也常用来解决种内生态型或者地理株系间的遗传亲缘关系。然而，随着基因数量的增多，多基因树间以及基因树与物种树间经常会呈现拓扑结构的矛盾。对于一些进化节点，单基因所呈现的变异信息通常不足以解决对应的进化关系。因此，在系统基因组学发展和大量应用之前，许多生物物种的进化关系仍然不清楚，基于有限分子位点推演的系统发育树对生物复杂进化历史的解释仍然十分有限。

随着生物物种基因组测序的大量开展，利用海量基因组数据推演物种进化发育关系将分子系统学研究拓展到一个新的层次，即系统基因组学（phylogenomics）。系统基因组学名词的最先提出于1998年，Jonathan Eisen建议用基因组尺度的数据来预测基因的功能，即用系统基因组的方式解释基因的功能是如何进化并变得相似，而不是仅仅用基因序列的相似性来预测基因功能。基因组数据的使用，在一定程度上解决了先前由于变异信息不足导致的随机或取样误差。同时，物种系统发育关系研究的重点也发生了转换，即从先前的寻找更多的变异信息位点到如今的寻找更好的模型和方法来充分利用和解释丰富的基因组变异信息。因而，系统基因组学可以更好的推论生物

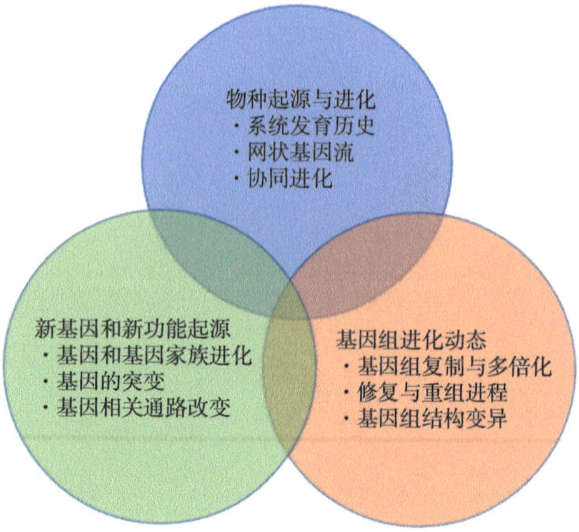

图17-1 系统基因组学研究的创新性

类群间的进化遗传关系，促进对分子进化机制的理解，同时也有助于对基因或蛋白质功能的了解（图17-1）。

随着系统基因组学研究的深入，人们认识到基因树和物种树的不一致（phylogenetic incongruence）不是单纯的技术方法学问题，而是生物学问题，是生物进化历史过程中真实存在的客观现象。越来越多的研究表明，地球生物多样性的形成和演化并不是简单的二岐分支的树形方式，而是错综复杂的网状进化（reticulate evolution）方式，生命之树（tree of life）在一定程度上应该是一个生命之网（web of Life）。其中频繁的水平基因转移（包括基因渐渗和杂交物种形成）、祖先多型的不完全谱系分选（incomplete lineage sorting，ILS）、基因的大规模复制和丢失等是造成网状形式的主要因素。在植物、动物甚至人类的进化历史中，这些因素并不是各自孤立存在，而是共同谱写着生物进化的复杂轨迹，从而也增加了系统基因组学研究的难度。

二、系统基因组学的研究方法

（一）样本选择和变异数据获取

良好的系统发育关系推论往往依赖于足够的样本设置，而样本量是否足够则与需要解决的科学问题密切相关。理想状态下，对一个完整分类单元系统发育关系的解析应尽可能包括其下属的分类个体，样本量越多则系统发育关系的推导越精准。但现实状态下，取样条件甚至研究的技术方法会极大的限制样本的获取。例如基于转录组序列进行系统基因组学的研究中，样本必须在短时间内利用液氮等速冻以保证RNA的完整性，这在地域遥远的野外条件下通常十分的困难。在系统基因组学研究中，除了活体样本外，大量标本资源、已经发表的数据资源等都可以综合利用，以提升系统发育树构建过程中分类样本的完整性。

在遗传变异信息使用上，从多基因联合到整基因组信息的选择性使用是当前发展的趋势。根据研究目的不同，可以通过全基因组测序或者目标基因组亚集测序的方式获取构建系统发育树的变异信息。如果具有较好的参考基因组序列，在全基因组水平上进行基因组浅层测序（genome skimming）是系统基因组学研究的重要方法；而利用限制性酶切位点相关的简化基因组测序（restriction-site associated DNA sequence，RAD-seq）、转录组测序（RNA-seq）和全外显子组测序（whole-exome sequencing，WES）等则只获取基因组的一部分随机或功能亚集的变异信息（≈1%～5%）进行系统发育树的构建，近年来分析技术的发展大大降低了获取各类变异数据的门槛。此外，细胞器基因组作为生物的独立基因组亚单元，也常用来进行系统基因组学研究。在植物中，叶绿体因其基因组大小较小，进化速率较快，样本要求低且基因组序列容易获得而成系统发育分析的首选；而在动物中，基于线粒体基因组的分析则最为频繁。

（二）系统基因组学建树方法

相比经典的分子系统学，基于模型的方法（model-based）如最大似然性法（maximum likelihood，ML）和贝叶斯推论法（bayesian inference，BI）逐渐成为系统基因组学建树的主要方法；相反，传统的简约分析法（parsimony analysis）则不太适用于批量的分子数据建树。由于基因组序列变异数据的不同位点间、不同样本间均存在高度的异质性，ML和BI树的构建均依赖于对不同序列进化模型的比较和选择，包括对这些模型可能性函数的评估，最终选择最适合解释数据变异特征的模型进行系统发育树的重构。

根据基因组同源特征利用方式的不同，系统基因组学的建树和推论还可分为基于序列分析和基于全基因组特征分析等不同方式（图17-2）。基于序列分析的方法（sequence-based methods）主要是利用序列原始的变异信息，通过多序列的排布和比对分析来推导相应的系统发育关系。早期基于多基因（≈20个）的分子系统学研究可以看作是系统基因组学研究的雏形。而随着基因组数据的积累，基因数目的使用从后来的100个左右到目前的整基因组数据，一次分析所包含的物种数目也逐渐的增多，基因组树的构建也更加的精确。在多基因联合建树的过程中，超级矩阵（supermatrix）和超级树（supertree）的方法被广泛使用。超级矩阵的方法是将多序列变异信息串联成一个整体建树，也称为串联系统发育树（concatenation-based tree）；而超级树的方法则首先构建单个序列的基因树，继而通过总结性统计整合这些基因树为一个物种树，又称为溯祖系统发育树（coalescent-based tree）。目前基于原始序列比对的方法仍然是解决植物、动物和微生物系统发育关系最主要的方法，包括重建一些大的进化分支或者基部进化类群的系统发育关系。

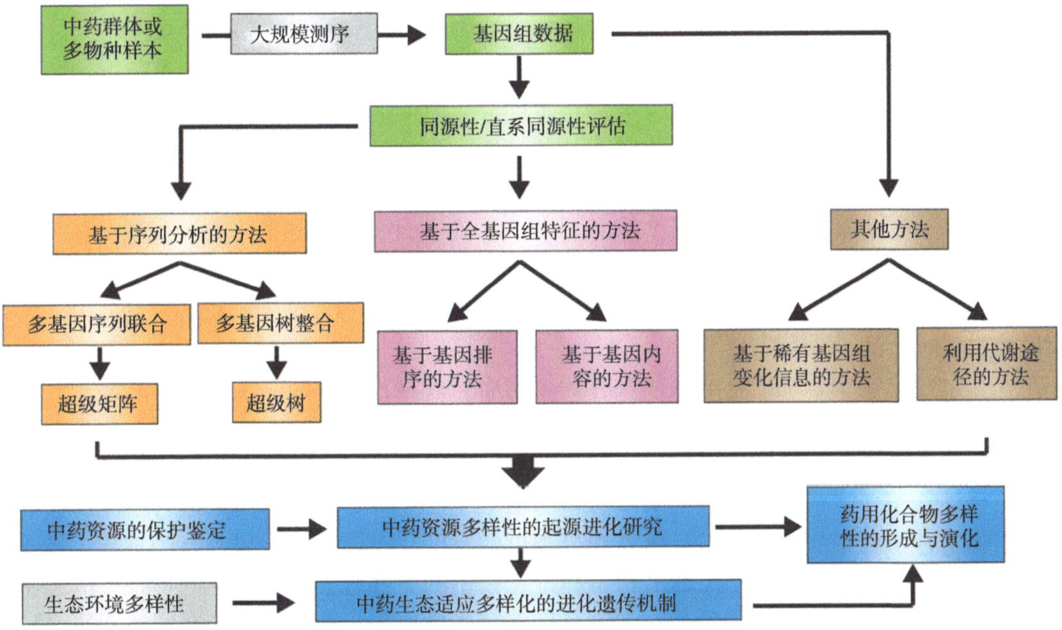

图17-2　药用生物系统基因组学的分析方法及应用

随着生物物种基因组数据的增加，越来越多的研究开始利用全基因组特征变异信息进行系统基因组学分析，包括利用基因内容（gene content）、基因排序（gene order）以及基因组中寡核苷酸的分布信息（DNA strings）等。其中，利用基因内容或基因排序的方法虽然不依赖于多序列的排布，但仍然需要基因的同源性（homology）特别是直系同源性（orthology）信息，而利用寡核苷酸分布信息的方法则不依赖于同源信息的评估，但该方法目前应用有限。利用基因内容估计物种间的进化距离，主要是基于物种总基因集中共有的直系同源基因的数量，其中典型的进化事件相关于基因的获取或者丢失。利用基因排序的方法则主要利用直系同源基因的排布顺序，其中主要的进化事件相关于基因的重排，包括颠倒、转座、反转座等现象。

相比基于序列比对的方式，利用基因内容和排序充分整合了更高维度的基因组序列和结构变异信息，发掘出更多的系统发育信号，因而系统发育树的构建更加贴近宏观的演化历程，且规避了基因树和物种树的问题。另外，相比核苷酸突变，基因重排和复制事件发生的概率相对较少，利用其可追溯更古老物种的进化历史。目前，由于基于基因内容和排序的系统基因组学分析的数学算法极端复杂，现有的算力常常难以承受，加之缺乏完善的数据和进化模型，其仍处于初级阶段，未来的发展空间和潜力巨大。例如，传统认为平行基因丢失（parallel gene losses）或者水平基因转移（horizontal gene transfer，HGT）会重要影响系统发育树的重建。

除了以上较为常用的方法外，一些新的具有发展潜力的方法也可应用于系统基因组学研究，如基于稀有的基因组变化信息（rare genomic changes）和利用代谢途径的方法。稀有基因组变化信息包括内含子的插入缺失、转座子整合、基因的融合/拆分等。由于其出现的频率稀少，产生趋同或平行进化的概率较低，因而其变化信息的存在与否可以作为一个独立稳定的系统发育信号用于系统发育关系的推论。利用代谢途径的方法，则是在酶蛋白的层面，通过比较物种间对应的酶及其底物在相应的代谢途径中的关系来重建系统发育树。同多基因的整合分析一样，多种代谢途径可以单独或者整合在一起进行系统发育分析，包括利用KEGG数据库完整的代谢通路进行系统发育树构建。目前这些方法的使用还具有一定的局限性，特别是发掘相关的种间变异信息具有一定的困难。

（三）建树后分析和数据解释

在获得一个满意的系统发育树之后，系统基因组学研究的最终目的在于利用生物的系统发育关系解释生物多样性现象，包括对分类群样本间分化时间的估计、祖先态重建、多样化方式和生物地理学等方面的研究。分类群分化时间的估计旨在将物种起源和进化事件与地质气候事件相联系，从时间尺度理解生物多样性形成与演化的规律。生物类群分化时间的估计主要基于分子钟（molecular clock）假说，即以已有的化石证据为参考估计分子序列的稳定突变或替换速率。但由于生物序列和分类群本身进化速率的异质性差异，现代的分子钟模型多为松弛钟模型（relaxed-clock model），同时整合多个系统发育树进化节点的化石和古孢粉证据来矫正估计的时间，提高对分类群分化时间估计的准确性。

祖先态重建是基于系统发育树利用现存的生物序列或物种特征回溯生物类群共同祖先的特征状态，包括祖先DNA和蛋白序列特征、祖先物种性状特征、历史环境气候特征等。祖先态重建对于理解一些特殊生物表型的进化时间、一些特定时期的生物进化事件和生物化石物种的表型特征等具有重要的作用。目前的系统基因组学分析方法如ML和BI等都可以用来进行祖先态重建，主要利用系统发育树的拓扑结构、枝长信息和分类群的特征状态信息进行祖先态的推导。在生物多样性的形成演化过程中，相关于生命之树不同进化枝系的类群通常拥有变化的物种形成和濒危速率。基于系统基因组学研究，进化生物学家可以将多样化速率与所关注的特征联系起来，以定量的方式表征不同生物进化枝系多样化速率的差异性。在生物地理学的研究范畴，系统基因组学的方式还有助于理解不同地理区域尺度生物物种或生物多样性分布的方式以及驱动这种方式形成的内在进化和生态遗传机制。

第二节　药用生物系统基因组学研究与应用

一、中药资源的保护和分类鉴定

随着中药材需求量的不断增加，科学合理地保护中药资源是保证其可持续利用的前提。全基因组重测序和系统基因组学的广泛应用，为中药资源相关的药用生物保护带来了契机。在作物和园艺植物研究中，核心种质保存是平衡资源保护和利用的重要方法。而在保育遗传学和进化遗传学中，核心种质多相关于物种的进化显著单元（evolutionarily significant units）和关键保护管理单元（management unit），是物种未来进化繁衍和可持续开发利用的核心遗传变异基础。在药食同源的猕猴桃属（*Actinidia*）植物的研究中，研究人员通过系统基因组学分析，识别了10个左右的关键进化物种，即该属植物保护和开发利用的核心种质。这些物种通过自身的适应性进化和多样化以及通过杂交形成其他的多样化杂交类群，共同促进该属植物资源的多样性。在中药资源保护研究中，核心种质的识别和关键保护管理单元的建立同样重要。例如通过对民间药用植物水柏枝属（*Myricaria*）的保育遗传学和系统发育与亲缘地理学分析，研究人员成功确定了其关键的进化保护单元，为该属植物濒危物种类群的就地与迁地保护策略的制定作出了贡献。

对中药资源的保护和开发利用，其分类群的识别鉴定是关键的一环。在传统形态鉴定的基础上，基于DNA条形码技术发展起来的分子鉴定技术是精确识别区分物种的重要工具。目前，中药DNA条形码分子鉴定体系已形成了以ITS2+*psbA*+*trnH*多基因联合为主的植物类药材鉴定体系和以*COI*+ITS2为主的动物类鉴定体系。而结合全基因组测序的全叶绿体和线粒体基因组则是鉴定分辨率更高的超级条形码，特别是进一步结合系统基因组学分析，从遗传和进化的角度综合区分形态上难以分辨的中药材资源。老鸦瓣（*Amana edulis*）具有重要的药用价值（药用鳞茎名为“光慈姑”），其常与该属其他5个物种形成混淆，造成药材使用的混乱。研究人员通过对老鸦瓣属六个物种的叶绿体基因组进行完整的测序和系统基因组学分析，发现具有药用价值的广布种老鸦瓣与其他五个地方特有种间具有明显的遗传和地理分化，其中五个特有种聚为一支，与老鸦瓣形成姊妹分支关系，从而成功鉴定区分了该类中药材。

二、药用生物多样性的起源和进化史推演

系统基因组学研究最核心的任务便是理解生物物种复杂的进化历史。对于中药资源物种，理解其多样性的起源和进化史有助于我们从机理上深层次的解析中草药植物特征性状和活性药效成分相关于物种起源和进化发育史的深层次关系。中药资源物种的进化史普遍比较复杂，包含了大量的基因组多倍化、自然杂交和水平基因转移等进化事件，在种间容易形成网状进化关系。例如被子植物大科菊科（Asteraceae），其物种总数约占整个被子植物的10%，包含了大量的药用、观赏和经济植物。其中菊科的药用植物约有300多种，典型的代表包括黄花蒿、佩兰、野菊、千里光、白术、苍术、牛蒡、蒲公英、红花、雪莲花等。然而，由于许多菊科植物间自然杂交频繁，多倍化现象时有发生，因而菊科植物的系统发育关系异常复杂，一些大的进化分支和属的物种分类现状十分混乱，严重影响了相关资源的保护和发掘利用。研究人员利用转录组测序对菊科6个亚科18个亚族的73个物种进行了系统发育基因组学分析，成功解决了亚科和亚族间的进化发育关系，并结合化石数据的矫正推测菊科植物大概起源于白垩纪晚期，而从古新世到始新世期的时间段是大量的亚科（族）分化和多样化的重要时期。此外，该研究还发现菊科植物的进化历史中包含了大量的整基因组复制和多倍化事件，其中所有的菊科物种在0.4～1.4之间可能拥有一次共同的古多倍化事件。

系统基因组学解决物种复杂进化史的另一个有趣的例子来自于芸香科柑橘属（*Citrus*）植物。该属植物是世界重要的水果来源，同时也是重要的药用资源植物。自古以来，橘络、枳壳、枳实、橘核、橘红、青皮、陈皮等均为传统的中药材，在中药临床上有广泛的应用。然而，柑橘属植物的进化发育史异常复杂，给该属植物资源的保护和发掘利用带来了较大的困难。利用系统基因组学分析，研究人员对柑橘属植物的起源、进化和地理扩散历史进行了详细的研究。研究人员测定了30个柑橘属野生和栽培品系的全基因组，同时整合已经发表的30个样本的全基因组序列，分别构建了该属植物的叶绿体基因组和核基因组系统发育树。结果表明柑橘属整体上为一个单

系起源的进化类群，但各进化分支之间包括了大量的种间杂交和渐渗事件，其中包括宽皮橘（*C. reticulata*）、柚（*C. maxima*）和香橼（*C. medica*）在内的10个左右的祖先物种是所有网状杂交渐渗事件遗传变异的原始贡献者（表17-1）。系统基因组学的分析及基于化石的时间矫正进一步表明，柑橘属植物的祖先起源可能在600万～800万年前的晚中新世，其地理区域位于喜马拉雅山脉的东南部区域。现代柑橘的地理分布则基于其祖先区域进行了两个主要分支的演化扩张，其中向南的一支漂洋过海形成了澳大利亚柑橘物种的起源和多样性分化，而向东的一支最终到达韩国、日本等地区，形成日本和韩国的地方特有种。

表17-1　基于系统基因组学鉴定的柑橘属植物主要的杂交起源类群

物种（英文名）	父本（英文名）	母本（英文名）
来檬（mexican lime）	香橼（citrons）	小花橙（micrantha）
柠檬（lemon）	香橼（citrons）	酸橙（sour orange）
黎檬（rangpur lime）	香橼（citrons）	纯种宽皮橘（pure mandarins）
粗柠檬（rough lemon）	香橼（citrons）	纯种宽皮橘（pure mandarins）
四季橘（calamondin）	纯种宽皮橘（pure mandarins）	金橘（kumquat）
酸橙（sour orange）	纯种宽皮橘（pure mandarins）	柚子（pummelos）
葡萄柚（grapefruit）	甜橙（sweet orange）	柚子（pummelos）
混杂橘（admixture mandarins）	柚子（pummelos）对纯种宽皮橘（pure mandarins）的多次基因渐渗和杂交	
甜橙（sweet orange）		

三、药用生物的生态适应性机制和生物地理学

中药资源物种多生长在高度异质复杂的生态环境，从而形成了物种甚至生态型特异的特征性状和活性药效成分。影响中药物种生态适应性的因素很多，其中相关于多样化生态环境条件的自然选择和适应性进化以及遗传与环境的互作是多样性药材形成的根本。从系统基因组学的角度研究中药资源物种的复杂进化历史，就是剖析其基因组多样性和表型（化学）性状多样性相关于复杂生态地理环境的形成过程，是深入理解中药多样性形成的重要方法。马先蒿属（*Pedicularis*）植物是双子叶植物的大属，多为一年生或多年生的根部半寄生植物，其有药用特性的种类较多，在抗氧化、抗肿瘤、滋阴和改善脾弱症状以及麻风病的防治等方面具有较好疗效。该属植物以东喜马拉雅和横断山区为起源进化中心，呈现广泛的物种表型多样性。研究人员分别基于简化基因组测序和转录组测序对该属斗叶组（*Cyathophora*）5种植物的系统基因组学进行了研究。结果显示青藏高原的快速抬升造成的广泛地理隔离效应是该组两个主要进化分支表型快速分化的关键。其中，对于处于高海拔区域的“superba”分支，由于高度的生境特异性和多样化，进一步促进了其支系内部物种的遗传隔离和快速辐射进化，形成多样的表型和生态环境适应性。

黄连为用药历史悠久的药用植物，具有清热燥湿、泻火解毒等功效。黄连属（*Coptis*）植物总共包括约15个物种，散布在东亚、北美和欧亚大陆等地，多为狭域分布物种。中国药典中明确的黄连药材基原物种主要为黄连（*C. chinensis*）、三角叶黄连（*C. deltoidea*）和云南黄连（*C. teeta*）。基于多个分子遗传位点联合的系统基因组学分析，研究人员发现黄连物种的分化始于约9.5百万年前的晚中新世（late Miocene）早期，发生在晚中新世的地理隔离事件导致黄连物种的东亚-北美不连续间断分布。在东亚范围内，黄连物种从亚洲大陆向日本岛扩散的时间发生在约4.85百万年前，而从日本岛向台湾岛扩散的时间则出现在最近的1.34百万年前，反应了对应地区的地质气候事件

对黄连物种生物地理分布的影响。

四、药用化合物多样性的形成与演化

多倍化或全基因组复制（whole-genome duplication，WGD）在生物（特别是植物）的物种形成和多样化以及药化或生理特征创新方面具有重要的作用。对于中药资源物种，大量次生代谢产物合成途径的多样化过程与基因组的加倍事件息息相关。如五加科代表性药用植物三七（*P. notoginseng*），其主要生物活性物质为三萜皂苷类（triterpene saponins），多达60多种。这些活性成分的生物合成途径主要通过甲羟戊酸途径（mevalonate pathway，MVA）和磷酸甲基赤藓糖醇途径（2-*C*-methyl-*D*-erythritol 4-phosphate pathway，MEP）进行。研究人员对产自云南省南涧县的野生药用三七进行了全基因组测序和比较基因组学分析，发现三七基因组拥有约3712个物种特异的基因，分属于1002个不同的基因簇；同时，基于并系同源基因的同义替换率的年龄分布分析表明，三七在其进化历史过程中经历了一次独立的全基因组复制事件，出现在距今约26.15百万年前。系统基因组学的分析进一步表明，在相关人参皂苷（ginsenosides）生物合成的23个基因家族中，有14个基因家族在三七的进化过程中经历了支系特异的复制。相关复制基因的功能分化，特别是新功能化，在特异人参皂苷的生物合成过程中可能起到了重要的作用，包括人参皂苷生物合成的两个最大的基因家族糖基转移酶（glycosyl transferases，GT）和植物细胞色素P450（cytochromes P450，CYPs）家族成员的复制扩张。

事实上，包括三萜皂苷在内的萜类化合物种类繁多和结构多样性，是植物次生代谢物中种类最多的一类，具有广泛的经济和药用价值。萜类化合物的合成在前体形成的基础上，主要包括骨架构建和后期修饰两个关键步骤。其中萜类合成酶（terpenoid synthase，TS）是萜类骨架构建的关键酶，而植物细胞色素P450则广泛参与萜类骨架的后期修饰。两个基因家族的进化和多样化是植物萜类化合物合成和多样化的根本。基于17个已经测序的植物基因组，研究人员对相关于萜类化合物合成的这两个关键基因家族进行了系统基因组分析。研究表明萜类合成酶基因和细胞色素P450基因通常在基因组上成对出现并形成微型同线块（microsyntenic block），共同作用于萜类化合物的合成。不同的是，在双子叶植物中萜类化合物合成途径的多样化依赖于这些配对基因同线块的大量进化复制和分化来提供多样化的模板，而在单子叶植物中，基因组的广泛重排导致单个萜类合成酶基因和细胞色素P450基因的动态混合和重组，从而导致其萜类化合物合成途径的多样化。目前，整合系统基因组学的基因功能预测和代谢途径推演已成为中药次生代谢产物生物合成研究的重要方式。

第三节　研究的问题与发展方向

同其他物种一样，药用生物的系统基因组学研究利用大量基因组信息位点进行系统发育关系推演，相关的随机性取样误差会大大的减少。但其本身仍然会存在系统误差，包括基因组数据本身的核苷酸组成偏好、长枝吸引和位点间进化速率的异质性等问题导致的物种间进化发育关系的错误推导。大量基因组信息的利用，在增进系统发育信号的同时，也带来了更多的进化噪声。此外，利用基因组大数据进行系统基因组学分析，随着信息位点的增多和分析样本的增大，相关的计算资源需求和计算负荷也会呈指数级增长。因此，系统基因组学的发展需要新的分析方法和计算策略的实现，建立系统树重建方法的理论基础和实践检验，包括推动基于代谢网络途径的系统基因组学在中药资源物种中的应用等。无论是基于序列比对的方法还是利用整基因组特征信息，直系同源基因的识别都十分重要。但由于基因组的进化过程常伴随着大量的基因重复和丢失事件，直系同源基因识别的准确性也依赖于新的分析方法的应用。

对于药用生物物种，参考基因组的缺乏和基因组遗传信息的不足仍然是阻碍大规模系统基因组学研究开展的关键。随着测序成本的降低和新的测序技术的创新，以PacBio和Oxford Nanopore等公司为代表发展的超长读长测序促进了从端粒到端粒的完整基因组组装，推动药用生物复杂基因组的研究，进一步提升系统基因组学的应用水平。除了在上游进行中药资源的保护和鉴定评价之外，系统基因组学作为本草基因组学的重要内容与延展，将与其他组学联合应用而成为中药资源代谢产物生物合成途径预测、功能基因鉴定发掘和天然药物人工合成与创新的重要工具。最近在研究番茄果实次生代谢物相关于育种驯化过程的变化中，研究人员选择了三个物种的600余份种质材料，通过基因组、转录组和代谢组等多组学的大数据整合，利用全基因组高密度变异位点的进化遗传分析和代谢组的全基因组关联分析（mGWAS）以及表达数量遗传位点（eQTL）分析，系统地揭示了番茄果实主要的代谢产物相关的遗传调控位点和相关于人工选择驯化的进化历程。可以预见，在中药资源物种的药用代谢成分的生物合成与发掘利用的研究中，多重组学的综合应用是未来的发展方向。

拓展阅读

一、千种植物转录组系统基因组学

地球上的绿色植物约有45万～50万种，是陆生和水生生态系统多样性中最重要的组成部分。植物对生态环境的长期适应性进化，也促进了大量相关于发育、形态和生理特征的创新，最终影响全球的自然环境变化，包括人类本身的进化繁衍轨迹和相关的农业生产系统重塑。系统基因组学相关的方法是推导和理解众多绿色植物物种间进化发育关系的最有效工具，同时系统基因组学研究的开展也有助于对植物基因组、基因家族和基因功能进化创新的研究，推动植物资源的保护与可持续应用。

植物通常具有十分复杂的基因组结构和大小变异，因而研究人员采用了简化基因组测序的方法，对地球上的1124种植物进行了转录组测序和分析。这些植物涵盖主要的绿色植物和藻类，具有广泛的代表性和比较研究价值。基于超级矩阵和超级树等两种建树方法的研究结果一致表明，多数植物物种之间具有清晰的系统发育关系，但在一些重要的进化节点上存在大量的核-质体基因树不一致现象，表明与这些进化节点相关的植物类群具有复杂的基因组进化历史，包括多倍化事件和阶段性的快速物种形成和濒危事件的发生。总体而言，地球绿色植物的进化史包含了大量的古多倍化和基因家族扩张、祖先变异的不完全谱系分选事件，并且这些事件可以在一定的进化时间阶段或者相关于不同的进化枝系重复出现，最终造就了生命之树的枝繁叶茂和网状进化。

二、基于标本材料基因组浅层测序的植物鉴定与系统基因组学

标本馆中保存的多样化的植物标本是珍贵的遗传材料，特别是那些具有清晰的物种分类界定和完整的采集和地理来源信息元数据的标本，可以直接用来进行测序并开展相关的系统基因组学研究。对于一些野外分布比较遥远或者难以接触和采集的植物物种，植物标本的利用可在一定程度上弥补分类群材料的不足，促进系统基因组学研究的完整性和可靠性。利用高通量测序技术，基因组浅层测序在平衡测序成本的情况下可以广泛获取高拷贝基因组的遗传变异信息，如对叶绿体、线粒体基因组和核糖体基因组（rDNA）序列等高重复区域变异信息的捕获。因而，该项技术被广泛用来进行植物的系统基因组学研究。

位于澳大利亚西部的Pilbara地区是15个国际知名的生物多样性热点地区之一，拥有较高的植

物生物多样性。利用丰富的馆藏标本资源，研究人员对来自该地区的21个科142个属的672份植物标本样品以及530份其他的刚采集命名或将要命名的标本进行了基因组水平的浅层测序。基于获得的基因组序列，96.1%的样品可以获得足够的叶绿体基因组序列变异信息，93.3%的样品可以完整获取rDNA重复区域变异信息；对于两个传统的DNA条形码标记基因*rbcL*和*matK*，约96.4%和93.3%的样本可以分别获取两个基因的完整变异信息。基于这些变异信息，研究人员对最近从Pilbara地区收集的45份标本进行分类鉴定，结果表明基因组浅层测序的方法可以有效的进行物种的鉴定区分。此外，基于基因组浅层测序获取的叶绿体基因组变异信息构建系统发育树，成功的解决了Pilbara地区一些重要的属如*Ptilotus*等的分类和进化关系问题，同时还促进对澳大利亚干旱地区植物物种多样化时间框架的理解，促进区域性植物资源的分类管理和保护。

思考题

1. 系统基因组学研究与传统的分子系统学研究有何异同？
2. 简述系统基因组学研究的主要方法步骤。
3. 简述基因组浅层测序和转录组测序对遗传变异信息获取量的差异性。
4. 在系统发育树构建之后可进行哪些内容的分析和数据解释？

第十八章　表型组学

有效成分是中药品质的核心，前述章节中已系统介绍了如何进行多层次系统表征解析有效成分在中药中特异合成、累积以及含量高的分子及遗传机制。然而，在实际中药材的种植、生产、炮制以及销售过程中，由于仪器的限制，有效成分的测定难以在中药材应用的每个环节中实现，因此，通过尺寸、形状、颜色、气味等农艺性状进行"辨状论质"，依旧是药材品质的重要评判依据。

农业和农艺性状，是农作物栽培、生产的重要依据，如水稻穗粒的数量、大小，植株的尺寸、株型等。然而，由于中药品种众多，不同品种关注的性状各异，还未有某个品种的性状特征实现了可靠的量化。目前，植物表型组学研究方兴未艾，已经在多种作物的研究中广泛开展，成为连接植物表型与基因型以及环境影响的桥梁。如果可以将表型组研究的概念和方法引入到中药的品质研究中，则有助于促进中药"辨状论质"理论的科学内涵研究，推动中药种植生产中"优型优质"的实现。

第一节　植物表型组学的研究内容

植物的表型（phenotype）是指植物的个体或群体，在不同生长阶段及特定生长条件下呈现出的生理特征，包括植物的生物量、形态、颜色、抗性以及胞内成分含量等。通常的植物表型研究主要关注可观察的生物量、形态等特征。植物表型组学（plant phenomics）是指，通过表型提取技术，对植物的器官、个体到群体水平上高通量、自动化获取植物表型参数，并进行数据分析，从而呈现相关表型在个体中的变化规律，以及在群体中的分布规律。表型组的研究主要包括三个层次：表型数据的获取；表型数据的分析；表型数据与基因型以及环境因子的关联。植物表型组研究具有三个核心内容，分别为检测设备、图形识别转化、数据分析。

一、植物表型组数据获取

我们可将植物的表型分为两类：一类为可通过人工测量获得的直接数据，如植物株高、叶片数量、果实数量或质量，此类数据可通过常规仪器获得每个单独植株的表型参数。另一类表型参数却难以直接界定并获得，如植物的株型、叶片的形状、面积，果实形状等，以上表型无法用简单的参数进行描述，需要依靠专门的检测仪器，并通过建立数据模型对表型进行定量表征，是植物表型研究的瓶颈。植物表型组学则可针对上述表型特征提供各异的研究方法和策略。

植物表型的观察研究不仅局限于一个植株的性状观察，在微观角度上，可精确表征不同物种的细胞、组织、器官，研究其在不同发育阶段、不同环境中的差异；在更大尺度上，可以对整个大田的作物进行检测，从而实现植物从细胞到个体，再到群体的全尺度研究。通过不同的研究方法，分别实现植物的高分辨率或是高通量研究。

细胞尺度的植物表型数据难以通过直接观察而获得，需要在组织切片或电镜等显微观察的基础上，对细胞或组织进行分割、提取、量化，以及谱系追踪，通过可视化分辨对不同类型的细胞进行统计。对细胞进行表型研究，可以实现细胞性状和尺寸的判别，进而进行细胞种类识别、所属组织的界定等，从而表征不同组织以及相关细胞的分布和发育状态。表征植物细胞的最常用分析工具为MorphoGraphX（1）、MARS-ALT（2）、Celer（3）等。以上方法基于植物组织切片，共聚焦显微镜，或电子显微镜等显微图像，通过自动识别细胞边界来精确识别细胞，对单个细胞进行分割、测量。以上工具可用于对植物不同组织的细胞组成进行定量分析（图18-1A），还可以建立组织器官发育过程中细胞分裂的模型（图18-1B）。此外，RooScan等半自动化软件，可通过人工对组织切片图形进行组织区分，再对不同组织进行相对面积的定量，从而获得植物根系不同组织组成比例的表型数据（图18-1C）。

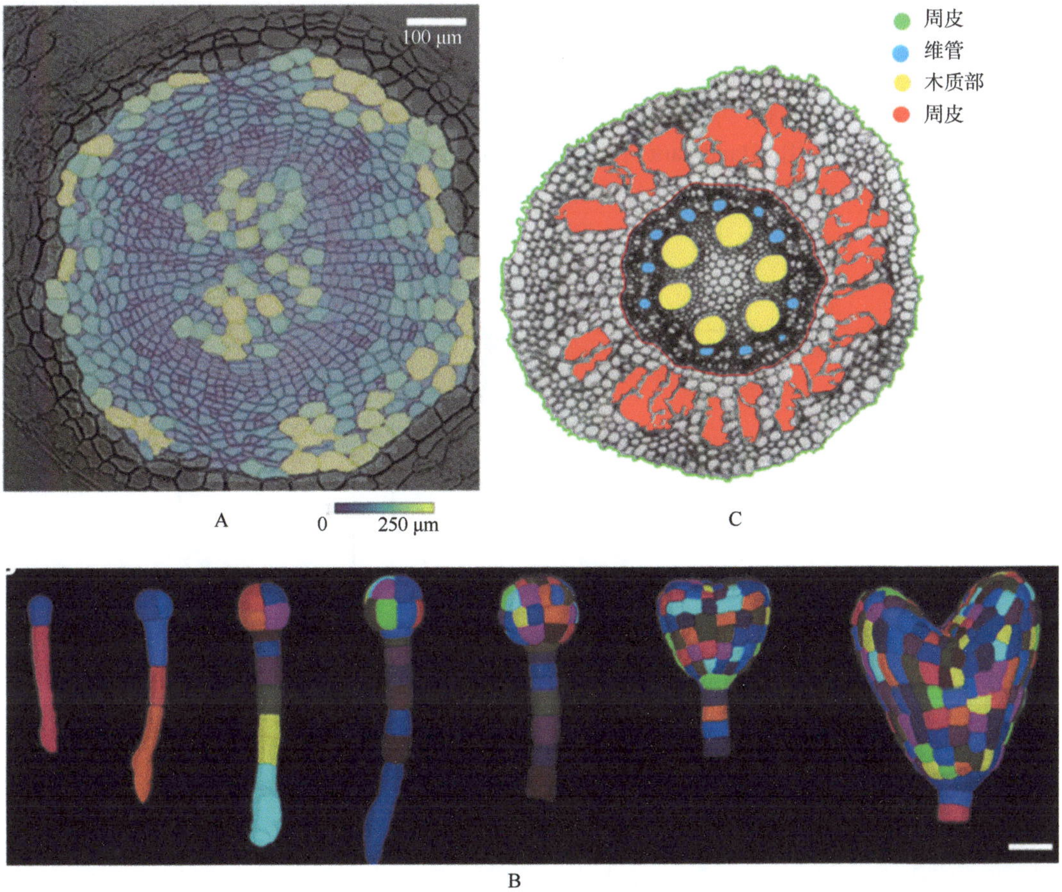

图18-1 细胞层面的植物表型表征方法

（A）基于植物组织切片对形成组织的不同细胞类型进行尺寸表征；（B）基于电子显微镜对植物类胚体形成过程中的细胞进行表征；（C）基于植物组织切片对组成根系不同组织的细胞进行识别以及定量

二、不同植物器官的表型研究方法

针对器官的植物表型组研究，可以利用不同思路对不同器官进行表型建模，或基于不同研究目的，针对同一器官以不同方式开展研究。以植物的叶片形状这一表型特征为例：首先，可以利用叶片图形分析软件（LAMINA、BioLeaf、LeafScan等）来识别图像中的叶片区域，将相关区域从图像中分割，继而进行识别和统计分析（图18-2A）。此外，果实，花朵等地上器官均可以依据类似的策略进行分析。相反，植物根系由于处于土壤中，难以在无损的前提下开展研究，大多数研究方法需先进行根系挖掘采集，将附着土壤清除后再开展分析。最常用的根系表型软件（WinRizho、RizhoVision Explore等），多基于根系扫描获得的高分辨根系图像，通过分割和识别图形中的根系部分的像素，对根系的尺寸、根数、表面积、体积、比表面积、不同尺寸根系的比例等农艺性状进行统计和相对定量。除了尺寸特征外，根系结构也是根系表型组研究的重点，特别是对于研究同一植物不同品系的根系差异，以及环境对根系发育的影响具有极高意义。不同于长度、根数等农艺性状，根系结构无法用单一的性状表征，需要用比较复杂的参数进行描述，并通过聚类分析进行区分。标点法（landmark）是研究生物轮廓结构的最常用方法，该方法根据研究对象的骨架结构特征，自定义能够描述结构的节点，建立landmark设定的规则后，对研究样本进行平行的landmark标定，并通过软件建立每个标定点的矩阵数据。获得的数据集可用于聚类分析，从而将不同骨架结构特征的样本区分开。利用landmark分析方法，可以对植物的花瓣、叶片、植株整体骨架、根系结构等进行数字化表征，从而用于研究相应器官在进化、胁迫等方面的表型变化。常用的植物专用的landmark分析软件为RootScape，利用该软件对拟南芥根系进行六个landmark的定义，获得不同样本的landmark的位置矩阵后，可利用MATLAB、R、Python等进行进一步的样本聚类。

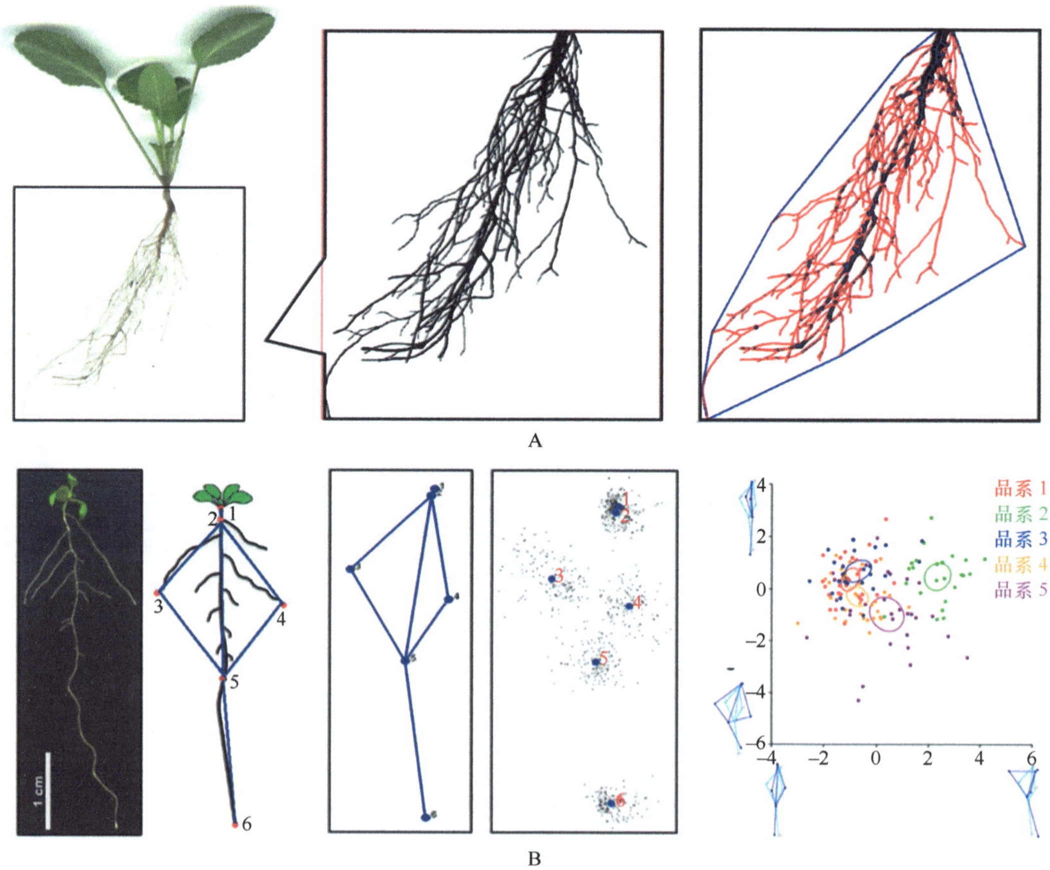

图18-2　基于植物根系图片的根系识别与表型分析

（A）基于根系图形识别与像素提取的根系表型研究流程；（B）基于landmark表征根系结构的研究方法（Aceves-Garcia等，2016）

以上表型分析基于肉眼看见光谱范围内的成像，基本体现了植物的尺寸、形态等特征。实际上，在肉眼无法观察的光谱范围内，也有一些“表型”特征，可以体现植物的生理状态。如可以通过近红外光谱来观察植物中的水分含量；通过叶绿素成像来研究植物的光合表型；也可利用核磁共振技术（MRI-PET）观察植物的碳循环。以上研究手段，除了可以应用于单个植物的器官或个体，同时也可应用于大规模的研究，利用移动的田间表型设备可以对固定栽种区域的作物进行观测；利用无人机搭载的光学传感器，则可在更大尺度上对更大区域的植物进行观测，从而判断整个区域内植物的生理状况，以此判断植株的生长状况、进行病害预判，最终以此辅助实现农业的精细种植。例如，通过无人机搭载的近红外光学传感器对作物栽培田地精细观测，可以明显发现未灌溉的田地植物显示出明显的水分确实，提示可以对相应区域精细单独灌溉（图 18-3）。

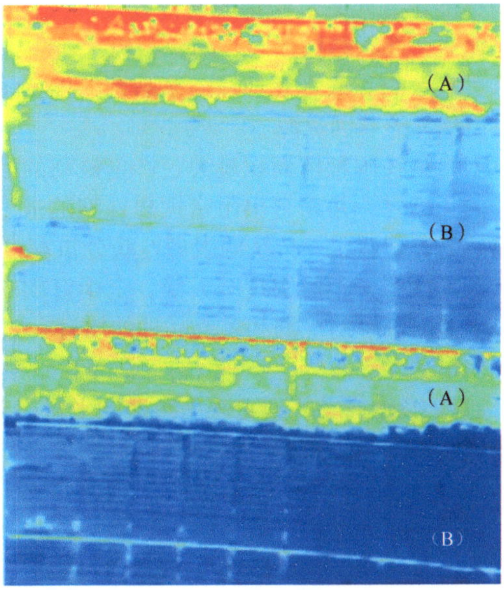

图 18-3 利用近红外对大田植物进行叶片水分含量观测

（A）未灌溉地块；（B）灌溉地块；热度图显示了植物中水分含量水平

第二节 植物表型组研究方法

随着植物科学、计算机科学与工程技术等学科之间的协同研究程度不断提高，采集的植物表型数据通过多源传感、理化分析等方式不断积累，形成了多维度、多尺度的植物表型组大数据。在农业领域，作物表型组大数据技术正处于迅速发展阶段，成为我国农业科研和生产中的重要研究领域（图 18-4）。例如，表型数据的检测贯穿于种业生产的品种繁育、品种测试、示范推广等各

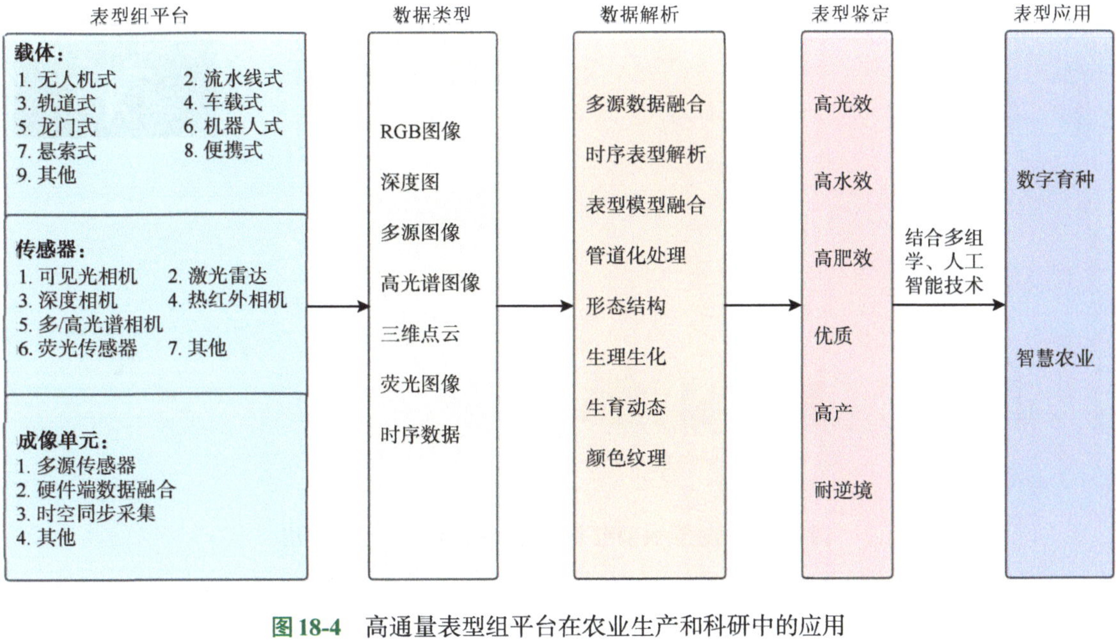

图 18-4 高通量表型组平台在农业生产和科研中的应用

个环节，借助作物表型组大数据技术可有效的缩短表型采集的时间和精力，且有助于实现种子质量的标准化。同时，作物的遗传改良涉及诸多性状的改良，而传统的表型测定方法存在低通量、标准化难、性状结构单一等问题，极大 地限制了重要农艺性状的基因挖掘。而借助高通量表型组技术可有效的克服多元环境、多品系的性状采集，进而更高效精准的定位相关基因，为分子育种提供更优异的基因资源。

玉米是我国种植面积最大、产量最高的粮食作物，对保障国家粮食安全至关重要。实现丰收高产的关键之一是培育出耐密理想株型的玉米品种。然而，玉米株型、产量等复杂性状的研究需要准确的表型鉴定。传统的表型性状分析存在一些问题，比如测量通量低、耗时费力、精度不高、具有破坏性等，很难实现全天候、全生育期的动态监测。由此造成的“表型鉴定瓶颈”严重阻碍了玉米基因资源的挖掘和重要品种的培育。因此，迫切需要开发基于新兴高通量表型组技术平台，以推动耐密理想株型重要基因的挖掘和新品种的培育。

通过3D全自动高通量表型组鉴定平台，对玉米品种全生育期进行全自动高通量无损监测，通过多光学图像批处理程序分析并提取图像性状，实现对玉米全生育期株型等表型的自动采集和定量（图18-5）。利用228份具有广泛遗传变异的玉米自然群体，在高通量表型组平台结合高光谱、

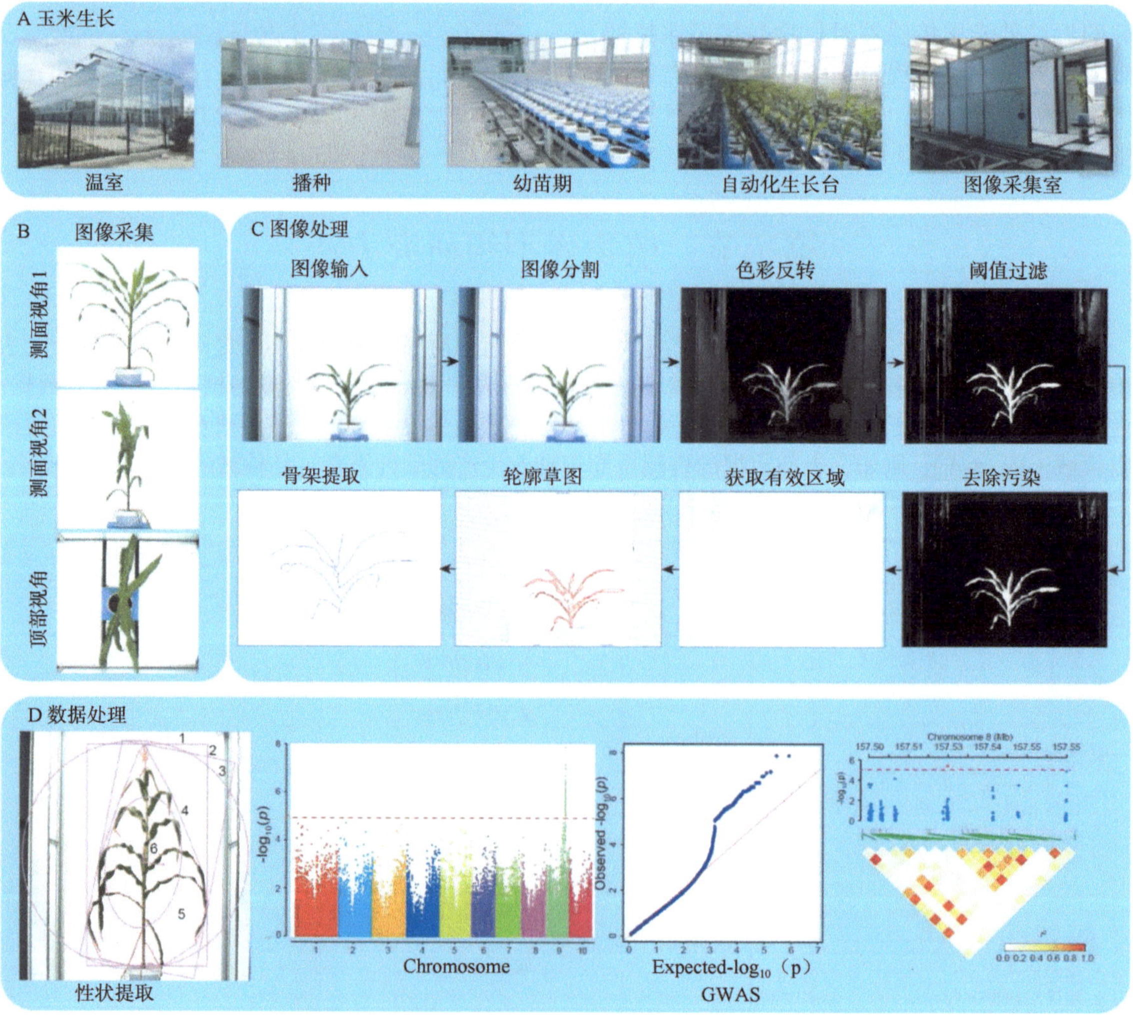

图18-5 高通量表型组平台在玉米性状改良中的应用

RGB多光学成像技术对玉米从发芽到死亡全生育期每日进行动态检测，获得了约24.4万张图像，并自主研发多光学图像批处理程序分析并提取图像性状i-traits，获得了77个性状指标类型，其中49个形态相关性状、20个生物量相关性状以及8个生长速率相关性状（图18-5）。对其中9个玉米生长发育的重要时期进行性状分析，发现了玉米株高快速伸长的两个关键时期，即从5叶期到7叶期和从拔节期到雄穗期。对比两种玉米代表性自交系B73和Mo17，发现其具有两种不同的株高发育模式，Mo17早期快速伸长，而B73则是后来居上，说明特定的发育时期对玉米株型形成具有重要的作用。

第三节 中药植物表型组研究方法

中药植物相对于模式植物、作物等领域的研究的特殊性在于品种众多，不同品种应用的部位、器官各异，导致难以建立一个通用的研究策略或方法来对大多数中药开展表型组研究。本节以常用中药唇形科植物丹参（*S. miltiorrhiza*）的根系为例，论述中药表型研究的基本思路与方法。丹参的根为用药部位，传统"辨状论质"依据根长、主根直径、质地、断面、颜色等依据进行药材分级。通过建立相应的表现研究方法，则可将上述农艺性状进行数据化描述，并可进一步与活性成分关联分析，为科学地探讨表型特征对活性成分间的影响提供依据。

一、丹参农艺性状的表型研究

丹参根系长度通常小于50 cm，可以利用根系扫描系统进行研究。将丹参根系挖掘洗净后，使用具有透射和反射模式的高分辨率扫描仪获得每个单株的整个根的图像。根系分析软件采用WinRHIZO和RhizoVision。通常，根系分析软件可以获得包括生物量、根数、不同直径根系的比例等数十个参数，其中预测获得根长、根面积以及根的体积被认为是可以有效表征根系生物量的参数（图18-6A）。获得了相应的参数后，首先需对不同参数进行正态分布分析，初步掌握数据特征。如图18-6B显示，所有相关参数为偏正态分布，说明在丹参药材生产种植中，有较大比例的药材质量较低。分别以每个样本的实测鲜重、干重，与获得的数字生物量进行回归分析，说明根的总长度、总表面积、总体积均可准确地表征丹参根系的生物量，其中比表面积与鲜重的关联度最高（图18-6C）。在获得了相应的参数后，进一步开展聚类分析，可以有效地对丹参进行分级。层次聚类、划分聚类、密度聚类等方法均可用于丹参的分级分析。图18-6D中，列举了基于层次聚类（K-means）对丹参根系的分级分析，所有样本被显著的分为三组，说明如果单纯依据农艺性状划分，可将所研究的丹参药材样本准确地划分为三个级别。

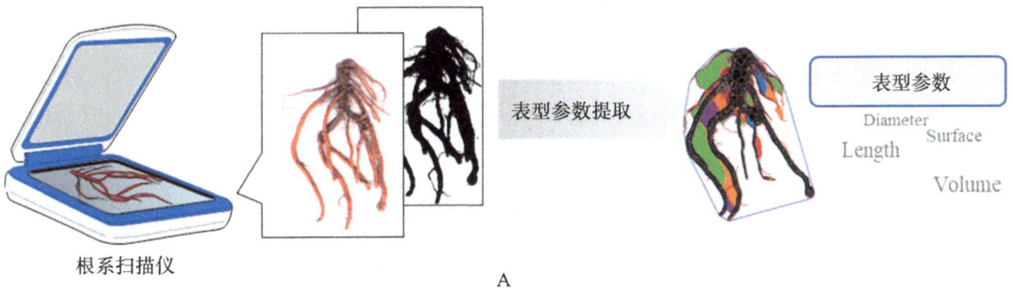

A

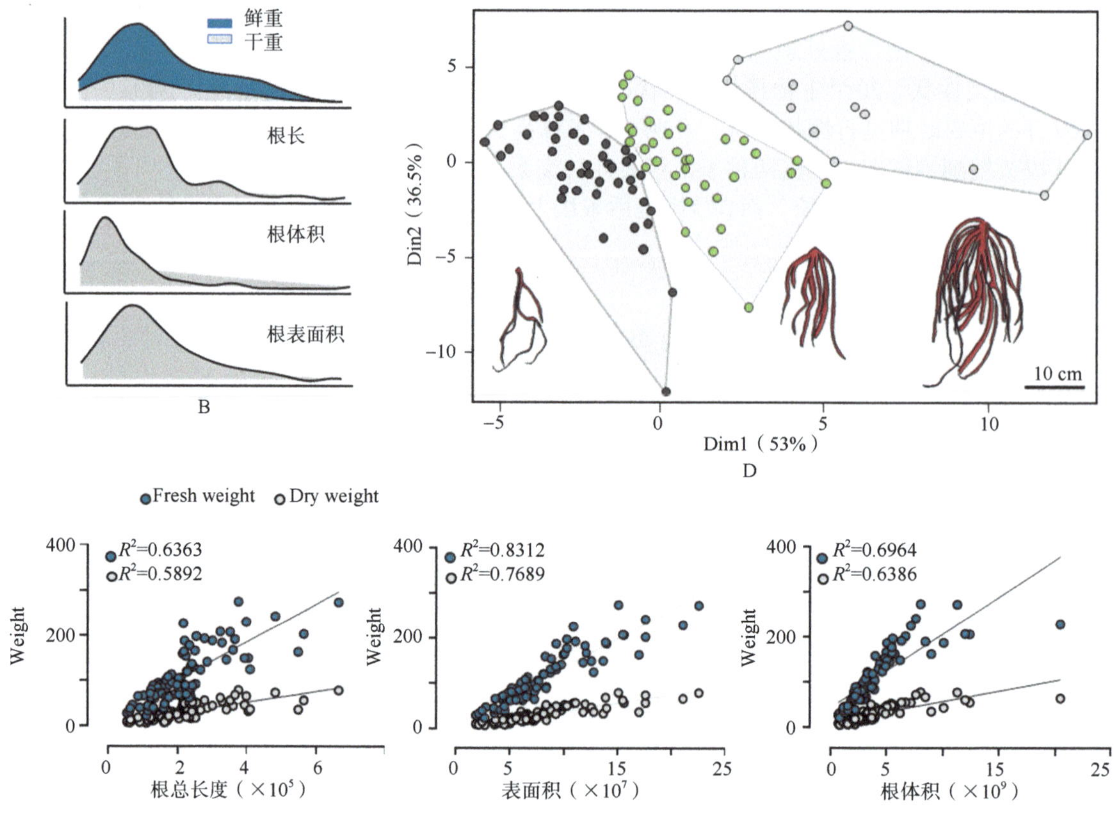

图18-6 基因图形分析的丹参农艺性状表型研究示意图

二、丹参根系结构的表型研究

虽然丹参为主根系植物，然而实际种植生产过程中，发现丹参的根系形态并不是单纯的一主根、多侧根形式，其根系结构呈现多样性。其中有的具有明显主根；有的则无明显主根，呈现数量众多的侧根。这些根系结构的特征则严重影响丹参饮片加工的规格，并且不同粗细根系的组成，也会直接影响相关活性成分含量。因此，丹参的根系结构（root system architecture，RSA）对于丹参的品质是一个非常重要的表型特征，然而却难以进行精准的定义。利用landmark等表型研究方法，则可有效的对丹参根系结构进行描述。利用RootScape等软件对丹参根系landmark进行定义（图18-7A），选取的九个标点可以表征丹参主根的长度、侧根发生的位置、整体根系的根冠面积等特征，从而对整个根系的骨架结构特征进行描述。对所有样本图片进行标定后，可以输出每个标定点在不同样本的位置信息，获得landmark的位置矩阵。对每两个点间的距离进行计算［公式：$\mathrm{sqrt}((x2-x1)^2+(y2-y1)^2)$］后，将获得的参数进行聚类分析。如图18-7B中，我们可以将所有样本划分为10个组，而进一步对这10个组进行分组，主成分分析显示，可以进一步聚类为3组，本结果与前述依据农艺性状进行聚类的结果一致。进一步利用随机森林等分析方法进行关键表型特征的预测，显示四级根（主根）的总体积、根系总体积，四级根的总面积为不同根系结构丹参中差异最显著的表型特征，这一结果与中药材商品规格等级中丹参的主要分级依据（特级：主根直径＞1.2 cm）一致，为相关的标准制定提供了其科学注解。

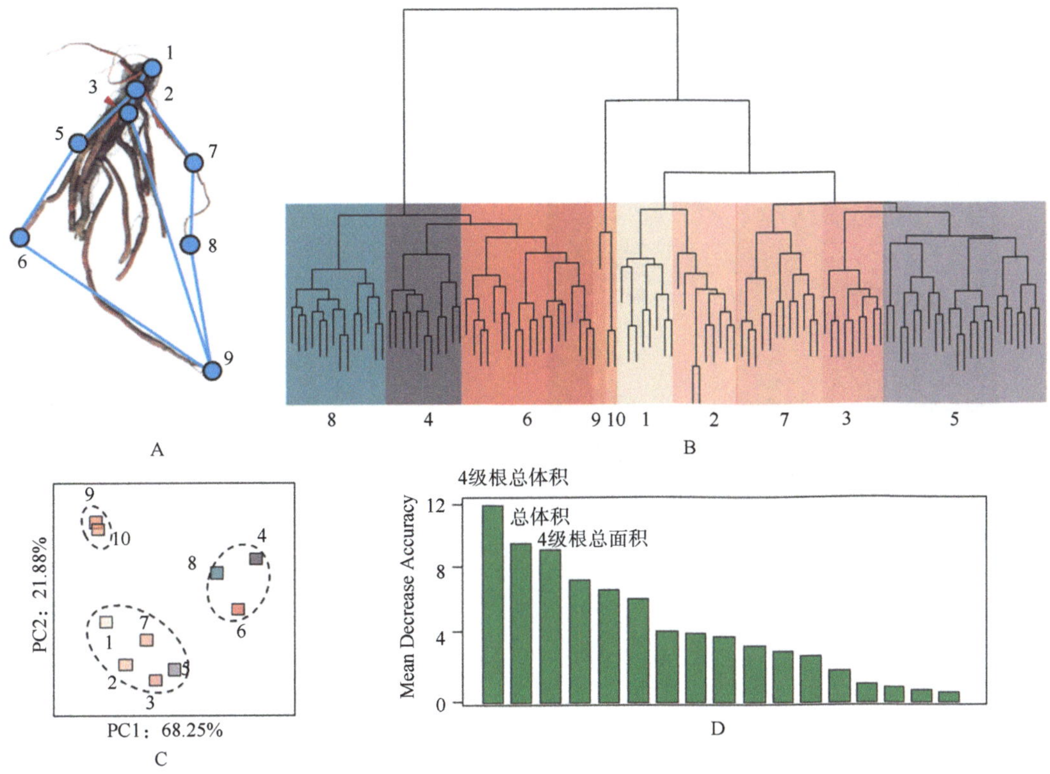

图 18-7 利用landmark法研究丹参根系结构

三、丹参根系表型与活性成分的关联

有效成分含量水平是中药的核心品质，那么如果可以将中药的形态表型特征和其有效成分含量这两种不同类型的表型参数进行有效关联，建立关联模型，则对阐明中药"辨状论质"的科学内涵具有极大意义。

以丹参根中活性成分分布为例，其酚酸类成分在根中所有组织中均有分布，但是依旧存在区室现象，如迷迭香酸主要富集于皮层组织，而紫草酸在木质部和韧皮部分布更集中；与之相反，丹参酮类成分则特异地在周皮组织富集（图 18-8A）。上述活性成分的差异分布虽然不会影响丹参根系的表型特征，但其总含量却可以被表型特征所影响。其中，根条的粗细、同一根系中不同尺寸的根条比重，均会直接影响单位重量根系中不同组织的比重，进而影响不同活性成分的含量。通过将不同活性成分和表型参数的关联性进行回归分析，在所有表型参数中，根系的总表面积与丹参酚酸B和丹参酮Ⅱ$_A$这两个丹参主要药效成分具有极高的关联性（图 18-8B、C）。并且可以进一步构建预测公式，通过图片识别，提取相关参数，有效地对活性成分进行预测。这样，通过表型研究可以在特定条件下，无须含量测定，就可以预测药材中活性成分的含量。

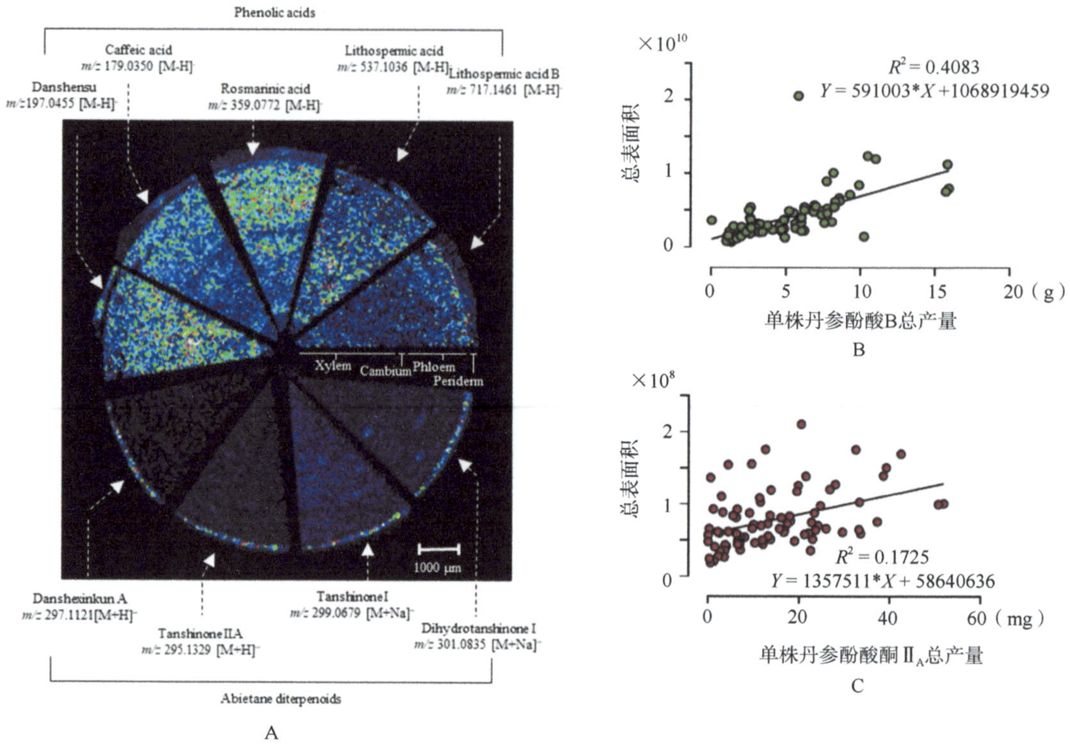

图18-8 丹参表型特征与活性成分的关联分析

（A）质谱成像显示不同类型活性成分在丹参根系组织的分布特征；（B）酚酸B以及（C）丹参酮Ⅱ$_A$与丹参根系总表面积具有较高的相关性

思考题

1. 表型组研究在中药优形优质研究具有什么意义？

2. 中药表型组研究的主要研究内容包括哪些方面？

3. 基于丹参的入药部位，本章介绍了根入药的药用植物表型研究的思路，那么以地上部位入药的中药品种该如何研究？

重要参考文献

刘琬菁，张建红，罗红梅 . 2018. 药用生物表观基因组学研究现状与展望 [J]. 中国科学：生命科学，10. 1360/N052017-00191.

刘晓楠，李静，祝晓熙，等 . 2024. 紫杉醇生物合成机制研究进展 [J]. 合成生物学，5（3）：527-547.

孙超，胡鸢雷，徐江，等 . 2013. 灵芝：一种研究天然药物合成的模式真菌 [J]. 中国科学：生命科学，43（5）：1-10.

孙玉琴，陈中坚，李一果，等 . 2003. 三七的植株性状差异观察 [J]. 现代中药研究与实践，17（c00）：16-17.

徐江 . 2013. 基于全基因组的灵芝药用模式真菌创建研究 [D]. 北京协和医学院 .

徐江，孙超，徐志超，等 . 2014. 药用模式生物研究策略 [J]. 科学通报，59（9）：733-742.

杨致荣，陈钊，李润植 . 2014. 茉莉素介导的长春花生物碱次生代谢转录调控机制 [J]. 中国生物化学与分子生物学报，30（6）：533-542.

邹丽秋，匡雪君，孙超，等 . 2016. 天然产物生物合成途径解析策略 [J]. 中国中药杂志，41（22）：4119-4123.

邹丽秋，王彩霞，匡雪君，等 . 2016. 黄酮类化合物合成途径及合成生物学研究进展 [J]. 中国中药杂志，41（22）：4124-4128.

Ajikumar PK. Xiao WH. Tyo KEJ. et al. 2010. Isoprenoid pathway optimization for Taxol precursor overproduction in *Escherichia coli*[J]. Science，330（6000）：70-74.

Amamoto K，Takahashi K，Mizuno H，et al. 2016. Cell-specific localization of alkaloids in *Catharanthus roseus* stem tissue mea-sured with imaging MS and single-cell MS[J]. Proc Natl Acad Sci USA，11（14）：3891-3896.

Awan AR. Shaw WM. Ellis T. 2016. Biosynthesis of therapeutic natural products using synthetic biology[J]. Adv Drug Deliv Rev，105（Pt A）：96-106.

Bryant L，Flatley B，Patole C，et al. 2015. Proteomic analysis of *Artemisia annua* towards elucidating the biosynthetic pathways of the antimalarial prodrug artemisinin[J]. BMC Plant Biol，15：175.

Chen S L，Song J Y，Sun C，et al. 2015. Herbal genomics：Examining the biology of traditional medicines[J]. Science，347（6219 Suppl）：S27-29.

Chen S，Xu J，Liu C，et al. 2012. Genome sequence of the model medicinal mushroom *Ganoderma lucidum*[J]. Nat Commun，3（2）：177-180.

Ding X，Pan H，Shi P，et al. 2024. A comparative analysis of chloroplast genomes revealed the chloroplast heteroplasmy of *Artemisia annua*[J]. Front Pharmacol，15：1466578.

Dong LL，Xu J，Zhang LJ，et al. 2018. Rhizospheric microbial communities are driven by *Panax ginseng* at different growth stages and biocontrol bacteria alleviates replanting mortality[J]. Acta Pharmaceutica Sinica B，2017. 12. 011.

Duan L X，Molnar I，Snyder J H，et al. 2016. Discrimination and quantification of true biological signals in LC-MS-based metabolomics analysis[J]. Mol Plant，9（8）：1217-1220.

Eagen KP. 2018. Principles of Chromosome Architecture Revealed by Hi-C[J]. Trends Biochem Sci，43（6）：469-478.

Fan X. Lin X，Ruan Q. et al. 2022. Research progress on the biosynthesis and metabolic engineering of the anti-cancer drug camptothecin in *Camptotheca acuminate*[J]. Ind Crops Prod，186（2022）115270.

Graham I A，Besser K，Blumer S，et al. 2010. The genetic map of *Artemisia annua* L. Identifies loci affecting yield of the anti- malarial drug artemisinin[J]. Science，327：328-331.

Guo L，Guo S，Xu J，et al. 2020. Phylogenetic analysis based on chloroplast genome uncover evolutionary relationship of all the nine species and six cultivars of tree peony[J]. Industrial Crops and Products，153：112567.

Guo M，Pang X，Xu Y，et al. 2022. Plastid genome data provide new insights into the phylogeny and evolution of the genus *Epimedium*[J]. Journal of Advanced Research，36：175-185.

Hu J，Qiu S，Wang F，Li Q，et al. 2023. Functional divergence of CYP76AKs shapes the chemodiversity of abietane-type diterpenoids in genus *Salvia*[J]. Nat Commun，14（1）：4696.

Jia J，Xu Z，Xin T，et al. Quality control of the traditional patent medicine Yimu Wan based on SMRT sequencing and DNA barcoding[J]. Frontiers in Plant Science，2017：8.

Jiang B，Gao L，Wang H，et al. 2024. Characterization and heterologous reconstitution of *Taxus* biosynthetic enzymes leading to baccatin III. Science. 383（6683）：622-629.

Kuang X，Sun S，Li Y，et al. 2022. Transcriptome sequencing with nanopore technology for acquiring a deeper understanding of abscisic acid regulation of secondary mechanisms in *Salvia miltiorrhiza*[J]. Industrial Crops and Products，177：114535.

Kuang X，Sun S，Wei J，et al. 2019. Iso-Seq analysis of the *Taxus cuspidata* transcriptome reveals the complexity of Taxol biosynthesis[J]. BMC plant biology，19：1-16.

Lau W，Sattely ES. 2015. Six enzymes from mayapple that complete the biosynthetic pathway to the etoposide aglycone[J]. Science，349（6253）：1224-1228.

Leng L，Xu Z，Hong B，et al. 2024. Cepharanthine analogs mining and genomes of *Stephania* accelerate anti-coronavirus drug discovery[J]. Nat Commun，15（1）：1537.

Li CY，Yang L，Liu Y，et al. 2022. The sage genome provides insight into the evolutionary dynamics of diterpene biosynthesis gene cluster in plants[J]. Cell Rep. 16；40（7）：111236.

Li T，Hu E，Li P，et al. 2020. Metabolomics deciphers potential targets of Xuefu Zhuyu Decoction against traumatic brain injury in rat[J]. Front Pharmacol，11：559618.

Li X，Cheng X，Liao B，et al. 2021. Spatial protein expression of *Panax ginseng* by in-depth proteomic analysis for ginsenoside biosynthesis and transportation[J]. J Ginseng Res，45（1）：58-65.

Liang C，Wang L，Lei J，et al. 2019. A comparative analysis of the chloroplast genomes of four *Salvia* medicinal plants[J]. Engineering，5（5）：907-915.

Liao B，Hu H，Xiao S，et al. Global Pharmacopoeia Genome Database is an integrated and mineable genomic database for traditional medicines derived from eight international pharmacopoeias. Sci China Life Sci. 2022 Apr；65（4）：809-817.

Liao B，Shen X，Xiang L，et al. 2022. Allele-aware chromosome-level genome assembly of *Artemisia annua* reveals the correlation between ADS expansion and artemisinin yield[J]. Mol Plant，15（8）：1310-1328.

Liu C，Leng J，Li Y，et al. 2022. A spatiotemporal atlas of organogenesis in the development of orchid flowers[J]. Nucleic Acids Research，50（17）：9724-9737.

Liu J，Wang Z，Su X，et al. 2025. Comparative genomics provides insights into the biogeographic and biochemical diversity of meliaceous species. Nat Commun. 17；16（1）：2603.

Liu Y，Li C，Han Y，et al. 2022. Spatial transcriptome analysis on peanut tissues shed light on cell heterogeneity of the peg[J]. Plant Biotechnology Journal，20（9）：1648.

Liu Y，Wang X，Wang L，et al. A nucleotide signature for the identification of American ginseng and its products[J]. Frontiers in Plant Science，2016，7.

Liu XN，Cheng J，Zhang GH，et al. 2018. Engineering yeast for the production of breviscapine by genomic analysis and synthetic biology approaches[J]. Nature Commun，9（1）：448.

Luo J，Yan D，Song J，et al. A strategy for trade monitoring and substitution of the organs of threatened animals[J]. Scientific Reports，2013，3（1）

Ma Y，Cui G，Chen T，et al. 2021. Expansion within the CYP71D subfamily drives the heterocyclization of tanshinones synthesis in *Salvia miltiorrhiza*[J]. Nat Commun. 12（1）：685.

Manavalan A，Feng L，Sze S K，et al. 2012a. New insights into the brain protein metabolism of *Gastrodia elata*-treated rats by quantitative proteomics[J]. J Proteomics，75（8）：2468-2479.

Mehta N，Meng Y，Zare R，et al. A developmental gradient reveals biosynthetic pathways to eukaryotic toxins in monocot geophytes. Cell. 2024 Oct 3；187（20）：5620-5637. e10.

Moser S，Pichler H. Identifying and engineering the ideal microbial terpenoid production host[J]. Appl Microbiol Biotechnol. 2019 Jul；103（14）：5501-5516.

Nicholson JK，Holmes E，Lindon JC，et al. 2004. The challenges of modeling mammalian biocomplexity[J]. Nat Biotechnol，22（10）：1268-1274.

Ning K，Hou C，Wei X，et al. 2022. Metabolomics analysis revealed the Characteristic metabolites of hemp seeds varieties and metabolites responsible for antioxidant properties[J]. Front Plant Sci，13：904163.

Paddon CJ，Westfall P J，Pitera DJ，et al. 2013. High-level semi-synthetic production of the potent antimalarial artemisinin[J]. Nature，1-5.

Pu X，Li Z，Tian Y，et al. 2020. The honeysuckle genome provides insight into the molecular mechanism of carotenoid metabolism underlying dynamic flower coloration[J]. New Phytol，227（3）：930-943.

Raharjo TJ，Widjaja I，Roytrakul S，et al. 2004. Comparative proteomics of *Cannabis sativa* plant tissues[J]. J Biomol Tech，15（2）：97-106.

Rao SS，Huntley MH，Durand NC，et al. 2014. A 3D map of the human genome at kilobase resolution reveals principles of chromatin looping[J]. Cell，Dec 18；159（7）：1665-1680.

Seo EJ，Saeed M，Law BY，et al. 2016. Pharmacogenomics of scopoletin in tumor cells[J]. Molecules，21（4）：496.

Shi S，Liu Z，Xue Z，et al. 2020. A plasma metabonomics study on the therapeutic effects of the Si-miao-yong-an decoction in hyperlipidemic rats[J]. J Ethnopharmacol，256：112780.

Shi Y，Zhao M，Yao H，et al. Rapidly discriminate commercial medicinal *Pulsatilla chinensis*（Bge.）Regel from its adulterants using ITS2 barcoding and specific PCR-RFLP assay[J]. Scientific Reports，2017，7（1）.

Song JJ. Fang X. Li CY. et al. 2022. A 2-oxoglutarate-dependent dioxygenase converts dihydrofuran to furan in *Salvia* diterpenoids[J]. Plant Physiol. 188（3）：1496-1506.

Stahlhut SG，Siedler S，Malla S，et al. 2015. Assembly of a novel biosynthetic pathway for production of the plant flavonoid fisetin in *Escherichia coli*[J]. Metab Eng，31：84-93.

Sun S，Li Y，Chu L，et al. 2020. Full-length sequencing of ginkgo transcriptomes for an in-depth understanding of flavonoid and terpenoid trilactone biosynthesis[J]. Gene，758：144961.

Sun S，Shen X，Li Y，et al. 2023. Single-cell RNA sequencing provides a high-resolution roadmap for understanding the multicellular compartmentation of specialized metabolism[J]. Nat Plants，9（1）：179-190.

Ting H M，Wang B，Rydén A M，et al. 2013. The metabolite chemotype of *Nicotiana benthamiana* transiently expressing artemisinin biosynthetic pathway genes is a function of CYP71AV1 type and relative gene dosage[J]. New Phytologist，199（2）：352-366.

Torrens-Spence MP，Pluskal T，Li FS，et al. 2018. Complete pathway elucidation and heterologous reconstitution of *Rhodiola* Salidroside Biosynthesis[J]. Mol Plant，11（1）：205-217.

Wang Q，Wu Y，Peng A，et al. 2022. Single-cell transcriptome atlas reveals developmental trajectories and a novel metabolic pathway of catechin esters in tea leaves[J]. Plant Biotechnology Journal，20（11）：2089-2106.

Wani KI. Choudhary S. Zehra A. et al. 2021. Enhancing artemisinin content in and delivery from *Artemisia annua*：a review of alternative，classical，and transgenic approaches[J]. Planta，15；254（2）：29.

Wei G，Chen Z，Wang B，et al. 2021. Endophytes isolated from *Panax notoginseng* converted ginsenosides[J]. Microbial Biotechnology，14（4）：1730-1746.

Wei G，Dong L，Yang J，et al. 2018. Integrated metabolomics and transcriptomic analyses revealed the distribution of saponins in *Panax notoginseng*[J]. Acta pharm Sin B，8（3）：458-465.

Wu L，Sun W，Wang B，et al. 2015. An integrated system for identifying the hidden assassins in traditional medicines containing aristolochic acids[J]. Scientific Reports，5（1）.

Wu L，Wang J，Huang W，et al. 2015. Plant-microbe rhizosphere interactions mediated by *Rehmannia glutinosa* root exudates under consecutive monoculture[J]. Scientific Reports，6：19101.

Wu L，Wu M，Cui N，et al. 2021. Plant super-barcode：a case study on genome-based identification for closely related species of *Fritillaria*[J]. Chinese Medicine，16（1）.

Xia K，Sun H X，Li J，et al. 2022. The single-cell stereo-seq reveals region-specific cell subtypes and transcriptome profiling in *Arabidopsis* leaves. Developmental Cell，57（10）：1299-1310. e4.

Xin T，Li X，Yao H，et al. 2015. Survey of commercial Rhodiola products revealed species diversity and potential safety issues[J]. Scientific Reports，5（1）.

Xiong C，Hu ZG，Tu Y，et al. 2016. ITS2 barcoding DNA region combined with high resolution melting（HRM）analysis of Hyoscyami Semen，the mature seed of *Hyoscyamus niger*[J]. Chin J Nat Med. 14（12）：898-903.

Xu B，Huang JP，Peng G，et al. Total biosynthesis of the medicinal triterpenoid saponin astragalosides. Nat Plants. 2024 Nov；10（11）：1826-1837.

Xu D，Lin H，Tang Y，et al. 2021. Integration of full-length transcriptomics and targeted metabolomics to identify benzylisoquinoline alkaloid biosynthetic genes in *Corydalis yanhusuo*[J]. Hortic Res，8：16.

Xu H，Song J，Luo H，et al. 2016. Analysis of the genome sequence of the medicinal plant *Salvia miltiorrhiza*[J]. Mol Plant. 6；9（6）：949-952.

Xu J，Chu Y，Liao B，et al. 2017. *Panax ginseng* genome examination for ginsenoside biosynthesis[J]. Gigascience，6（11）：1-15.

Xu J，Guo S，Yin X，et al. 2023. Genomic，transcriptomic，and epigenomic analysis of a medicinal snake，Bungarus multicinctus，to provides insights into the origin of Elapidae neurotoxins. Acta Pharm Sin B. 13（5）：2234-2249.

Xu J，Liao B，Yuan L，et al. 2022. 50th anniversary of artemisinin：From the discovery to allele-aware genome assembly of Artemisia annua. Mol Plant. 15（8）：1243-1246.

Xue G，Su S，Yan P，et al. 2022. Integrative analyses of widely targeted metabolomic profiling and derivatization-based LC-MS/MS reveals metabolic changes of Zingiberis Rhizoma and its processed products[J]. Food chemistry，389：133068.

Yang J，Zhang GH，Zhang J，et al. 2017. Hybrid de novo genome assembly of the Chinese herbal fleabane *Erigeron breviscapus*[J]. Gigascience，6（6）：1-7.

Zhang J. Hansen L G. Gudich O. et al. 2022. A microbial supply chain for production of the anti-cancer drug vinblastine[J]. Nature，609（7926）：341-347.

Zhang Z，Shi Q，Wang B，et al. 2022. Jujube metabolome selection determined the edible properties acquired during domestication[J]. The Plant Journal，109（5）：1116-1133.

Zhao L，Zhang F，Ding X，et al. 2018. Gut bacteria selectively promoted by dietary fibers alleviate type 2 diabetes[J]. Science，359（6380）：1151-1156.

Zhao M，Shi Y，Wu L，et al. 2016. Rapid authentication of the precious herb saffron by loop-mediated isothermal amplification（LAMP）based on internal transcribed spacer 2（ITS2）sequence[J]. Scientific Reports，6（1）.

Zhao Q，Bai Y，Liu D，et al. 2020. Quinetides：diverse posttranslational modified peptides of ribonuclease-like storage protein from *Panax quinquefolius* as markers for differentiating ginseng species[J]. J Ginseng Res，44（5）：680-689.

Zheng X，An W，Yao H，et al. 2021. Rapid authentication of the poisonous plant *Gelsemium elegans* by combining Filter-Paper-Based DNA Extraction and RPA-LFD Detection[J]. Engineering，7（1）：14-16.

Zhou P，Chen H，Dang J，et al. 2022. Single-cell transcriptome of *Nepeta tenuifolia* leaves reveal differentiation trajectories in glandular trichomes[J]. Frontiers in Plant Science，13：988594.

Zhou YJ，Gao W，Rong Q，et al. 2012. Modular pathway engineering of diterpenoid synthases and the mevalonic acid pathway for miltiradiene production[J]. J Am Chem Soc 134：3234-3241.

Zhou Z，Tan H，Li Q，et al. 2018. CRISPR/Cas9-mediated efficient targeted mutagenesis of RAS in *Salvia miltiorrhiza*[J]. Phytochemistry，148：63-70.

Zhu Y，Luo H，Zhang X，et al. 2014. Abundant and selective RNA-editing events in the medicinal mushroom *Ganoderma lucidum*[J]. Genetics，196：1047-1057.

Zhu Y，Xu J，Sun C，et al. 2015. Chromosome-level genome map provides insights into diverse defense mechanisms in the medicinal fungus *Ganoderma sinense*[J]. Sci Rep，5：11087.